科学出版社"十四五"普通高等教育本科规划教材

"十二五"普通高等教育本科国家级规划教材
普通高等教育"十一五"国家级规划教材

病　理　学

第 5 版

主　编　王　谦　高维娟

副主编　周晓红　张　悦　王晓敏　苗宇船
　　　　王世军　熊　凡　郭军鹏

编　委（按姓氏笔画排序）

于兰英（长春中医药大学）　　　王　哲（辽宁中医药大学）

王　谦（北京中医药大学）　　　王世军（山东中医药大学）

王晓敏（江西中医药大学）　　　方　艳（陕西中医药大学）

刘　杨（山西中医药大学）　　　江　瑛（首都医科大学）

杜月光（浙江中医药大学）　　　杜庆红（北京中医药大学）

李姝玉（北京中医药大学）　　　李能莲（甘肃中医药大学）

杨　婧（黑龙江中医药大学）　　张　悦（上海中医药大学）

张宇忠（北京中医药大学）　　　张俊霞（河南中医药大学）

苗宇船（山西中医药大学）　　　舍雅莉（甘肃中医药大学）

周晓红（河北中医学院）　　　　孟卓然（云南中医药大学）

姜秀娟（河北中医学院）　　　　夏　雷（山东中医药大学）

高维娟（河北中医学院）　　　　郭军鹏（长春中医药大学）

郭茂娟（天津中医药大学）　　　龚道银（成都中医药大学）

熊　凡（湖北中医药大学）

科学出版社

北　京

内 容 简 介

本教材为第 5 版，是科学出版社"十四五"普通高等教育本科规划教材之一，是教育部"十二五"普通高等教育本科国家级规划教材及普通高等教育"十一五"国家级规划教材。本教材吸取了国内外各版本《病理学》和《病理生理学》的教材编写经验，并以细胞生物学、分子生物学、免疫学、临床诊断学以及中西医结合临床、基础学科等方面的进展来丰富和充实了病理学的内容，从整体、器官、细胞、分子层面揭示疾病的本质，突出整合医学的原则。全书分为上篇和下篇两部分，共计 29 章。上篇共 12 章，主要介绍细胞和组织的适应、损伤与修复，局部血液循环障碍，炎症，免疫性疾病，肿瘤，心血管系统疾病，呼吸系统疾病，消化系统疾病，泌尿系统疾病，生殖系统疾病，神经系统和内分泌系统疾病，常见传染病和寄生虫病。下篇共 17 章，介绍了细胞信号转导系统与疾病，细胞凋亡与疾病，细胞黏附分子与疾病，水、电解质代谢紊乱，水肿，酸碱平衡和酸碱平衡紊乱，缺氧，弥散性血管内凝血，休克，应激与疾病，发热，缺血与再灌注损伤，代谢综合征，心力衰竭，呼吸衰竭，肝功能衰竭和肾衰竭。全书图文并茂，文字表达简洁、明了、易懂，第 5 版增加了数字化课件内容，更有助于读者自学和理解。

本教材可供高等医药院校本科生以及长学制学生、研究生作为教材使用，也可作为住院医师和医学科研人员、中医和中西医结合职业医师考试的参考用书。

图书在版编目（CIP）数据

病理学 / 王谦，高维娟主编. —5 版. —北京：科学出版社，2022.1
科学出版社"十四五"普通高等教育本科规划教材
ISBN 978-7-03-070919-6

I. ①病… II. ①王… ②高… III. ①病理学-高等学校-教材 IV. ①R36

中国版本图书馆 CIP 数据核字（2021）第 261899 号

责任编辑：郭海燕 / 责任校对：申晓焕
责任印制：霍　兵 / 封面设计：蓝正设计

科 学 出 版 社 出版
北京东黄城根北街 16 号
邮政编码：100717
http://www.sciencep.com

北京汇瑞嘉合文化发展有限公司印刷
科学出版社发行　各地新华书店经销

*

2004 年 8 月第　一　版　　开本：787×1092　1/16
2022 年 1 月第　五　版　　印张：24 1/2
2025 年 1 月第三十一次印刷　字数：675 000

定价：88.00 元
（如有印装质量问题，我社负责调换）

第5版前言

中国科学院教材建设专家委员会规划教材、全国中医高等医学院校教材《病理学》第1版由全国13所高等中医院校有丰富教学经验和阅历的病理学教师参加编写,于2004年8月由科学出版社正式出版。该教材投入使用后,经多次印刷,满足了高等院校病理学的教学需求,得到广大师生的好评,并于2006年被评为北京市高等教育精品教材。同年,被教育部评为普通高等教育"十一五"国家级规划教材,为进一步提高教材的质量,参编院校扩大为15所,对内容进行了修订,提高了编写及印刷质量,于2007年完成了《病理学》(修订版)所有工作,该教材于2012年被评为"十二五"普通高等教育本科国家级规划教材。2013年6月出版了第3版《病理学》教材,参加编写院校达18所。科学出版社普通高等教育"十三五"规划教材《病理学》(第4版)增加了青年教师作为编委,并增加了数字化内容。

为了适应教学改革的需要,根据《高等学校课程思政建设指导纲要》(教高〔2020〕3号)和教育部《普通高等学校教材管理办法》(教材〔2019〕3号)等文件的精神,此次科学出版社"十四五"普通高等教育本科规划教材《病理学》(第5版)教材的编写每章增加了思维导图,教材融入了思政元素,体现思政内容与医学人文的融合,服务于党的医学教育事业。

全书彩色印刷,上篇有12章,下篇有17章。上篇包括细胞和组织的适应、损伤与修复,局部血液循环障碍,炎症,免疫性疾病,肿瘤,心血管系统疾病,呼吸系统疾病,消化系统疾病,泌尿系统疾病,生殖系统疾病,神经系统和内分泌系统疾病,常见传染病和寄生虫病。下篇有细胞信号转导系统与疾病,细胞凋亡与疾病,细胞黏附分子与疾病,水、电解质代谢紊乱,水肿,酸碱平衡和酸碱平衡紊乱,缺氧,弥散性血管内凝血,休克,应激与疾病,发热,缺血与再灌注损伤,代谢综合征,心力衰竭,呼吸衰竭,肝功能衰竭和肾衰竭。

在编写过程中,本教材得到了北京中医药大学及其他编写人员所在院校的大力支持,在此一并感谢。还得到同行前辈的指导与审阅,成都中医药大学刘渊教授对彩色示意图的制作发挥了重要作用。

全书稿件经过多次讨论、修改及审阅,主编对全书做了详细的润色和加工,但因水平所限,不妥之处在所难免,欢迎广大教师、同学在使用过程中提出批评和建议,以便教材更加完善。

编　者

2021年12月

目　录

上　篇

下　篇

绪　言

病理学(pathology)是一门研究疾病的发生发展规律和机制、阐明疾病本质的医学理论学科,它为疾病的防治提供重要的理论基础。

在病理学的理论体系中,着重研究患病机体的形态结构变化者,称为病理形态学(pathomorphology);着重研究患病机体的功能和代谢变化者,称为病理生理学(pathophysiology)。两者从不同角度,使用不同方法,共同探讨疾病的本质,有着不可分割的密切联系,应融合为一个整体进行教学。

一、病理学的研究对象和任务

病理学的研究范围很广,但其主要任务是研究疾病的原因、发病机制以及疾病过程中机体的功能、代谢和形态的改变与疾病的转归,从而认识疾病的本质,为防治疾病提供科学的理论根据。在临床医学实践中,病理学又是诊断疾病的重要方法之一,故病理学也属于临床医学范畴。

中医药院校设置病理学课程,不仅使学生从现代医学角度对患病机体的病理变化能有一个完整的认识,同时适当联系中医学的有关理论,为学习临床医学、促进中西医结合,以及进一步研究和发展中医药学奠定必要的理论基础。

二、病理学在医学体系中的地位

病理学是现代医学基础理论学科之一,在医学体系中占有重要地位。患病机体的生命活动变化十分复杂,在研究疾病时,首先要了解正常机体的结构、功能及代谢活动的规律。因此,解剖学、组织学、生理学和生物化学是学习病理学的理论基础;从病因学角度,病理学与微生物学、寄生虫学也有密切的关系。从这个角度说,病理学是与基础医学中多学科密切交叉相关的综合性边缘学科。再者,病理学又是学习临床医学的必要基础,为临床各科疾病的症状、体征和诊断提供理论根据;而临床医学又不断地向病理学提出新的研究课题,从而促进病理学的深入发展。由此可见,病理学是沟通基础医学与临床医学的桥梁学科。

三、病理学的研究方法

病理学的研究方法多种多样,现介绍如下:

(一) 尸体剖检

对病死者遗体进行病理剖检,不仅可以直接观察疾病的病理改变,明确诊断,查明死因,以提高临床医疗质量,而且可积累材料,为深入研究疾病做出重要贡献。因此,尸体剖检(autopsy)是研究疾病极为重要的方法和手段,对于推动医学的发展起着重要的作用。

(二) 活体组织检查

活体组织检查(biopsy)用局部切除、钳取、穿刺等方法,从患者体内取得病变组织进行病理检查,有助于对疾病做出准确而及时的诊断和进行疗效评价,对指导治疗和评估预后都具有十分重要的意义。

(三) 细胞学检查

从患者的痰、胃液、尿液、胸腹水、宫颈或阴道分泌物等或溃破的肿瘤表面采集脱落细胞,进行涂片,做细胞学检查,观察有无肿瘤细胞,测定激素水平,并为细胞培养和 DNA 提取提供样本。此法简便易行,现已广泛应用于疾病诊断及防癌普查。

(四) 动物实验

在动物身上复制某些人类疾病的病理模型,动态地观察疾病全过程中各阶段的病理变化,进而研究疾病的病因、发病机制以及药物或其他因素对疾病的影响等,这对于研究人类疾病有着非常重要的意义。但动物与人类间毕竟存在差异,动物实验的结果不能直接用于人体。

近年来,由于自然科学的飞跃进展,许多新方法、新技术相继应用于病理学研究,如应用透射电镜及扫描电镜进行超微结构观察;应用组织化学和细胞化学方法对组织细胞内各种蛋白质、酶类、核酸等化学成分的分布进行观察和分析;随着免疫学技术的发展,又可应用免疫组织化学和免疫细胞化学的方法,在光镜和电镜下观察组织、细胞内某种特定蛋白质的存在和分布;应用组织培养与细胞培养技术,在体外观察离体组织、细胞病变的发生和发展,如肿瘤的生长、细胞的癌变、病毒的复制、染色体的变异等,并可观察施加外来因素对其产生的影响;应用分子生物学技术,使用各种探针,了解细胞内某些生物活性物质的基因表达状况。放射自显影技术、流式细胞技术、形态测量(图像分析)技术、激光共聚焦扫描显微镜技术等的应用,已使病理学的研究方法从传统的器官、组织水平发展到细胞、分子水平,并使形态结构的变化与功能、代谢的改变有机地联系起来,从而进一步加深了对疾病本质的认识。

四、病理学发展简史

病理学的发展史几乎与整个医学发展史平行。病理学的发展历史反映了不同历史阶段人类对疾病本质的认识,反映了研究方法和研究手段的不断进步对病理学发展的影响。中国是最早进行尸体解剖的国家,秦汉时期的《黄帝内经》中就已有疾病发生及死后解剖的记载。隋唐时代巢元方的《诸病源候论》更详述了许多疾病的病因和证候,成为我国第一部病理学专著。南宋时期著名医学家宋慈所著《洗冤集录》详细记述了尸体剖检、伤痕病变和中毒鉴定,对病理学的发展有一定贡献。清代王清任对尸体进行解剖,在观察内脏的基础上,著有《医林改错》一书,虽然资料不够精确,但却纠正了前人的一些错误,对解剖学和病理学都是有一定贡献的。

在西方,古希腊名医希波克拉底(Hippocrates,公元前 460~公元前 377)首创液体病理学说,他认为疾病是由于外界因素促使机体内的四种基本体液(血液、黏液、黄胆汁、黑胆汁)配合失调而引起的。18 世纪中叶,意大利著名医学家莫尔加尼(Morgagni,1682~1771)根据大量尸检材料,把器官病变和患者生前的临床表现联系起来,创立了器官病理学,认识到疾病是人体某种器官遭受到损害的结果。19 世纪中叶,光学显微镜问世后,德国病理学家魏尔啸(R. Virchow,1821~1902)通过显微镜对病变组织进行研究,创立了细胞病理学。他认为细胞是组成机体的基本单位,疾病是由于机体某些细胞遭受了损害而发生结构改变及功能障碍所致。魏尔啸根据大量的尸检材料和临床观察提出这一学说,对近百年来病理学和整个医学科学的发展做了划时代的贡献。后来的科学家认识到,仅仅用临床观察和尸体解剖方法无法对疾病有全面、深刻的认识,于是开始在动物身上复制人类疾病的模型,用实验方法来研究疾病发生的原因和条件以及疾病过程中功能和代谢的动态变化,这就是病理生理学产生和发展的基础。

电子显微镜技术的建立使病理形态学研究进入到超微结构水平的新阶段,由此构建了超微结构病理学(ultrastructural pathology)。一些新的边缘学科如现代免疫学、细胞生物学、分子生物学、现代遗传学的兴起和发展,以及免疫组织化学、流式细胞技术、图像分析技术和分子生物学等新技术的发展和应用,对病理学发展产生了深刻的影响,为病理学带来了学科间相互渗透的动力和机遇,使病理学产生出许多新的分支,如免疫病理学(immunopathology)、分子病理学(molecular pathology)、遗传病理学(genetic pathology)和定量病理学(quantitative pathology)等,促使病理学不仅从细胞和亚细胞水平研究疾病,而且深入到分子水平研究疾病,并使形态学观察结果从定性向定量发展,更具客观性、重复性和可比性。这些发展大大加深了对疾病本质的认识,为疾病的防治提供了重要依据。

20世纪初,徐诵明创立了中国的病理学,大力推进尸体剖检,供教学和研究使用。老一辈的病理学家,如胡正祥、梁伯强、谷镜研、侯宝璋、林振纲、吴在东等,为我国病理学科的发展做出了不可磨灭的贡献。在1954年和1985年分别成立了中华医学会病理学分会和中国病理生理学会,他们带领全国病理学和病理生理学领域的工作者,继承前辈艰苦奋斗、无私奉献的精神,为探索疾病的本质不断开拓创新,为人类医学发展做出自己应有的贡献。

我国是一个幅员辽阔、人口和民族众多的大国,在疾病谱和疾病的种类上都具有自己的特点,开展好病理学和病理生理学的研究,对我国医学科学的发展和疾病的防治具有极为重要的意义,同时也是对世界医学的贡献。我们一定要抓住时代机遇,处理好病理学和病理生理学既分工又合作的关系,使两者加强联系,相得益彰。同时要打破病理学与其他学科的界限,密切关注相邻新兴学科的发展,学习和吸取它们的先进成果,创造性地丰富病理学的研究方法和内容,为病理学和医学的发展做出更大的贡献。

(王 谦 高维娟)

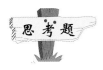

1. 什么是病理学?
2. 病理学常用的研究方法有哪些?

本章课件

疾病概论

第1节　健康与疾病的概念

健康与疾病是一组对应的概念,至今无完整的定义,两者间缺乏明确的判断界限,因此,本节仅能据目前的认识,加以阐述。

一、健　　康

健康(health)是机体内部的结构和功能完整而协调,在神经-内分泌-免疫系统的调节下,维持内环境的稳定,同时与不断变化的外环境保持协调[即"稳态"(homeostasis)],维持躯体、精神和对社会适应的良好状态。

二、疾　　病

疾病(disease)是健康的对立面。疾病迄今尚无统一的准确定义,根据目前的认识水平,可将疾病的概念概括为:疾病是机体在内外环境中一定致病因素的作用下,使"稳态"破坏而发生的内环境紊乱和生命活动的障碍。在许多疾病发生时,机体对致病因素引起的损伤会发生一系列防御性的抗损伤反应。机体内损伤和抗损伤反应的相互斗争,表现为疾病过程中一系列功能、代谢和形态结构的变化,使机体各器官系统之间及机体和外环境之间的协调发生障碍,从而引起临床出现各种症状、体征和社会行为的异常,对外界的适应能力减弱、劳动能力降低甚至丧失。

这个疾病的概念反映了当今科学发展的水平,基本揭示了疾病发生、发展的客观规律,并提示人们,要揭晓疾病本质,首先要重视病因学和发病学的研究,并把与疾病斗争提高到社会学意义和生物学意义并重的高度上来认识。

中医学对疾病的概念早有阐述,《素问·著至教论》云:"合而病至,偏害阴阳。"明吴昆注:"外邪入于正气名曰合。"这一方面说明疾病是由于外邪作用于机体所致;另一方面说明疾病时阴阳偏离常态而平衡失调,这反映疾病时机体内环境发生紊乱。

三、病　理　过　程

病理过程是指存在于不同疾病中可共同具有的一组功能、代谢和形态结构的变化。它本身无特异性,但它是构成特异性疾病的一个基本组成成分。例如,肺炎、脑炎以及所有其他炎性疾病,都是以炎症这一病理过程为基础构成的。病理过程可以局部表现为主,如血栓形成、栓塞、梗死、炎症等;也可以全身反应为主,如发热、休克等。一种疾病可以包含几种病理过程,如大叶性肺炎时含有炎症、发热、缺氧甚至休克等病理过程。

四、病　理　状　态

病理状态是指相对稳定或发展极慢的局部形态变化,常是病理过程的后果。例如烧伤后的皮肤瘢痕、关节炎后的关节强直等。

第2节 病因学概论

病因学(etiology)是研究疾病发生的原因和条件的科学,是回答疾病"因何"而发生。

一、疾病发生的原因

疾病发生的原因简称病因,又称为致病因素。它是指那些能引起疾病并赋予该疾病特异性的各种因素。例如机械力是引起创伤的原因,结核分枝杆菌是引起结核病的原因等。

病因的种类很多,一般分成以下几大类。

1. 物理性因素 机械暴力可引起创伤、骨折等;高温作用于全身可引起热射病,作用于局部可引起烧伤;低温作用于全身可引起过冷,作用于局部可引起冻伤;电流可引起电击伤;电离辐射可引起放射病;气压降低可引起高山病,气压升高后骤降可引起减压病。

2. 化学性因素 一定浓度的化学物质(强酸、强碱、农药及某些毒物等)可引起化学性损伤,如浓硫酸烧伤、有机磷农药中毒及战争毒气中毒等。

3. 生物性因素 是最常见的致病原因,各种病原微生物(细菌、螺旋体、真菌、立克次体、衣原体、支原体、病毒)以及寄生虫(原虫、吸虫、蠕虫等)可引起各种传染病及寄生虫病。

4. 营养性因素 营养素包括糖、蛋白质、脂肪、各种维生素、水和无机盐类(钾、钠、钙、镁等)以及某些微量元素(铁、铜、锌、碘等),皆为机体生命活动所必需。近年来对过去认为无营养价值的植物纤维非常重视,它可促进肠道蠕动,从而有助于排粪、缩短粪便在肠道中停留的时间。营养不足或过多皆能成为疾病发生的原因或条件。如维生素 A 缺乏可引起夜盲症,维生素 D 缺乏可引起佝偻病,而摄入维生素 A 或 维生素 D 过多也可引起中毒。此外,营养不良又可成为某些疾病如结核病的发生条件。

5. 遗传性因素 可有两种情况:

(1) 遗传性疾病:由于遗传物质的改变直接引起。如基因突变(DNA 链中碱基的变化)可引起分子病(苯丙酮尿症、白化病等);染色体畸变(数目或结构的变化)可引起染色体病(唐氏综合征等)。常可由于病毒、放射线或某些化学物质的作用而引起基因或染色体的改变。

(2) 遗传易感性:指易患某些疾病的遗传特性,在外界环境因素影响下,较一般人易患某些疾病。如高血压病、消化性溃疡、糖尿病、精神分裂症、系统性红斑狼疮(SLE)等。

6. 先天性因素 与遗传性因素不同,先天性因素不是指遗传物质的改变,而是指那些能损害正在发育的胎儿的有害因素。例如,早期孕妇感染风疹病毒,可致胎儿心脏发育畸形;孕妇感染梅毒,可致胎儿患先天性梅毒。

7. 免疫性因素 在某些个体,其免疫系统对一些抗原的刺激产生异常强烈的反应,导致组织细胞的损伤和生理功能的障碍,这种异常的反应称为超敏反应。如某些药物(特别是青霉素)、花粉或某些食物(如虾、牛乳等)可在某些个体引起荨麻疹、支气管哮喘甚至过敏性休克等超敏反应性疾病。有些个体能对自身组织的抗原产生免疫反应并引起自身组织损害,称为自身免疫性疾病,如系统性红斑狼疮、类风湿关节炎等。此外,由于各种原因(如病毒、药物或遗传因素)引起的免疫缺陷病,易发生各种致病微生物的严重感染和恶性肿瘤。

8. 精神、心理和社会因素 长期的忧虑、悲伤、恐惧、沮丧等不良情绪和强烈的精神创伤,在神经官能症、精神分裂症以及高血压病、消化性溃疡、甲状腺功能亢进等疾病的发生发展中起重要作用。变态心理表现为心理与行为的异常,可导致变态人格而危害社会。此外,社会因素与疾病的发生也有密切关系。社会经济发展、营养和居住条件良好以及医疗保健制度完善,则疾病易于被控制,人的寿命延长;反之,则疾病易于流行,人的寿命缩短。再者,由于"三废"处理不善而造成大气、水和土壤的污染,也可导致疾病的发生。

二、疾病发生的条件

疾病发生的条件是指除原因外,其他同时存在的与疾病发生有关的因素,它们促进或阻碍疾病的发生,但与疾病的特异性无关。

条件的种类繁多,大致可分为内部条件(如体质、年龄、性别等个体差异)和外部条件(包括自然条件和社会条件)。其中,社会条件对人类疾病的发生有着重要的意义。

所谓"诱因"是指能够加强引起某一疾病或病理过程原因的作用,从而促进疾病或病理过程发生的因素。例如,心绞痛的发生原因是冠状动脉狭窄,而过劳、饱食、受寒或情绪激动是心绞痛发作的诱因。

另须指出,除上述各种致病原因在疾病发生发展中的作用以外,条件性因素在许多疾病的发生中也起着重要的作用。例如缺氧对机体的影响常取决于一些条件,如中枢神经系统的抑制、代谢率的降低、锻炼和适应等都能提高机体对缺氧的耐受性。又如年龄和性别因素在某些疾病的发生发展中也起一定作用。在年龄因素方面,小儿易患呼吸道和消化道传染病(这与小儿的解剖生理特点和防御功能不够完善有关),老年人易患动脉粥样硬化、肿瘤、脑血管意外等。在性别因素方面,男子易患胃癌、肝癌、动脉粥样硬化等疾病,女子易患胆石症、癔症、甲状腺功能亢进和自身免疫性疾病。

三、原因和条件在疾病发生过程中的相互关系

原因在一定的条件下发挥致病作用。原因和条件在疾病发生中的关系,可以具体疾病为例加以说明。例如结核病时,结核分枝杆菌是引起结核病必不可少的致病原因,且决定了结核病的特异性。但结核分枝杆菌侵入人体是否发病,尚与多种条件性因素有关,如营养不良、过劳、忧郁、环境恶劣或患某些疾病(如麻疹、百日咳、糖尿病等),使机体抵抗力降低或免疫力减弱而促进结核病的发生。又如,在流行性感冒的流行地区,人群感染病毒的机会相同,但并非每个人都会发生疾病。这就说明原因要在一定条件下才能致病,条件在很多疾病的发生上具有重要地位。但是,无论条件怎样重要,如果没有原因的作用,相应的疾病就不可能发生。原因是引起疾病、决定疾病特异性的必不可少的因素。

但应指出,有些疾病只要有原因的作用即可发生,并不需要条件的存在。例如机械暴力、高温或大量化学毒物作用于机体即可引起创伤、烧伤或中毒。

再者,原因和条件是相对的,同一因素对这种疾病可能是原因,而对另一种疾病则可能是条件。例如,寒冷是引起冻伤的原因,但又是引起肺炎发生的条件。因此,在判断疾病的原因和条件时,必须针对具体疾病分析而确定。

第3节　发病学概论

发病学(pathogenesis)是研究疾病发展及转归过程中共同的基本规律和机制的学说,即回答疾病是"如何"发生发展的。

一、疾病发生发展的一般规律

疾病发生发展的一般规律是指各种疾病过程中一些普遍存在的共同基本规律,概括如下:

（一）疾病时稳态的紊乱

正常机体的内环境处于相对稳定状态，即所谓"稳态"。通过神经、体液（神经-内分泌-免疫调节系统）的各种自我调节使各器官、组织、细胞的功能和代谢活动在不断变化着的内、外环境中保持动态平衡。疾病的发生发展就是病因通过对机体的损害性作用而使体内稳态失衡，从而引起不同的功能和代谢障碍，使机体与外环境的协调发生障碍，临床出现许多不同的症状和体征。因此，稳态的紊乱是疾病发生发展的基础。

（二）疾病过程中的因果转化

因果转化是疾病发生发展中的一个基本规律。原始病因作用于机体引起的损害（结果），又可作为发病学原因而引起新的变化。因此，原因与结果不断转换，形成链式发展的疾病过程。例如，机械力造成创伤，使血管破裂而引起大出血，大出血使心输出量减少和血压下降，血压下降可造成组织供血减少和组织缺氧，组织缺氧可导致中枢神经系统功能降低，使呼吸及循环功能下降，进一步加重缺氧，使疾病在链式发展过程中不断恶化而形成恶性循环（vicious cycle）。如果及时采取补充血容量等措施，即可在某一环节上打断因果转化和疾病的链式发展，阻断恶性循环，使疾病向着有利于康复的方向发展（图0-1）。

必须指出，疾病发展过程中有很多因果转化的环节，并不是所有的环节都同等重要，其中起决定性作用的环节称为发病的主导环节。抓住主导环节对治疗疾病具有重要意义。

（三）疾病过程中的损害和抗损害反应

在疾病发展过程中所出现的各种复杂变化，基本上可区分为两大类。一类是原始病因以及链式发展中的发病学原因引起的损害性变化；另一类则是机体对抗这些损害的各种反应，包括各种防御适应反应和代偿措施，统称为抗损害反应。两者之间相互联系又相互斗争的关系是推动疾病发展的基本动力。

人体具有强大的屏障防御功能，首先是在进化过程中逐渐发展起来的各种正常防御功能，包括皮肤屏障（被覆体表成为防护层，可阻挡微生物的侵入，附属汗腺及皮脂腺的分泌物呈酸性，具有杀菌及抑菌作用）、黏膜屏障（胃黏膜分泌的胃酸有很强的杀菌作用，呼吸道黏膜上皮具有纤毛、腺体可分泌黏液及溶菌酶，有排出及杀灭微生物的作用）、单核吞噬细胞系统（包括淋巴结及脾脏的巨噬细胞、肝脏的库普弗细胞及血液中的单核细胞等，具有吞噬杀灭微生物的功能）、肝屏障（肝细胞具有强大的解毒功能，通过结合、氧化分解、保护性合成等方式使外界进入体内的毒物解毒）、血-脑屏障（脑血管内皮细胞无窗孔、内皮细胞间有紧密连接、毛细血管壁外有神经胶质膜包绕，能阻止血液中毒素或细菌进入脑组织）以及胎盘屏障（绒毛的毛细血管内皮、滋养层上皮及具有吞噬作用的Hofbauer细胞，可阻止母体血液中的细菌或毒素进入胎儿体内）。其次，机体在与微生物做斗争的过程中，免疫系统又逐渐得到后天获得性防御功能（获得性免疫）。中医学非常重视机体内部的这些抗损害能力，《素问》云："正气存内，邪不可干"，"邪之所凑，其气必虚。"正气即指机体内部的这种抗病能力。

在整个疾病过程中始终贯穿着损害与抗损害反应的相互斗争。以机械力所致的创伤为例，组织破坏、血管破裂、出血、组织缺氧等皆属于损害性变化，而心率加快、心脏收缩加强以增加心输出量，反射性血管收缩以减少出血及维持动脉血压，皆属于抗损害反应。损害与抗损害反应之间的力量对比决定着疾病的发展方向和转归。如果损害较轻，机体充分动员抗损害反应并有适当的及时治疗，即可逐渐好转而恢复健康。如果损害严重，抗损害性措施不足以抗衡损害性变化，又无适当的治疗，则疾病逐渐恶化而致死亡。

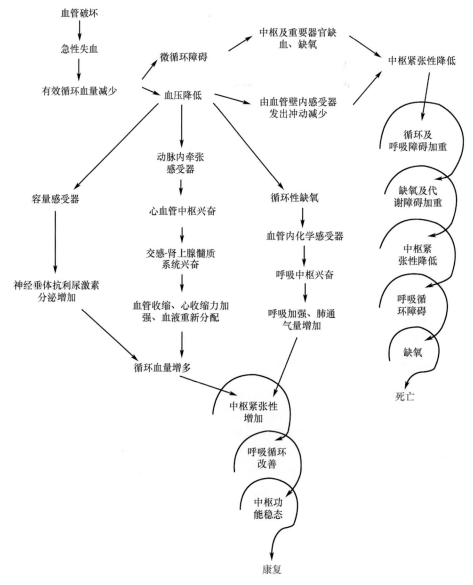

图 0-1 疾病发生发展中因果转化示意图

应当指出,在疾病发展过程中,有些原来是抗损害的变化可以转变为损害性变化。例如,创伤时的血管收缩有抗损害意义,但持续性血管收缩可引起组织缺氧,将导致微循环障碍而使回心血量减少,加重全身缺氧。因此,正确区分疾病过程中的损害性变化和抗损害反应,有着重要的实践意义。在治疗疾病时应大力支持抗损害反应而去除或减轻损害性变化,这完全符合中医学"扶正祛邪"的治疗原则。

另须指出,疾病时机体抗损害反应的另一个重要方面是各种代偿和适应反应。例如,一侧肾功能完全丧失后,对侧健康肾可加强活动而维持正常的泌尿功能;组织和细胞坏死后可发生再生和修复等。

(四) 局部和整体

任何疾病,基本上都是整体疾病,而各组织、器官和致病因素作用部位的病理变化均是全身性疾病的局部表现。局部的病变可以通过神经和体液的途径影响整体,而机体的全身功能状态也可以通过这些途径影响局部病变的发展和经过。因此,在研究疾病过程中整体与局部关系时,应该认识到在每一个疾病过程中局部和整体之间的关系,都有其各自的特征,而且随病程的发展两者间的联系又不断发生变化,发生彼此间的因果转化,此时究竟是全身病变还是局部病变占主导地位,应作具体分析。

二、疾病发生发展的基本机制

疾病发生的基本机制是指参与很多疾病发病的共同机制,因此,它不同于个别疾病的特殊机制。近年来由于医学基础理论的飞速发展,各种新方法、新技术的应用,不同的学科交叉联系,彼此融合,使疾病基本机制的研究逐渐地从系统水平、器官水平、细胞水平逐步深入到分子水平。下面从神经机制、体液机制、细胞机制和分子机制四方面叙述。

(一) 神经机制

神经系统在人体生命活动的维持和调控中起主导作用,神经系统的变化与疾病的发生发展密切相关,疾病时也常有神经系统的变化。因此,神经机制参与了大多数疾病的发病。有些病因可直接损害神经系统,如流行性乙型脑炎病毒可直接破坏神经组织;另一些致病因子可通过神经反射引起相应器官组织的功能代谢变化,或者抑制神经递质的合成、释放和分解,促进致病因子与神经递质的结合,减弱或阻断正常递质的作用。最常见者为长期精神紧张、焦虑、烦恼导致大脑皮质功能紊乱,皮质与皮质下功能失调,导致内脏器官功能障碍。

(二) 体液机制

体液是维持机体内环境稳定的重要因素。疾病中的体液机制主要是指致病因素引起体液的质和量的变化,体液调节的障碍,最后造成内环境紊乱,以致疾病发生。体液调节紊乱常由各种体液因子(humoral factor)数量或活性变化引起,它包括各种全身性作用的体液因子(如组胺、去甲肾上腺素、前列腺素、激活的补体、活化的凝血和纤溶物质等)和多种局部作用的体液因子(如内皮素、某些神经肽等),以及近年来特别强调的细胞因子(cytokine),如白介素(IL)、肿瘤坏死因子(TNF)等。体液因子常通过内分泌、旁分泌和自分泌作用于靶细胞,发挥生物效应。

疾病发生发展中体液机制与神经机制常常同时发生,共同参与,故常称其为神经-体液机制,例如,在经济高度发达的社会里,部分人群受精神或心理的刺激可引起大脑皮质和皮质下中枢(主要是下丘脑)的功能紊乱,使调节血压的血管运动中枢的反应性增强,此时交感神经兴奋,去甲肾上腺素释放增加,导致小动脉紧张性收缩;同时,交感神经活动亢进,刺激肾上腺髓质兴奋而释放肾上腺素,使心率加快,心输出量增加,并且因肾小动脉收缩,促使肾素释放,血管紧张素-醛固酮系统激活,血压升高,这就是高血压发病中的一种神经-体液机制。在局部损伤为主的疾病中(如创伤、烧伤),也都有神经-体液机制的参与。

(三) 细胞机制

致病因素作用于机体后可以直接或间接作用于组织、细胞,造成某些细胞的功能代谢障碍,从而引起细胞的自稳调节紊乱。某些病因如外力、高温等,可直接无选择地损伤组织细胞;但另一些病因又可直接有选择地损伤组织细胞,如肝炎病毒侵入肝细胞、疟原虫侵犯红细胞等。致病因素引起的细胞损伤除直接破坏外,有时可表现为细胞膜功能障碍和细胞器功能障碍。细胞膜功能障碍中目前对膜上的各种离子泵(如钠泵即 Na^+、K^+-ATP 酶、钙泵即 Ca^{2+}、Mg^{2+}-ATP 酶等)最为重视,当这些担负离子主动转运的泵功能失调时,细胞膜上的离子通道发生障碍,细胞内外离子失衡,造成细胞内 Na^+、Ca^{2+} 大量积聚、细胞水肿,甚至死亡,这是导致有关器官功能障碍的重要机制。细胞器的功能障碍中,以线粒体为例,在有关病因作用下,线粒体功能障碍主要表现为氧化还原电位下降,辅酶Ⅱ不能再生,各种酶系统受抑制,特别是丙酮酸脱氢酶系统催化过程发生障碍,阻碍丙酮酸脱氢、脱羧生成乙酰辅酶A,抑制葡萄糖、脂肪及酮体进入三羧酸循环,此时因能量不足,造成严重的细胞功能障碍。此外,ATP 生成减少还可以明显抑制 cAMP 酶,影响 cAMP 生成,使依赖 cAMP(第二信使)的激素不能发挥其调节作用,最终导致细胞死亡。

(四) 分子机制

细胞内含有很多分子,这些分子包括大分子多聚体与小分子物质。细胞内的大分子多聚体主要是蛋白质和核酸,而蛋白质和核酸是有机体生命现象的主要分子基础,生命的信息贮存于核酸;生命过程的化学反应则由蛋白质调控。

各种致病原因无论通过何种途径引起疾病,在疾病过程中都会以各种形式表现出分子水平上大分子多聚体与小分子的异常,反之,分子水平的异常变化又会在不同程度上影响正常生命活动,因此近年来从分子水平研究生命现象和疾病的发生机制引起了人们极大的重视,它使我们对疾病时形态、功能、代谢变化的认识以及对疾病本质的认识进入了一个新阶段。这就是近年来出现的分子病理学。

分子病理学有广义和狭义之分。广义的分子病理学研究所有疾病的分子机制,狭义的分子病理学主要研究生物大分子(主要是核酸与蛋白质)在疾病中的作用。所谓分子病(molecular disease)是指由于 DNA 遗传性变异引起的一类以蛋白质异常为特征的疾病。它主要分成以下四大类:

1. 酶缺陷所致的疾病　主要是指由于 DNA 遗传变异所致的酶蛋白异常引起的疾病。如Ⅰ型糖原沉积症,它是由于编码 6-磷酸-葡萄糖脱氢酶的基因发生突变,造成该酶缺乏,因此 6-磷酸-葡萄糖无法酶解为葡萄糖,反而经可逆反应转化为糖原,并沉积于肝。

2. 血浆蛋白和细胞蛋白缺陷所致的疾病　如镰状细胞贫血,它就是由于血红蛋白的珠蛋白分子中 β-肽链氨基端第 6 位的谷氨酸被缬氨酸异常取代,由于谷氨酸具有亲水特征而缬氨酸具有疏水性,因此发生异常取代后使红细胞表面的亲水性降低,血红蛋白的稳定性破坏。在血氧分压降低的情况下(或在血氧分压较低的微血管中),异常血红蛋白连接形成棒状晶体,从而使红细胞扭曲呈镰刀状。

3. 受体病　由于受体基因突变使受体缺失、减少或结构异常而致的疾病称受体病。它又可分为遗传性受体病(如家族性高胆固醇血症等)和自身免疫性受体病(如重症肌无力等)两种。

4. 膜转运障碍所致的疾病　这是一类由于基因突变引起特异性载体蛋白缺陷而造成膜转运障碍的疾病。目前了解得最多的是肾小管上皮细胞的转运障碍,表现为肾小管重吸收功能失调,例如,胱氨酸尿症,此种患者的肾小管上皮细胞对胱氨酸、精氨酸、鸟氨酸与赖氨酸转运发生障碍,这四种氨基酸是经同一载体转运的,因此当此转运系统的载体蛋白发生遗传性缺陷时,靠其转运的氨基酸就不能被肾小管重吸收,因此,随尿排出,形成胱氨酸尿症。

近年来,随着基因研究的深入,人类基因组计划(human genome project)已经付诸实施,检测特异性致病基因的研究已经开始。某些疾病(如糖尿病、高血压等)相关基因也已找到,因此出现了基因病(genopathy)的新概念。所谓基因病主要是指基因本身突变、缺失或其表达调控障碍引起的疾病,如果由一个致病基因引起的基因病称单基因病(monogene disease),如多囊肾,主要是由于常染色体 16p13.3 处存在有缺陷的等位基因 PKD1 所引起的显性遗传。如由多个基因共同控制其表型性状的疾病称多基因病(polygene disease)。此时多个基因的作用可以相加、协同或相互抑制。由于这些基因的作用也受环境因素的影响,因此多基因病也称多因子疾病(multifactorial disease)。高血压、冠心病、糖尿病等均属此类疾病。

总之,从分子医学角度看,疾病时形态和功能的异常,是某些特定蛋白质结构或功能的变异,而这些蛋白质又是细胞核中相应基因对细胞受体和受体后信号转导做出应答反应的产物,因此,基因及其表达调控状况是决定身体健康或疾病的基础。

第4节　疾病的转归

疾病的转归或结局可为康复和死亡。

一、康　　复

康复(recovery)可分为完全康复和不完全康复。

1. 完全康复　是指疾病时的损伤性变化完全消失,受损结构得到修复,功能、代谢恢复正常,重新处于"稳态",称为痊愈。传染病痊愈后机体还能获得特异性免疫力。

2. 不完全康复　是指疾病时的损伤性变化已得到控制,主要症状消失,但体内仍遗留一定的病理状态。例风湿病遗留下的心瓣膜病变,类风湿关节炎遗留下的关节畸形等。

二、死　　亡

死亡(death)是生命活动的终止,可分为生理性死亡和病理性死亡。生理性死亡是衰老的结果。病理性死亡常由于生命重要器官(如心、脑、肝、肾、肺)发生严重的损伤,或因慢性消耗性疾病(如结核病、恶性肿瘤等)引起的全身极度衰竭,也可因失血、窒息、中毒、电击等引起的呼吸、循环系统功能急剧障碍等所致。一般将死亡过程分为三个阶段:

1. 濒死期　机体各系统功能发生严重障碍,脑干以上大脑处于深度抑制状态,表现为意识模糊、心跳和呼吸微弱、血压下降。

2. 临床死亡期　心跳、呼吸停止,各种反射消失,瞳孔散大。此时,临床上可认为生命活动已经停止,但在一定时间内组织和细胞仍维持微弱的代谢过程。在由于失血、窒息或电击等引起的"急死"时,仍可采取一系列紧急抢救措施使其复活。但大脑对缺氧甚为敏感,血液停止供应后大脑皮质耐受缺氧的时间仅为6~8分钟,其后即进入不可恢复的状态,称为"脑死亡"。此时,大脑功能完全停止,脑电波消失,脑干功能亦停止。如果脑干功能尚存,有自主呼吸,则不能称之为脑死亡,仅为处于"植物状态"。脑死亡概念的提出,在理论和临床实践中都有重要的意义。首先,维持一个脑死亡躯体,需要消耗大量医疗费用及医护人员和家属的精力;其次,脑死亡躯体除脑以外的各种器官仍然存活,故可用于提供新鲜的器官移植材料,挽救其他患者的生命。

3. 生物学死亡期　是死亡过程的最后阶段,各器官组织的代谢活动完全停止,并出现不可逆的改变。尸体逐渐出现死后变化,如尸冷(由于尸体代谢停止而不再产热,但散热继续进行,使尸温逐渐下降至与环境温度一致)、尸斑(尸体血液由于重力作用而流向尸体低下部分,坠积于未受压迫部位的血管中,而在该处皮肤出现紫蓝色瘀斑,一般于死后1~2小时发生)、尸僵(尸体各肌群发生僵硬而使关节固定,一般于死后1~2小时开始出现于面部小肌肉,6~8小时出现于全身肌肉。其发生机制可能为乳酸增多而促使肌蛋白凝固所致;最近有人提出,死后ATP产生停止,使肌球蛋白与肌动蛋白不再分离而形成肌凝蛋白,为尸僵的发生机制。尸僵于

36~48 小时后消失,为由于蛋白酶的作用使肌蛋白溶解所致)。最后尸体在细菌的作用下开始腐败。

（王 谦）

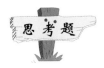

1. 什么是疾病?
2. 病理过程与病理状态有何不同?
3. 脑死亡有何特点?

本章课件

上　篇

第1章　细胞和组织的适应、损伤与修复

细胞、组织或器官能耐受内、外环境中各种有害因子的刺激作用而得以存活的过程,称为适应(adaptation)。适应在形态上表现为萎缩、肥大、增生及化生。当细胞和组织遭受不能耐受的有害因子刺激时,则可能引起损伤(injury),表现出代谢、功能和形态结构三方面的变化。较轻的细胞损伤通常是可逆的,即消除有害因子后,损伤细胞可恢复正常状态,称之为变性(degeneration)或亚致死性细胞损伤(sublethal cell injury)。细胞的严重损伤是不可逆的,最终引起细胞死亡。

损伤造成机体部分细胞和组织丧失后,机体对其缺损进行修补恢复的过程,称为修复(repair),修复后可完全或部分恢复原组织的结构和功能。

在疾病的发展过程中,机体内经历着一系列复杂的变化,既有致病因素引起组织的适应、损伤,又有机体对损伤的修复和代偿,两者是疾病过程中出现的一对基本矛盾,这是疾病过程中出现的基础性病理变化。认识组织损伤和修复的规律,对防止和减轻组织损伤以及促进损伤的愈合都有着重要的意义。

第1节　适　应

一、萎　缩

萎缩(atrophy)是指发育正常的器官、组织或细胞体积缩小,可以伴发细胞数量的减少。组织、器官的实质细胞萎缩时,常继发间质的增生,有时使组织、器官的体积比正常还大,称为假性肥大(见于萎缩的胸腺、肌肉等)。萎缩细胞的蛋白质合成减少而分解增多,以适应其营养水平低下的生存环境。

(一) 类型

萎缩有生理性萎缩和病理性萎缩两种。生理性萎缩是生命过程中的正常现象,当机体生长发育到一定阶段时有些组织和器官将逐渐萎缩,如青春期后胸腺组织的逐渐萎缩,更年期后的性器官萎缩等。病理性萎缩按其发生原因,可表现为全身性萎缩或局部性萎缩。

1. 全身性萎缩　由于机体摄入蛋白质等营养物质不足,或虽然摄入足量的营养物质,但因疾病使营养物质消耗过多(如慢性消耗性疾病及晚期肿瘤)而引起的全身性萎缩。这种萎缩常具有顺序性,先累及脂肪及骨骼肌,其次为平滑肌、脾、肝等器官,心、脑萎缩最后发生。

2. 局部性萎缩　由于某些局部因素影响下发生的局部组织和器官的萎缩。常见:

(1) 营养不良性萎缩:动脉粥样硬化慢性缺血所致的心、脑、肾营养不良性萎缩。

（2）压迫性萎缩：如肾盂积水、脑积水长期压迫肾、脑实质引起的压迫性萎缩。

（3）失用性萎缩：骨折后肢体长期被石膏绷带固定而不活动引起的失用性萎缩。

（4）神经损伤性萎缩：因神经损伤所致的肌萎缩。

（5）内分泌性萎缩：因腺垂体肿瘤或缺血性坏死，靶器官缺乏正常刺激而引起的甲状腺、肾上腺及性腺萎缩等，如希恩综合征（Sheehan syndrome）。

此外，癌症患者经局部放射治疗后，其附近器官也可发生萎缩。如鼻咽癌放射治疗后，可致涎腺萎缩。

（二）病理变化

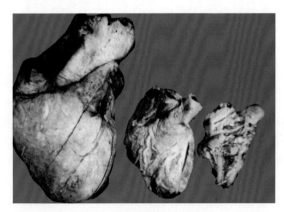

图 1-1 心脏的萎缩及肥大
中为正常心脏，右为萎缩之心脏，左为肥大之心脏

萎缩器官或组织体积缩小、重量减轻、颜色变深或呈褐色。当萎缩伴有间质结缔组织增生时，质地可变韧。萎缩器官的包膜可因结缔组织增生而稍增厚。例如，心脏萎缩时体积缩小，心壁变薄，其表面冠状动脉因心脏缩小而弯曲如蛇行状（图 1-1）。镜下，萎缩器官的实质细胞体积缩小或兼有细胞数目减少，间质结缔组织略有增生。萎缩细胞胞质浓缩，核深染，胞质中常可见褐色颗粒，称脂褐素（lipofuscin），在心肌细胞及肝细胞内多见，且常位于胞核的两端或周围。当这种脂褐素明显增多时，器官可呈棕褐色，故有褐色萎缩之称。萎缩细胞的细胞器如线粒体、内质网等减少，但自噬泡增多。自噬泡可将细胞器碎片进行消化，不能被消化的物质则形成残存小体，即光镜下的脂褐素颗粒。

（三）后果

萎缩器官、组织和细胞的功能常有不同程度降低。如肌萎缩时收缩力降低；脑组织萎缩时，智力和记忆力减退；腺体萎缩时分泌减少等。但萎缩一般是可复性的，原因解除后，萎缩的器官和组织可以逐渐恢复；如病因持续存在，甚至加重，则萎缩细胞将逐渐消失而不能复原。

二、肥 大

细胞、组织和器官体积的增大，称为肥大（hypertrophy）。组织和器官的肥大，通常是组成的细胞体积增大所致，而细胞体积增大的基础主要是其细胞器增多。此外，细胞核的 DNA 含量增加，导致核的增大。肥大分为生理性肥大和病理性肥大。

细胞肥大通常具有功能代偿意义，多属于代偿性肥大（compensatory hypertrophy）。由激素引起的肥大称为内分泌性肥大（endocrine hypertrophy）。肥大的组织、器官常伴发细胞数量的增多（增生），即肥大常与增生并存。骨骼肌和心肌再生能力微弱，只能以代偿性肥大适应其工作负荷的增加，如运动员有关的肌细胞生理性肥大，高血压时左心室排血阻力增加所致的左心室肌壁病理性肥大。妊娠期子宫和哺乳期乳腺发生生理性肥大常兼有增生，属于内分泌性（激素性）肥大。

细胞的肥大导致由其组成的组织和器官体积增大、重量增加和功能增强。因代偿而肥大的器官超过其代偿限度时便会失代偿，如肥大心肌的失代偿引发心力衰竭。

三、增　　生

实质细胞的增多称为增生(hyperplasia)，增生可使该组织器官体积增大。细胞增生时常伴细胞肥大。受机体调控的细胞增生，随其有关引发因素的去除而停止，这显然不同于肿瘤细胞的失控性增生。但是，过度增生的细胞有可能演变为肿瘤性增生。

细胞增生常与激素和生长因子的作用有关。生理和病理情况下都可发生，如女性青春期乳腺和妊娠期的子宫均属生理性增生；雌激素水平过高所致的子宫内膜和乳腺增生则属病理性增生。

细胞增生通常为弥漫性，以致增生的组织、器官弥漫、均匀地增大。在有关激素的过度作用下，前列腺、甲状腺、肾上腺和乳腺等常呈结节性增生。这可能是由于这类器官中有的靶细胞对于激素的作用更为敏感，因而在增生组织中形成单个或多发性结节。

四、化　　生

一种分化成熟的组织因受刺激因素的作用而转化为另一种分化成熟组织的过程，称为化生(metaplasia)。化生常发生于上皮组织和结缔组织，可能与干细胞(如上皮组织的贮备细胞，间叶组织的原始间叶细胞)调控分化的基因重新编程有关，属于细胞的转分化(transdifferentiation)。这种分化通常只发生于同源性的组织细胞，而不能转化为性质不同的组织细胞，如柱状上皮可转化为鳞状上皮，一种间叶组织只能转化为另一种间叶组织，而上皮细胞不能转化为结缔组织细胞。

常见的化生类型有：①上皮组织化生：柱状上皮(如子宫颈管和支气管黏膜的腺上皮)、移行上皮等化生为鳞状上皮(图 1-2)。萎缩性胃炎时胃黏膜腺上皮发生的肠上皮化生。②间叶组织化生：在间叶组织中，纤维组织可化生为软骨组织或骨组织(如骨化性肌炎时的骨组织形成)。

化生的生物学意义利弊兼有，以呼吸道黏膜纤毛柱状上皮的鳞化为例，化生的鳞状上皮一定程度上加强了局部抗御环境因子刺激的能力，但是减弱了黏膜的自净作用。化生的上皮可能会恶变，如支气管黏膜的柱状上皮鳞化后有可能发生鳞状细胞癌，胃黏膜肠上皮化生可发生肠型腺癌等。

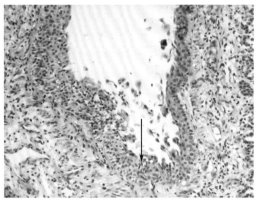

图 1-2　慢性支气管炎
支气管黏膜假复层柱状上皮发生鳞状上皮化生
(箭头所示)

第 2 节　细胞和组织的损伤

细胞和组织的损伤可分为两大类：一类是机械力引起的组织断裂，如刀切伤、骨折等；另一类是由各种致病因素引起的局部组织、细胞物质代谢障碍而发生的各种病理变化。损伤在一定范围内是可逆的。但当病理性刺激过于持久或剧烈，将导致不可逆性损伤，甚至引起细胞死亡。

造成细胞损伤的原因很多，可以归纳为：缺氧、理化因素、生物因素、营养失衡、内分泌因素、免疫反应、遗传变异、衰老、社会-心理-精神因素和医源性因素等。其中缺氧是许多致病因素引起细胞损伤的一个非常重要的基本环节。

一、损伤的原因与机制

由多种因素引发的细胞损伤,其发生机制非常复杂。主要是通过以下的作用:

1. 细胞膜的破坏　细胞膜是由脂质(70%为磷脂)和蛋白质组成的,是细胞与外部环境之间的界膜或屏障,是保持细胞生命活动的基本结构。细胞通过细胞膜与外界物质进行交换,在免疫应答、信号转导、细胞分裂和分化等方面也具有重要作用。细胞内、外的多种有害因素,包括机械力的直接作用、缺氧和活性氧、补体结合、感染、药物性损伤均可破坏细胞膜的结构和功能,从而导致细胞的损伤。

2. 缺氧的损伤作用　缺氧(hypoxia)指细胞不能获得足够氧或是氧利用障碍,是引起细胞损伤最重要和最常见的原因之一。缺氧可导致线粒体氧化磷酸化受抑制,无氧糖酵解过程的活化,使ATP生成减少,造成细胞膜钠-钾泵、钙泵功能低下和胞质内蛋白质合成下降、脂肪代谢障碍等。无氧糖酵解还会使细胞酸中毒,溶酶体膜破裂,并损伤DNA链。缺氧还可使活性氧类物质增多,膜磷脂丢失,脂质崩解,细胞骨架破坏等。轻度、较短时间缺氧所致的细胞损伤通常是可逆的,一般引发细胞水肿、脂肪变性;严重缺氧或(和)较长时间的轻度缺氧所致的细胞损伤是不可逆的,常导致细胞死亡。

3. 活性氧类物质的损伤作用　活性氧类物质(activated oxygen species,AOS)包括超氧自由基(O_2^-)、羟自由基(OH·)和过氧化氢(H_2O_2),具有强氧化作用,是细胞损伤发生机制的基本环节。AOS以其对于脂质、蛋白质和DNA的氧化作用而损伤细胞。由于细胞内同时存在生成AOS体系和拮抗其生成的抗氧化剂体系,因此正常时生成的少量AOS会及时被抗氧化剂(例如超氧化物歧化酶)清除。当细胞在多种致病因素作用下使AOS生成增多时,则导致细胞损伤。

4. 细胞质内高游离钙的损伤作用　细胞质内的磷脂酶和核酸内切酶等能降解磷脂、蛋白质、ATP和DNA。这两种酶的作用需要游离钙活化:正常时,胞质内游离钙与ATP依赖性钙转运蛋白结合,成为蛋白结合钙,并贮存于线粒体、内质网等钙库内,胞质因此处于低游离钙状态,使上述酶类活性稳定,细胞的结构和功能得以保持;细胞膜内依赖于ATP的钙泵和钙离子通道也参与胞质内游离钙浓度的调节,使胞质内游离钙减少。缺氧、中毒等致使ATP减少时,细胞的胞质内会继发游离钙增多,上述的酶类因而活化,使细胞损伤。

5. 化学性损伤　包括化学物质和药物的毒性作用,逐渐成为致细胞损伤的重要因素;某些药物具有可能引发细胞损伤的副作用,是最常见的医源性致病因子。

影响化学性损伤的重要因素包括:①剂量:与损伤程度正相关;②吸收、蓄积、代谢或排出的部位:例如链霉素、庆大霉素等因蓄积于内耳的内、外淋巴液和肾小管上皮细胞而具有耳毒性和肾毒性;③代谢速度的个体差异:与某些酶活性的遗传性差异有关。

化学性物质和药物损伤细胞的途径包括:①直接的细胞毒性作用:例如氰化物因迅速封闭线粒体的细胞色素氧化酶系统而致猝死。②代谢产物对于靶细胞的细胞毒性作用:肝、肾、心、骨髓等是这种毒性代谢产物的主要靶器官。肝细胞是许多化学物质和药物(有机磷农药或杀虫剂、CCl_4、乙醇、细胞毒性抗肿瘤药等)的代谢部位,尤易遭受损伤,通常表现为中毒性肝炎。③诱发免疫性损伤:例如青霉素可经由Ⅰ型超敏反应引发过敏反应,氯霉素可经由Ⅱ型超敏反应引发粒细胞减少症、再生障碍性贫血等;④诱发DNA损伤。

6. 遗传变异　化学物质和药物、病毒、射线等可损伤细胞核内的DNA,诱发基因突变和染色体畸变,使细胞发生遗传变异(genetic variation),可导致:①结构蛋白合成低下:细胞可因缺乏生命必需蛋白质而死亡;②核分裂受阻:正常时核分裂活跃的骨髓造血干细胞、肠黏膜上皮细胞和睾丸精母细胞等增生能力下降,分别引发粒细胞缺乏或再生障碍性贫血、小肠吸收功能障碍和男性不育症等;③合成异常生长调节蛋白:如转化性蛋白质的合成可诱发单克隆转化性细胞形成,进而形成肿瘤;④酶合成障碍:引发先天性代谢病或后天性酶缺陷,细胞可因缺乏生命必需的代谢物质发生死亡。

以上几个方面的机制常是相互结合或是互为因果地导致细胞损伤。

二、损伤的形态学变化

(一)细胞水肿

细胞水肿(cellular swelling)主要表现为细胞体积增大,胞质内水分含量增多。严重时称为细胞的水样变性(hydropic degeneration)。

原因:引起细胞水肿的原因通常是感染(如肝炎、肺炎、脑膜炎、败血症等)、中毒(如砷、磷中毒)和缺氧(如贫血、休克、窒息等)。

发生机制:除线粒体能量代谢异常、细胞膜钠泵受损使细胞膜对电解质的主动运输功能发生障碍外,还可能与细胞膜直接受损所致通透性增高有关。

病理变化:细胞水肿多见于代谢旺盛的肝细胞、肾小管上皮细胞及心肌细胞。肉眼观察,病变器官体积肿大,包膜紧张,切面隆起,边缘外翻,颜色较苍白,表面混浊无光泽,似沸水烫过,故又称之为混浊肿胀(cloudy swelling)(图1-3)。镜下,细胞体积胀大,胞质内出现许多红染颗粒,故又称为颗粒变性(图1-4)。严重时细胞体积肿大更明显,称为水样变性,胞质除水分增加和线粒体肿胀外,内质网可解体、离断和发生空泡变;细胞胞质异常疏松透亮,细胞肿胀体积超过正常细胞的2~3倍,形如气球,故有气球样变之称,如病毒性肝炎时的肝细胞气球样变性。

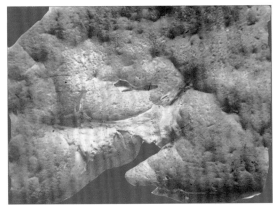

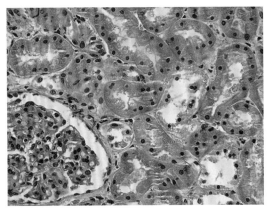

图 1-3 肝混浊肿胀
肝脏肿大,切面隆起,边缘外翻,色灰白混浊无光泽,似沸水煮过

图 1-4 肾小管上皮细胞颗粒变性
近曲小管上皮细胞体积胀大,胞质内出现许多红染的颗粒
(电镜下证实红染的颗粒是肿胀的线粒体)

电镜下,这些颗粒主要是肿胀的线粒体和扩张的内质网。表现为线粒体肿胀及嵴变短、变少甚至消失;内质网扩张,表面核糖体脱失。

后果:细胞水肿常为细胞的轻度或中度损伤,可引起器官功能降低,如心肌细胞水肿可致心肌收缩力降低。原因去除后,细胞可恢复正常。如病变进一步发展,则可能引起脂肪变性甚或坏死。

(二)脂肪变性

正常情况下非脂肪细胞胞质内的脂肪成分是与蛋白质结合的,并不形成或仅见少量脂滴。当这些细胞胞质内出现脂滴或脂滴明显增多时,则称为脂肪变性(fatty degeneration)。这些脂滴在常规石蜡切片过程中,被乙醇、二甲苯溶解而残留境界清楚的空泡。如作冷冻切片、苏丹Ⅲ染色,脂滴则呈橘红色;若用锇酸染色,则呈黑色。电镜可见脂滴形成于滑面内质网中,常为有界膜包绕的圆形小体,称为脂质体,这些小体可融合变大,形成光镜下所见的脂滴。

发病机制:脂肪变性的发病机制尚不十分清楚,其具体作用途径与病因和发生部位有关。以肝细胞脂肪变性为例,正常时肝细胞内的脂质有三条去路:少部分脂肪酸在线粒体中进行 β 氧化,提供能量;大部分脂肪酸在滑面内质网中合成磷脂和三酰甘油,并与该处合成的胆固醇、载脂蛋白结合组成脂蛋白,输入血浆,在脂库中贮存,或供其他组织利用;另一小部分磷脂及其他类脂则与蛋白质、糖等结合,形成细胞的结构成分,即为结构脂肪。当上述过程的任何一个环节遭受破坏导致脂肪代谢平衡失调时,均可发生脂肪变性。如:①脂质大量输送至肝。如饥饿或糖尿病时,或使用肾上腺皮质类固醇等时,脂库中动员出大量脂质,经血进入肝内,超过了肝细胞将其氧化、利用和合成脂蛋白的能力,导致脂肪在肝细胞中堆积。②脂蛋白合成障碍,使肝细胞内脂肪堆积。如磷脂及组成磷脂的胆碱等合成脂蛋白的原料不足或由于化学毒物(如 CCl$_4$)破坏内质网结构或抑制某些酶的活性,使脂蛋白及组成脂蛋白的磷脂、蛋白质等合成发生障碍。③脂肪酸的氧化障碍,如缺氧、慢性乙醇中毒以及白喉外毒素等,均可影响脂肪酸的氧化。

病理变化:脂肪变性常见于肝、心、肾等实质脏器,其中以肝最为常见。

1. 肝脂肪变性 肉眼观察,肝体积肿大,色淡黄,包膜紧张,边缘钝,切面有油腻感。镜下,肝细胞内有大小不等脂肪空泡,散在分布于胞质中,严重时可融合为一大空泡,并将核推向一侧,形似脂肪细胞。脂肪变性在肝小叶内的分布与病因有一定关系。肝淤血时,由于肝小叶中央区缺血较重,脂肪变性首先发生在该处;但长期淤血后,肝小叶中央区的肝细胞常萎缩、变性甚或坏死消失,小叶边缘肝细胞则可因缺氧而发生脂肪变性。磷中毒时,脂肪变性则主要出现在肝小叶周边区,这可能是由于此区肝细胞对磷中毒更为敏感的缘故(图 1-5,图 1-6)。

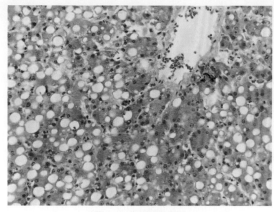 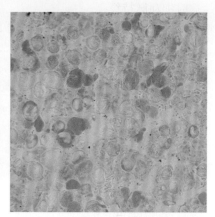

图 1-5　肝脂肪变性
肝细胞胞质内出现大小不等的脂肪空泡

图 1-6　肝冰冻切片苏丹Ⅲ染色
脂滴呈橘红色

2. 心肌脂肪变性 心肌在正常情况下可含少量脂滴,脂肪变性时脂滴明显增多。肉眼观察,一般无明显改变,重者色略呈淡黄。在严重贫血时,可见心内膜下尤其是乳头肌处出现平行的黄色条纹,与正常心肌的暗红色相间排列,状似虎斑,故有虎斑心之称。这些黄色条纹相当于血管末梢分布区,是由于该处血供较差,缺血严重引起脂肪变性所致。镜下,脂滴常位于心肌纤维 Z 带附近和线粒体分布区,较细小,呈串珠状成排排列。

3. 肾脂肪变性 见于严重贫血、缺氧和中毒时,也可由于肾小球毛细血管通透性升高,肾小管上皮细胞吸收漏出的脂蛋白而引起。肉眼观察,肾体积稍肿大,切面皮质增厚,呈浅黄色。镜下,脂滴常位于肾近曲小管上皮细胞的基底部。

结局:轻度脂肪变性常不影响脏器的功能,严重者可导致功能障碍。如严重肝脂肪变性,长期持久时可导致肝硬化;严重心肌脂肪变性可引起心功能不全。脂肪变性也是一种可复性病变,原因去除后可以恢复;若病因持续作用,则可导致细胞坏死。

(三) 玻璃样变性

在细胞或间质内出现红染、均质、半透明的蛋白性物质,称为玻璃样变性(hyaline degeneration),又称透明变性。常见的有以下三类:

1. 结缔组织玻璃样变性　常发生于增生的结缔组织内,如瘢痕组织、纤维化的肾小球及动脉粥样硬化斑块等。肉眼观察,病变组织呈灰白色半透明,质地致密坚韧,弹性消失。镜下,结缔组织中胶原纤维增粗、融合,细胞成分减少,形成均质的梁状或片状结构。其发生机制尚不清楚,有人认为可能在瘢痕形成过程中,胶原蛋白分子间交联增多,胶原纤维互相融合,其间有糖蛋白沉淀所致;也有人认为可能由于局部缺氧、炎症,造成 pH 或温度升高,使胶原蛋白分子变性成明胶并互相融合所致。

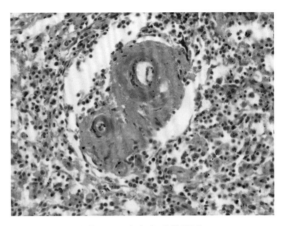

图 1-7　脾中央动脉硬化
脾中央动脉玻璃样变性,管壁呈均质性增厚(HE 染色呈红色),管腔变狭窄

2. 血管壁玻璃样变性　常见于高血压病时的肾、脑、脾及视网膜等处的细动脉。由于高血压病时细动脉持续痉挛,使内膜缺氧,通透性增高,血浆蛋白渗入内膜,在内皮细胞下凝固成无结构的均匀红染物质。同时,内皮细胞分泌的基膜样物质也有所增多。这些改变使细动脉管壁增厚、变硬,管腔狭窄,甚至闭塞,称为细动脉硬化(图 1-7)。

3. 细胞内玻璃样变性　指细胞内出现玻璃样小滴,亦称细胞内玻璃样小滴变性。常见于肾小球肾炎(肾病综合征)或其他疾病伴有大量蛋白尿时,漏出的蛋白可被近曲小管上皮细胞吞饮,并在胞质内形成圆形红染的玻璃样小滴。此时,由于细胞的其他结构仍保持正常,一般无细胞的功能损伤。此外,酒精性肝病时,肝细胞胞质内常可出现不规则形条索状或团块状、红染、均质的玻璃样物质,称 Mallory 小体,在电镜下系由密集的细丝构成,一般认为可能是细胞内微管和(或)微丝改变的结果。

(四) 黏液样变性

组织间质内出现类黏液的积聚,称为黏液样变性(mucoid degeneration)。黏液物质有黏液和类黏液两种,黏液来自上皮细胞,类黏液来自间叶组织,系黏多糖与蛋白质的复合物。

黏液样变性常见于超敏反应性炎症和内分泌系统疾病的早期、间叶组织来源的肿瘤、急性风湿病时的心血管壁、粥样硬化的主动脉壁和甲状腺功能低下时的真皮及皮下组织(黏液性水肿)等。镜下病变处间质疏松,纤维间充满胶样液体,HE 染色呈淡蓝色,其中有一些散在星芒状、多角形细胞,其突起彼此相连。肉眼呈灰白色半透明胶状。黏液样变性当病因去除后可吸收消散,但长期存在可引起纤维组织增生而硬化。

（五）淀粉样变

淀粉样变（amyloidosis）是在细胞外的间质内，特别是小血管基膜处，有蛋白质-黏多糖复合物蓄积，呈淀粉样显色反应，即遇碘液后呈棕褐色，再遇稀硫酸时由棕褐色变为深蓝色。这种淀粉样物质

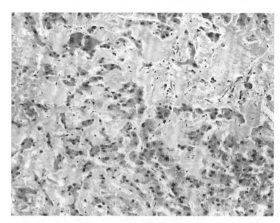

质（amyloid）在 HE 染片中呈均质性粉色至淡红色，类似玻璃样变性（图 1-8），但被刚果红染成红色、甲基紫染成紫红色。电镜下，淀粉样物质呈细丝状。局部性淀粉样变发生于皮肤、眼结膜、舌、喉、气管和肺、膀胱、胰岛（糖尿病）等处，也可蓄积于恶性淋巴瘤和神经内分泌肿瘤（如甲状腺髓样癌）的间质内。全身性淀粉样变分为原发性和继发性。继发性者的淀粉样物质来源未明，常继发于严重的慢性炎症，例如慢性空洞性肺结核、慢性化脓性骨髓炎等和某些恶性肿瘤；原发性者的淀粉样物质来源于免疫球蛋白的轻链。全身性淀粉样变时可累及许多部位，引发相关的临床表现。肝、脾、肾、心常受累及，体积增大，色泽较淡，

图 1-8　肝淀粉样变
HE 染色可见大量粉红色均质性淀粉样物质，
肝细胞萎缩，数量减少

质地较脆，可因其实质细胞被压迫萎缩而发生功能障碍。

（六）病理性色素沉着

色素在细胞内、外的异常蓄积称为病理性色素沉着（pathologic pigmentation）。沉着的色素主要是由体内生成（内源性色素），包括含铁血黄素、脂褐素、黑色素等。随空气吸入肺内的炭尘和纹身时注入皮内的着色物质等属于外源性色素沉着。

1. 含铁血黄素（hemosiderin）　组织内出血时，从血管中逸出的红细胞被巨噬细胞摄入并由其溶酶体降解。来自红细胞血红蛋白的 Fe^{3+} 与蛋白质结合成电镜下可见的铁蛋白微粒，若干铁蛋白微粒聚集成为光镜下可见的棕黄色、较粗大的折光颗粒，称为含铁血黄素。巨噬细胞破裂后，此色素也可见于细胞外。含铁血黄素中 Fe^{3+} 可被普鲁士蓝染成蓝色。生理情况下，红细胞在肝、脾内破坏，可有少量含铁血黄素形成。含铁血黄素的病理性沉着多为局部性，提示陈旧性出血。当溶血性贫血时，有大量红细胞被破坏，可出现全身性含铁血黄素沉积，主要见于肝、脾、淋巴结和骨髓等器官。

2. 脂褐素（lipofuscin）　是蓄积于胞质内的黄褐色微细颗粒，电镜下显示为自噬溶酶体内未被消化的细胞器碎片残体。附睾管上皮细胞、睾丸间质细胞和神经节细胞的胞质内正常时便含有脂褐素。老年人及一些慢性消耗性疾病患者的心肌细胞、肝细胞、肾上腺皮质网状带细胞等萎缩时，其胞质内有多量脂褐素沉着，故此色素又有消耗性色素之称。

3. 黑色素（melanin）　是由黑色素细胞生成的黑褐色微细颗粒。在腺垂体分泌的促肾上腺皮质激素（ACTH）和黑素细胞刺激素（MSH）促进下，黑素细胞胞质中的酪氨酸在酪氨酸酶的作用下，生成黑色素。局部性黑色素增多见于色素痣、恶性黑色素瘤等。肾上腺皮质功能低下的 Addison 病患者可呈现全身性皮肤、黏膜的黑色素沉着。这是因为肾上腺皮质激素分泌减少，对垂体的反馈抑制减弱，致使 ACTH 和 MSH 分泌增多。

（七）病理性钙化

在骨和牙齿以外的软组织内出现固体性钙盐沉着,称为病理性钙化(pathological calcification)。沉着的钙盐主要是磷酸钙,其次为碳酸钙。肉眼可见钙盐沉着处呈白色石灰样坚硬的颗粒或团块。镜下,HE 染色切片中钙盐呈蓝色颗粒状沉积。

病理性钙化主要有营养不良性钙化和转移性钙化两种。①营养不良性钙化:常见,系指变性、坏死组织和异物的钙盐沉积。常见于结核坏死灶、脂肪坏死灶、动脉粥样硬化斑块、坏死的寄生虫体、虫卵和某些异物。其发生机制尚不清楚,可能与局部碱性磷酸酶升高有关,碱性磷酸酶能水解有机磷酸酯,使局部磷酸增多,形成磷酸钙沉淀。②转移性(迁徙性)钙化:系指全身性钙、磷代谢障碍时,血钙和(或)血磷增高所引起的某些组织的钙盐沉积。如甲状旁腺功能亢进及骨肿瘤造成骨质严重破坏时,大量骨钙进入血液,使血钙增高,可在肾小管、肺泡和胃黏膜等处形成转移性钙化。

病理性钙化一旦发生,一般长期存在,很难消散。钙化对机体的影响视具体情况而异。钙化的血管壁可丧失弹性、变脆,易破裂出血;结核病灶的钙化,可使结核分枝杆菌逐渐丧失活力而减少复发;严重的转移性钙化可使局部组织、细胞功能丧失。

（八）坏死

活体内局部组织、细胞的死亡称为坏死(necrosis)。坏死是组织和细胞最严重的、不可复性变化。坏死组织代谢完全停止,功能全部丧失。在一般情况下,坏死都是逐渐发生的。最初只有生化改变,如糖原减少,核蛋白凝聚、分解等,在光镜下与正常细胞几乎没有区别。大概在 6～10 小时后,才能逐渐见到细胞核和各种细胞器的溶解破坏,故又称渐进性坏死(necrobiosis)。

在正常生理情况下,机体内不断有一定数量的细胞衰老死亡,同时也有相应的细胞更新,如血细胞的破坏、表皮细胞的脱落,皆为生理性死亡。在病理条件下,各种引起损伤的原因达到一定强度和持续一定时间,均能引起组织细胞死亡,如理化因素、生物因素、局部缺血等。

1. 病理变化　组织细胞坏死后合成代谢虽已停止,但参加分解代谢的酶类仍有活性,尤其是溶酶体破裂后,大量水解酶等的释放,逐渐破坏细胞的各种微细结构,出现坏死组织的种种形态变化。其镜下变化特点如下(图 1-9):

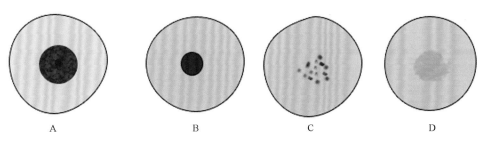

图 1-9　细胞坏死后核的变化
A. 正常细胞;B. 核固缩;C. 核碎裂;D. 核溶解

（1）细胞核的变化:是细胞坏死的主要形态学标志,表现为:①核固缩(pyknosis):由于坏死细胞核液减少,核染色质凝集,浓染,核体积缩小,边缘皱缩。②核碎裂(karyorrhexis):核膜破裂,核染色质崩解成小块,分散在胞质中。③核溶解(karyolysis):染色质被 DNA 酶分解而淡染或溶解消失。坏死细胞核的变化过程,不一定都经过上述各个阶段,液化过程占明显优势的细胞坏死,可主要表现为溶解性变化。

（2）细胞质的变化：坏死细胞胞质中嗜碱性染色的核糖体丧失，致使其与伊红染料的亲和力增强，胞质更为红染（胞质嗜酸性变）。线粒体和内质网高度肿胀，胞质呈颗粒状。当大部分细胞器被分解后，可出现虫蚀状、空泡化。

（3）间质的变化：间质对各种损害的耐受性大于细胞的耐受性。故在实质细胞出现坏死后的一段时间内，间质可无明显改变。经过一定时间后，由于各种溶解酶的作用，基质可逐渐裂解，胶原纤维肿胀、断裂及液化，纤维性结构消失，成为一片无结构的红染物质。

坏死发生后，坏死物质就成为机体内的一种异物，可引起周围组织的炎症反应，发生血管充血与白细胞反应。此即为坏死与机体死亡后组织自溶的区别。

肉眼观察：组织坏死早期常不易辨认，临床上把这种已失去生活能力的早期坏死组织称为失活组织。早期坏死组织的特点是：失去正常光泽，较混浊；缺乏正常组织的弹性，组织回缩不良；没有正常血液供应，摸不到血管搏动，局部温度降低，切割不流血；失去正常触觉、痛觉及运动功能（如肠蠕动消失）等。经过一段时间后，肉眼才能辨认出范围较大的坏死组织。

2. 类型　根据形态变化及发生原因，坏死可分为以下四种类型：

（1）凝固性坏死（coagulation necrosis）：其特点是坏死组织呈凝固状态。肉眼观察，坏死组织较干燥、坚实，呈灰白或灰黄色。镜下坏死组织细胞结构消失，但组织结构的轮廓在一段时间内仍隐约可见。常见于心、肾、脾等实质脏器的缺血性坏死，也见于肿瘤组织坏死和苯酚、升汞等蛋白凝固剂所致的坏死。

干酪样坏死（caseous necrosis）是凝固性坏死的特殊类型。最常见于结核病。由于坏死组织分解比较彻底，镜下坏死组织结构消失，呈一片模糊的颗粒状红染物。肉眼观察，质地松软，色淡黄、状似干酪，故名干酪样坏死。这种坏死不易吸收，可能和坏死组织内含有大量脂质有关。

（2）液化性坏死（liquefaction necrosis）：其特点是坏死组织迅速发生分解、液化成混浊液体状。最常见于脑组织坏死，因脑组织含磷脂及水分较多，含蛋白质少，坏死后不易凝固，而被蛋白溶解酶溶解形成羹状液体，称为脑软化。阿米巴痢疾时，阿米巴原虫侵入组织，分泌多量蛋白水解酶，使局部组织发生液化性坏死，形成阿米巴性肠溃疡、阿米巴性肝脓肿。又如炎性渗出物中有大量中性粒细胞时，由于中性粒细胞崩解释放出大量蛋白水解酶，可将坏死组织溶解液化，形成充满黏稠脓液的脓肿（图 1-10）。

（3）坏疽（gangrene）：较大面积坏死并伴不同程度腐败菌感染，使坏死组织呈黑褐色者称为坏疽。坏疽常发生在肢体或阑尾、小肠、肺等与外界相通的内脏。感染的腐败菌常为梭形杆菌、产气荚膜杆菌等。腐败菌分解坏死组织，产生硫化氢，后者与血红蛋白中分解的铁离子结合，形成黑褐色的硫化亚铁，使坏死组织呈黑褐色。坏疽可分为以下三种类型：

1）干性坏疽：多发生在四肢，特别是下肢远端。常见于动脉粥样硬化、血栓闭塞性脉管炎时，动脉阻塞，肢体远端可发生缺血性坏死。但由于静脉回流仍通畅，加之体表水分逐渐蒸发，坏死肢体局部干燥而收缩，呈黑褐色。由于病变局部干燥，不利于腐败菌生长，因此病变发展缓慢，与周围健康组织有明确分界线，腐败菌感染一般较轻（图 1-11）。

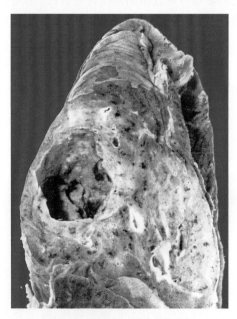

图 1-10　肺脓肿（液化性坏死）

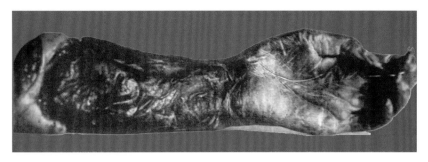

图 1-11　肱动脉粥样硬化引起前臂的干性坏疽

2）湿性坏疽：多发生于与体表相通的内脏，也见于既有动脉阻塞又有静脉淤血的四肢。由于局部坏死组织含水分多，适合腐败菌生长繁殖，故腐败菌感染严重，局部肿胀明显，呈污黑色或黑绿色。坏死组织经腐败菌分解，可产生吲哚、粪臭素等而发出恶臭。由于病变发展较快，炎症较弥漫，坏死组织与健康组织间的分界线常不明显。坏死组织腐败产生的分解产物和毒素被吸收后，可引起严重全身中毒症状。常见的湿性坏疽有坏疽性阑尾炎、肺坏疽、肠坏疽、坏疽性子宫内膜炎等。

3）气性坏疽：是由产气荚膜杆菌、恶性水肿杆菌等厌氧菌引起的一种特殊类型的湿性坏疽。见于深部肌肉开放性外伤合并厌氧菌感染。厌氧菌分解坏死组织，产生大量气体，使坏死区呈蜂窝状、棕黑色，有奇臭，按之有捻发音。气性坏疽发展迅猛，毒素吸收多，后果严重。

（4）纤维素样坏死：纤维素样坏死（fibrinoid necrosis）是间质胶原纤维和小血管壁的一种坏死。病变局部组织结构消失，形成一堆境界不甚清晰的颗粒状、小条或小块状无结构物质，呈强嗜酸性红染，其形态和染色特点都很像纤维素，故名。常见于超敏反应性疾病（是其特异性改变），如风湿病、系统性红斑狼疮、结节性动脉炎等。也可见于非变态反应性疾病，如恶性高血压病时的细动脉壁（呈洋葱样）和胃溃疡底部的动脉壁（图 1-12）。纤维素样坏死的性质和形成机制尚不完全清楚。一般认为，在早期结缔组织基质中黏多糖增多，继之胶原纤维肿胀、断裂，并崩解成小碎片，形成纤维素样物质。病灶中还有免疫球蛋

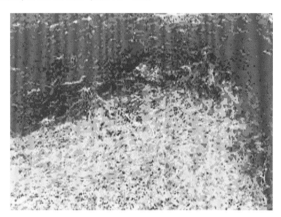

图 1-12　小动脉壁的纤维素样坏死
受累的小动脉壁结构破坏，呈一片红染细丝、颗粒状物，
并见肉芽组织增生及炎细胞浸润

白和纤维素沉着。血管壁的纤维素样坏死则是由于血管壁受损，通透性增高，血浆蛋白浸润并凝固于血管壁所致。

3. 结局　按坏死发生的部位、范围以及有无感染，可有以下几种结局。

（1）溶解吸收：范围较小的坏死，由于坏死组织本身及坏死灶周围中性粒细胞释放的各种水解酶的作用，可使坏死组织溶解、液化，并经淋巴管吸收。不能吸收的组织、细胞碎片，可由吞噬细胞吞噬清除。留下的组织缺损可通过修复而恢复其功能和形态。

（2）分离排出：皮肤黏膜的坏死组织可脱落，形成局部组织缺损，称为溃疡。肺、肾等内脏组织坏死后，液化的坏死物可经支气管或输尿管排出，留下空腔，称为空洞。坏死组织若不能完全液化，

坏死边缘可发生炎症反应,渗出中性粒细胞释放蛋白溶解酶,将坏死边缘组织溶解并与正常组织分离,如指、趾的干性坏疽部分,可自行脱落。

(3) 机化:坏死组织不能溶解吸收,也未分离排出者,可由周围健康组织长入新生毛细血管和成纤维细胞所组成的肉芽组织,并逐渐取代坏死组织,最后形成瘢痕组织。这种由肉芽组织取代坏死组织的过程,称为机化(organization)。

(4) 纤维包裹、钙化:较大的坏死灶不能完全机化时,则由周围新生的结缔组织将其包裹,称为纤维包裹。其中的坏死组织,部分可被吸收,部分可有钙盐沉着而发生钙化。也可液化而形成囊肿,囊内有淡黄色澄清液体。

4. 后果　坏死组织的功能已全部丧失,如果坏死范围较大,可引起器官功能降低。如发生在重要脏器,如心、脑等,可危及生命。此外,较大范围的坏死组织可分解产生毒素,被机体吸收后可引起发热、乏力、消瘦等中毒症状。

第3节　损伤的修复

修复是机体的抗损伤功能,发挥着组织的重建作用。机体通过修复,使损伤的细胞和组织恢复其结构和功能。因此,了解损伤的修复规律,对认识疾病的康复过程有着十分重要的意义。

一、再生与修复

(一) 概念

组织缺损后,由邻近健康组织细胞分裂、增生来修补和恢复的过程,称为修复(repair)。在修复过程中,细胞的分裂、增生称为再生(regeneration)。在正常生命活动过程中,许多组织、细胞不断衰老死亡,同时又有同种组织和细胞通过细胞的分裂、增生补充更新,这种再生称为生理性再生。如皮肤鳞状上皮表层细胞不断角化脱落,又由基底层细胞不断增生补充;子宫内膜周期性脱落,又从基底部增生恢复以及血细胞衰老后不断新生补充等,皆属于生理性再生。

在病理状态下,细胞或组织受损坏死后,由再生的细胞和组织取代,称为病理性再生。如炎症引起的细胞死亡与组织缺损,在愈合过程中由邻近健康细胞增生修复,属病理性再生。

(二) 组织的再生能力与再生方式

机体各种组织、细胞的再生能力不一,一般分化程度低的组织比分化程度高的组织再生能力强,平时易遭受损伤的组织和经常进行更新的组织再生能力也较强。反之,再生能力则较弱或缺乏。按再生能力可将人体细胞分为三类:

1. 不稳定细胞　再生能力较强。在正常情况下不断进行增生,以补充衰老而死亡的细胞,如表皮细胞、淋巴细胞、造血细胞、黏膜及腺体的上皮等。

2. 稳定细胞　这类细胞在正常情况下不分裂增生,因为这些细胞的生存期较长,可达数年或更长,只有在遭受损伤或某种刺激情况下才发生再生。如肝、肾、胰腺、涎腺、汗腺、皮脂腺以及间叶组织细胞(如成纤维细胞、骨母细胞、软骨母细胞、平滑肌细胞、内皮细胞等)。

3. 永久性细胞　这类细胞缺乏再生能力,神经细胞属此类。中枢神经细胞或周围神经的神经节细胞损伤后,皆永久丧失而不能再生。若神经元未坏死,仅神经纤维损伤,则仍可再生。骨骼肌或心肌细胞损伤后虽然有微弱再生能力,但对修复亦无多大意义,基本上由瘢痕取代。

由于组织损伤的程度和范围大小不同以及组织的再生能力不同,再生又可分为完全性再生和不完全性再生两种方式。如组织受损较轻,死亡细胞由同类细胞再生补充,完全恢复了原有结构和功能,称完全性再生。如组织受损严重,缺损过大,或再生能力弱的细胞死亡,则常由新生的肉芽组织填补修复,不能恢复原有结构和功能而形成瘢痕,这种再生称为不完全性再生。如Ⅲ度烧伤后形成的瘢痕,心肌梗死后形成的瘢痕,以及亚急性重型肝炎肝细胞坏死后形成的坏死后肝硬化等,均属于不完全性再生。不完全性再生虽具有修复作用,但也造成新的危害,故对修复既有积极的意义,也有不利的影响。

(三) 各种组织的再生过程

1. 上皮组织的再生

(1) 被覆上皮再生:鳞状上皮缺损时,由创缘或底部的基底层细胞分裂增生,向缺损中心迁移,先形成单层上皮,以后增生分化为鳞状上皮。黏膜(如胃肠黏膜)上皮缺损后,同样也由邻近的细胞分裂增生来修补。

(2) 腺上皮再生:腺上皮再生能力较强,如果有腺上皮的缺损而腺体的基膜未被破坏,可由残存细胞分裂补充而完全恢复原来的腺体结构;如果腺体结构(包括基膜)被完全破坏,则难以再生恢复。

2. 纤维组织的再生　在损伤的刺激下,受损处的成纤维细胞可进行分裂、增生。成纤维细胞可由静止的纤维细胞转变而来,或由未分化的间叶细胞分化而来。成纤维细胞胞体大,两端常有突起呈星状,胞质略嗜碱性,胞核体积大,染色淡,有1~2个核仁。电镜下,胞质内有丰富的粗面内质网及核糖体,说明其合成蛋白的功能很活跃。当成纤维细胞停止分裂后,开始合成并分泌前胶原蛋白,在细胞周围形成胶原纤维,细胞则逐渐成熟,胞质越来越少,核越来越深染,并变成长梭形,成为纤维细胞。

3. 血管的再生

(1) 毛细血管的再生:又称为血管生成(angiogenesis),是以生芽(budding)方式来完成的。首先在蛋白分解酶作用下基膜被分解,该处内皮细胞分裂增生形成突起的幼芽,随着内皮细胞向前移动增生而形成一条细胞索,数小时后便可出现管腔,形成新生的毛细血管,进而彼此吻合构成毛细血管网(图 1-13)。增生的内皮细胞分化成熟时分泌Ⅳ型胶原、层粘连蛋白和纤连蛋白形成基膜的基板;周边的成纤维细胞分泌Ⅲ型胶原及基质,组成基膜的网板,成纤维细胞则成为血管外膜细胞。新生的毛细血管基膜不完整,内皮细胞间空隙较大,故通透性较高。为适应功能的需要,有些毛细血管不断改建为小动脉、小静脉,其管壁的平滑肌可能由血管外未分化间叶细胞分化而来。

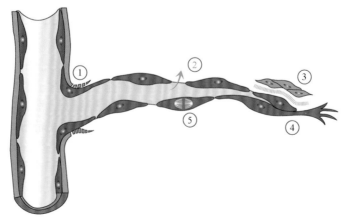

图 1-13　毛细血管再生模式图
①基膜溶解;②③细胞增生、移动;④管腔形成、成熟;⑤血管壁通透性增加

（2）大血管的修复：大血管离断后需手术吻合，吻合处两侧内皮细胞分裂增生，互相连接，恢复原来的内膜结构。但离断的肌层不能完全再生，而由结缔组织增生连接，形成瘢痕修复。

4. 神经组织的再生　脑及脊髓内的神经细胞破坏后不能再生，由神经胶质细胞及其纤维修补形成胶质瘢痕。外周神经受损时，如果与其相连的神经细胞仍然存活，则可完全再生。此再生过程常需数月以上才能完成。若断离的两端相隔太远，或者两端之间有瘢痕或其他组织阻隔，或者因截肢失去远端，再生轴突均不能到达远端，而与增生的结缔组织混杂在一起，卷曲成团，成为创伤性神经瘤，可发生顽固性疼痛。

二、肉芽组织

肉芽组织（granulation tissue）即旺盛增生的幼稚结缔组织，主要由新生毛细血管和成纤维细胞构成。因在肉眼观常呈鲜红色，颗粒状，质地柔软，似鲜嫩肉芽，故名肉芽组织。

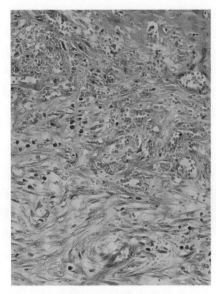

图 1-14　肉芽组织
由新生的毛细血管、成纤维细胞及各种炎细胞构成

镜下，肉芽组织可见以下结构：①新生毛细血管：常由损伤组织周围毛细血管以出芽方式增生形成。先是长出内皮细胞，经分裂、增生，形成幼芽状突起，并逐渐增生成实心的内皮细胞条索，继而在血流冲击下逐渐出现管腔，形成新生毛细血管。新生毛细血管常向创面垂直生长，并以小动脉为轴心，在其周围形成襻状弯曲的毛细血管网，与成纤维细胞构成小团块，突出于创面，构成红色颗粒状肉芽。②成纤维细胞：在新生毛细血管之间有大量成纤维细胞，这些成纤维细胞随着肉芽组织内毛细血管内皮细胞的生长，有的转变为血管外膜细胞；有的产生胶原纤维和酸性黏多糖，继之变为纤维细胞。③炎细胞：肉芽组织内常有不同程度炎细胞浸润，炎细胞包括中性粒细胞、单核细胞、淋巴细胞、浆细胞和嗜酸性粒细胞等。炎细胞的多少和种类与组织损伤性质及感染状况有关。肉芽组织早期不含神经纤维，故无痛觉（图1-14）。肉芽组织在伤口愈合过程中有以下作用：①抗感染及保护创面；②填补创口和组织缺损；③机化坏死组织、凝血块和异物。

肉芽组织形成初期，细胞间含有大量液体成分。继之成纤维细胞产生胶原和酸性黏多糖，肉芽组织逐渐纤维化。此时细胞间液体成分逐渐减少，网状纤维和胶原纤维逐渐增多，网状纤维胶原化，胶原纤维变粗。肉芽组织中中性粒细胞逐渐消失，淋巴细胞、浆细胞最后也完全消失。在纤维成分逐渐增多的同时，成纤维细胞逐渐减少，并转变为纤维细胞，毛细血管逐渐闭合消失，少数残留的毛细血管壁增厚而成为小动脉和小静脉。这种纤维化的肉芽组织呈灰白色，质较硬，缺乏弹性，称为瘢痕（scar）组织。瘢痕组织在形成过程中产生的胶原纤维可发生玻璃样变性，或在胶原酶作用下部分降解吸收；同时瘢痕组织内的液体成分明显减少，使瘢痕组织体积显著缩小，即瘢痕收缩。瘢痕收缩可引起组织、器官表面凹陷，或造成器官变形或腔室狭窄；关节附近的瘢痕可导致关节运动障碍。一般瘢痕越大，收缩越明显，影响越甚。

由于局部血供不足、全身营养不良或继发感染、异物刺激，可造成肉芽组织形成不良，临床称不良肉芽,可影响创口愈合。有时瘢痕组织可过度增生,甚至形成肿瘤样肿块,称瘢痕疙瘩(keloid)。

三、创伤愈合

创伤愈合(wound healing)系指外力所致组织损伤后,通过组织再生进行修复的过程。

(一) 创伤愈合的基本过程

各种创伤的轻重程度不一。轻者仅为皮肤及皮下组织断裂;严重的创伤可有肌肉、肌腱、神经的断裂,甚至骨折。在此主要介绍皮肤和皮下软组织创伤的愈合过程。

1. 创口的早期变化　创口处组织有不同程度的坏死和血管断裂出血,一般小血管出血可自行停止,较大血管出血则需人工止血。创伤局部可发生炎症反应。

2. 创口收缩　数天后,创口边缘的皮肤及皮下组织向中心移动,创面逐渐缩小。创口收缩的机制,目前认为是伤口边缘新生肌成纤维细胞的收缩牵拉引起,与胶原形成无关。

3. 肉芽组织增生和瘢痕形成　大约从第 3 天开始,创口底部长出肉芽组织,并向创口中的血凝块内延伸,机化血凝块,填平创口,大约经过 3 周或更长时间,肉芽组织逐渐转化为瘢痕组织。

4. 表皮及其他组织再生　创口边缘的上皮基底层细胞,在损伤后24小时开始移动并呈出芽状生长。48小时后增生和移动的细胞在创面形成单层上皮层,通过增生分化,逐步恢复复层鳞状上皮结构。如皮肤附属器(毛囊、汗腺、皮脂腺)遭到完全破坏,则不能再生,将由瘢痕取代。

(二) 类型

皮肤的创伤愈合根据创伤的程度和有无感染,可分为一期愈合和二期愈合两种。

1. 一期愈合(healing by first intention)　见于组织损伤范围小、缺损少、创缘整齐、对合紧密、无切口感染,如皮肤的无菌手术切口。在皮肤切口被缝合后的第一天,血凝块便填充于切口内及创缘的表面,并出现轻微急性炎症反应。第二天创口处即有上皮再生以及成纤维细胞和毛细血管增生,后者向创口内生长,填充创口;再生的上皮细胞可覆盖创面。第三天急性炎症反应开始消退,巨噬细胞增多。第五天,创口被大量新生疏松结缔组织填充,同时出现散在胶原纤维。至手术第一周末,创口表面被接近正常厚度的表皮覆盖,上皮下肉芽组织开始有胶原纤维形成。手术后第二周肉芽组织仍继续增生,并不断产生胶原,至第二周末,形成瘢痕组织。一期愈合所需时间短,形成瘢痕小(图 1-15)。

2. 二期愈合(healing by second intention)　见于组织损伤范围及缺损大,创缘不整齐,无法对合,并伴感染、坏死、出血、渗出物多,炎症反应明显的创口。由于创口大而敞开,故愈合常由创口底部向上及两侧边缘向内进行,并需较多肉芽组织才能填补。待肉芽组织充填缺损后,再由新生的上皮将表面覆盖。二期愈合所需时间长,形成的瘢痕也大(图 1-16)。

创口表面有时可见血液、渗出液及坏死组织构成的干燥黑褐色硬痂。愈合过程就在痂下进行,称为痂下愈合。痂下愈合时间较无痂者长,因为表皮的再生需在痂皮成分溶解后才向前生长。痂皮对伤口有一定的保护作用,但在细菌感染时,由于影响渗出物引流,不利于愈合。

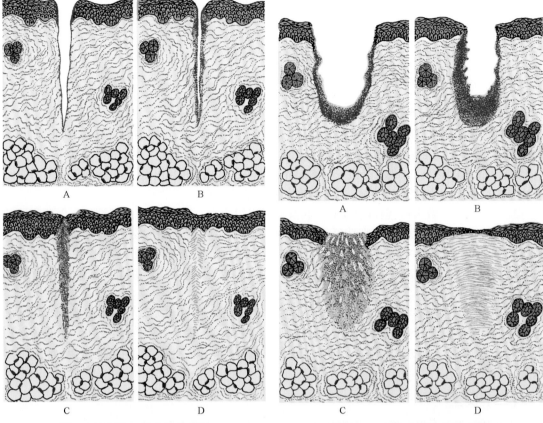

图 1-15　创伤一期愈合模式图

A. 创缘整齐,组织破坏少;B. 经缝合,创缘对合,炎症反应轻;C. 表皮再生,少量肉芽组织从伤口边缘长入;D. 愈合后少量瘢痕形成

图 1-16　创伤二期愈合模式图

A. 创口大,创缘不整齐,组织破坏多;B. 创口收缩,炎症反应重;C. 肉芽组织从伤口底部及边缘将伤口填平,然后表皮再生;D. 愈合后形成瘢痕大

四、骨折愈合

骨组织的再生能力很强。骨折发生后,可由残存新生骨组织对损伤部位进行修复,最终使骨的结构和功能恢复正常。一般复位良好的骨折,经 3~4 个月或更长一些时间,便可达到完全愈合。骨折愈合过程如下(图 1-17)。

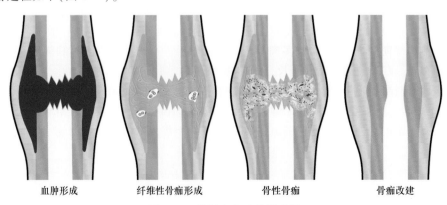

血肿形成　　　纤维性骨痂形成　　　骨性骨痂　　　骨痂改建

图 1-17　骨折愈合过程模式图

1. 血肿形成　骨折时,骨外膜和周围的软组织可受到不同程度损伤和撕裂,骨内膜也破裂,大量血液填充在骨折的断端及其周围组织内形成血肿。血肿在数小时内发生血液凝固。血凝块中的纤维素网犹如支架,使新生毛细血管和成纤维细胞长入血肿内。

2. 纤维性骨痂形成　骨折后的 2~3 天,新生毛细血管及成纤维细胞进入血肿,使血肿逐步机化,继而发生纤维化,形成纤维性骨痂。纤维性骨痂在骨折局部呈梭形肿胀,起连接、固定骨折断端的作用。上述增生的成纤维细胞实质上多数是软骨母细胞及骨母细胞的前身。当骨痂内有过多的软骨形成时会延缓骨折的愈合时间。

3. 骨性骨痂　骨折愈合进一步发展,由骨母细胞产生的新生骨质可取代纤维性骨痂。其开始形成的骨质为骨样组织,以后钙盐沉着,形成编织骨(woven bone),即骨性骨痂。这种编织骨由于其结构不够致密,骨小梁排列比较紊乱,不能达到正常功能的需要。

按照形成骨痂的细胞来源及部位,可将骨痂分为外骨痂和内骨痂。

(1) 外骨痂:由骨外膜产生的骨痂称外骨痂。正常骨外膜可分两层,表面为纤维层,深部为细胞形成层。细胞形成层主要分化为骨母细胞,也可分化为软骨母细胞。前者形成骨性骨痂,后者形成软骨性骨痂。在长骨骨折时常以外骨痂形成为主。

(2) 内骨痂:由骨内膜形成的骨痂称内骨痂。它生长在骨皮质的内面、松质骨内和骨髓腔骨折端的部分。一般内骨痂比外骨痂出现较迟,形成较慢。内骨痂由骨内膜起源的骨母细胞形成骨样组织,钙盐不断沉积,形成骨性骨痂。内骨痂内也可有软骨形成,但数量比外骨痂少。

4. 骨痂改建或再塑　骨痂形成仅是临床愈合阶段,并不能适应功能的需要,还需进一步改建成为符合人体生理要求和更牢固的结构。编织骨要改建为成熟的板层骨,皮质骨和髓腔的正常关系也将重新恢复。改建是为了适应人体功能和结构的需要,骨小梁须重新按承力线方向排列,不需要的骨小梁通过破骨细胞吸收,骨痂不足的部分通过膜内骨化而增生填补。上述改建使骨折断端按原来的关系连接起来,并恢复到原来骨组织的形态。骨的改建需时较长,儿童约 1~2 年,成人需 2~4 年。

五、影响再生修复的因素

组织损伤的再生修复除与组织损伤的程度和组织再生能力有关外,还受全身和局部因素的影响。了解这些因素,可创造条件加速和改善组织的再生修复。

(一) 全身因素

1. 年龄　青少年的组织再生能力强,愈合快。老年人则相反,这可能与老年人常有动脉硬化使局部血液供应减少有关。

2. 营养　动物实验和临床观察均发现严重蛋白质缺乏可使组织再生缓慢和不完全。尤其是蛋氨酸和胱氨酸缺乏,将影响肉芽组织的形成,使成纤维细胞不能成熟为纤维细胞,胶原纤维形成减少。在维生素 C 缺乏时,成纤维细胞合成胶原障碍,可致创面愈合速度减慢,抗张力强度受损。微量元素锌对创伤愈合的作用近年来颇受重视,临床上手术创伤愈合迟缓的患者,皮肤中含锌量大多比愈合良好的患者低。另外,钙缺乏可导致骨折愈合困难。

3. 激素及药物　机体的内分泌功能状态,对修复有着重要影响。如肾上腺皮质激素能抑制炎症渗出、毛细血管新生和巨噬细胞的吞噬功能,同时还可影响成纤维细胞增生和胶原合成。因此,在创伤愈合过程中,要避免大量使用这类激素。一些药物亦可影响再生修复,如青霉胺可使伤口愈合延迟及抗张力强度减弱。其原因可能是青霉胺能与胶原 α-肽链上的醛基结合,干扰胶原分子内及分子间的交联形成,使胶原纤维不稳定,可溶性胶原增多,从而促进胶原纤维的分解吸收。但有些药物,如中药生肌散,有促进肉芽组织生长的作用。

（二）局部因素

1. 感染　感染可妨碍伤口的愈合,因感染而产生的大量炎性渗出物和坏死组织,可引起局部创口张力增加,无法愈合,甚至可使已愈合的或缝合的创口裂开。故对感染的伤口,首先应清除坏死组织,然后新生肉芽组织才能填补缺损。中医学强调"去腐才能生肌"是很有道理的。

2. 异物　如线头、纱布、死骨、弹片等异物,可妨碍肉芽组织生长并容易感染而使创口长期不愈,故必须及时加以清除。

3. 局部血液循环和神经支配　局部血液供应状况对组织再生和坏死物质吸收起着重要作用。因此,动脉硬化、静脉淤血、组织水肿等,皆可影响局部血液供应而妨碍组织的再生修复。热敷、理疗或中药泡洗以及内服活血化瘀中药都可促进局部血液循环,有利于局部组织修复。此外,局部神经支配对组织再生也有一定作用,如麻风引起的溃疡很难愈合,即由于神经受累所致。

（王晓敏）

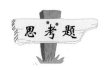

1. 简述细胞和组织适应的形态学类型。
2. 化生的概念,常见的类型和生物学意义。
3. 简述细胞水肿的病理变化特点。
4. 肝脂肪变性的病理变化。
5. 坏死的镜下变化特点、类型和结局。
6. 什么是肉芽组织,简述其组成成分和作用。
7. 简述一期和二期愈合的区别。

本章课件

第 2 章 局部血液循环障碍

血液循环是机体的重要生命活动之一,血液在心、血管内循环流动,通过动脉系统将氧和营养物质输送给组织细胞,同时通过静脉系统把组织细胞代谢产生的二氧化碳和其他代谢产物运到排泄器官排出体外,以保证组织细胞的新陈代谢和功能活动的正常进行。一旦血液循环发生障碍,将引起各器官、组织和细胞的代谢紊乱、功能异常和形态结构改变。

血液循环障碍可分为全身性和局部性两种。两者既有区别,又有联系,全身性血液循环障碍是整个心、血管功能失调(心功能不全、休克)的结果,但也必然在身体各局部组织器官有所表现。如右心衰竭时全身血液循环障碍引起肝、脾、肾、胃肠及下肢淤血。局部血液循环障碍是个别器官或局部组织的循环异常,可由局部因素引起,也可能是全身血液循环障碍的局部表现。本章主要讲述局部血液循环障碍。局部血液循环障碍可表现为局部循环血量的异常(充血、淤血等);血液性状的改变和血管内容物异常(血栓形成、栓塞及梗死);血管壁通透性增高及其完整性受损(出血等)。局部血液循环障碍常出现在许多疾病过程中,其各种改变是疾病重要的基本病理变化。

第1节 局部充血

局部组织或器官血管内血液含量增多称为局部充血。按其发生的原因和机制不同,可分为动脉性充血和静脉性充血两类(图 2-1)。

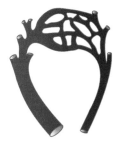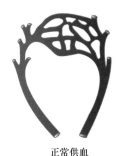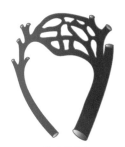

动脉性充血　　　　　　　正常供血　　　　　　　静脉性充血

图 2-1　局部充血示意图

一、动脉性充血

由于动脉血液输入过多引起局部组织或器官血管内血量增多,称动脉性充血(arterial hyperemia)或主动性充血,简称充血。

(一)原因

凡能引起细、小动脉扩张的任何原因,都可引起局部组织、器官的充血。细、小动脉扩张是神经-体液因素作用于血管,使血管舒张神经兴奋性增高、血管收缩神经兴奋性降低或舒血管活性物质释放增加。动脉性充血有生理性和病理性两种情况。

1. 生理性充血　在生理情况下,通常是在器官生理活动增强时发生的血管扩张,借此以保证氧及营养物质的供应。如运动时的横纹肌充血,饭后的胃肠道黏膜充血等,情绪激动时面颈部皮肤充血等。

2. 病理性充血　在各种病理情况下发生的充血,常是由理化因素、细菌毒素等引起的,有的则是机体对局部血液循环障碍的代偿适应性反应,常见的有:

(1)炎性充血:炎症早期,致炎因子反射性地使血管舒张神经兴奋而引起局部动脉性充血。其后,炎症局部的炎症介质(如组织胺、缓激肽等)作用于血管壁,使局部血管扩张而引起充血。

(2)减压后充血:局部器官和组织长期受压(如妊娠、腹水时),使局部血管张力降低,一旦压力突然解除,局部细、小动脉反射性扩张,形成局部充血。例如,当迅速抽出大量腹水或摘除腹腔的巨大肿瘤后,可使腹腔内动脉扩张充血,严重时甚至可以引起急性脑缺血而昏厥。

(二)病理变化

动脉性充血主要表现为细、小动脉和毛细血管扩张,局部血管内血量增多,局部组织、器官体积略增大,颜色鲜红;由于局部动脉扩张,血流加快,物质代谢增强,局部组织、器官温度升高,功能活动也增强,如黏膜腺体分泌增多等。

(三)影响和结局

动脉性充血是一种暂时的血管反应,原因消除后,可恢复正常,一般不会引起不良后果。动脉性充血时,使局部组织、器官的氧及营养物质供应增多,代谢增高、功能增强,从而增强组织的抗损伤能力,透热疗法的治疗机制即在于此。但在血管壁变得异常脆弱的老年人或动脉粥样硬化症患者,严重充血有时可引起血管破裂。

二、静脉性充血

由于静脉回流受阻,血液淤积于小静脉和毛细血管内,引起局部组织、器官血管内血量增多称为静脉性充血(venous hyperemia),又称被动性充血,简称淤血(congestion)。

静脉性充血远比动脉性充血多见,更具临床和病理意义。根据充血范围,可分为全身性静脉性充血和局部性静脉性充血。

(一)原因

凡能引起静脉血液回流受阻的各种因素,均可引起静脉性充血。

1. 静脉受压　静脉受压使其管腔发生狭窄或闭塞,血液回流受阻,局部大量血液淤积。如肿瘤、炎症包块和瘢痕组织压迫局部静脉血管;妊娠子宫压迫髂静脉;绷带包扎过紧压迫肢体静脉;肠扭转、肠套叠挤压肠系膜静脉;肝硬化时增生的结缔组织压迫门静脉分支等。

2. 静脉阻塞　静脉腔内血栓形成;静脉内膜炎引起的静脉壁增厚;肿瘤栓子、血栓栓子等的阻塞,均可造成静脉血管的部分或全部阻塞,引起淤血。

人体许多部位的静脉都有丰富的吻合支,局部的一条静脉受压或阻塞,血液可经过吻合支回流,并不引起局部淤血,只有当吻合支不能充分代偿或无吻合支时,才会发生淤血。

3. 心力衰竭　心力衰竭时,心脏舒缩功能障碍,心输出量减少,心室舒张末期心腔压力升高,静脉回流受阻。左心衰竭时发生肺循环淤血;右心衰竭时发生体循环(肝、脾、肾、胃肠道和肢体等)淤血。

(二)病理变化

淤血时,局部组织、器官体积增大,包膜紧张,重量增加;淤血时,血液中氧合血红蛋白减少,还原血红蛋白增多,致局部组织、器官呈暗红色,如发生在皮肤或黏膜则呈紫蓝色。因局部血流量减少、血氧含量降低,局部组织、器官得不到充足的氧和营养物质,代谢功能下降,产热减少,故淤血区温度降低。镜下观察,可见局部组织小静脉和毛细血管显著扩张,充盈血液。

（三）影响和结局

淤血的影响取决于淤血发生的速度、程度、部位以及淤血持续的时间等因素。局部性淤血如果是逐渐发生的,血液可通过侧支循环回流,淤血较轻。较长时间淤血可以引起:

1. 淤血性水肿　由于局部组织内代谢中间产物蓄积,损害毛细血管,使其通透性增高,加之淤血时小静脉和毛细血管内流体静压升高,使组织液生成增多,回流减少,在局部形成水肿。

2. 淤血性出血　严重缺氧时还可使血管壁的通透性进一步增高,红细胞从血管壁漏出,形成出血。

3. 组织萎缩、变性及坏死　长期淤血,局部缺氧加重,氧化不全的代谢产物大量堆积,可使实质细胞发生萎缩、变性及坏死。

4. 淤血性硬化　长期淤血在引起脏器实质细胞萎缩、变性及坏死的同时,间质纤维增生,同时网状纤维胶原化,致脏器质地变硬,称淤血性硬化(congestive sclerosis)。

（四）重要器官的淤血

1. 慢性肺淤血　左心衰竭时发生肺淤血。肉眼观察:肺体积增大,重量增加,呈暗红色,质地变实,切开时断面可流出淡红色泡沫状液体。镜下:肺泡间隔毛细血管扩张淤血,肺泡间隔因而增宽。肺泡腔内可有淡红色的水肿液、红细胞。肺泡内的红细胞被巨噬细胞吞噬,血红蛋白分解后形成棕黄色的含铁血黄素颗粒,这种吞噬有含铁血黄素的巨噬细胞称"心衰细胞(heart failure cell)"(图 2-2A),经普鲁士蓝染色显示肺泡腔心衰细胞内含铁血黄素中铁离子呈蓝色(图 2-2B)。心衰细胞多见于肺泡腔内,亦可见于肺间质或患者的痰内。长期的肺淤血,肺间质的纤维组织增生,质地变硬,由于含铁血黄素的沉积,肺组织呈棕褐色,称为肺褐色硬化(brown induration of lung)(图 2-3)。

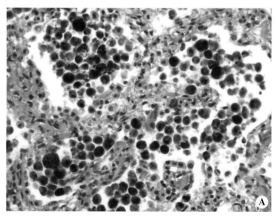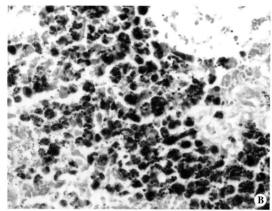

图 2-2　慢性肺淤血

A. 肺胞腔内充满大量吞噬棕黄色含铁血黄素颗粒的巨噬细胞(称"心衰细胞");B. 普鲁士蓝染色显示,
肺泡腔心衰细胞内含铁血黄素中铁离子呈蓝色

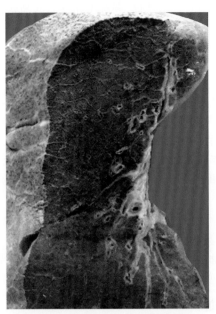

图 2-3　慢性肺淤血(肺褐色硬变)

长期的肺淤血,肺间质纤维组织增生,质地变硬,
由于含铁血黄素的沉积,肺组织呈棕褐色

2. 慢性肝淤血　常见于右心衰竭时,偶见于下腔静脉或肝静脉阻塞。肉眼观察:肝脏体积增大,重量增加,包膜紧张且略增厚,质较实,色暗红。长期淤血病例,切面小叶中心区淤血呈暗红色,周边部因脂肪变性呈灰黄色,相邻的肝小叶中央淤血区互相连接,形成网状条纹,其间为灰黄色的脂肪变性肝细胞,似槟榔的切面,故称为"槟榔肝(nutmeg liver)"(图 2-4A)。镜下:可见小叶中央静脉及附近的肝窦高度扩张淤血,小叶中央的肝细胞发生萎缩甚至消失,小叶周边的肝细胞因缺氧而发生脂肪变性(图 2-4B)。长期慢性肝淤血时,由于小叶中央肝细胞萎缩消失,网状纤维胶原化,同时汇管区纤维结缔组织增生,形成淤血性肝硬化。

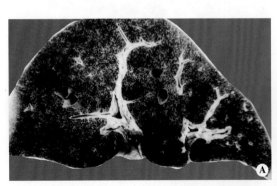
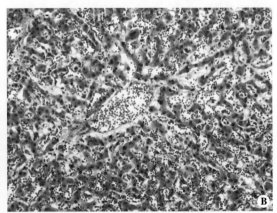

图 2-4　慢性肝淤血

A. 槟榔肝;B. 中央静脉及其周围肝窦扩张淤血(充满大量红细胞)

第 2 节　局部贫血

器官或局部组织中动脉输入的血量减少称为局部贫血(local anemia)或缺血(ischemia)。

(一) 原因

引起局部贫血的原因主要有以下几种：

1. 动脉受压　肿瘤、炎症包块或积液的压迫;绞窄性肠疝;卵巢囊肿或肿瘤蒂扭转;外科手术时动脉血管结扎(错误的血管结扎可造成严重的后果)。上述因素均可造成血管管腔狭窄,动脉血输入减少,从而发生局部贫血。

2. 动脉管腔狭窄或阻塞　最常见的原因是动脉粥样硬化,尤其是中等动脉粥样硬化斑块造成的血管管腔狭窄,并可以在动脉粥样硬化的基础上并发血栓形成,可导致动脉血输入减少。

3. 动脉痉挛　由于血管内膜损伤,内皮细胞产生的一氧化氮减少,可导致血管痉挛、局部缺血。如冠状动脉痉挛可导致心绞痛;肢体动脉痉挛可导致雷诺现象(Raynaud phenomenon)。常见诱因有寒冷、精神刺激等。

4. 毛细血管和小血管血液黏稠度增加　血液黏稠度对较大血管内血流无明显影响,但在毛细血管和小血管可影响局部血液供应,常见于骨髓瘤时,由于浆细胞内 γ 球蛋白水平异常增高、红细胞卷曲引起血液黏度增高。

(二) 病理变化

器官或组织因含血量减少而体积缩小,颜色苍白,质地较软;缺血时间较长者,可致实质细胞萎缩、变性甚至坏死;由于组织代谢降低,产热量减少,若位于体表则局部温度下降;组织氧化不全的代谢产物刺激局部神经末梢而产生疼痛(如心肌缺血时的心绞痛)。

(三) 影响和结局

缺血对机体的影响与以下几方面因素有关：

1. 侧支循环建立情况　通过侧支循环的代偿作用,可不引起缺血,或使局部组织缺血减轻。如果该部分组织没有动脉交通支,或者侧支循环不充分,则缺血区无代偿或基本无代偿。

2. 血管阻塞的程度和速度　如为快速而完全的血管阻塞,组织血液供应完全中断,可致局部组织细胞坏死。若阻塞不完全,且发生较慢,局部组织仍有血液供应,但血量不足,则引起局部组织细胞萎缩或变性。

3. 局部组织对缺氧的耐受程度　脑组织对缺氧很敏感,血液断流 5~6 分钟,即可造成严重损伤,肾脏可耐受 0.5~2 小时,肌肉可耐受 3~4 小时,而皮肤和结缔组织则耐受的时间更长。

第 3 节　出　　血

血液自心血管管腔逸出到体外、体腔或组织间隙,称为出血(hemorrhage)。血液流出体外称为外出血,血液流入体腔或组织间隙称为内出血。

出血可发生在身体的任何部位,按出血方式、出血量和发生部位的不同,可有不同的名称。皮肤、黏膜点状出血,称为瘀点(petechia);直径>5mm 的较大出血斑点,称为瘀斑(ecchymosis);全身密集的直径 3~5mm 点状出血,呈弥漫性紫红色,称为紫癜(purpura)。多量血液聚积于组织内,称为血肿(hematoma);血液聚积于体腔内,称为积血(hematocele)。呼吸道出血经口咯出,称为咯血(hemoptysis)。消化道出血经口呕出,称为呕血(hematemesis);血液自肛门排出,称为便血(hematochezia);黑粪(melena)则是上消化道出血,血液中血红蛋白在肠道分解后与硫化物形成硫化铁所致。鼻出血则称为鼻衄(epistaxis)。泌尿道出血随尿排出称为尿血(hematuria)。

一、出血的类型及原因

按血液逸出的机制可将出血可分为破裂性出血和漏出性出血两种。

(一)破裂性出血

由于心脏或血管壁破裂而引起的出血,称破裂性出血(rhexis hemorrhage)。引起破裂性出血的原因有:

1. **外伤** 各种切割伤、穿通伤、挫伤等。

2. **侵蚀性病变破坏血管壁** 常见于炎症、溃疡、恶性肿瘤时的血管破坏,如肺结核对肺血管的破坏,胃及十二指肠溃疡对局部血管的破坏,恶性肿瘤对血管的侵蚀破坏等。

3. **心血管壁本身的病变** 如室壁瘤、动脉瘤,在不能承受血流的压力时发生破裂出血。

(二)漏出性出血

由于毛细血管前动脉、毛细血管以及毛细血管后静脉通透性增高,血液通过扩大的内皮细胞间隙和受损的血管基膜而漏出于血管腔外。引起漏出性出血的原因为:

1. **血管壁损害** 常见于缺氧、败血症、药物、生物毒素引起毛细血管损伤;超敏反应引起的血管炎;维生素 C 缺乏引起的毛细血管基膜破裂等,引起漏出性出血。

2. **血小板减少和血小板功能障碍** 血小板的正常数量和质量是维持毛细血管通透性正常的重要因素,血小板减少到一定数量即可发生漏出性出血。如再生障碍性贫血、白血病、血小板减少性紫癜、骨髓内广泛性肿瘤转移等均可使血小板生成减少或破坏过多,当血小板减少到一定数量时,引起漏出性出血。

血小板的结构和功能缺陷也能引起漏出性出血,这类疾病很多为遗传性的,如血小板功能不全(血小板细胞膜缺乏纤维蛋白原受体)和血小板颗粒缺乏症等。

3. **凝血因子缺乏**

(1)凝血因子合成减少:肝是多种凝血因子的合成场所,肝功能不全时,包括纤维蛋白原在内的多种凝血因子合成障碍;维生素 K 缺乏时,可引起凝血酶原、凝血因子Ⅶ、Ⅸ、Ⅹ合成减少。

(2)凝血因子消耗过多:如弥散性血管内凝血时,大量凝血因子消耗可引起皮肤、黏膜、内脏广泛出血。

(3)遗传性疾病:凝血因子Ⅷ(血友病 A)、Ⅸ(血友病 B)、von Willebrand 因子(von Willebrand 病)缺乏,患者可有出血倾向。

二、病理变化

新鲜出血呈红色,以后随红细胞降解形成含铁血黄素而带棕黄色。镜下,见组织内红细胞逸出、含铁血黄素或橙色血质(hematoidin)存在。

三、后　果

出血对机体的影响取决于出血量、出血速度和出血部位。漏出性出血过程比较缓慢,出血量较少,一般不会引起严重后果;但如漏出性出血广泛时,也可因出血导致失血性休克。破裂性出血的出血过程迅速,如在短时间内丧失循环血量的20%~25%时,即可发生失血性休克。发生在重要器官的出血,即使出血量不多,亦可致命,如心脏破裂引起心包内出血,由于心包填塞,可导致急性心功能不全;脑出血,尤其是脑干出血,可因重要神经中枢受压致死。局部的出血,可导致相应的功能障碍,如脑内囊出血引起对侧肢体偏瘫,视网膜出血引起视力减退或失明。慢性出血如溃疡病、钩虫病等可引起贫血。

第4节 血栓形成

在活体的心脏或血管内血液有形成分形成固体质块的过程,称为血栓形成(thrombosis)。在这个过程中所形成的固体质块称为血栓(thrombus)。血栓在形成模式、结构及特征等方面均与血凝块(clot)不同,切不可混淆。

在生理状态下,血液中的凝血因子不断、有限地被激活从而产生凝血酶,形成微量纤维蛋白,沉着于血管内膜上,随即这些微量的纤维蛋白又被激活了的纤维蛋白溶解系统所溶解,同时被激活的凝血因子也不断地被单核吞噬细胞系统所吞噬。凝血系统和纤维蛋白溶解系统之间的动态平衡,既保证了血液有潜在的可凝固性,又始终保证了血液的流体状态。在一定条件下,这种平衡被打破,血液在心血管腔内凝固,形成血栓。

一、血栓形成的条件和机制

血栓形成的条件早在19世纪就由Virchow提出,并沿用至今。包括以下三个方面。

(一) 心血管内皮细胞的损伤

1. 心血管内皮细胞的抗凝作用 正常心血管内皮具有一定的抗凝功能,主要包括以下几方面的作用:

(1) 内皮细胞的隔离作用:正常心血管内膜表面为单细胞层的薄膜屏障,把血液中的凝血因子、血小板和能促发凝血的内皮下细胞外基质隔离开来。

(2) 内皮细胞合成抗血小板黏集物质:合成前列环素、NO、二磷酸腺苷酶(ADP酶)。

(3) 内皮细胞合成抗凝血酶或抗凝血因子物质:内皮细胞表面表达膜相关肝素样分子(硫酸乙酰肝素)和凝血酶调节蛋白,前者是抗凝血酶Ⅲ的协同因子;后者是凝血酶受体,与凝血酶结合后使凝血酶转化为抗凝物质,能激活蛋白C(PC),在蛋白S(PS)的协同下,降解激活的凝血因子Ⅴ、Ⅷ。

(4) 生成纤溶酶原活化因子,有促进纤维蛋白溶解的作用。

2. 内皮细胞损伤引起血栓形成的机制

(1) 组织因子释放和胶原暴露:心脏和血管内膜受到外伤、化学药物腐蚀、内膜炎症或动脉粥样硬化等各种因素损伤时,内皮细胞可发生变性、坏死、脱落,损伤的内皮可释放组织因子,同时暴露出内皮下的胶原,可活化凝血因子Ⅻ,启动外源性和内源性凝血系统。

(2) 血小板活化:血小板在血液凝固和血栓形成过程中起关键性作用。能激活血小板的物质有胶原、凝血酶、ADP和血栓素A_2(TXA$_2$)等,在内皮损伤后,首先激活血小板的是与血小板接触的胶原,随后凝血连锁反应被启动而产生凝血酶,凝血酶促进血小板的进一步活化,血小板被活化后释出ADP和血栓素A_2,进一步加强血栓的活化。血小板的活化包括以下三个反应。

1) 黏附(adhesion):血小板黏附于局部胶原,同时由于其胞质内微丝和微管的收缩而变形,血小板的颗粒逐渐消失而使胞质同质化。

2）释放（release）：血小板的 α 颗粒（含有纤维蛋白原、纤维连接蛋白、血小板第 4 因子、血小板生长因子及凝血酶敏感蛋白）和致密颗粒（含有丰富的 ADP、Ca^{2+}、去甲肾上腺素、组胺、5-HT）的内容物向血小板外释出。

3）黏集（aggregation）：促使血小板彼此黏集的因子主要是 ADP、血栓素 A_2 和凝血酶。最初黏集是可复性的，即一旦血流加速，黏集的血小板仍可散开；但随着血小板黏集增多，活化后释出的 ADP 也增多，在血栓素 A_2、内源性 ADP 和凝血酶的共同作用下，血小板连接更加牢固，成为附着于心血管壁损伤处的灰白色小结。

（二）血流状态的改变

正常血流为层流，血液中的红细胞、白细胞及血小板在血流的中轴部流动（轴流），外周是一层血浆带（边流），有形成分因而与病变的血管壁、损伤的静脉瓣隔离。当血流缓慢（如外科手术或心肌梗死时）或产生漩涡时，血小板得以进入边流，增加了与血管内膜接触的机会，血小板粘连于内膜的可能性增大。此外，血流缓慢或产生漩涡时，被激活的凝血因子和凝血酶能在局部达到凝血过程所必需的浓度。同时，血流缓慢，内皮细胞因严重缺氧胞质出现空泡，最后整个细胞变成无结构的物质，内皮细胞的变性坏死，不但丧失了抗凝因子的合成和分泌，而且内皮下胶原也得以暴露于血流，如此可触发内源性和外源性凝血途径。不少事实表明血流缓慢是血栓形成的重要因素，例如静脉血栓约比动脉血栓多 4 倍；下肢静脉血栓又比上肢静脉血栓多 4 倍；临床上 95% 的血栓形成于下肢静脉（图 2-5）。由于静脉不似动脉那样随心脏搏动而舒张、收缩，其血流有时甚至可出现短暂的停滞；静脉壁较薄，容易受压；血流通过毛细血管到静脉后血液的黏性有所增加。上述几方面的因素均造成了静脉较动脉易于形成血栓。除了血流缓慢因素外，静脉瓣内的血流呈漩涡状，因此静脉血栓形成往往以瓣膜为起始点。心脏和动脉内的血流快，不易形成血栓，但在血流较缓和出现漩涡时，也会有血栓形成，如二尖瓣狭窄时左心房血流缓慢并出现漩涡，动脉瘤内的血流呈漩涡状流动，此时易并发血栓形成。

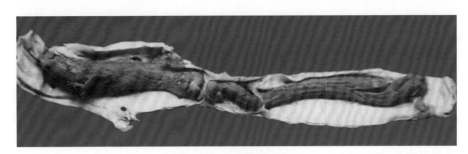

图 2-5　下肢静脉血栓

（三）血液凝固性增加

血液凝固性增加或称血液的高凝状态，是指血液比正常时易于发生凝固的状态，由血液中血小板增多，血小板黏集增大，纤溶活性降低等因素引起。可分为遗传性和获得性两种。

1. 遗传性高凝状态　很少见，主要有凝血因子 V 基因突变，使蛋白 C 失去抗凝活性。其次为抗凝血因子，如抗凝血酶Ⅲ、蛋白 C、蛋白 S 先天缺乏。

2. 获得性高凝状态

（1）大量失血后，血中补充了黏性较大的幼稚血小板，同时纤维蛋白原、凝血酶原等增多。

（2）大面积烧伤后，血液浓缩，血小板也相应增多。

（3）异型输血时，血小板和红细胞大量破坏，释放凝血因子。

（4）妊娠后期或大剂量肾上腺皮质激素使用时，机体内纤溶功能减低。

（5）一些恶性肿瘤（如肺、胃、胰腺、前列腺癌等）及胎盘早剥，细胞内组织因子释放，激活外源性凝血系统。

需要指出的是，并非上述三个条件均具备时才可以形成血栓。上述三个条件中的任何一个，在特定的条件下均可导致血栓形成。

二、血栓形成的过程及其形态

动脉血栓形成，以动脉粥样硬化表面形成血栓为例，开始是动脉内膜面脂斑轻微突起，随着时间的推移、病情的加重，粥样斑块逐渐增大，向血管腔明显突起，引起一定程度的血流紊乱，使纤维素易于沉积、血小板易于凝集；血流紊乱最终引起内皮细胞的丢失，内皮细胞剥离的粥样斑块表面胶原暴露，为血小板提供附着面。因此在动脉粥样硬化斑块导致的血栓形成中涉及两方面的因素，即内皮细胞损伤和血流的紊乱。如果动脉粥样硬化患者吸烟或血液低密度脂蛋白明显增高，可能涉及第三个因素，即血液凝固性增高。

静脉血栓形成：多数静脉血栓最初形成于静脉瓣，因为在静脉瓣处血流容易紊乱，在创伤、静脉血流淤滞、血流阻塞时静脉瓣容易受到损伤。典型的血栓形成过程是：血管内膜损伤，在伴有血流缓慢和（或）涡流存在的条件下，使血小板黏附在损伤处，开始黏附聚集的血小板可重新散开，但随着血栓形成过程的发展，血小板体积增大，发生变形，借伸出的伪足互相接触，同时释放 ADP，在凝血酶、内源性 ADP 及 TXA_2 的共同作用下，血小板粘连更加牢固，黏集的血小板肿胀，相互融合，边界不清。血小板颗粒大量释放，血小板内颗粒极度减少或完全消失，逐渐形成均质无结构的形态。这一过程不断进行，血小板黏集不断增多，最终形成血小板丘，色灰白，称白色血栓，在延续性血栓，它构成了血栓的头部。血栓头部形成后，该处血流减慢，涡流形成，血小板进一步黏集并形成许多珊瑚状血小板小梁，血小板小梁在血管内伸展并相互吻合，流经其中的血液更加缓慢，血小板发生变性崩解，释放许多凝血相关物质，活化的凝血酶易于在局部达到较高的浓度，凝血过程启动，纤维蛋白原形成纤维蛋白（纤维素）。于是，血小板小梁之间出现了许多纤维素网，其网眼中网罗许多红细胞、白细胞而形成红白

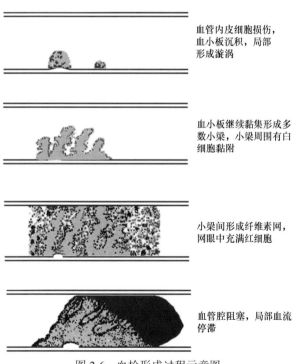

血管内皮细胞损伤，血小板沉积，局部形成漩涡

血小板继续黏集形成多数小梁，小梁周围有白细胞黏附

小梁间形成纤维素网，网眼中充满红细胞

血管腔阻塞，局部血流停滞

图 2-6 血栓形成过程示意图

相间的血凝块，称为混合血栓，它构成了延续性血栓的体部。如果血栓不断的延长增大，可使血管完全阻塞，血流停止，血液则迅速凝固形成红色血栓，这就是血栓的尾部（图 2-6）。

血栓大致可分为以下几种类型：

1. 白色血栓（pale thrombus） 发生于血流较快的部位（如动脉、心室、心瓣膜）或静脉血栓的起始部（即延续性血栓的头部）。镜下，白色血栓主要由血小板和少量纤维蛋白构成。肉眼，呈灰白色，表面粗糙，质硬，与损伤的心血管壁连接紧密。

2. 混合性血栓（mixed thrombus） 静脉延续性血栓的主要部分（体部）。镜下，见血小板小梁呈珊瑚状，表面有许多中性粒细胞黏附，小梁之间纤维素成网状，网眼内含有多量红细胞和白细胞。肉眼，呈粗糙、干燥的圆柱状，与血管壁黏着，有时可见灰白色与褐色相间的条纹，称为层状血栓。二尖瓣狭窄、心房纤颤时左心房形成的球形血栓和动脉瘤内的血栓也是混合性血栓。

3. 红色血栓（red thrombus） 发生在血流极度缓慢甚或停止之后，其形成过程与血管外凝血过程相同。因此，红色血栓见于混合血栓逐渐增大阻塞管腔，局部血流停止后，往往构成延续性血栓的尾部。镜下，在纤维素网眼内充满如正常血液分布的血细胞。肉眼，呈暗红色，新鲜的红色血栓湿润，有一定的弹性，陈旧的红色血栓由于水分被吸收，变得干燥、易碎，失去弹性，并易于脱落造成栓塞。

4. 透明血栓（hyaline thrombus） 这种血栓发生于微循环小血管内，只能在显微镜下见到，故又称微血栓，主要由纤维素构成，见于弥散性血管内凝血。

三、血栓的结局

（一）溶解或脱落

激活的凝血因子Ⅻ在启动凝血过程的同时，也激活纤维蛋白溶解系统，开始降解纤维蛋白和溶解血栓；血栓中的白细胞崩解后释放出蛋白水解酶，对血栓溶解也起一定的作用。小的血栓溶解后可被完全吸收。较大的血栓如果附着于内膜的部分被溶解，则可被血流冲击而脱落，形成栓子，引起栓塞。

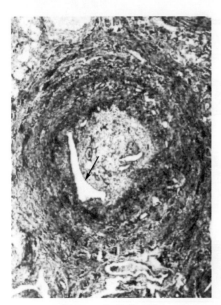

图 2-7 机化的血栓
血管腔内血栓已经为肉芽组织取代，并可见再通现象（←）

（二）机化与再通

当血栓不能脱落或被软化吸收时，其附着处的血管内膜长出肉芽组织，逐渐代替血栓，这个过程叫做血栓机化。血栓机化一般于血栓形成后 1~2 天开始，至 3~4 天即可使血栓较牢固地附着于血管壁上。中等大小的血栓，经过 2 周左右即可完成机化。在机化过程中，新生的血管内皮细胞覆盖于血栓裂隙，形成迷路状但可互相沟通的管道，使血栓上下游的血流得以部分地沟通，这种现象称为再通（图 2-7）。

（三）钙化

陈旧的血栓内发生钙盐的逐渐沉积，叫做血栓钙化，可形成静脉结石或动脉结石。

四、血栓形成对机体的影响

（一）有利方面

当血管破裂后，在血管损伤处形成血栓，可封闭伤口止血（如外伤、手术、胃及十二指肠溃疡出血、空洞性肺结核出血等）；在炎症病灶周围小血管内血栓形成，有防止局部感染蔓延的作用。因此，在一定条件下，血栓形成可看做是机体的一种防御性措施。

（二）不利方面

在多数情况下血栓形成对机体是不利的,主要是堵塞管腔,引起血液循环障碍,其影响大小与血栓发生部位、阻塞血管的供血范围、阻塞程度、能否建立有效侧支循环等因素有关。若动脉完全性阻塞,又缺乏有效侧支循环时,则引起局部组织缺血甚至坏死,例如冠状动脉血栓形成可引起心肌梗死;若堵塞静脉又未能建立有效的侧支循环则引起局部组织淤血和水肿。另外,在血栓尚未机化前,因与血管壁粘连不紧密,可一部分或全部脱落,随血流运行而被带至他处引起栓塞。如果栓子内含有细菌,则细菌可随栓子运行而蔓延扩散,引起败血症或脓毒血症等严重后果。发生在心瓣膜上的血栓机化后,可引起心瓣膜病。弥散性血管内凝血时,微血栓形成消耗了大量凝血因子,引起全身广泛性出血。

第 5 节 栓 塞

循环血液中出现的不溶于血液的异常物质,随血液流动,阻塞管腔,这种现象称为栓塞(embolism),造成栓塞的异常物质称为栓子(embolus)。栓子可以是固体、液体或气体。其中最常见的是血栓栓子(90%以上),其他较少见的为脂肪栓子、空气栓子、细胞栓子、细菌栓子和羊水栓子等。

一、栓子运行的途径

栓子运行的途径一般与血流方向一致,罕见情况下也可逆血流运行,引起栓塞(图 2-8)。

1. 右心、体静脉的栓子 随静脉血液回流,嵌塞肺动脉的主干或其分支,引起肺动脉系统的栓塞。其中有些体积甚小,又富于弹性的栓子,如气泡、羊水或脂肪等,可以通过肺泡壁毛细血管进入肺静脉系统,回流至左心腔,再进入体循环,引起动脉分支的栓塞。

2. 左心、肺静脉和体循环动脉系统栓子 随血流运行,最终嵌塞于口径与其相当小动脉分支,常栓塞于脑、脾、肾、下肢等处。

3. 门静脉系统栓子 随门静脉血流进入肝脏,在肝内引起门静脉分支的栓塞。

4. 交叉性栓塞 较少见,偶发于房间隔或室间隔缺损,栓子可以由压力高的一侧通过缺损处进入压力低的另一侧,即动、静脉系统的栓子发生交叉运行,形成交叉性栓塞现象。

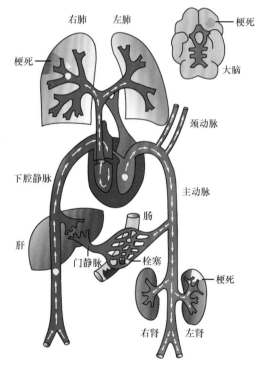

图 2-8 栓子运行途径

5. 逆行性栓塞 罕见,偶尔见于下腔静脉内的栓子,由于胸、腹内压力突然升高(如剧烈咳嗽、呕吐等),栓子逆向运行,在下腔静脉所属分支(如肝、肾、髂静脉等处)引起栓塞。

二、栓塞的类型和对机体的影响

栓塞的结果在很大程度上取决于栓塞的部位及侧支循环状况。

（一）血栓栓塞

血栓栓塞为脱落血栓所引起,其主要危害是形成肺动脉栓塞和体循环动脉栓塞。

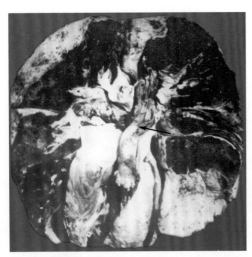

图 2-9　肺动脉骑跨性血栓栓塞

1. 肺动脉栓塞　血栓栓子约 95% 来自于下肢深部静脉,特别是腘静脉、股静脉和髂静脉,其余来自于盆腔静脉,少数来自于颅内静脉窦。肺动脉栓塞的影响与栓子的大小、多少及栓塞的部位有关。单个小的栓子栓塞,可以不出现任何临床症状,而在肺血管内被溶解,或被机化而引起永久性的、小范围的呼吸功能不全。栓子虽小,但在栓塞前,肺已有严重的淤血,致微循环内压升高,使支气管动脉供血受阻,侧支循环不能充分发挥作用,则可引起肺组织的出血性梗死。如果在较长一段时间内,反复发生小的肺动脉栓塞,使损伤得以积累,可以引起所谓的特发性肺动脉高压症。较大的栓子则可引起急性肺及循环功能障碍,即肺动脉栓塞症,临床上患者出现胸痛、气短,由于右心压力增高,S 波加深,Q 波异常,T 波倒置。无上述心电改变的栓塞,很少引起死亡。尽管部分患者可以幸存,但肺功能损害,且有再次发生肺动脉栓塞的风险。大栓子可以导致患者突然死亡,此类栓子呈长条状,通常来源于下肢静脉,栓塞在肺动脉主干或大分支(图 2-9),病人突然出现气急、发绀、休克,甚至发生急性呼吸、循环衰竭而突然死亡。

2. 体循环动脉栓塞　栓子来自左心腔(心肌梗死的附壁血栓、感染性心内膜炎的瓣膜赘生物)或动脉粥样硬化斑块。主要栓塞在脑,也可以栓塞在内脏和肢体。大的栓子可以栓塞在动脉分支处,直接阻断动脉血流,引起组织坏死;小栓子栓塞在内脏小血管也可以引起肾、脾梗死,此类患者可以不出现任何症状,但若梗死发生在肠则可出现明显症状。

（二）气体栓塞

正常的血液内仅能溶解很少量气体。如大量空气迅速进入血液循环或溶解于血液中的气体迅速游离,均可形成气体栓塞。前者多见于颈部或胸部外伤和手术时,因为靠近心脏的大静脉处于负压状态,破裂后,在负压的吸引下,空气即通过静脉破裂处进入血液循环。空气随血流进入右心后,由于心脏不断搏动,使空气与血液混合形成大量小气泡。气泡具有压缩性和弹性,可随心脏收缩而缩小,随心脏的扩张而扩大,使血液在心脏舒张期不能有效地回流,收缩期不能有效射血,如进入血液气体量超过 100ml,则能造成严重的血液循环障碍而引起死亡。当体外压力骤然降低时,如潜水员由水底迅速升向水面或飞行员从地面迅速飞向高空,原来溶解于血液、组织液中的大量气体立即游离出来,氧和二氧化碳可重新溶解,氮气则形成无数小气泡,栓塞于脑、骨、肺、心、关节、肌肉及其他器官,造成相应器官的水肿、出血、坏死,灶性肺不张或肺气肿、急性呼吸窘迫,称为氮气栓塞或沉箱病(caisson disease)。

（三）脂肪栓塞

血液中出现脂肪滴并阻塞血管,称为脂肪栓塞(fat embolism)。多发生于长骨粉碎性骨折或严重的脂肪组织挫伤时,骨髓或脂肪组织的脂肪细胞因受损而破裂,脂肪游离成无数的脂肪滴,从破裂的小静脉进入血流。近年发现血脂过高、酗酒、糖尿病、胰腺炎患者也可发生脂肪栓塞,可能是由于呈悬乳状态的血脂不能保持稳定而游离形成脂肪滴所致。脂肪栓塞的后果取决于脂肪滴的多少和栓塞的部位。肺动脉内少量的脂肪栓塞，可由巨噬细胞吞噬或被血管内皮细胞分泌的酯酶所分解，对机体无影响。当进入肺动脉脂肪达 9~20g 时，肺部血管广泛受阻或痉挛，肺循环总面积可丧失 3/4；同时由于血管壁通透性升高，肺泡腔内出现大量液体，影响气体交换，患者可能死于窒息或急性右心衰竭。直径<20μm 的脂肪栓子，可以通过毛细血管进入体循环，引起全身多器官栓塞，最常见为脑血管栓塞。在临床上，仅有 1% 左右的脂肪栓塞患者出现症状。

（四）其他类型的栓塞

恶性肿瘤细胞可侵入血管形成瘤细胞栓塞（图 2-10）；细菌性心内膜炎、脓毒血症时，含有细菌的血栓栓子可引起感染的播散；羊水（包括胎儿的角化鳞状上皮、黏液及胎粪等）进入母体血液循环可形成羊水栓塞；此外，寄生虫、虫卵和其他异物入血均可引起栓塞。

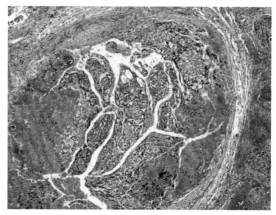

图 2-10　肺小动脉肿瘤细胞栓塞
血管腔内有癌栓（子宫绒毛膜上皮细胞癌）

第 6 节　梗　死

局部组织、器官由于血流供应迅速中断而引起的缺血性坏死，称为梗死（infarct），其形成过程称为梗死形成（infarction）。

一、梗死形成的原因

（一）病因

任何可引起血管腔的闭塞并导致局部缺血的原因，都可以引起梗死，常见的病因有：

1. 血栓形成　是引起器官和组织梗死最常见的原因。如心冠状动脉和脑动脉粥样硬化继发血栓形成，引起心肌梗死和脑梗死；血栓闭塞性脉管炎引起下肢梗死（坏疽）。

2. 动脉栓塞　也是引起器官和组织梗死的常见原因之一。在肾、脾和肺梗死中，由动脉栓塞引起者远比血栓形成多见。

3. 动脉痉挛　动脉痉挛引起的梗死，多发生在管腔已狭窄的动脉（如动脉粥样硬化），在情绪激动、过度劳累、寒冷刺激等诱因影响下，可引起血管持续痉挛，致血流中断而发生器官组织梗死。如冠状动脉粥样硬化和脑动脉粥样硬化时，动脉管腔狭窄，此时如血管再发生持续性痉挛，则可引起心肌梗死和脑梗死。

4. 血管腔受压闭塞　如肿瘤对局部血管的压迫所引起的局部梗死；肠套叠、肠扭转和嵌顿疝对肠系膜动脉、静脉压迫引起肠梗死。

（二）条件

血管阻塞是否造成梗死主要取决于以下因素：

1. 供血血管的类型　有双重血液供应的器官，如肺（肺动脉和支气管动脉供血）、肝（肝动脉和门静脉供血)、手(桡动脉和尺动脉供血且吻合支丰富),其中一支动脉阻塞,因有另一条血管维持供血,通常不易发生梗死。肾、脾是终末动脉供血的器官,心、脑虽有一些吻合支但管腔较小,一旦动脉迅速发生阻塞,极易发生梗死。

2. **血流阻断的速度**　缓慢发生的血流阻断,可为吻合支血管的扩张,建立侧支循环提供时间,不易发生梗死;反之则易发生梗死。

3. **组织对缺氧的耐受性及血液的含氧量**　脑组织对缺氧的耐受性最低,血液供应中断5~6分钟,即可引起梗死;心肌细胞缺氧20~30分钟发生坏死;骨骼肌、纤维结缔组织对缺氧耐受性较强,较少发生梗死。严重贫血、失血、心力衰竭时血氧含量低,对缺氧耐受性低的心、脑等易发生梗死。

二、梗死的类型及病理变化

根据梗死区域血液含量多少可将梗死分为贫血性梗死和出血性梗死。

(一) 贫血性梗死

贫血性梗死(anemic infarct)常发生在侧支循环不丰富而组织结构较致密的器官,如心、肾、脾等。当其动脉阻塞时,它所属的分支和邻近的动脉发生反射性痉挛,同时缺血区细胞变性、坏死,将血液排挤到周围组织中,病灶内多余的红细胞发生崩解,以致梗死区缺血,颜色灰白,故称为贫血性梗死,又称白色梗死(图2-11,图2-12)。

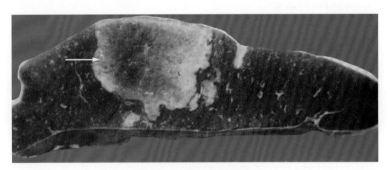

图 2-11　脾贫血性梗死
梗死灶呈灰白色,周边有暗红充血出血带

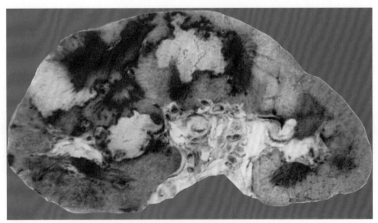

图 2-12　肾多发性贫血性梗死
梗死灶呈灰白色,周边有暗红充血出血带

病理变化:

肉眼:贫血性梗死区的形状与动脉分支有关,脾、肾等的血管分布呈锥体形,故其梗死灶也呈锥体形,尖端朝向脾门、肾门,底部朝向脏器表面(图 2-13,图 2-14);心脏动脉的分布不规则,且末端互相交错,心肌梗死时呈不规则形或地图形;脑内动脉不甚规则,故脑梗死区常呈不规则状。新鲜梗死灶稍肿胀,表面隆起。经数日后则梗死组织变干、变硬,表面稍凹陷。梗死灶与正常组织交界处常见有一充血出血带和炎症反应带。晚期,梗死区可部分或完全被肉芽组织取代,肉芽组织最终形成瘢痕。

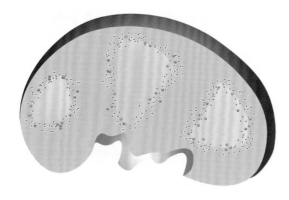 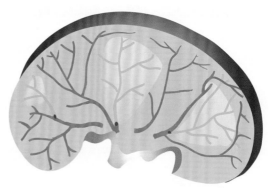

图 2-13 肾脏贫血性梗
死的切面形状(模式图)

图 2-14 肾动脉在肾内分布情况和
梗死形成的关系(模式图)

镜下:梗死区呈凝固性坏死,可见细胞核呈固缩、碎裂、溶解等改变,组织的结构轮廓尚存。梗死灶周围见充血、出血及炎细胞浸润(图 2-15)。

(二) 出血性梗死

出血性梗死(hemorrhagic infarct)常发生于组织疏松且具有双重血液循环的器官,如肺、肠等,梗死灶有明显的弥漫性出血,因梗死灶呈红色,又称为红色梗死(red infarct)。此种梗死的形成除有动脉阻塞外,还须具有下列条件(图 2-16):

1. 严重的静脉淤血 由于器官严重的静脉淤血,流体静脉压升高,妨碍了侧支循环的建立,故局部组织可因动脉阻塞而发生坏死。坏死后,淤积在静脉内的血液,经坏死的血管壁漏出至坏死组织中,造成弥漫性出血。梗死后,由于局部压力下降,则外周血液通过吻合支流入梗死区,加重出血。

2. 双重血液循环 有些器官,如肺具有肺动脉和支气管动脉双重血液循环,它们之间有丰富的吻合支;肠无双重血液循环,但吻合支特别丰富,此类器官一般不容易发生梗死。但在器官有严重静脉淤血时,当一支动脉被阻塞,另一支动脉由于不能克服静脉淤血的阻力,以致局部血液循环障碍而发生梗死。

3. 组织疏松 肺、肠等器官组织结构疏松,梗死初起时,组织间隙可容纳多量出血。局部血管发生反射性痉挛和坏死组织膨胀时,也不能把血液排出梗死灶外,形成出血性梗死。

病理变化:肉眼,出血性梗死的形态变化与贫血性梗死基本相似,与血管分布一致。肺出血性梗死呈锥体形(图 2-17A),而肠的出血性梗死呈节段状,因梗死区有大片出血而为暗红色。镜下,梗死区组织坏死,梗死区内充满大量红细胞,出血组织结构轮廓较为模糊。未崩解破坏的血管则呈扩张充血状态(图 2-17B)。

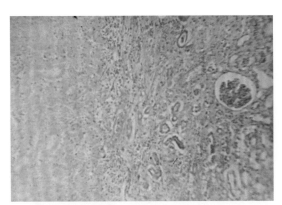

图 2-15 肾贫血性梗死

贫血性梗死区肾组织结构轮廓可见,但组织坏死,
其边缘有炎性充血带,外围有结构正常的肾组织

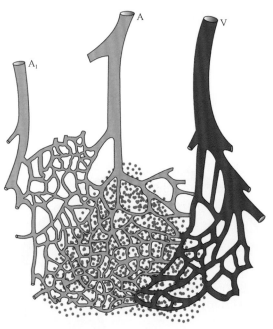

图 2-16 出血性梗死图解

动脉 A 与邻近动脉 A$_1$ 有着较丰富的吻合支。在静脉(V)淤血
基础上,当动脉 A 发生栓塞后,则通过这些吻合支以及静脉逆
流使动脉 A 所供应的区域充满血液,形成出血性梗死

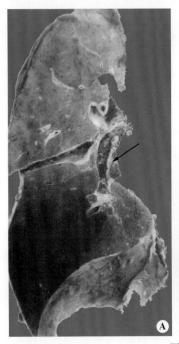

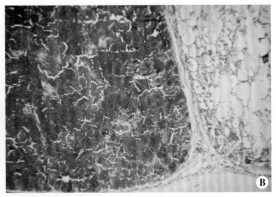

图 2-17 肺出血性梗死

A. 肺动脉血栓栓塞致肺下叶出血性梗死,呈暗红色;B. 梗死区内肺组织出血(充满大量红细胞)、坏死

（三）败血性梗死

梗死区内伴有细菌感染者,称为败血性梗死(septic infarct)。感染细菌的来源有以下三种:①发生在梗死前:梗死前组织内即有病原微生物的存在,如在细菌性肺炎的基础上发生肺梗死;②含有细菌的栓子:如在细菌性心内膜炎时,心瓣膜上含有细菌的赘生物脱落栓塞而引起的梗死;③梗死发生后,病原微生物经自然管道由外界侵入某些器官的梗死灶。

三、梗死的结局及其对机体的影响

如果动脉阻塞时栓子内不含有细菌,在梗死发生 24~48 小时后,肉芽组织即从周围长入梗死灶内,小的梗死灶可被肉芽组织取代,日后变为瘢痕。较大的梗死不能完全机化,形成纤维包裹,梗死灶内钙化,脑梗死灶可液化形成囊腔。

梗死对机体的影响,与梗死所在器官、梗死的大小和部位以及有无细菌感染等有关。脾、肾等小范围梗死对机体影响不大,如脾梗死累及包膜,患者可觉刺痛;肾梗死可引起腰痛、血尿。若心、脑等重要脏器梗死,轻者出现功能障碍,重者危及生命。肺梗死可引起咯血及并发肺炎。肠梗死时,肠腔内的细菌可通过坏死的肠壁侵入腹腔而引起弥漫性腹膜炎。梗死发生在四肢(多见于下肢)时,常因梗死后继发感染及坏死组织的分解产物入血,而引起败血症或毒血症,这时需进行截肢术。

（杨　婧）

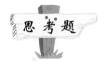

1. 血栓形成的过程是什么？血栓分为几种？各主要组成成分是什么？
2. 为什么下肢静脉比上肢静脉容易形成血栓,下肢静脉血栓形成后将会出现哪些后果？
3. 试述静脉血栓形成的过程和结局？
4. 以慢性肝淤血为例,说明淤血的病理改变及后果？
5. 试述梗死形成的原因及条件并举例。
6. 试述肺动脉栓塞的后果。
7. 试述梗死的类型及其各自的形态特点。
8. 简述血栓形成、栓塞、梗死之间有何联系？

本章课件

第3章 炎　症

第1节　概　述

一、炎症的概念

炎症(inflammation)是指具有血管系统的活体组织对各种损伤因子的刺激所发生的一种以防御为主的基本病理过程。其基本病变包括变质、渗出和增生。临床上除在炎症局部可出现红、肿、热、痛及功能障碍外,并有不同程度的全身性反应,如发热、白细胞增多、单核吞噬细胞系统增生及功能增强等。炎区组织的病理变化构成组织器官的代谢异常、功能障碍、临床症状和体征的物质基础,是机体内正邪相搏的结果。损伤与抗损伤反应贯穿于炎症过程的始终,并主导着炎症的发生、发展、转归和结局。

二、炎症的病因

致炎因子种类繁多,可归纳为:

1. 理化性因子　机械性(如外伤)、物理性(如高温、低温、放射线、紫外线等)、化学性(如强酸、强碱、各种毒气、松节油、巴豆油等)和体内的代谢产物(如尿酸、尿素等)等各种致病物质均可引起炎症。

2. 生物性因子　细菌、病毒、螺旋体、立克次体、支原体、真菌、寄生虫等都可引起炎症,称为感染(infection)。

生物性致炎因子所致的炎症反应,是典型的机体内正邪相争的矛盾运动过程。正盛邪衰,机体防御功能较强,病原微生物被吞噬、杀灭,无炎症发生。而邪盛正虚,免疫功能低下,炎症不仅发生,甚至蔓延、扩散,导致严重后果出现。

3. 异常免疫反应　异常免疫反应是机体自身的致炎因素,如各型超敏反应和自身免疫作用,均可引起不同组织的炎性损伤。

必须指出,生物性致病因子作用于机体后是否引起炎症,以及炎症反应的强弱,尚取决于机体的防御功能和机体的反应性。机体的防御功能强时,细菌侵入局部组织后,可立即被消灭,而不发生明显的炎症反应。只有当防御功能较弱,不能将侵入的细菌立即杀灭时才引起炎症发生。如果机体的防御功能非常低弱,则在局部可没有炎症变化,却引起严重的全身影响(败血症)。此外,如新生儿因从母体获得了一定的抗体,故对麻疹、白喉等可不感染;但由于神经系统的屏障功能尚未发育完全,故较易发生破伤风等中枢神经系统感染。又如接种过疫苗的儿童对该病原体表现为不感染性等。由此可见机体的内在因素在炎症的发生和发展上起着重要的作用。

第2节　炎症局部的病理变化

炎症局部组织发生的一系列代谢、功能和形态学的改变,它们是有序的发生,又彼此关联,相互影响,形成一个复杂的动态病理过程。通常可概括为局部组织的变质、渗出和增生三种改变。

一、变　质

炎区组织细胞发生的各种变性和坏死称为变质(alteration)。变质的组织可出现一系列形态、代谢和功能的异常变化。

(一) 炎区组织的形态学改变

炎区受损的组织细胞可表现为细胞水肿、脂肪变性、液化性坏死和凝固性坏死等各种病理变化，如肝细胞内可见脂滴空泡，或细胞水肿后胞质清亮透明、心肌坏死后的肌纤维断裂或肌质溶解等，其形态学特点反映了受损细胞的变质类型。总之变质的形态变化，就是各种变性和坏死的病理改变。

(二) 炎区组织的代谢特点

1. 分解代谢过程加快　损伤与抗损伤过程中，炎区物质代谢加快，组织耗氧量增多，导致相对缺氧。加之局部血液循环障碍氧供应不足，无氧糖酵解过程增强。

2. 局部酸中毒　由于氧化不全，大量的酸性代谢产物(如乳酸、脂肪酸、氨基酸、酮体等)堆积，炎区发生酸中毒。

3. 局部渗透压增高　因细胞崩解造成的炎灶内小分子物质增多，胶体离散度增高；血浆蛋白的大量渗出使炎区组织胶体渗透压升高；同时氢离子、钾离子和磷酸离子浓度的增高，使晶体渗透压也明显上升，是炎性水肿的成因之一(图 3-1)。

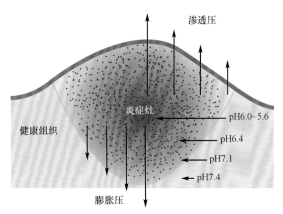

图 3-1　炎区 pH 及渗透压变化示意图

二、渗　出

炎区血管内的液体成分和细胞成分通过血管壁进入组织间隙的过程，称为渗出(exudation)。渗出是炎症防御反应的集中表现，是贯穿于炎症过程中的主干线，急性炎症过程中，血流动力学改变、血管通透性增高和白细胞渗出十分明显，结果导致富含蛋白质、纤维素和白细胞的液体聚积在组织间隙，这是急性炎症病理组织学的主要特征。

(一) 血流动力学改变——炎性充血

组织在炎性损伤后，微循环很快发生血流动力学变化，即血管口径和流速的改变。病变发展速度取决于损伤的程度，一般按下列顺序发生(图 3-2)。

1. 细动脉收缩　损伤后首先通过神经反射及炎症介质的作用发生细动脉的短暂痉挛(几秒钟)，口径变小，血流减少。

2. 动脉性充血　在炎症介质(组胺、PGE_2、PGI_2、缓激肽等)和轴突反射作用下，痉挛的细动脉迅速扩张，并累及更多的微血管床开放，局部血流加快，流量增多，流体静脉压升高，血浆超滤增加，组织液形成过多，形成动脉性充血，可长达几小时。此乃急性炎症早期局部红、热的病理基础。

3. 静脉性充血　炎区代谢障碍，无氧代谢过程增强，酸性中间产物堆积，使毛细血管后静脉平滑肌麻痹而扩张，同时炎症介质使毛细血管和细静脉通透性增高，血浆外渗，血液浓缩，黏性增加，血流缓慢，轴流和边流界限消失，形成静脉性充血或血流停滞，同时，白细胞附壁随即发生。

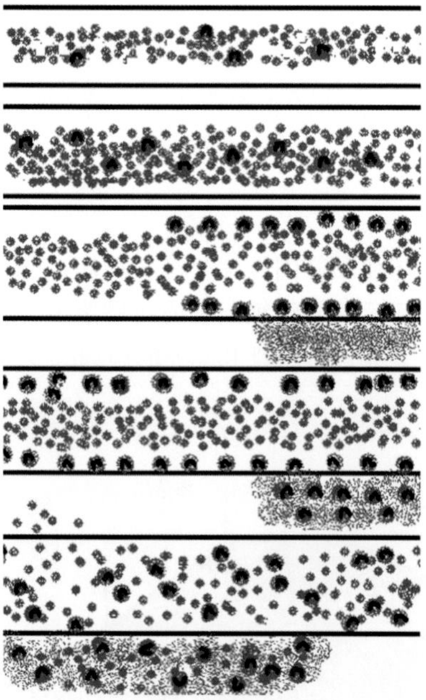

图 3-2 炎性充血和渗出示意图

A. 正常血流状态；B. 血管扩张、血流加快；C. 血管进一步扩张、血流变慢、白细胞附壁，血浆渗出；D. 白细胞游出到血管外；E. 血液停滞、红细胞漏出

（二）液体成分渗出

炎区细静脉和毛细血管壁内皮受损，直接导致血管通透性增加，这是炎性渗出的形态学基础。

1. 血管通透性升高的发生机制

（1）内皮细胞收缩或穿胞作用增强：组胺、缓激肽、白三烯和 P 物质可使内皮细胞明显收缩，间隙变大，白介素、肿瘤坏死因子、干扰素等可使内皮细胞骨架重构，内皮收缩。另外，内皮细胞自身的吞噬管道形成，穿胞作用增强，均可导致血管通透性增高。

（2）内皮细胞损伤：各种致炎因子直接损伤内皮，使之坏死脱落，甚至基膜的完整性遭到破坏，血管通透性迅速升高。内皮细胞损伤还可由白细胞介导，白细胞黏附于内皮细胞并激活，释放具有毒性的活性氧和蛋白水解酶，致血管内皮细胞变性、坏死、脱落。

（3）血管内流体静压升高：炎性淤血时，细静脉和毛细血管内压升高，血管壁张力加大，促使通透性进一步增高。

（4）新生毛细血管的高通透性：新生幼稚的血管基膜不完整，血管内皮细胞之间的连接结构尚不健全，使新生毛细血管具有高通透性。同时新生血管内皮细胞有较多的血管活性介质和血管内皮生长因子（vascular endothelial growth factor，VEGF）受体的表达，直接诱导穿胞作用增强而增加血管壁通透性。以上因素的综合作用使血管壁通透性明显升高，渗出继而发生。

2. 血液成分的渗出 血管壁通透性改变的程度，决定着渗出的成分。

（1）液体的渗出：血液的液体成分从细静脉和毛细血管渗出到组织间隙，形成炎性水肿，潴留于体腔则称为炎性积液。渗出的液体，称为渗出液（exudate），它明显有别于导致非炎性水肿的漏出液（transudate）。两种液体形成的关键性区别，在于发生机制（血管通透性增高的程度和机制）不同。前者主要是由炎症介质高强度扩张血管，使血管壁通透性极度升高作用所致；后者则因多种原因引起的静脉回流受阻，组织液有效滤过压增高将液体挤出。两者的鉴别意义，在于确诊水肿的成因。两种液体的区别见表 3-1。

表 3-1 渗出液与漏出液的区别

	渗出液	漏出液
原因	炎症	非炎症
蛋白量	30g/L 以上	30g/L 以下
相对密度	>1.018	<1.018
有核细胞数	>1000×10^6/L	<300×10^6/L
Rivalta 试验	阳性	阴性
凝固性	自凝	不自凝
外观	浑浊	澄清

（2）渗出液的作用：炎区液体的渗出，是炎症防御作用的表现之一。①渗出液可以稀释、中和毒素，运走毒性代谢产物；②带来抗体和补体，杀灭病原微生物；③纤维素网可以网罗细菌，局限炎症，有利于表面吞噬作用形成。

但渗出过多，可形成积液压迫器官，吸收不全时可发生机化，引起组织粘连，如心包粘连、胸膜粘连等。

（三）白细胞的渗出和吞噬作用

炎区血管内大量白细胞从血管逸出，称为白细胞渗出。这是炎症防御反应的作用之二。渗出的白细胞聚积在炎灶的现象，称为白细胞浸润（infiltration），亦是炎症的最重要特征。

1. 白细胞渗出的过程 白细胞渗出的过程非常复杂，包括了附壁、黏附、游出和趋化作用等环节（图 3-3，图 3-4）。

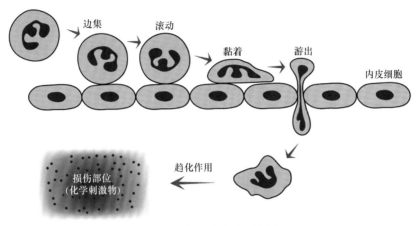

图 3-3 白细胞渗出示意图

（1）白细胞的附壁：随着血管扩张、通透性增高和血流缓慢的出现，微循环血流状态明显异常，轴流的白细胞进入边流，并沿着内皮面滚动成层，即白细胞附壁现象。

（2）白细胞黏附：白细胞与内皮细胞发生黏附，虽然受多种因素影响，但 LTB$_4$ 和 C5a 被证明是白细胞黏附的主要炎症介质。两种细胞表面的黏附分子相互识别和介导是其核心作用。致炎因子及其反应产物可促进白细胞和内皮细胞表面的黏附分子表达增高，介导作用增强。尤其是白细胞表面的整合蛋白分子，如 LFA-1、MAC-1 和内皮细胞表面的细胞间黏附分子 ICAM-1 之间，有着明显的受体与配体的介导效应。C5a、白细胞介素-1（interleukin-1，IL-1）和肿瘤坏死因子（tumor necrosis factor，TNF）等炎症介质均可使两种细胞的黏附分

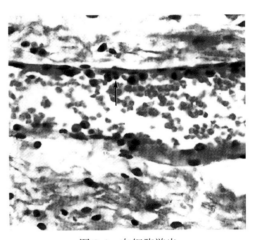

图 3-4 白细胞游出
扩张的血管内可见白细胞附壁和穿过管壁游出

子表达增多，促进白细胞黏附。如内皮细胞白细胞黏附分子（ELAM-1）可促进中性粒细胞的黏附；高表达的 ICAM-1 促进中性粒细胞、淋巴细胞黏附；而血管细胞间黏附分子（VCAM-1），促进淋巴细胞、单核细胞的黏附。TNF 亦有促进白细胞黏附作用。

（3）白细胞的游出和趋化作用：白细胞穿过血管壁进入组织间隙的过程，称游出（emigration）。血液中各种白细胞都是以阿米巴样的胞质变形运动从血管内主动游出，与血管的通透性增高无明显相关性。电镜观察可见，黏附于内皮表面的白细胞在相邻内皮的连接处，胞质伸出伪足，向内皮下潜入，到达内皮下，穿过基膜进入血管外组织间隙。

炎症反应剧烈时,红细胞也可以从内皮缺损处被挤出,称为红细胞漏出,此现象完全是被动的过程。

关于白细胞向炎灶游走聚集的生物学现象,目前多用趋化作用(chemotaxis)解释,即指某些化学性物质(致炎因子及其产物、炎症介质等)能够使白细胞产生定向运动,称为趋化作用,这些物质称为趋化物质。不同类型的趋化物质,对不同类型的白细胞产生不同的趋化作用;吸引白细胞向着趋化因子所在方向游走,为阳性趋化作用,反之则为阴性趋化作用。急性化脓性炎灶的大量中性粒细胞浸润,结核病灶内大量巨噬细胞出现,超敏反应时嗜酸性粒细胞增多,都是不同性质趋化作用的结果。

2. 白细胞在局部的作用 渗出的白细胞在炎区将发挥吞噬和免疫作用,正是机体正邪相搏的防御反应。

(1)吞噬作用:中性粒细胞和单核细胞的吞噬过程分为:

1)识别和黏附:吞噬细胞通过其表面的 Fc 和 C3b(MAC-1)受体与包裹在细胞表面的抗体或补体相结合,识别细菌并将其黏附在细胞表面。

2)吞入:吞噬细胞伸出伪足,将黏附的细菌包入胞质内形成吞噬小体,并与初级溶酶体融合形成吞噬溶酶体,溶酶体脱颗粒后,细菌在溶酶体内被杀伤、降解。当溶酶体酶释放到细胞外后,也可损伤周围组织(图 3-5)。

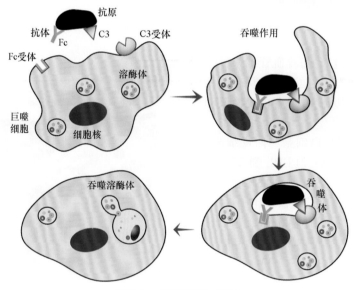

图 3-5 吞噬过程示意图

3)杀伤和降解:吞噬细胞主要通过两种方式杀伤和降解被吞噬的细菌。一是需氧杀伤:中性粒细胞在杀灭细菌时,耗氧量明显增加,此过程中产生的羟自由基(·OH)和次氯酸(HOCl)具有强烈的杀菌作用。二是无氧杀伤:白细胞颗粒中的溶菌酶、阳离子蛋白(吞噬细胞素)、乳铁蛋白、酸性水解酶等具有不依赖于氧的杀菌作用,当溶酶体内 pH 降至 4.0 以下时,酸性水解酶在此环境中即可发挥较强的杀菌作用。另外,乳酸也可杀伤大量病原体。

(2)免疫作用:免疫反应由淋巴细胞、浆细胞和单核细胞协同完成。单核细胞吞噬处理抗原后,将免疫信息传递给淋巴细胞,活化的淋巴细胞分别产生各种细胞因子和抗体,杀伤病原微生物。

(3)组织损伤作用:白细胞在被趋化、激活和吞噬过程中可向细胞外释放溶酶体酶、活性氧自由基、前列腺素和白细胞三烯等,这些产物进一步介导内皮细胞和组织损伤,加重原始炎症反应,属于细胞防御过程中的副作用。

在机体免疫力低弱时,抵抗力较强的病原(如结核分枝杆菌、伤寒杆菌),虽被吞噬,但不能被杀灭,却在吞噬细胞内繁殖生长,随吞噬细胞的游走在体内形成扩散。

(四) 炎症介质

炎症介质(inflammatory mediator)又称化学介质(chemical mediator),是细胞崩解或体液中产生的一类具有血管活性作用的物质,故又称血管活性物质。它们的主要作用是扩张细动脉和细静脉,并有致痛和致热的生物活性及白细胞趋化作用。

1. 细胞源性炎症介质

(1) 血管活性胺(vasoactive amines):主要有组胺和5-羟色胺(5-HT)。前者多源自肥大细胞、嗜碱性粒细胞和血小板;后者存在于血小板和内皮细胞。两者的共同作用都是对人类的细动脉扩张,使细静脉内皮细胞收缩,导致细静脉通透性升高。组胺对嗜酸性粒细胞有阳性趋化作用。

(2) 花生四烯酸(arachidonic acid, AA)的代谢产物:花生四烯酸是存在于细胞膜磷脂成分内的二十碳不饱和脂肪酸。当细胞受刺激时,激活磷脂酶,使 AA 自细胞膜的磷脂释放出来,再通过环氧化酶和脂氧化酶两个不同代谢途径,分别生成前列腺素(prostaglandin, PG)和白细胞三烯(leukotriene, LT),这两种物质的作用主要有(图3-6):

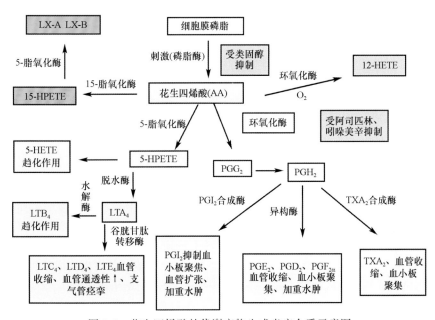

图 3-6　花生四烯酸的代谢产物生成炎症介质示意图

1) 扩张血管:PG 和 PGI$_2$ 对细动脉产生持久而强烈的扩张作用,促使血管通透性升高。

2) 收缩血管:LTD$_4$、LTC$_4$、LTE$_4$ 有强于组胺 1000 倍的缩血管作用,使血管壁通透性升高,对支气管平滑肌也有收缩作用。

3) 趋化作用:LTB$_4$ 对中性粒细胞和单核细胞有强烈的趋化作用,并可引起中性粒细胞与血管内皮细胞黏附。

4) 致热和致痛:PG 能强化组胺和缓激肽的致痛作用,同时也是内源性致热原之一。

（3）溶酶体成分：急性炎症时中性粒细胞溶酶体释放的多种物质，在促炎过程中起着极为重要的作用。

1）阳离子蛋白：包括血管通透性增高因子、组胺释放因子、中性粒细胞游走抑制因子和单核细胞趋化因子等。

2）酸性水解酶：是吞噬溶酶体内降解细菌和细胞碎片的一种酶，在酸性环境中能分解蛋白。

3）中性蛋白酶：具有分解胶原、基膜物质、纤维素等作用，可直接造成血管壁通透性增强。

在慢性炎症时，上述物质也可由单核细胞和巨噬细胞的溶酶体释放。

（4）细胞因子：主要由活化的淋巴细胞和单核细胞产生，如 IL 和 TNF，它们可调节其他细胞的功能，在细胞免疫反应中起主要作用，也是介导炎症的重要物质。细胞因子可激活淋巴细胞增殖分裂、活化巨噬细胞、趋化各种炎细胞、刺激造血等。

（5）血小板活化因子（platelet activating factor，PAF）：源自血小板、肥大细胞、嗜碱性粒细胞、中性粒细胞、单核细胞和血管内皮细胞等。其作用是活化血小板、扩张血管、增加血管壁的通透性、促进白细胞黏附、促进趋化作用和致痛等。

另外，一氧化氮（nitric oxide，NO）和 P 物质也具有扩血管、传导疼痛的作用。

2. 血管源性炎症介质 炎症时，血浆中的凝血、纤溶、激肽和补体系统先后被激活，而产生炎症介质。

（1）激肽系统：激肽系统激活的最终产物是缓激肽，它同样可使细动脉扩张，内皮细胞收缩，使细静脉壁通透性增高，血管以外的平滑肌收缩和致痛。

（2）补体系统：补体系统由 20 种蛋白组成，其中 C3 和 C5 是最主要的炎症介质，它们在炎症中的作用主要有：①扩张血管：其作用途径是促使肥大细胞释放的组胺增多，导致血管通透性增强。②趋化作用：C5a 对中性粒细胞和单核细胞都有极强的阳性趋化作用，并能激活中性粒细胞表面的整合素受体，促使白细胞与血管内皮黏附。

（3）凝血和纤溶系统：炎区组织损伤，可激活Ⅻ因子，启动凝血系统和激肽、补体系统，并同时激活纤维蛋白溶解系统，这一过程产生的纤维蛋白多肽和纤维蛋白降解产物（fibrin degradation products，FDP）都有扩张血管、增高通透性、趋化中性粒细胞的作用。

三、增　　生

在致炎因子的作用下和组织崩解产物的刺激下，炎区组织细胞通过分裂增殖而导致细胞数目增多，称为增生（proliferation）。增生的本质是修复。增生的成分取决于受损组织的类型和损伤的程度。实质细胞增生以填补缺损，内皮细胞增生形成新生的毛细血管，成纤维细胞增生产生胶原纤维，巨噬细胞增生吞噬病原及崩解的组织碎片，上述成分的增生构成了再生和修复的过程。多见于急性炎症修复期或慢性炎症。在少数炎症的急性期，增生构成损伤，如急性肾小球肾炎的内皮细胞和系膜细胞增生，使肾小球血流减少，滤过率降低。

任何一种炎症，上述三种病变都可同时发生，但在炎症的不同阶段，病变性质主次有别，或可互相转化，从而构成了炎症的类型。

第 3 节　炎症的类型

炎症可按其发病的缓急、病程的长短和病变性质进行分类。根据病程可分为超急性炎症（数小时至数天）、急性炎症（数天至 1 个月）及慢性炎症（半年以上）。超急性炎症呈暴发性经过，炎症反应强烈，在短期内即可引起组织器官的严重损伤，甚至功能衰竭，渗出、变质为病变特点，例如急性重型肝炎,器官移植后的超急性排斥反应。急性炎症起病急,症状明显,常以变质、渗出为主,大量中性粒细胞浸润。亚急性炎症渗出过程较轻,再生和增生逐渐增强,常有嗜酸性粒细胞浸润。慢性炎症局部以增生为主,主要是淋巴细胞、浆细胞和单核细胞浸润。

根据炎症局部基本病变的性质,从形态学角度可分为变质性炎、渗出性炎和增生性炎。

一、变质性炎

以组织细胞变性、坏死为主的炎症,称为变质性炎(alterative inflammation)。常发生在实质脏器,多由病毒或毒素引起,如病毒性肝炎、乙型脑炎、脊髓灰质炎、白喉杆菌外毒素引起的心肌炎、伤寒杆菌内毒素引起的膈肌、腹直肌和股内收肌的蜡样坏死(凝固性坏死)。

严重的变质性炎可继发腐败菌的感染,使坏死组织腐败分解,状似牙膏,色灰绿,味恶臭,称为腐败性炎或坏疽性炎。如小儿口腔发生的"走马疳"(noma)即属此类,属特殊类型的湿性坏疽。

二、渗出性炎

以渗出性病变为主的炎症,称为渗出性炎(exudative inflammation)。变质和增生轻微。临床常见,多呈急性过程。由于血管壁通透性改变的程度不同,渗出的成分各异,依其渗出特点,可分为:

(一)浆液性炎

浆液性炎(serous inflammation)以血清渗出为主,仅含少量小分子蛋白。多发生在浆膜、黏膜和疏松结缔组织。在皮肤可形成水疱,在浆膜可形成体腔积液,在黏膜可伴有卡他症状,如上呼吸道感染和过敏性鼻炎的清涕、皮肤烫伤时的水疱等(图3-7,图3-8)。浆液性炎发生最早,损伤最轻,预后最好。

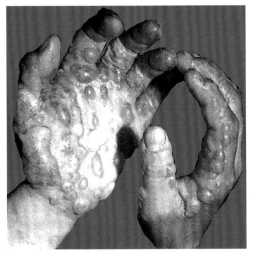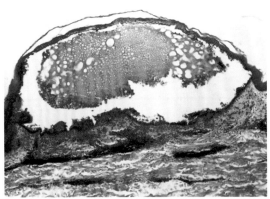

图 3-7　手烫伤所致的浆液性炎水疱　　　图 3-8　浆液性炎水疱镜下呈均质红染的蛋白物质

(二)纤维素性炎

以纤维蛋白原渗出为主的炎症,称为纤维素性炎(fibrinous inflammation)。多发生在浆膜、黏膜和肺组织。随血管通透性的逐渐增高,大量纤维蛋白原渗出,在血浆凝固酶的作用下形成纤维素。HE 染色纤维素呈红色网状结构,其中有大量中性粒细胞(图3-9)。

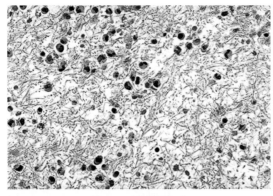

图 3-9　纤维素渗出

纤维素性炎发生部位不同,形态各异。在黏膜,渗出的纤维素、中性粒细胞和坏死的黏膜上皮混合形成一层灰白色的膜状物,故称伪膜性炎(pseudomembranous inflammation)。

由于局部组织结构特点不同,伪膜与黏膜下组织黏着的牢固性不同,如咽白喉的伪膜不易脱落,称为固膜性炎;而气管白喉的伪膜极易脱落,称为浮膜性炎。细菌性痢疾亦属于典型的伪膜性炎。"绒毛心"是由纤维素性心包炎形成,渗出的纤维素若未溶解、吸收,可致心包粘连;大叶性肺炎实变期渗出的纤维素若未溶解吸收,可发生肉质变(carnification)。

(三) 化脓性炎

以大量中性粒细胞渗出为主,并伴有不同程度的组织坏死和脓液形成的炎症,称为化脓性炎(purulent inflammation)。多由化脓菌(如葡萄球菌、链球菌、脑膜炎双球菌、大肠杆菌)感染所致,亦可由化学物质(如松节油、巴豆油)引起无菌性化脓。由中性粒细胞释放的蛋白溶解酶溶解液化坏死组织的过程,称为化脓。所形成的液体,称为脓液(pus),其成分由变性坏死的中性粒细胞(脓细胞)、溶解的细胞碎屑、浆液和细菌混合而成,颜色呈黄色、黄绿色,黏稠或稀薄,其特点由化脓菌的类型所决定。

根据化脓的发生原因、病变范围及损伤部位可分为三种类型:

1. 蜂窝织炎(phlegmonous inflammation)　由溶血性链球菌引起的弥漫性的化脓性炎症。多发生在皮下、肌肉、阑尾等处。因溶血性链球菌能产生透明质酸酶,可降解基质中的透明质酸,又能产生链激酶,溶解炎灶中的纤维素网,从而使炎症易于在组织内扩散。形态特点是,组织内有弥漫性的中性粒细胞浸润,炎区与健康组织界限不清,早期经积极治疗,炎症可痊愈,化脓后损伤多被机化(图 3-10,图 3-11)。

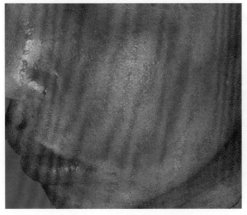

图 3-10　蜂窝织炎(丹毒)

溶血性链球菌感染所致,局部红肿

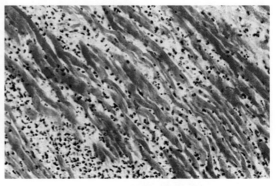

图 3-11　蜂窝织阑尾炎

阑尾肌层平滑肌索间大量中性粒细胞浸润

2. 脓肿（abscess） 主要由金黄色葡萄球菌引起的局限性化脓性炎症。多发生在皮下、肺、肝、脑等处。金葡菌能产生血浆凝固酶，使炎区渗出物中纤维素网大量形成，而局限炎症。炎区内坏死组织液化形成脓液，周围肉芽组织反应性增生形成脓肿壁，围成脓腔（图3-12，图3-13）。小的脓肿可吸收消散，较大的脓肿需切开排脓，肉芽组织填补脓腔形成瘢痕。

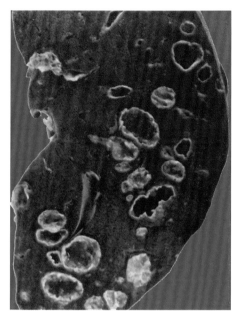

图 3-12 肝脓肿
肝切面可见多个散在大小不等的脓腔，脓肿壁清晰可见

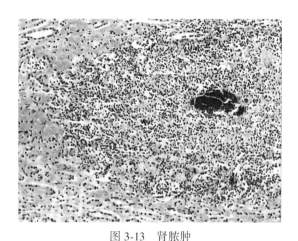

图 3-13 肾脓肿
病灶内大量脓细胞聚集，中心区可见蓝染的菌团

脓肿若未及时处理，可出现下列并发症：

（1）迁徙性脓肿（metastatic abscess）：脓液穿破脓肿壁，顺着组织间隙流注；或化脓菌进入血流，引起他处脓肿，称转移性脓肿。

（2）窦道（sinus）：组织深部的脓肿，向外穿通体表或体腔，形成一个向外排脓的盲端管道，叫窦道。

（3）瘘管（fistula）：在呼吸道、消化道或机体其他自然管道附近的脓肿同时向内、外穿通，向内穿通自然管道；向外穿透体表或体腔，形成具有两个以上开口的通道，称为瘘管（图3-14）。

（4）糜烂（erosion）和溃疡（ulcer）：皮肤、黏膜的表浅化脓，坏死组织脱落后形成基膜以上的局限缺损，称为糜烂；超过基膜的缺损，叫做溃疡。

疖和痈，是由金葡菌或白色葡萄球菌引起的毛囊及周围组织的局限性化脓。单个毛囊化脓称为疖，多个疖融合成痈。糖尿病等机体免疫力低下时，多个疖同时发生，称作疖病。祖国医学在《黄帝内经》《诸病源候论·丹候论》中对疖、痈、疽、丹毒等早有记述，急性期红、肿、热、痛，慢

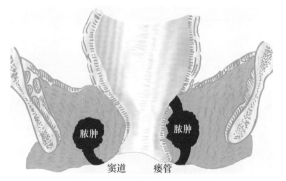

图 3-14 窦道、瘘管示意图

性期形成溃疡,重者恶寒、发热,这正是炎症的局部表现和全身反应。

3. 表面化脓和积脓　表面化脓是指浆膜和黏膜的化脓性炎。特点是大量中性粒细胞向浆膜和黏膜表面渗出,表层化脓,而深层组织无明显炎症反应。如化脓性支气管炎、化脓性尿道炎等。若浆膜或腔性器官黏膜严重化脓,脓液蓄积,称为积脓(empyema),如化脓性胆囊炎、化脓性心包炎等。

(四) 出血性炎

渗出物中含有大量红细胞的炎症,为出血性炎(hemorrhagic inflammation)。出血性炎并非是独立性炎症,而是炎症反应剧烈、血管壁受损严重的象征。常见于由毒力强的细菌引起的烈性传染病,如炭疽、鼠疫、流行性出血热及重症流感等。

上述炎症,可单独发生或互相转化,病变性质取决于机体正邪相搏的结果,可逆转,可发展,甚至死亡。

三、增 生 性 炎

以组织细胞增生为主的炎症,称为增生性炎(proliferative inflammation)。依其病理组织学特点可分为非特异性增生性炎和特异性增生性炎。

(一) 非特异性增生性炎

炎区组织无病变特征,仅表现为细胞数目增多。增生的成分取决于受损组织的类型和损伤程度。

1. 急性增生性炎　以增生为主的急性炎症比较少见,如急性毛细血管内增生性肾小球肾炎,血管内皮和系膜细胞增生,使肾小球内细胞数目增多,滤过功能降低。

2. 慢性增生性炎　由于机体邪不盛而正气虚,致炎因子持续存在,损伤与抗损伤反应迁延活动,炎区内不同程度的血管反应、炎性水肿、大量慢性炎细胞浸润,实质细胞和间质增生,甚至组织结构改变,如慢性肝炎的肝细胞结节状再生,黏膜上皮和腺体增生形成的炎性息肉(鼻息肉、宫颈息肉),多见于眼眶和肺的由多种细胞的炎性增生形成的境界清楚的肿瘤样团块——炎性假瘤,慢性扁桃体炎时淋巴组织增生引起扁桃体肥大等。

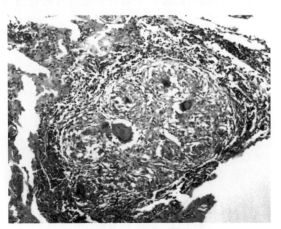

图 3-15　结核结节
病灶呈圆形、境界清楚的结节状肉芽肿,
中心为多个朗汉斯多核巨细胞

(二) 特异性增生性炎

特异性增生性炎(肉芽肿性炎,granulomatous inflammation)是一种特殊类型的慢性炎症,其特征性病变是肉芽肿的形成。炎症局部巨噬细胞及其衍生的细胞增生形成境界清楚的结节状病灶,称为"肉芽肿"(granuloma)。由病原生物体(如结核、麻风、梅毒等传染病和真菌及寄生虫)感染引起的称为感染性肉芽肿,常见有结核结节(图3-15)、麻风结节、梅毒性树胶样肿等;由异物引起的称异物肉芽肿,可见于手术缝线、石棉和滑石粉等异物存在的组织内(图3-16)。肉芽肿具有病理组织学的诊断意义。

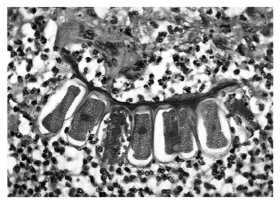

图 3-16　异物肉芽肿

异物周围有多核异物巨细胞和淋巴细胞包绕,形成肉芽肿

第 4 节　炎症的经过和结局

炎症时,损伤与抗损伤斗争贯穿于炎症全过程,决定着炎症的发生、发展、转归和结局。

一、炎症的经过

根据炎症发生的缓急、病程的长短,其经过可表现为急性炎症(acute inflammation)和慢性炎症(chronic inflammation)。

(一) 急性炎症的特点、局部表现和全身反应

1. 特点　发病急、进展快、病程短,数天至 1 个月。病原量多,毒力大,致炎作用强烈,呈急剧反应过程。病变性质主要是变质或渗出,大量中性粒细胞浸润,说明机体功能旺盛,对致炎因子反应敏感。

2. 局部表现　呈典型的红、肿、热、痛和功能障碍。

(1) 红:初期由于动脉性充血,呈鲜红,继而发展为静脉性充血,转为暗红。

(2) 肿:由于充血和渗出物积聚所致。

(3) 热:炎区动脉血流加快,流量增多,产热增加,使局温升高。

(4) 痛:系由神经末梢受肿胀组织压迫或牵拉,缓激肽、前列腺素、白三烯、K^+等刺激所致。

(5) 功能障碍:组织损伤后可引起相应器官的功能障碍,如肝细胞变性坏死,导致肝功能异常;大脑的神经细胞坏死,可出现相应的定位症状和体征。

3. 全身反应　急性炎症全身反应非常明显,主要有:

(1) 发热:炎症时,各种致炎因子(内毒素、外毒素、病原微生物等)及组织崩解产物,可激活白细胞产生内源性致热原(如 IL-1、PGI_2、干扰素、巨噬细胞炎性蛋白-1 和肿瘤坏死因子等)作用于体温调节中枢致体温升高。发热是机体重要的防御反应,可增强吞噬细胞的吞噬活性,促进抗体和干扰素形成,加强肝脏的解毒功能。但持续高热可导致不良后果。

(2) 末梢血白细胞变化:细菌感染时,致炎因子和炎区代谢产物可刺激骨髓释放白细胞加速,末梢血白细胞计数可达$(15\sim20)\times10^9/L$,甚至可出现大量 1~2 个核叶的中性粒细胞,即核左移。当中性粒细胞数目升高至$(30\sim40)\times10^9/L$时,称为“类白血病反应”。但在病毒和非化

脓菌感染(如伤寒)时,末梢血白细胞总数反而减少,而分类计数中淋巴细胞或单核细胞可增多。因此,白细胞分类计数,有助于炎症病原及病因的诊断,即不同类型的白细胞增多,代表着不同类型的炎症。

(3) 血沉加快:在急性细菌性感染后 2～3 日内,红细胞沉降率加快,可能是由 IL-6 促进红细胞凝集所致。

(4) 单核吞噬细胞系统增生:临床表现淋巴结和脾脏肿大,吞噬细胞的吞噬活性和吞噬指数增高。

(5) 实质脏器病变:炎症时,炎区实质细胞可发生细胞水肿、脂肪变性,甚至坏死,如高热时肾小管上皮细胞水肿,肝炎时肝细胞水肿和脂肪变性,白喉时心肌细胞的坏死等。

(二) 慢性炎症的特点

慢性炎症可由急性炎症迁延而来,也可隐匿发生。病程从数月至数年不等,机体正邪相搏呈对峙状态。临床无典型表现或症状轻微,炎区内血管无明显充血或成贫血状,常伴有大量淋巴细胞、浆细胞或巨噬细胞浸润,组织损伤与修复持续存在,增生成为主要病变。本型炎症难以痊愈,祖国医学运用"内托法"扶正祛邪治疗慢性炎症,疗效较好。

二、炎症的结局

在炎症过程中,损伤与抗损伤反应斗争的结果,决定了炎症的类型、发生、发展、转归和结局。

1. 吸收消散　多见于以渗出为主的急性炎症。炎区组织结构无明显破坏,渗出物或少量坏死组织可被完全溶解吸收,组织的功能和形态完全恢复正常,达到痊愈,例如,大叶性肺炎后期的溶解消散。

2. 修复愈合　炎区组织结构受损严重或再生能力较差的组织损伤多由肉芽组织修复,形成机化或硬化,成为不完全痊愈。例如脓腔的填充,创伤后的瘢痕形成等。

3. 迁延不愈　当机体免疫功能低弱、致炎因子持续作用、"邪不盛而正气虚"时,急性炎症可转为慢性炎症,或始发于隐匿状态,导致炎症迁延不愈,随着体内正邪相争的起伏,症状和体征时隐时现。例如慢性病毒性活动性肝炎、慢性肾盂肾炎等。

4. 蔓延扩散　在机体邪盛正虚时,免疫功能极差,病原微生物在体内大量繁殖,导致炎症蔓延、扩散。

(1) 局部蔓延:炎灶的病原可沿着组织间隙和自然管道向周围组织和器官扩散,使炎区范围不断扩大。例如软组织感染后的大面积蜂窝织炎、急性膀胱炎蔓延成为肾盂肾炎等。

(2) 淋巴道扩散:病原微生物随炎区淋巴回流,引起局部淋巴结炎。如扁桃体炎引起的颌下、耳后淋巴结肿大,乳腺炎引起同侧腋窝淋巴结肿大等。

(3) 血道播散:炎区的病原微生物可侵入血流或其毒素被吸收入血,引起下列四种情况。

1) 菌血症(bacteremia):炎区内少量细菌入血,不繁殖生长,无全身中毒症状,血培养阳性,但很快被吞噬细胞消灭。多数急性细菌性感染时常伴有菌血症。

2) 毒血症(toxemia):细菌的毒素和毒性代谢产物被吸收入血,出现高热、寒战等中毒症状,可伴有实质细胞的变性和坏死,严重者可引起中毒性休克。例如细菌性痢疾、大叶性肺炎,均可因中毒性休克而死亡。

3) 败血症(septicemia):大量细菌侵入血液,并在血中繁殖生长,产生毒素,除有严重的毒血症表现外,常伴有皮肤、黏膜的多发性瘀点和瘀斑,脾脏和淋巴结肿大,甚至昏迷。

4) 脓毒败血症(pyemia):系由化脓菌引起的败血症,不同于败血症之处在于,引起全身多器官的多发性小脓肿,因化脓菌栓塞于器官毛细血管内,故称栓塞性脓肿或转移性脓肿。

（姜秀娟）

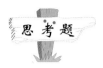

1. 如何理解炎症区域液体渗出的防御意义和其潜在危害性?
2. 渗出性炎有哪些类型? 简述这些类型的病变特点。
3. 急性炎症时血管通透性增加的机制是什么?
4. 比较蜂窝织炎和脓肿的异同点。
5. 炎症局部有哪些表现? 其病理学基础是什么?
6. 何谓肉芽肿性炎? 请列举 3 种属于肉芽肿性炎的疾病的名称。

本章课件

第 4 章　免疫性疾病

免疫反应是机体"识别自己、排斥异己"的重要生理功能。在正常情况下,免疫系统通过固有免疫和适应性免疫应答对入侵的微生物、异体组织移植物以及体内发生异常变化的组织细胞进行识别、排除,以维持机体内外环境的相对稳定。在病理情况下,免疫反应可以表现为亢进或不足而产生免疫性疾病(immune disease)。本章着重讨论自身免疫性疾病和免疫缺陷病。

第 1 节　自身免疫性疾病

机体免疫系统在正常情况下,具有识别"自己"和"非己"的能力,对自身组织成分不产生免疫应答。机体这种对自身组织的无应答反应,称为免疫耐受(immunological tolerance)。当机体免疫系统对自身组织成分产生自身抗体或致敏淋巴细胞时,称为自身免疫(autoimmunity)反应。自身免疫反应不一定都是病理现象,因为正常人血清内也存在少量自身抗体,它可协助机体清除衰老或损伤的细胞,不断除旧更新,故具有一定的生理意义。当自身免疫反应过强和持续时间过久时,可引起自身组织器官的损伤而导致疾病。这种由于自身免疫反应引起的疾病,称为自身免疫性疾病(autoimmune disease)。自身免疫性疾病至今尚无满意的治疗方法。

一、自身耐受性的机制

机体免疫系统对自身组织的耐受现象很早就为免疫学家所注意,并提出了许多学说和理论。现将一些主要的学说和理论简单介绍如下。

(一) 克隆清除

Burnet 在"克隆选择学说"中用克隆清除(clonal deletion)来解释自身耐受现象。他认为:胚胎期淋巴细胞高度突变,产生了大量不同特异性的细胞克隆,其中对自身抗原具有高亲和力的克隆将发生凋亡而被清除,机体从而获得针对自身抗原的免疫耐受(图 4-1)。

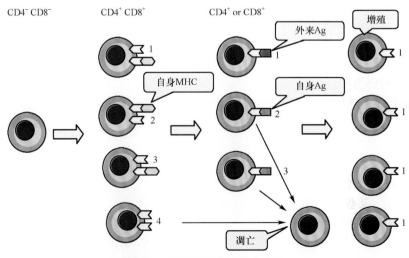

图 4-1　胸腺内 T 细胞克隆清除

在胸腺内,早期 T 细胞表型为 CD4⁻CD8⁻双阴性细胞(double negative cell,DN),继而分化成为 CD4⁺CD8⁺双阳性细胞(double positive cell,DP),DP 经阳性选择获得 MHC 限制性,继续分化为仅表达 CD4⁺或 CD8⁺的单阳性细胞(single positive cell,SP),SP 如与胸腺内巨噬细胞或树突状细胞表达的自身抗原肽-MHC Ⅱ类或 Ⅰ 类分子复合物有高亲和力将被清除,即 T 细胞的阴性选择。未成熟的 B 细胞在骨髓内发生受体编辑,如对自身抗原无反应则发育成熟,反之将凋亡清除,即 B 细胞的阴性选择。

(二) 克隆失能

克隆失能(clonal anergy)是指自身反应性 T、B 淋巴细胞未被清除,但是不能对自身抗原产生应答,处于失活状态。

T 细胞:一些逃避了胸腺内"克隆清除"发育成熟的自身反应性 T 细胞进入外周血 T 细胞库后,由于自身抗原缺乏协同刺激不能有效激活自身反应性 T 细胞,而致克隆失能。

B 细胞:B 细胞的克隆失能是因 B 细胞整个受体被单价可溶性抗原占据或高剂量多价抗原使细胞表面抗原受体广泛交联而致细胞膜不能流动所致。

(三) 调节性 T 细胞的抑制作用

调节性 T 细胞(regulatory T cells)可分为天然产生的以及后天诱导的,通过细胞-细胞接触或分泌细胞因子等方法抑制自身反应性 T/B 细胞,维持自身耐受。

自然抑制细胞以及巨噬细胞抑制性亚群在诱导耐受中也可能具有一定作用。

因此,自身耐受性的维持是通过多种因素参与的复杂调节来实现的,以保证自身组织不致遭受免疫反应的攻击而导致损伤。

二、自身免疫性疾病的致病因素

(一) 自身抗原的形成

1. 隐蔽抗原释放　机体的某些成分(如眼球晶状体、葡萄膜、精子、甲状腺球蛋白等),由于它们解剖位置的隐蔽或在个体发育早期还未出现、未与免疫系统接触,故未形成自身耐受。这些抗原称为"隐蔽"的自身抗原或"免疫豁免抗原"。当感染或外伤时,这些隐蔽抗原便可释放入血,刺激机体产生免疫应答,造成该种组织的损伤而导致自身免疫性疾病。例如,临床上由外伤引起的交感性眼炎和睾丸炎的发生与隐蔽抗原释放入血有关。

2. 自身组织成分的抗原性发生改变　多种因素可改变组织抗原的性质而刺激机体产生自身免疫应答。

(1) 物理因素:大面积烧伤、冻伤可改变皮肤蛋白质的分子结构而诱导产生抗皮肤组织的自身抗体;心脏手术的创伤可产生抗心肌的自身抗体。

(2) 药物的作用:甲基多巴可结合到红细胞表面而使其抗原性发生改变,刺激机体产生抗红细胞抗体,导致红细胞溶解而发生溶血性贫血。长期使用肼屈嗪或普鲁卡因酰胺,可诱发系统性红斑狼疮样综合征,血清中可检出抗核抗体。

(3) 生物因素:病毒结合到细胞膜表面或改变基因的结构,可使细胞表面的抗原性发生变化,引起自身免疫应答。例如在麻疹、水痘、单纯疱疹病毒感染时,患者体内常可出现多种自身抗体。

3. 分子模拟　某些微生物的抗原与体内自身组织成分有共同抗原性,当它们侵入体内刺激机体产生免疫应答时,同时也对与其具有共同抗原成分的自身组织产生交叉免疫应答,这种现象称为分子模拟。例如,A 族溶血性链球菌的细胞壁与人的心肌间质有共同的抗原成分,反复发生链球菌感染可引起风湿性心肌炎。又如,从人的结肠组织中可提取出一种与 O14 型大肠杆菌相类似的脂多糖抗原。当 O14 型大肠杆菌进入人体血液后,由其刺激机体产生的致敏 T 淋巴细胞可与人的结肠黏膜起反应,而发生溃疡性结肠炎。

(二)免疫应答功能失常

1. MHC Ⅱ类分子表达异常 除抗原提呈细胞外,其他细胞几乎不表达 MHC Ⅱ类分子。如某些因素使非抗原提呈细胞表达高水平 MHC Ⅱ类分子,可活化淋巴细胞引起自身免疫反应。如胰岛素依赖的糖尿病患者的胰岛 B 细胞往往表达高水平的 MHC Ⅱ类分子。

2. 淋巴细胞的多克隆激活 一些微生物或植物来源的糖蛋白具有"多克隆激活剂"作用,可借助细胞表面的凝集素结合蛋白,非选择性地激活许多淋巴细胞克隆。某些微生物具有"超抗原"作用,可激活具有相同 TCR 非互补决定区的一组 T 细胞克隆。这些异常激活的淋巴细胞克隆绕过自身免疫耐受机制,造成自身免疫性疾病。

3. 免疫调节紊乱 自身反应性淋巴细胞在活化后细胞表面表达 Fas,与自身组织细胞或淋巴细胞本身所表达的 FasL 结合,通过凋亡而被清除,以维持自身耐受。如这一"活化克隆凋亡"机制发生障碍,将导致自身免疫反应产生。具有免疫调节功能的 T 细胞亚群 Tr 与 Th、Th1 与 Th2 比例失衡,可能使自身反应性细胞脱抑制而功能亢进。如系统性红斑狼疮或类风湿关节炎患者均有 Tr 减少。

(三)遗传因素

1. 遗传因素 不少自身免疫性疾病的发生与免疫遗传缺陷有关,临床上不少自身免疫性疾病患者有家族史。例如,作用于甲状腺的自身抗体在有自身免疫性甲状腺疾病家族史的成员中更常见。近年来的研究发现,自身免疫性疾病与人类组织相容性抗原(MHC)有一定关系,其证据为 HLA 抗原表达的类型与特定的自身免疫性疾病发生相关,如人类强直性脊柱炎与 HLA-B27 关系密切。

2. 基因突变 在某些因素(如某些化学物质、电离辐射、病毒感染等)作用下,机体免疫活性细胞可发生基因突变,丧失识别自身组织的能力,导致自身免疫性疾病的发生。

此外,年龄、性别及内分泌状态也与自身免疫性疾病的发生有一定关系。

三、自身免疫性疾病的免疫损伤机制

(一)自身抗体对细胞膜表面抗原和细胞外成分的作用

(1)自身抗体与细胞膜表面抗原直接结合,在补体、吞噬细胞和 NK 细胞的参与下,引起细胞的破坏或溶解,常见于自身免疫性溶血性贫血等(图 4-2)。

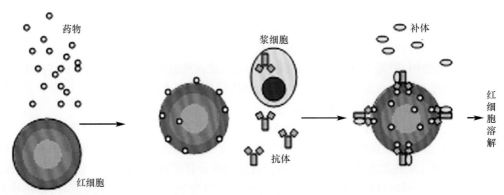

图 4-2 自身免疫性溶血性贫血

（2）自身抗体刺激或阻断细胞表面受体的功能。如毒性弥漫性甲状腺肿（Graves 病），是由于具有刺激作用的免疫球蛋白-抗促甲状腺激素受体抗体（TRAb）与甲状腺细胞表面的促甲状腺激素（TSH）受体结合所致（图 4-3）。而重症肌无力的发生则是由于抗乙酰胆碱受体的抗体封闭了神经突触后膜上的乙酰胆碱受体，使神经冲动传导障碍引起。

（3）细胞外抗原的自身抗体也可引起自身免疫性疾病。如肺出血肾炎综合征（详见第 9 章）。

（二）免疫复合物沉积造成局部炎性损伤

自身抗体与可溶性抗原结合成中等大小的抗原抗体复合物，经血流在肾小球及其他毛细血管壁沉积，激活补体，释放 C3a、C5a、C5、C6、C7 等裂解片段等，吸引炎细胞到局部造成炎症性损伤（Ⅲ型超敏反应）（图 4-4）。如肾小球肾炎、类风湿关节炎等。

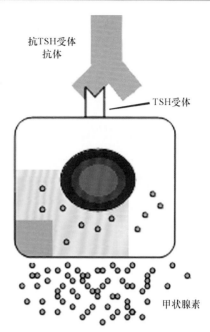

图 4-3 Graves 病发病机制

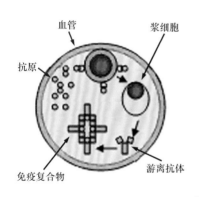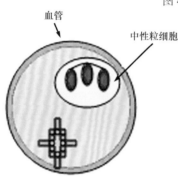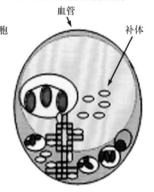

图 4-4 循环免疫复合物沉积

（三）致敏 T 淋巴细胞对自身组织的损伤

细胞免疫诱导的免疫损伤在自身免疫性疾病的发病机制中也具有很重要的意义。一些器官特异性自身免疫性疾病（如糖尿病等），病变组织中有明显的 T 细胞浸润。致敏 T 细胞可释放多种淋巴因子，造成细胞损伤及吸引炎细胞造成炎症反应（Ⅳ型超敏反应）。溃疡性结肠炎的病理损害主要与致敏 T 淋巴细胞的作用有关。

四、自身免疫性疾病的基本特征

（1）原发病因多不明确，常有家族史。

（2）病程呈反复发作或慢性迁延过程。因自身抗原是来于自身组织细胞，可在体内不断释出，刺激免疫系统产生反应，故病情反复迁延，不易痊愈。

（3）特定组织器官出现的病理损伤和功能障碍与自身抗体或致敏 T 淋巴细胞作用的抗原所在部位密切相关。

（4）血液中可检出高滴度的自身抗体和（或）能与自身组织成分起反应的致敏淋巴细胞。

（5）根据病情用免疫抑制剂治疗常能使病情缓解。

五、自身免疫性疾病的分类

至今，已有数十种疾病被认定为自身免疫性疾病。一般可分为两大类：①器官特异性自身免疫性疾病：病变限于某一特定器官。②系统性自身免疫性疾病：病变累及多个器官。自身免疫性疾病的类型见表 4-1。

表 4-1 自身免疫性疾病的类型（举例）

分 类	病 名	可能相关的自身抗原
器官特异性自身免疫性疾病	慢性淋巴细胞性甲状腺炎	甲状腺球蛋白、线粒体、细胞表面抗原
	Graves 病（毒性弥漫性甲状腺肿）	细胞表面抗原、TSH 受体
	Addison 病	肾上腺皮质细胞质
	恶性贫血	内因子、胃壁细胞抗原
	溃疡性结肠炎	结肠黏膜细胞
	原发性胆汁性肝硬化	线粒体、胆管细胞
	自身免疫性肝炎	抗核抗体（ANA）平滑肌抗体（SMA）
	肺出血肾炎综合征	抗基膜 IV 型胶原自身抗体
	寻常性天疱疮	表皮棘细胞间的细胞间桥
	胰岛素依赖性糖尿病	胰岛细胞抗原
	多发性硬化症	脑、脊髓组织
	急性特发性多神经炎	外周神经髓鞘
	重症肌无力	乙酰胆碱受体
系统性自身免疫性疾病	系统性红斑狼疮（SLE）	DNA、核蛋白、RNA、线粒体
	Sjögren 综合征	唾液腺管、细胞核、甲状腺球蛋白、IgG
	类风湿关节炎	变性 IgG
	结节性多动脉炎	DNA、变性 IgG 等
	硬皮病	细胞核、变性 IgG
	皮肌炎	细胞核、变性 IgG
	混合性结缔组织病	核糖蛋白

六、常见自身免疫性疾病简介

（一）系统性红斑狼疮

系统性红斑狼疮（systemic lupus erythematosus，SLE）多见于中青年女性，有遗传倾向。临床表现为发热，皮肤（面部蝶形红斑）、关节、心血管、肾、肝和血细胞等多种组织、多个器官的损害。常反复发作并呈进行性加重，预后不良。本病的确切病因不明，目前认为与遗传、病毒感染、性激素、紫外线、药物等因素有关。关于系统性红斑狼疮的发病机制目前认为：有遗传素质的人在病毒感染等因素的作用下 Tr 减少，Th 功能亢进，促使 B 淋巴细胞高度活化，产生多种自身抗体，如抗核抗体（抗 DNA 抗体、抗 RNA-非组蛋白抗体、抗组蛋白抗体、抗核仁抗原抗体）、抗血细胞抗体、抗凝血因子抗体等。其中最重要的为抗核抗体，可攻击细胞核，使其碎裂崩解而形成游离的染色均匀的小体，称为狼疮小体（LE 小体）。吞噬细胞吞噬狼疮小体后，称为狼疮细胞（LE 细胞）。在 SLE 患者中狼疮细胞检出率可高达 70%，是 SLE 的特异性病变，而其他改变均不具有特异性。

系统性红斑狼疮的病理变化表现为两类免疫性损伤：

1. 免疫复合物沉积引起的组织损伤（Ⅲ型超敏反应） 主要为 DNA-抗 DNA 免疫复合物沉积

于组织或小血管壁,在补体和炎细胞参与下造成肾、心、皮肤等多个器官组织的损伤。

2. 特异性自身抗体引起的组织损伤(Ⅱ型超敏反应)　抗红细胞抗体、抗白细胞抗体、抗血小板抗体作用于相应的靶细胞,可引起溶血性贫血、白细胞减少症和血小板减少性紫癜。

(二) 类风湿关节炎

类风湿关节炎(rheumatoid arthritis,RA)多发生于中年女性,病变主要累及脊柱和小关节,常呈多发性和对称性,是以增生性滑膜炎为主要表现的全身性自身免疫性疾病。关节病变包括:淋巴细胞、巨噬细胞和浆细胞增生,滑膜细胞增生,大量血管新生,破骨细胞功能活跃、骨破坏,血管翳形成并发生纤维化,使关节软骨和其他关节组织的结构破坏,导致关节疼痛、畸形和强直(图 4-5);皮下组织、肌肉、血管、心肌、胸膜、神经和淋巴结等全身其他组织、器官也可受累。类风湿小体对本病具有一定的特征性,1/4 患者可见于皮下,也可见于肺、脾、心包、大动脉和心瓣膜。镜下,小结中央为纤维素样坏死,周围有栅栏状或放射状排列的上皮样细胞,外围为肉芽组织。本病的病因不明,其发病与

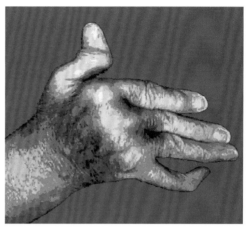

图 4-5　类风湿关节炎关节强直畸形

遗传、细菌和病毒感染、性激素及神经精神状态等因素密切相关。T 细胞是滑膜病变中浸润的主要炎细胞,大多数为 $CD4^+T$ 细胞,其分泌的多种细胞因子,可激活其他免疫细胞,介导组织损伤。体液免疫在本病的发病中也有重要作用。绝大多数患者体内存在抗 IgG 分子 Fc 片段的自身抗体,即类风湿因子(RF)。RF 可分为 IgM、IgA、IgG 和 IgE 四种类型,其中 IgM 型最为常见。滑膜液中 IgG 型 RF 可通过 Ⅲ 型超敏反应引起组织损伤。

(三) 干燥综合征

干燥综合征(Sjögren syndrome)多见于女性患者,可单独存在,也可与类风湿关节炎、系统性红斑狼疮同时存在。病变主要累及唾液腺及泪腺,其他外分泌腺如呼吸、消化道腺体也可受累。唾液腺及泪腺早期呈腺管周围炎,浸润的炎细胞主要为 $CD4^+T$ 细胞、B 细胞和浆细胞,可有淋巴滤泡形成。晚期则腺泡萎缩及纤维化,为脂肪组织所取代。病人表现为口腔干燥及溃疡形成;角膜干燥及溃疡形成;继发性喉炎、支气管炎及肺炎。晚期肾小管损害而发生肾小管性酸中毒并可伴间质性肾炎。大多数患者血清学检查可发现高球蛋白血症和类风湿因子、抗核抗体等自身抗体阳性。

七、自身免疫性疾病防治原则

(1) 消除改变自身抗原的各种因素的作用:如防止感染、避免使用某些容易诱发自身免疫反应的药物等。

(2) 抑制免疫反应:如使用细胞毒药物抑制免疫。

(3) 抑制由于免疫反应所致的炎症过程:如使用肾上腺皮质激素、非甾体类抗炎药等。

(4) 生物制剂:通过生物工程方法,合成针对免疫应答或炎症过程特定分子的拮抗物,靶向性阻断疾病发生发展过程。

(5) 中医中药治疗:如雷公藤制剂、青藤碱等。

第2节　免疫缺陷病

免疫缺陷病(immunodeficiency disease,IDD)是指因免疫系统先天发育障碍或后天损伤而引起的一类疾病。免疫缺陷病按发病原因一般可分为原发性免疫缺陷病和继发性免疫缺陷病两大类。因遗传因素或先天性因素使免疫系统发育不全或受损而引起的免疫缺陷病,称为原发性免疫缺陷病,又称先天性免疫缺陷病;继发于某些疾病或长期接受免疫抑制剂、放疗、化疗等引起的免疫缺陷病,称为继发性免疫缺陷病,又称获得性免疫缺陷病。临床上以后者较为常见。

一、原发性免疫缺陷病

(一)原发性免疫缺陷病的原因

机体免疫系统在发育过程中,任何一个环节发生障碍,都可引起相应的原发性免疫缺陷病。

(二)原发性免疫缺陷病的类型及举例

1. 适应性免疫缺陷病

(1)体液免疫缺陷病:先天性丙种球蛋白缺乏症、选择性IgA缺乏症等。原发性丙种球蛋白缺乏症由位于X染色体上的酪氨酸激酶基因缺陷导致骨髓内前B细胞发育停滞,使B淋巴细胞缺乏或B淋巴细胞功能异常,不能合成免疫球蛋白,血中免疫球蛋白缺乏。本病大多在出生后6~12个月开始发病,此时来自母体的免疫球蛋白已消耗殆尽。其主要特征为:①见于男性婴儿(性联遗传),有家族发病史。②全身淋巴组织发育不良,其中淋巴结和扁桃体极大,淋巴结和脾脏由于非胸腺依赖区中淋巴细胞稀少,无淋巴滤泡形成,也无浆细胞,血清中所有主要类型的免疫球蛋白均低于正常或缺乏,抗原刺激后不能产生抗体。③患儿易发生反复严重的细菌感染。可被化脓性球菌(葡萄球菌、链球菌、肺炎球菌、脑膜炎球菌等)、流感嗜血杆菌等感染,引起肺炎、脑膜炎、中耳炎、胃肠炎、皮肤脓肿和败血症等,病死率高。④胸腺功能正常,细胞免疫正常,能发生迟发型超敏反应和移植排斥反应,对病毒和真菌感染有一定抵抗力。

(2)细胞免疫缺陷病:如先天性无胸腺症、胸腺发育不全等。先天性胸腺发育不全是由于22号染色体某区域缺陷,胚胎早期第Ⅲ、Ⅳ咽囊发育障碍,导致胸腺和甲状旁腺缺陷。其主要特征有:①反复的病毒、真菌及某些胞内菌感染(如结核病)。②细胞免疫功能严重缺损,血淋巴细胞总数低于$1 \times 10^9 / L$(正常$2 \times 10^9 / L$),T细胞缺如。③患儿淋巴结和脾脏内胸腺依赖区的淋巴细胞极为稀少,而非胸腺依赖区发育正常。④体液免疫基本正常,血清中免疫球蛋白含量正常。⑤预防接种(如接种牛痘疫苗、小儿麻痹症疫苗或卡介苗)后可引起严重反应。⑥低钙血症和新生儿手足搐搦症。

(3)联合免疫缺陷病:如重症联合性免疫缺陷病、共济失调毛细管扩张性免疫缺陷症等。重症联合性免疫缺陷病是由于位于X染色体的多种白介素共用受体γ链基因突变,导致的一种细胞免疫和体液免疫同时受损的严重免疫缺陷病。其主要特征为:①常发生各种感染(包括细菌、病毒、真菌);②胸腺发育不全,其重量常低于1g或难于发现;③血中淋巴细胞含量减少,血清中免疫球蛋白含量降低。

2. 固有免疫缺陷病

(1)慢性肉芽肿病:是由于中性粒细胞内某些酶类如NADPH氧化酶等缺乏,细胞内杀菌能力降低,使感染经久不愈的一种非特异性免疫功能缺陷病。其主要特征为:全身淋巴结、肝、脾、肺和骨髓等处发生复发性慢性化脓性肉芽肿,肉芽肿中央为坏死组织,周围大量浆细胞、淋巴细胞、组织细胞和多核巨细胞浸润,肉芽肿经久不愈。

(2)迟钝白细胞综合征("懒惰"白细胞综合征、多核白细胞功能障碍):患者细胞和体液免疫功能都正常,白细胞也有吞噬和消化能力,可能是由于细胞膜缺陷,缺乏趋化能力而不能移动至局部病灶,致使感染经久不愈。病者常伴有低热和中耳炎、牙龈炎等。

二、继发性免疫缺陷病

继发性免疫缺陷病多发生于成人,由后天因素引起,如继发于某些疾病或某些药物的作用等,既可是细胞免疫缺陷,也可是体液免疫缺陷,或二者兼而有之。表现为易发生严重感染和肿瘤。

(一)继发性免疫缺陷病的发生原因

1. 病毒感染　在病毒感染过程中,细胞免疫易受抑制。这种暂时性的免疫缺陷,小儿甚为常见。如麻疹患儿的结核菌素试验可转为阴性,原有结核病的患儿在患麻疹以后,结核病变可能活动或播散;麻疹患儿也易发生小叶性肺炎等。艾滋病,是由于感染人类免疫缺陷病毒引起的一种继发性免疫缺陷病。

2. 长期使用免疫抑制剂　由于治疗自身免疫性疾病、肿瘤或器官移植排斥反应而长期使用环磷酰胺、抗淋巴细胞血清、长春新碱或肾上腺皮质激素等免疫抑制剂,能显著地抑制免疫系统,从而引起免疫缺陷病。

3. 恶性肿瘤　免疫缺陷病与恶性肿瘤之间有互为因果的关系。细胞免疫缺陷病的病人容易发生恶性肿瘤,反之,恶性肿瘤也可以抑制免疫系统功能。如淋巴细胞性白血病及多发性骨髓瘤患者,常有免疫球蛋白缺乏或异常免疫球蛋白增多,胸腺瘤常引起联合免疫缺陷病。

4. 营养不良　肾小球肾炎、急慢性肠道疾患时,蛋白质大量丢失;慢性消耗性疾病时,蛋白质消耗过多;消化道吸收不良和营养不足时,蛋白质摄入不足;均可使免疫球蛋白减少,体液免疫减弱。

(二)继发性免疫缺陷病举例——艾滋病

艾滋病是获得性免疫缺陷综合征(acquired immunodeficiency syndrome, AIDS)的简称,是一种由人类免疫缺陷病毒(human immunodeficiency virus, HIV)所引起的致命性传染病。自 1981 年在美国报道了首例艾滋病患者以来,现已在全世界广泛流行。

1. 病因及发病机制　艾滋病的病因为 HIV。HIV 是一种逆转录病毒,由病毒核心和外膜组成。外膜外层为类脂双分子层,镶嵌有病毒编码的蛋白质,其中包括与病毒进入宿主有关的 gp120 和 gp41。病毒核心由核心蛋白、酶和病毒基因组组成,其中的逆转录酶能把病毒 RNA 转录成 DNA。HIV 包括 HIV-1 和 HIV-2 两种类型,这两种病毒引起的疾病临床症状相似,但两者的基因结构和抗原性不同,地理分布也不同,HIV-1 遍布全球,而 HIV-2 常见于西非和印度。

艾滋病病毒主要存在于宿主的精液、血液、乳汁和阴道分泌物中,唾液、眼泪和尿液中也偶有存在。艾滋病的传播主要有三种方式:①性接触传播:体液中的 HIV 病毒通过黏膜损伤处进入对方体内,是艾滋病的主要传播途径。②血源性传播:使用消毒不严的针头、注射器、含病毒的血液和血制品。③母婴垂直传播:经胎盘、产道及母乳传给胎儿或婴儿。

艾滋病的发病机制主要是 HIV 选择性地侵犯和破坏 $CD4^+T$ 细胞(包括 T 辅助细胞和 T 诱导细胞)和表达 CD4 分子的单核吞噬细胞、树突状细胞和神经胶质细胞。HIV 膜蛋白 gp120 可与 CD4 分子结合。HIV 与细胞表面结合后,HIV 外膜留在细胞膜上,病毒核心进入细胞。病毒 RNA 在逆转录酶、整合酶等作用下合成 DNA,并整合到宿主基因组 DNA 中。整合后的 DNA 称为前病毒,可潜伏一段时间,之后开始复制产生新的病毒颗粒,释放入血并感染新的细胞,同时可导致细胞死亡(细胞凋亡与之有关)。由于 T 辅助细胞(Th)是调节整个免疫系统的枢纽细胞,Th 细胞的消减必然影响到白细胞介素-2、γ-干扰素以及激活巨噬细胞、B 细胞等有关的多种细胞因子的分泌,进一步影响 Th 细胞及其他免疫细胞的功能。HIV 感染单核吞噬细胞后,能在单核吞噬细胞内复制,但不引起细胞死亡,使之成为病毒的贮存场所,并可帮助其通过血脑屏障。

2. 病理变化　AIDS 的病理变化可归纳为全身淋巴组织的变化、继发性感染和恶性肿瘤三个方面。

(1) 淋巴组织的变化:HIV 感染后早期和中期淋巴结肿大,最初有淋巴滤泡明显增生,生发中心活跃,髓质可见较多浆细胞。随后滤泡外层淋巴细胞减少或消失;副皮质区淋巴细胞(CD4⁺T 细胞)进行性减少,浆细胞浸润;伴小血管增生,滤泡界限不清。晚期,呈现一片荒芜,淋巴细胞几乎消失殆尽,无淋巴滤泡及副皮质区之分,仅有一些巨噬细胞和浆细胞残留。脾、胸腺、消化道淋巴组织等的淋巴细胞也明显减少。

(2) 继发性感染:艾滋病患者往往有反复机会性感染,以中枢神经系统、肺、消化道病变最为常见。病原种类繁多,多为两种以上混合感染。由于患者有严重免疫缺陷,感染部位炎症反应轻且不典型。

中枢神经系统感染弓形虫或新型隐球菌引起脑炎或脑膜炎;感染巨细胞病毒和乳多空病毒导致进行性白质脑病;HIV 也可直接引起脑膜炎、亚急性脑病、痴呆等。肺部感染卡氏肺孢子菌可出现病变区域肺间质、肺泡内巨噬细胞及浆细胞浸润,肺泡腔内出现大量伊红色泡沫样渗出物。

(3) 恶性肿瘤:约有 30% 的病例可发生 Kaposi 肉瘤,该肿瘤起源于血管内皮细胞,广泛累及皮肤、黏膜及内脏,以下肢最多见。肉眼呈暗蓝或紫棕色结节。镜下为成片梭形肿瘤细胞,构成毛细血管样空隙,其中可见红细胞。淋巴瘤为艾滋病患者中另一较高发的恶性肿瘤。

3. 临床病理联系　本病整个感染过程是 HIV 对免疫系统的抑制和损伤与免疫系统对 HIV 杀伤与抑制相互斗争的过程,临床过程可分为三期。

(1) 急性期:感染 HIV 2~6 周内,机体免疫功能尚未破坏,大多数患者无症状,仅少数发热、身痛、肌肉痛、关节痛等一般症状。在此期间,可以从病人血中分离出病毒,8~12 周后 HIV 抗体呈阳性反应。

(2) 慢性期:处于机体免疫系统与病毒的抗衡阶段,可持续 2~10 年或更长。患者可从开始无明显临床症状,逐渐发展到全身淋巴结明显增生、肿大。

(3) 危险期:机体因 CD4⁺T 细胞大量破坏,使免疫功能严重障碍,继发机会性感染及恶性肿瘤,患者出现发热、乏力、消瘦、腹泻及神经系统症状等。

目前对艾滋病的治疗主要采取联合使用反转录酶抑制剂和蛋白酶抑制剂的"鸡尾酒疗法"。由于缺乏非常有效的 HIV 疫苗,因此预防 HIV 感染主要依赖于控制传播途径。

(熊　凡)

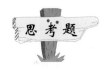

1. 试述自身免疫性疾病的发病机制。
2. 系统性红斑狼疮的基本病变是什么? 可累及哪些器官?
3. 艾滋病的发病机制及预防原则是什么?

本章课件

第5章 肿 瘤

肿瘤(tumor,neoplasm)为一类常见病、多发病。根据世界卫生组织(WHO)2020年度报告,恶性肿瘤占世界各种原因引起死亡的1/6,2018年全球有1810万人罹患恶性肿瘤,其中960万人死亡。恶性肿瘤的发病率以惊人的速度增加,WHO预计2040年新增病例将达到2940万人。我国2018年恶性肿瘤患病人数约428万人,死亡人数约286万人,恶性肿瘤居死亡原因的首位。

中医学对肿瘤早有记载。早在殷周时代,甲骨文上就有"瘤"的病名;"癌"字自明代开始使用,源自宋代《卫济宝书》的"嵒"字。用"癌"字来翻译"cancer",通指各种恶性肿瘤,始于19世纪末。中医学对病因及发病亦有一定的认识。《灵枢经》认为肿瘤起因于"营卫不通"、"寒气客于肠外与卫气相搏"、"邪气居其间"。《中藏经》认为脏腑蓄毒所生。《圣济总录》有:"瘤之为义,留滞而不去也"。历代文献中记载了大量治疗肿瘤的方剂,中医药在肿瘤的防治中起到重要作用。

第1节 肿瘤的概念和一般形态结构

一、肿瘤的概念

肿瘤是机体在各种致瘤因素作用下,局部组织的细胞在基因水平上失去对其生长和分化的正常调控,导致其克隆性异常增生而形成的新生物,常表现为局部肿块。

肿瘤性异常增生与炎症或损伤修复时的增生有着本质上的区别。炎症或损伤修复时增生的细胞能分化成熟,具有正常的代谢、功能和形态结构;而且增生有一定的限度,当原因消除后即不再继续增生。肿瘤性异常增生一般为单克隆性的,肿瘤细胞一方面不同程度的失去分化成熟的能力,并有异常的代谢、功能和形态结构,甚至接近于幼稚的胚胎细胞;另一方面获得了不断增长的能力,即使在致瘤因素不存在时,肿瘤细胞仍表现为持续性生长。这种自主性的生长不受机体调控,与整个机体不协调。肿瘤的无限增殖与分化(differentiation)异常是肿瘤细胞最基本的生物学特征。

根据肿瘤的生物学行为,可把肿瘤分为良性和恶性两大类。良性肿瘤除非生长在重要部位,对机体危害较小,一般不导致死亡;恶性肿瘤对机体危害大,常引起死亡。来源于上皮组织的恶性肿瘤称之为癌;来源间叶组织的恶性肿瘤称之为肉瘤。

二、肿瘤的大体形态和组织结构

(一)肿瘤的大体形态

1. 形状　肿瘤的形状多种多样,与其发生部位、组织来源、生长方式和肿瘤的良恶性密切相关。生长在组织深部者,良性瘤多呈结节状或分叶状,有时为囊状,具有完整包膜;恶性瘤则形状不规整,常呈树根状向周围浸润性生长,与周围组织分界不清。生长在皮肤及黏膜表面的肿瘤,良性瘤常向表面突出,形成息肉状、蕈状或乳头状;恶性瘤常呈菜花状,表面有坏死及溃疡,并向深部浸润(图5-1)。

71

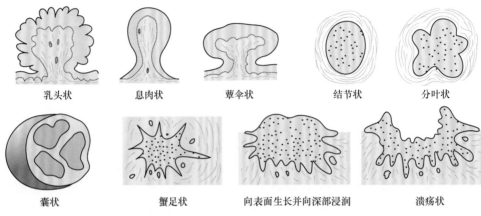

乳头状　　　　　息肉状　　　　　蕈伞状　　　　　结节状　　　　　分叶状

囊状　　　　　　蟹足状　　　　向表面生长并向深部浸润　　　　溃疡状

图 5-1　肿瘤的大体形态模式图

2. 颜色　肿瘤的切面一般多呈灰白色(因其含细胞丰富),但由于瘤组织中含血量的多少、有无变性与坏死及是否含有色素等,而可呈现不同的颜色。有时可从肿瘤的颜色推测其为何种肿瘤,如血管瘤呈暗红色、脂肪瘤呈黄色、恶性黑色素瘤呈黑褐色等。

3. 数目及大小　肿瘤常在身体某一局部单个发生。但某些肿瘤有多发的倾向,如子宫平滑肌瘤。继发肿瘤常为多个。肿瘤的体积大小不一,常与肿瘤的良恶性、生长时间及发生部位有一定关系。生长在狭小腔道(如颅腔、椎管)内的肿瘤一般较小;生长于体表或腹腔内的良性肿瘤,常可较大,甚至重达数十千克。恶性肿瘤一般生长迅速,很快可引起转移和患者死亡。

4. 硬度　肿瘤一般较其来源组织的硬度增大,常与肿瘤的种类、瘤实质与间质的比例及其有无变性坏死有关。如脂肪瘤质软,纤维瘤质韧,骨瘤则质硬。实质多于间质则较软,间质多者则较硬。肿瘤发生坏死时则变软,发生钙化或骨化时则变硬。

(二) 肿瘤的组织结构

各种肿瘤的形态结构虽然多种多样,但任何一个肿瘤组织镜下可分为实质和间质两部分。

1. 肿瘤的实质(parenchyma)　肿瘤实质是肿瘤细胞的总称,是肿瘤的主要成分。肿瘤的生物学特点以及每种肿瘤的特殊性是由肿瘤的实质决定。体内几乎所有的器官和组织都可发生肿瘤,因此肿瘤实质细胞的形态也是多种多样的。肿瘤的分类、命名和组织学诊断通常是根据肿瘤的实质细胞的形态来进行。在镜下识别各种肿瘤的组织来源,并根据其分化成熟程度和异型性大小来确定肿瘤的良、恶性及恶性肿瘤的恶性程度是临床病理工作者的重要任务。

2. 肿瘤的间质(mesenchyma, stroma)　肿瘤的间质成分不具特异性,起着支持和营养肿瘤实质的作用。一般由结缔组织和血管组成,有时可有淋巴管。通常生长快的肿瘤,其间质血管较丰富;生长缓慢的肿瘤,其间质血管则较少。此外,肿瘤间质内往往有或多或少的淋巴细胞浸润,一般认为对肿瘤的生长具有限制作用。

第 2 节　肿瘤的异型性

异型性仅指肿瘤的实质。肿瘤组织无论在组织结构和细胞形态上,都与其发源的正常组织有不同程度的差异,这种差异称为异型性(atypia)。肿瘤异型性是肿瘤细胞分化程度在形态学上的表现。分化程度(即成熟程度)是指肿瘤的实质细胞与其来源的正常组织和细胞在代谢、功能和形态上的相似程度。肿瘤细胞分化程度的高低决定着肿瘤的异型性。良性肿瘤分化程度高，与正常组织相似，肿瘤异型性小；恶性肿瘤分化程度低，与正常组织不相似，异型性大。恶性肿瘤分化程度低的异型性非常大；分化程度极低的称未分化或差分化，肿瘤细胞模拟胚胎细胞，缺乏起源组织细胞的形态特征。区别异型性的大小是诊断肿瘤，确定其良、恶性的主要组织形态学依据。

（一）肿瘤组织结构的异型性

组织结构的异型性指细胞的排列方式、层次、方向，实质与间质的关系以及器官样结构等。良性肿瘤瘤组织结构的异型性小，一般与其发源组织相似（图 5-2）。例如，腺瘤由腺腔组成，每个腺腔上皮排列较整齐，与其来源的腺体相似。但是，无器官样结构。

恶性肿瘤的组织结构异型性明显，瘤细胞排列更为紊乱，失去正常的排列结构、层次和方向性。如腺癌，其腺体的大小和形状不规则，排列紊乱，细胞排列紧密重叠，常呈多层，失去方向性，并可有乳头状增生，与正常组织差异大（图 5-3）。

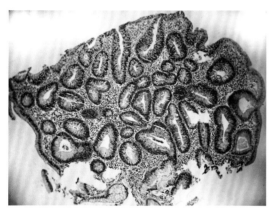
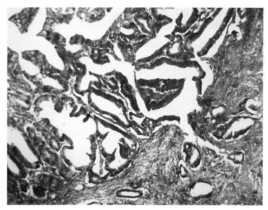

图 5-2　腺瘤
腺瘤呈乳头状，腺上皮层次少，排列较整齐，组织结构异型性小

图 5-3　腺癌
腺腔大小不一，排列紊乱，腺上皮层次多，排列紊乱，组织结构异型性大

（二）肿瘤细胞的异型性

良性肿瘤细胞的异型性小，一般与其发源的正常细胞相似。恶性肿瘤细胞常具有高度的异型性，分化程度低，失去正常结构和功能，称为间变（anaplasia）。其形态特征如下：

1. 瘤细胞的多形性　恶性肿瘤细胞一般较其来源正常细胞大，各个瘤细胞的大小和形态很不一致，有时可出现形态奇特、体积很大的瘤巨细胞。但有的分化很差的肿瘤，如肺小细胞癌，其瘤细胞较正常细胞小，大小也较一致。

2. 核的多形性　①瘤细胞核的大小、形状及染色不一致。②可出现巨核、双核、多核或奇异形核，核染色深（由于核内 DNA 增多），染色质呈粗颗粒状，分布不均匀，核膜增厚。核仁肥大，数目增多（图 5-4）。核常增大且核质比例失调（由正常的 $1:4$ 变为 $1:1$）。③核的极性丧失。核分裂象多见，常出现不对称性、多极性核分裂等病理性核分裂象（图 5-5）。

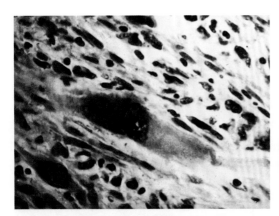

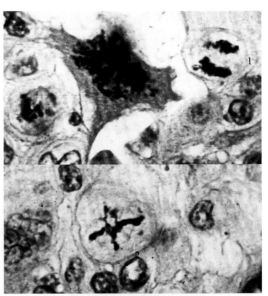

图 5-4　恶性肿瘤细胞异型性

肿瘤细胞大小不一,形态各异;细胞核大小不一,
形态各异;细胞核增大

图 5-5　病理性核分裂象

1. 不对称核分裂象;2. 多极核分裂象

3. 胞质的改变　恶性肿瘤细胞的胞质一般由于分化低而减少。由于胞质内核糖体增多,胞质常呈嗜碱性。有些肿瘤可产生异常的胞质内产物或分泌物(如角蛋白、激素、黏液等)。

4. 肿瘤细胞超微结构上的异型性　良性肿瘤细胞的超微结构基本与其起源细胞相似。恶性肿瘤细胞则有不同程度的异型性,但主要为量的差异,迄今尚未发现恶性肿瘤的特异超微结构改变。表现为核增大,形状不规则,异染色质增加,核膜可有内陷或外凸。核仁增大,数目增多。胞质内细胞器如线粒体、内质网、高尔基器等数目减少或发育不良(这反映细胞分化幼稚),另可见游离的核糖体(这反映蛋白合成增多)及溶酶体增多(可释放水解酶,有利于瘤细胞浸润性生长)。此外,肿瘤细胞间连接结构(如桥粒及复合连接)减少而致相互黏着松散,这有利于瘤细胞的浸润生长。

(三) 肿瘤细胞的代谢特点

肿瘤细胞的代谢比正常细胞旺盛,尤以恶性肿瘤更为明显,在一定程度上反映了瘤细胞分化不成熟和生长旺盛的特征。

1. 核酸代谢　肿瘤细胞合成 DNA 和 RNA 的能力增强,而分解过程明显降低,故 DNA 和 RNA 的含量明显增高。DNA 与细胞的分裂和增殖有关,RNA 与细胞的蛋白质合成及生长有关。核酸的增多是肿瘤迅速生长的物质基础。

2. 蛋白质代谢　肿瘤细胞的蛋白质合成及分解皆增强,但合成代谢超过分解代谢,甚至可夺取正常组织的蛋白质分解产物,而合成肿瘤本身生长所需要的蛋白质,结果导致机体的严重消耗。肿瘤的分解代谢表现为蛋白质分解为氨基酸增强,而氨基酸的分解代谢减弱,可使氨基酸重新用于蛋白质合成,促进肿瘤加速生长。肿瘤细胞还可合成肿瘤蛋白,作为肿瘤相关抗原而使机体产生免疫反应。有些肿瘤蛋白与胚胎组织有共同的抗原性,称为肿瘤胚胎性抗原。例如肝细胞癌能合成胎儿肝细胞产生的甲胎蛋白(AFP),结肠癌可产生癌胚抗原(CEA),胃癌可产生胎儿硫糖蛋白抗原(FSA)。检查患者血清中这些抗原,有助于相应肿瘤的诊断。

3. 酶系统　恶性肿瘤组织内的氧化酶(如细胞色素氧化酶及琥珀酸脱氢酶)减少而蛋白分解酶增加。再者,各种不同组织来源的恶性肿瘤,其某些特殊功能的酶常消失,而导致酶谱的一致性。如肝癌组织中有关尿素合成的酶系几乎全部消失,其酶谱趋向于与其他癌组织的酶谱一致。此外,某些肿瘤如肝癌患者血清中转肽酶增高,前列腺癌患者血清中酸性磷酸酶明显增加,骨肉瘤患者血清中碱性磷酸酶增加,临床上皆可作为诊断及判断疗效的指标。

4. 糖代谢　肿瘤组织的糖无氧酵解过程增强,即使在氧供应充分时,也以酵解形式获取能量。这可能与瘤细胞的线粒体功能障碍或与其酶谱改变有关。糖酵解的许多中间代谢产物(如丙酮酸等),可被瘤细胞利用以合成蛋白质及核酸,从而促进肿瘤的生长。

第 3 节　肿瘤的生长与扩散

一、肿瘤的生长

(一) 肿瘤的生长速度

良性肿瘤生长缓慢,有时可呈间断性的生长。恶性肿瘤生长快,短时间内即可形成明显的肿块,并由于血液及营养供应相对不足易发生变性、坏死、出血及感染等继发性改变。

(二) 肿瘤的生长方式

1. 膨胀性生长(expansive growth)　为大多数良性肿瘤的生长方式。肿瘤逐渐生长膨大,不侵袭周围正常组织,只机械地推开或挤压周围组织。肿瘤常呈结节状,具有完整的纤维性包膜,与周围正常组织分界明显。位于皮下者,检查常可推动。肿瘤易于手术摘除,手术后很少复发(图 5-6)。

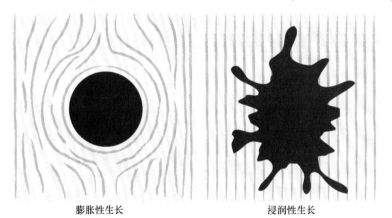

膨胀性生长　　　　　　　　　浸润性生长

图 5-6　肿瘤的生长方式

2. 浸润性生长(invasive growth)　为大多数恶性肿瘤的生长方式。恶性瘤细胞不断分裂增生,如树根长入泥土状浸入并破坏周围组织。肿瘤无完整包膜,与周围正常组织无明显分界。临床检查时,肿瘤固定而不活动,手术时必须切除肿瘤周围的较大范围,且手术后由于切除不易彻底而经常复发(图 5-6)。

3. 外生性生长(exophytic growth)　发生在体表、体腔表面或自然管道表面的肿瘤,常向表面生长,形成突起的乳头状、息肉状、蕈状或菜花状的肿物。良性肿瘤及恶性肿瘤皆可有此种生长方式。但恶性肿瘤常同时在基底部有浸润性生长,并由于生长迅速、血供不足,易发生坏死脱落而形成底部高低不平、边缘隆起的癌性溃疡。

二、肿瘤的扩散

良性肿瘤不扩散,仅在原发部位不断生长增大。恶性肿瘤不但在原发部位继续生长,并向周围组织浸润蔓延,且可通过转移向身体其他部位扩散。

(一) 直接蔓延

恶性肿瘤可向周围组织浸润,沿组织间隙、淋巴管、血管或神经束衣连续的生长,侵入并破坏邻近正常组织或器官称为直接蔓延(direct spreading)。例如,晚期乳腺癌可穿过胸肌和肋骨侵入胸腔甚至到达肺。

(二) 转移

恶性肿瘤细胞从原发部位侵入淋巴管、血管或体腔,被带至不相连续的部位,而继续生长,形成与原发瘤同类型的继发性肿瘤,此过程称为转移(metastasis),所形成的继发性肿瘤称为转移瘤。常见的转移途径有三种:

1. 淋巴道转移　为癌的常见转移方式。毛细淋巴管通透性高,一般无完整的基膜,内皮细胞间的间隙较宽,故癌细胞易于侵入淋巴管,再随淋巴到达局部淋巴结。转移的癌细胞先聚集于边缘窦,逐渐累及整个淋巴结,使淋巴结肿大变硬,切面常呈灰白色。例如,乳腺癌转移至同侧腋窝淋巴结,肺癌转移至肺门淋巴结。局部淋巴结发生转移后,可继续沿淋巴管转移至其他淋巴结,甚至可通过胸导管到达左侧颈静脉角而入血(图 5-7)。如果淋巴结或淋巴管被瘤细胞堵塞,淋巴发生逆流,瘤细胞可通过逆流的淋巴转移。例如,胃癌转移后,可逆流转移至左锁骨上淋巴结。

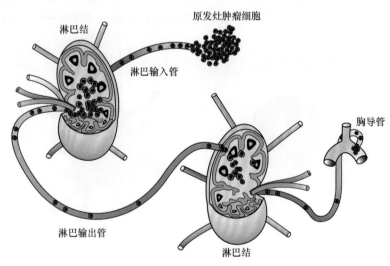

图 5-7　淋巴道转移示意图

2. 血道转移　瘤细胞侵入血管后,可随血流到达远处器官继续生长,形成转移瘤。肉瘤的间质内富含薄壁小血管,易被瘤细胞侵入,早期即可发生血道转移。某些血供丰富的癌(如肝癌及绒毛膜癌)以及大多数之晚期,皆常发生血道转移。侵入体循环静脉的瘤细胞,经右心到肺,在肺内形成转移瘤,例如骨肉瘤及绒毛膜癌的肺转移。侵入门静脉系统的瘤细胞,则发生肝的转移,如胃、肠癌的肝转移。侵入肺静脉的瘤细胞,可经左心随血流到达全身各器官,如脑、骨及肾上腺等。血源性转移瘤的形态特点为多个散在分布,呈球形,边界清楚。某些肿瘤转移对器官有一定的特异性。

3. 种植性转移 体腔内器官的恶性肿瘤蔓延至器官表面时,瘤细胞可脱落,种植在体腔内其他器官的表面,形成多数转移瘤。如胃癌侵袭至浆膜后,可脱落种植到大网膜或卵巢等处;肺癌也常在胸腔内形成广泛种植性转移。

三、恶性肿瘤生长和扩散的机制

(一) 恶性肿瘤生长迅速的机制

1. 肿瘤细胞生长动力学 包括:①肿瘤细胞的倍增时间:肿瘤细胞与正常细胞的倍增时间相似或稍长,因此,恶性肿瘤生长速度快可能不是由于其细胞倍增时间缩短引起的。②肿瘤的生长分数:指肿瘤细胞群体中,处于增殖阶段(S 期+G_2 期)的细胞所占的比例。生长分数越高,生长越迅速。③瘤细胞的生成与丢失:肿瘤是否能不断长大及其长大速度决定于瘤细胞的生成大于丢失的程度,由于营养供应不足坏死脱落等因素影响,有相当一部分肿瘤细胞失去生命力,表现为凋亡。肿瘤细胞的生成与丢失程度共同影响着肿瘤的生长。

2. 肿瘤的演进与异质化 恶性肿瘤在不断增生的过程中,其细胞恶性程度愈来愈高,更富有侵袭性的现象称肿瘤的演进(progression)。肿瘤的异质化(heterogeneity)是指一个肿瘤内所含的多种肿瘤细胞亚群,在生化特点、增生速度、侵袭能力、对激素的反应和对放、化疗的敏感性等方面存在的差异。它们经过彼此竞争和筛选,使那些侵袭性较强、增殖组分较高、抗原性较弱可逃避机体免疫监视、更能适应局部微环境的瘤细胞亚群被保留下来,因而肿瘤生长更快。

3. 肿瘤的血管生成(tumor angiogenesis) 肿瘤的初始阶段无血管生成,其营养主要靠弥散方式获得。当瘤体直径长到 $1\sim2mm$ 时(约 10^7 个细胞),就必须伴有血管的生成;否则,瘤细胞因缺血和营养不足而生长缓慢或停止。因此诱导血管生成的能力是恶性肿瘤生长、浸润与转移的前提之一。肿瘤细胞可通过分泌血管生成因子(angiogenesis factor)诱导血管生成。

(二) 恶性肿瘤浸润的机制

恶性肿瘤局部浸润的机制目前尚未十分明了,浸润能力强的瘤细胞亚克隆的出现和肿瘤内血管形成,对肿瘤的局部浸润都起着重要的作用。

1. 瘤细胞不断增生的能力 表现为:①对生长控制反应的丧失:肿瘤细胞不受机体神经体液的调控,亦不受周围环境的影响,表现为自主性生长。即使机体缺乏营养,多种组织处于萎缩状态,肿瘤细胞也能摄取机体的营养物质而不断增殖。②接触抑制的丧失:当细胞增殖到相互接触时,细胞的分裂即行停止,即接触抑制。肿瘤细胞即使互相接触,仍能无序生长、堆积,接触抑制丧失。③恶性肿瘤细胞的"永久性":正常细胞体外培养连续传代 $30\sim50$ 代即停止增殖。肿瘤细胞能不断增殖,这种无限的增殖能力,称为"永久性"增殖能力。

2. 瘤细胞间的黏着力降低 正常上皮细胞之间通过各种黏附分子,如上皮钙黏素将其彼此胶着在一起,不能单独分离,某些肿瘤细胞表面黏附分子表达减少,使得瘤细胞彼此离散,以便于进一步与基膜附着。

3. 基膜和间质结缔组织的降解 肿瘤通过蛋白酶,如基质金属蛋白酶,使得 ECM 降解,其降解产物还具有化学趋向性,血管生成和生长促进等作用。

4. 肿瘤细胞与 ECM 蛋白紧密附着 正常上皮细胞与基膜的附着和极向的维持是通过整合素及其配体如层粘连蛋白来实现的。失去彼此黏附的正常上皮会凋亡。而肿瘤细胞不但不会凋亡,层粘连蛋白分解后产生的碎片与肿瘤细胞受体结合反而促进肿瘤迁移。

5. 恶性肿瘤细胞的移出 肿瘤细胞靠细胞内的肌动蛋白细胞骨架系统产生阿米巴运动,穿过被降解的基膜和基质区域。这一过程涉及多个受体和信号转导系统,如自分泌移动因子,基膜成分降解产物和某些生长因子。

（三）恶性肿瘤转移的机制

肿瘤的转移包括：早期原发瘤生长、肿瘤血管生成、肿瘤细胞脱落并侵入基质、进入脉管系统、瘤栓形成、继发组织器官定位生长、转移瘤继续扩散等多个步骤（图5-8）。前述的许多影响肿瘤生长与浸润因素同时也影响肿瘤的转移。另外，还与下列因素关系密切。

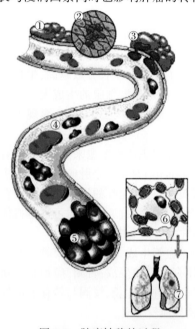

图5-8　肿瘤转移的过程
① 原发瘤；②具有转移能力的细胞株形成；③瘤细胞侵入血管壁；④被血液带到远处；⑤瘤栓形成；⑥瘤细胞出血管；⑦转移瘤形成

1. 局部组织器官的特点　血管丰富之处，转移的瘤细胞易于生长。例如多种恶性肿瘤易发生骨转移，可能与该处血管丰富有关。此外，转移瘤在某些组织或器官中不易形成，如脾虽然血液循环丰富，但脾为重要的免疫器官，不利于肿瘤的生长；心肌和骨骼肌内转移瘤少见，可能与肌肉经常收缩而使瘤细胞不易停留或肌肉内乳酸含量高而不利于肿瘤生长有关。再者，某些恶性肿瘤的转移常有明显的器官选择性，例如甲状腺癌和前列腺癌常转移至骨，肺癌常转移至脑和肾上腺等。产生这种现象的原因可能有：①这些器官的血管内皮细胞上的配体能与进入血循环的瘤细胞表面的黏附分子（如血管细胞黏附分子）特异性结合；②靶器官能够释放某些吸引癌细胞的化学趋化物质。

2. 机体的状态　进入血管的瘤细胞能够形成新的转移灶的可能性小于1/1000。单个瘤细胞绝大多数被机体的自然杀伤细胞消灭。但是被血小板凝集成团的瘤细胞形成的瘤栓不易被消灭，并可与栓塞处的血管内皮细胞黏附，然后穿过血管内皮和基膜，形成新的转移灶。因此，机体血液流变学特点影响肿瘤的转移。

机体的一般状况、免疫功能和精神状态对肿瘤的转移亦有密切关系。例如，绒毛膜癌在切除原发瘤后，肺内的转移瘤可以自然消退；乳腺癌在手术切除多年后可发生远处转移。

此外，实验证明，注射肾上腺皮质激素或垂体生长激素皆可促进实验动物肿瘤的转移，说明内分泌对肿瘤的转移亦有影响。

四、肿瘤的分级与分期

肿瘤的分级与分期一般都用于恶性肿瘤。

恶性肿瘤的分级：是根据其分化程度的高低、异型性的大小及核分裂数的多少来确定恶性程度的级别。近年来多倾向于用简明较易掌握的三级分级法，即Ⅰ级为高分化，属低度恶性；Ⅱ级为中等分化，属中度恶性；Ⅲ级为低分化，属高度恶性。

肿瘤的分期：多采用TNM系统。T指肿瘤的原发灶，随着肿瘤的增大依次用$T_1 \sim T_4$表示；N指局部淋巴结受累及，淋巴结未累及时用N_0表示，随着淋巴结受累的程度及范围的扩大用$N_1 \sim N_3$表示；M指血行转移，无血行转移者用M_0表示，有血行转移者用$M_1 \sim M_2$表示。

第4节　肿瘤对机体的影响

良性肿瘤与恶性肿瘤对机体的影响不同，现分述如下：

一、良性肿瘤对机体的影响

1. 局部压迫和阻塞 与肿瘤所在部位有关。体表良性肿瘤一般对机体无严重影响,消化道良性肿瘤可引起肠梗阻或肠套叠,颅内良性肿瘤可压迫脑组织而引起颅内压升高。

2. 并发症 较少见。如卵巢囊腺瘤可发生蒂的扭转而引起急腹症,血管瘤可发生破裂而引起大出血,黏膜面的良性瘤(如肠腺瘤,膀胱乳头状瘤)可发生溃疡及继发性感染等。

3. 内分泌腺良性肿瘤的激素分泌过多 腺垂体嗜酸性腺瘤可引起巨人症或肢端肥大症,胰岛β 细胞瘤可分泌过多胰岛素而引起阵发性血糖过低。

二、恶性肿瘤对机体的影响

除局部压迫和阻塞症状外,尚可出现:

1. 破坏器官的结构和功能 可破坏原发部位并可通过浸润及转移破坏邻近以及远隔器官的组织结构。机体重要器官结构破坏引起的功能丧失是恶性肿瘤患者死亡的重要原因之一。如肝癌可破坏肝脏而引起肝功能衰竭,骨肉瘤可破坏骨而引起病理性骨折。如胃癌可致胃穿孔而引起急性腹膜炎,食管癌可侵入气管使食物流入肺而引起急性肺炎。

2. 并发症 多见。如肿瘤侵蚀大血管,可引起致命的出血;肿瘤坏死后继发细菌感染,可产生恶臭及引起发热,严重感染可以致命。长期的不明原因的发热、疼痛、出血等,常常是肿瘤的早期表现。肿瘤晚期症状更为明显,如剧烈疼痛、发热等,并出现与肿瘤生长部位相关的症状。

3. 副肿瘤综合征 由于肿瘤的产物(包括异位激素)或异常免疫反应或其他不明原因,可引起内分泌、神经、消化、造血、骨关节、肾脏及皮肤等系统和器官发生病变,出现相应的临床表现。这些表现不是由原发肿瘤或转移灶直接引起,而是通过上述原因间接引起,故称为副肿瘤综合征(paraneoplastic syndrome)。某些非内分泌腺恶性肿瘤,能产生和分泌激素,引起内分泌紊乱,称为异位内分泌综合征,即属于副肿瘤综合征。此外,血液的高凝状态引起的静脉血栓形成和心内膜炎、痛风、高血钙和自身免疫性关节炎等也属于此种综合征。认识副肿瘤综合征的意义在于它可能是一些隐匿肿瘤的早期表现,可由此而发现早期肿瘤。其次不要误认为这些系统的症状是由肿瘤转移所致,而放弃对肿瘤的治疗。与之相反,如肿瘤治疗有效,这些综合征可减轻或消失。

4. 恶病质(cachexia) 恶性肿瘤晚期患者可发生严重消瘦、无力、贫血、全身衰竭、皮肤干枯呈黄褐色,称为恶病质。可能是由于严重消耗、出血、感染、发热、疼痛及肿瘤细胞坏死产生的毒性物质等所致。

第 5 节 良性肿瘤与恶性肿瘤的区别

良性肿瘤与恶性肿瘤的区别见表 5-1。

表 5-1 良性肿瘤与恶性肿瘤的区别

	良 性 肿 瘤	恶 性 肿 瘤
分化程度	分化高,异型性小,与发源组织的形态相似,细胞无间变	分化低,异型性大,与发源组织的形态差别大。细胞有间变
核分裂象	无或罕见,不见病理核分裂象	多见,并可见病理核分裂象
生长速度	缓慢	较快

	良 性 肿 瘤	恶 性 肿 瘤
生长方式	膨胀性生长,常有包膜形成,边界清楚,可推动	浸润性生长,无包膜,边界不清楚,比较固定
转移	不转移	常有转移
继发性改变	一般较少见	常发生坏死、出血及继发感染
复发	手术后很少复发	易复发
对机体影响	较小,主要为局部压迫或阻塞。发生在内分泌腺,可引起功能亢进	较大。压迫、阻塞、破坏组织,出血、感染、转移、恶病质,最后可引起死亡

必须指出,良性肿瘤与恶性肿瘤并没有绝对界限,有些肿瘤的组织形态和生物学行为介于二者之间,称为交界性肿瘤(borderline tumor)。如卵巢交界性浆液性乳头状囊腺瘤和交界性黏液性囊腺瘤。此类肿瘤有恶变倾向,在一定的条件下可逐渐向恶性发展。恶性肿瘤的恶性程度也各不相同,有的较早发生转移,如鼻咽癌;有的转移较晚,如子宫体腺癌;有的几乎不发生转移,如皮肤的基底细胞癌。此外,肿瘤的良恶性也并非一成不变,某些良性肿瘤如不及时治疗,可转变为恶性肿瘤,称为恶变(malignant change),如结肠息肉状腺瘤可恶变为腺癌。

第6节　肿瘤的命名及分类

一、肿瘤的命名

肿瘤命名的一般原则是:①表明肿瘤的良性或恶性;②表明肿瘤的组织发生来源(表5-2)。

表5-2　肿瘤的命名原则与举例

	命 名 原 则	举 　例
良性肿瘤	组织来源+瘤(可结合形态特点)组织来源+瘤病(指多发或广泛弥漫生长的良性肿瘤)	纤维瘤、腺瘤、囊腺瘤、乳头状囊腺瘤、神经纤维瘤病、脂肪瘤病、血管瘤病
恶性肿瘤		
上皮组织	组织来源+癌	鳞状细胞癌、腺癌、肝细胞肝癌
间叶组织	组织来源+肉瘤	纤维肉瘤、横纹肌肉瘤、骨肉瘤
幼稚组织	组织来源+母细胞瘤	神经母细胞瘤、肾母细胞瘤、髓母细胞瘤(个别为良性)、骨母细胞瘤、软骨母细胞瘤、脂肪母细胞瘤
习惯性命名	以"人名"、"病"命名	霍奇金淋巴瘤、尤文肉瘤、白血病
	以"恶性"命名	恶性畸胎瘤、恶性间皮瘤、恶性脑膜瘤
	以"瘤"命名的恶性肿瘤	精原细胞瘤

病理学上的间叶组织与组织学的概念不完全相同。上皮组织指鳞状上皮、柱状上皮、移行上皮,不包括起源于间叶组织的单层扁平上皮。间叶组织指来源于间充质的广义结缔组织(包括纤维、黏液、脂肪、骨、软骨、间皮、脉管等)和肌组织。来源于上皮组织的恶性肿瘤称为癌(carcinoma),来源于间叶组织的恶性肿瘤称为肉瘤(sarcoma),另外,癌症(cancer)指所有的恶性肿瘤。

二、肿瘤的分类

肿瘤的分类见表5-3。

表 5-3　肿瘤分类举例

组织来源	良性肿瘤	恶性肿瘤	好发部位
1. 上皮组织			
鳞状上皮	乳头状瘤	鳞状细胞癌	乳头状瘤见于皮肤、鼻、鼻窦、喉等处;鳞状细胞癌见于宫颈、皮肤、食管、鼻咽、肺、喉和阴茎等处
基底细胞		基底细胞癌	头面部皮肤
腺上皮	腺瘤	腺癌(各种类型)	腺瘤多见于乳腺、甲状腺、胃、肠;腺癌见于胃、肠、乳腺、甲状腺等
	黏液性或浆液性囊腺瘤	囊腺癌	卵巢
	多形性腺瘤	恶性多形性腺瘤	涎腺
移行上皮	乳头状瘤	尿路上皮癌	膀胱、肾盂
2. 间叶组织			
纤维结缔组织	纤维瘤	纤维肉瘤	四肢
纤维组织细胞	纤维组织细胞瘤	恶性纤维组织细胞瘤	四肢
脂肪组织	脂肪瘤	脂肪肉瘤	前者多见于皮下组织,后者多见于下肢和腹膜后
平滑肌组织	平滑肌瘤	平滑肌肉瘤	子宫和胃肠
横纹肌组织	横纹肌瘤	横纹肌肉瘤	肉瘤多见于头颈、生殖泌尿道及四肢
血管和淋巴管组织	血管瘤、淋巴管瘤	血管肉瘤、淋巴管肉瘤	皮肤和皮下组织、舌、唇等
骨组织	骨瘤	骨肉瘤	骨瘤多见于颅骨、长骨;骨肉瘤多见于长骨两端,以膝关节上下尤为多见
	巨细胞瘤	恶性巨细胞瘤	股骨上下端、胫骨上端、肱骨上端
软骨组织	软骨瘤	软骨肉瘤	软骨瘤多见于手足短骨;软骨肉瘤多见于盆骨、肋骨、股骨、肱骨及肩胛骨等
滑膜组织	滑膜瘤	滑膜肉瘤	膝、踝、肩和肘等关节附近
间皮	间皮瘤	恶性间皮瘤	胸膜、腹膜
3. 淋巴造血组织			
淋巴组织		恶性淋巴瘤	颈部、纵隔、肠系膜和腹膜后淋巴结
造血组织		白血病	淋巴造血组织
		多发性骨髓瘤	椎骨、胸骨、肋骨、颅骨和长骨
4. 神经组织			
神经鞘膜组织	神经纤维瘤	恶性神经纤维瘤	单发性:全身皮神经;多发性:深部神经及内脏也受累
神经鞘细胞	神经鞘瘤	恶性神经鞘瘤	头、颈、四肢等处神经
胶质细胞	胶质细胞瘤	恶性胶质细胞瘤	大脑
原始神经细胞		髓母细胞瘤	小脑
脑膜组织	脑膜瘤	恶性脑膜瘤	脑膜

组织来源	良性肿瘤	恶性肿瘤	好发部位
交感神经节	节细胞神经瘤	神经母细胞瘤	前者多见于纵隔和腹膜后,后者多见于肾上腺髓质
5. 其他肿瘤			
黑色素细胞	黑色素细胞痣	恶性黑色素瘤	皮肤
胎盘组织	葡萄胎	绒毛膜上皮癌、恶性葡萄胎	子宫
生殖细胞		精原细胞瘤	睾丸
		无性细胞瘤	卵巢
		胚胎癌	睾丸、卵巢
三个胚叶组织	畸胎瘤	恶性畸胎瘤	卵巢、睾丸、纵隔和骶尾部

第7节　肿瘤的病因学和发病学

肿瘤的病因学是研究引起肿瘤的始动因素和发生的条件;肿瘤的发病学则研究肿瘤的发病机制。目前的研究表明,肿瘤本质上是基因病。各种环境致癌因素和遗传因素可能以协同或序贯的方式引起细胞非致死性的 DNA 损害,从而激活原癌基因和(或)灭活肿瘤抑制基因,加上凋亡调节基因及 DNA 修复基因的改变,使细胞发生转化(transformation)。被转化的细胞可先呈多克隆性的增生,经过一个漫长的多阶段的演化过程,其中一个克隆相对无限制的扩增,再通过附加突变,选择性地形成具有不同特点的亚克隆(异质化),从而获得浸润和转移的能力(演进),形成恶性肿瘤。

一、肿瘤发生的分子生物学基础

癌基因、肿瘤抑制基因的发现和定义是现代分子生物学的重大成就之一,对于阐明肿瘤的发病机制具有重要的意义。癌基因、肿瘤抑制基因实际上是对细胞生长、分化起正向或者反向调节的关键基因,在保持机体的正常功能方面起重要的作用。如果发生异常改变,则可能引起细胞的转化异常和肿瘤发生。

(一) 癌基因

1. 原癌基因、癌基因的发现和定义　　癌基因首先在反转录病毒(retrovirus)中发现。某些反转录病毒能在动物体内迅速诱发肿瘤并能在体外转化细胞,其含有能够转化细胞的 RNA 片段称为病毒癌基因(viral oncogene)。之后发现,正常细胞的 DNA 中存在与病毒癌基因几乎完全相同的 DNA 序列,称为细胞癌基因(cellular oncogene)。现已证实病毒癌基因是病毒从被感染的宿主细胞 DNA 中得到的。由于细胞癌基因在正常细胞中以非激活的形式存在,故又称为原癌基因,原癌基因可因多种因素的作用而被激活成为癌基因,引起细胞的转化。

2. 原癌基因的产物和正常功能　　原癌基因编码的蛋白质对正常细胞分裂增殖十分重要。主要包括细胞生长因子和生长因子受体、信号转导蛋白、核调节蛋白和细胞周期调节蛋白等(表 5-4)。

表 5-4　主要原癌基因、激活方式及相关人类肿瘤

编码的蛋白质	原癌基因	激活机制	相关人类肿瘤
生长因子			
FGF	hst-1	过度表达	胃癌、膀胱癌、乳腺癌
生长因子受体			
EGF 受体	ERBB1	扩增	胶质瘤
EGF 样受体	ERBB2	扩增	乳腺癌、卵巢癌、肾癌
信号转导蛋白			
GTP-结合蛋白	RAS	点突变	多种人体肿瘤,包括肺、结肠、胰,白血病
非受体型酪氨酸蛋白激酶	ABL	易位	慢性粒细胞性白血病、急性淋巴细胞性白血病
核调节蛋白			
转录激活蛋白	MYC	易位	伯基特淋巴瘤
	N-MYC	扩增	神经母细胞瘤、小细胞肺癌
细胞周期调节蛋白			
周期素	Cyclin E	扩增	乳腺癌、食管癌
周期素依赖激酶	CKD4	扩增、点突变	胶质母细胞瘤、恶性黑色素瘤、肉瘤

3. 原癌基因的激活　原癌基因通过以下两种方式激活后成为具有促进细胞转化能力的癌基因:①点突变引起基因结构改变,产生具有异常功能的癌蛋白。②染色体重排和基因扩增引起基因过度表达,产生过多促进细胞生长的蛋白。两种方式均可导致细胞生长刺激信号的过度或持续出现,使细胞发生转化。

4. 癌基因的产物引起细胞转化的可能机制　突变的癌基因编码的蛋白质(癌蛋白,oncoprotein)与原癌基因的正常产物有结构上的不同,因此失去正常产物的生长调节作用。过度表达的原癌基因产物虽然在结构上与正常产物相同,但是数量有明显增加,因此也会造成靶细胞的过度生长。目前已知的引起细胞转化的机制有:①生长因子增加;②生长因子受体异常表达;③产生突变的信号转导蛋白;④转录因子增加;⑤细胞周期调节因子的改变。

(二) 肿瘤抑制基因

与原癌基因编码的蛋白质促进细胞生长相反,在正常情况下细胞内的肿瘤抑制基因的产物能抑制细胞的生长。其功能的丧失也可促进细胞的转化。与原癌基因的激活不同的是,肿瘤抑制基因(tumor suppressor gene)的失活多数是通过等位基因的两次突变或缺失(纯合子)的方式实现的。目前了解最多的肿瘤抑制基因是 RB 基因和 TP53 基因。它们的产物都是以转录调节因子的方式调节核转录和细胞周期的核蛋白。其他的肿瘤抑制基因还有神经纤维瘤病-1 基因(neurofibromatosis 1,NF-1)、结肠腺瘤性息肉病基因(adenomatous polyposis coli,APC)、结肠癌丢失基因(deleted in coloretal cancer,DCC)、p16 基因和 Wilm 瘤-1 基因(WT1)等(表 5-5)。

表 5-5　主要肿瘤抑制基因和相关人类肿瘤

亚细胞定位	基　因	功　能	与体细胞相关的肿瘤	与遗传型突变相关的肿瘤
细胞表面	TGF-β 受体	生长抑制	结肠癌	不明
	E-cadherin	细胞黏附	胃癌、乳腺癌	家族性胃癌
质膜内表面	NF-1	抑制 RAS 的信号传递	神经母细胞瘤	Ⅰ型神经纤维瘤病和肉瘤
细胞骨架	NF-2	不明	神经鞘瘤、脑膜瘤	Ⅱ型神经纤维瘤病、听神经瘤和脑膜瘤

续表

亚细胞定位	基 因	功 能	与体细胞相关的肿瘤	与遗传型突变相关的肿瘤
胞质	*APC*	抑制信号转导	胃癌、结肠癌、胰腺癌、恶性黑色素瘤	家族性结肠多发性息肉病、结肠癌
细胞核	*RB*	调节细胞周期	视网膜母细胞瘤、骨肉瘤、乳腺癌、结肠癌、肺癌	视网膜母细胞瘤、骨肉瘤
	TP53	调节细胞周期和 DNA 损伤所致的凋亡	大多数人类肿瘤	多发性癌和肉瘤
	WT1	核转录因子	肾母细胞瘤	肾母细胞瘤
	p16	抑制周期素依赖激酶,调节细胞周期	胰腺癌、食管癌	恶性黑色素瘤
	BRCA-1、*BRCA-2*	DNA 修复		男性和女性乳腺癌、卵巢癌

(三) 凋亡调节基因

凋亡调节基因研究较多的是 B 细胞淋巴瘤/白血病(B cell lymphoma/leukemia,*BCL*)家族、*TP53* 基因。正常情况 *BCL* 家族的 *BCL-2* 和 *BAX* 在细胞内保持平衡。如 BCL-2 蛋白增多,细胞则长期存活;如 BAX 蛋白增多,细胞则进入凋亡。野生型的 TP53 蛋白可以诱导 BAX 的合成,而促使 DNA 受损的细胞进入凋亡。肿瘤细胞 *BCL-2* 基因的过度表达,使其免予凋亡而长期存活。突变型 TP53 蛋白失去促进凋亡的功能,而致肿瘤细胞存活。

(四) 端粒、端粒酶和肿瘤

正常细胞分裂一定次数后就进入老化阶段,失去了复制的能力。细胞的复制次数是由一种位于染色体末端的叫做端粒(telomere)的 DNA 重复序列控制的。细胞复制一次,其端粒就缩短一点,细胞复制一定次数后,端粒缩短使得染色体相互融合,导致细胞死亡。所以端粒可以称为细胞的生命计时器。在生殖细胞,由于端粒酶(telomerase)的存在可使缩短的端粒得以恢复,因此生殖细胞有十分强大的自我复制能力。而在大多数体细胞中,不含有端粒酶,因此体细胞只能复制大约 50~70 次。肿瘤细胞能够几乎无限制的复制,实验表明,85%~95% 的恶性肿瘤细胞都有一定程度的端粒酶活性。

(五) 多步癌变的分子基础

恶性肿瘤的发生是一个长期的多因素形成的分阶段的过程。这已由流行病学、遗传学和化学致癌的动物模型,以及分子遗传学研究所证明。单个基因的改变尚不足以造成细胞的完全恶性转化。要使得细胞完全恶性转化,需要多个基因的改变,包括几个癌基因的激活,两个或更多肿瘤抑制基因的失活,以及凋亡调节和 DNA 修复基因的改变。

二、外界致癌因素及其致癌机制

1. 化学致癌因素 早在 1775 年伯特(Pott)即发现打扫烟囱的工人易患阴囊癌,至 1914 年日本学者山极和市川用煤焦油反复涂擦兔耳皮肤而引起皮肤癌后,人们开始重视化学致癌物质的研究。至今已发现有 1000 多种化学物质对动物有致癌作用,其中有些可能与人类癌瘤有关。主要的化学致癌物质见表 5-6。

表 5-6　主要的化学致癌物质的存在方式及致癌作用

致癌物	存在方式	致癌作用
多环芳烃类（苯并芘、甲基胆蒽等）	石油、煤焦油、煤烟、汽车排出的废气、纸烟点燃后的烟雾以及熏烤的鱼、肉等食品中	在肝内经氧化形成环氧化物后，以亲电子基团与核酸结合而致突变。可引起肺癌、胃癌、皮肤癌
芳香胺与氨基偶氮染料	为工业用品和原料，如乙萘胺、联苯胺、4-氨基联苯、奶油黄、猩红	在肝内活化为羟胺衍生物，再在泌尿道活化为羟胺致膀胱癌。奶油黄、猩红可引起肝癌
亚硝胺类	食品保存剂及着色剂、腌制的食品等	在胃内来自食物的二级胺，合成亚硝胺，经羟化活化成烷化碳粒子引起食管癌、胃癌、肝癌
真菌毒素	霉变的玉米、花生、大豆	黄曲霉毒素 B_1 为异环芳烃，在肝内氧化成环氧化物而致突变，引起肝细胞肝癌
其他致癌物	金属元素镍、铬、镉，非金属元素砷、苯	引起鼻咽癌、肺癌、前列腺癌、肾癌、皮肤癌、白血病

2. 物理致癌因素

（1）电离辐射：长期接触 X 线可引起皮肤癌及白血病，开采含放射性物质（钴、氡等）矿物的工人易患肺癌，长期接触放射性核素如 ^{32}P、^{98}Sr 等可引起骨肉瘤。日本广岛、长崎的原子弹受害者的髓性白血病发病率明显升高。

（2）紫外线：长期照射紫外线可致皮肤癌和恶性黑色素瘤，白种人较有色人种敏感。

（3）热辐射：克什米尔人腹壁皮肤的"怀炉癌"与我国西北地区居民臀部皮肤的"炕癌"，皆与热辐射有一定关系。

（4）纤维状异物：石棉纤维或玻璃丝长期吸入肺内或植入动物胸腔，可诱发肺癌或胸膜间皮瘤。其致癌作用主要与其机械性刺激有关，但也不能完全排除其化学性作用。

（5）慢性炎症：长期慢性炎症的刺激可能引起肿瘤，如慢性皮肤溃疡、慢性萎缩性胃炎、慢性宫颈炎可发生癌变，舌癌多发生于与龋齿、假牙托摩擦之处等。

3. 生物性致癌因素　根据 WHO 的 2020 年的癌症报告，与 13% 的恶性肿瘤致死病例有关。常见的生物性因素有：

（1）病毒：现已知有上百种病毒可引起从两栖类到灵掌目动物的肿瘤，其中 1/3 为 DNA 病毒，2/3 为 RNA 病毒。目前已知与人类肿瘤有关的肿瘤病毒有：人类 T 细胞白血病/淋巴瘤病毒（human T cell leukemia/Lymphoma virus 1，HTLV-1），属于 RNA 病毒，与 T 细胞白血病、淋巴瘤有关。EB 病毒（为一种疱疹病毒）与鼻咽癌及伯基特（Burkitt）淋巴瘤发病有关，单纯疱疹 Ⅱ 型病毒和乳头瘤病毒与子宫颈癌有关，乙型肝炎病毒与原发性肝癌有关等。

（2）细菌：如幽门螺杆菌可引起慢性胃炎，与胃癌的发生有关。

三、影响肿瘤发生发展的内在因素

1. 遗传因素　遗传因素影响肿瘤的发生有三种情况：

（1）呈常染色体显性遗传的肿瘤：如视网膜母细胞瘤、肾母细胞瘤、肾上腺或神经节的神经母细胞瘤等。这些肿瘤属单基因遗传，有明显的家族史，以常染色体显性遗传的规律遗传。现在已知的发生遗传性基因突变或缺失的都是肿瘤抑制基因，例如 *RB*，*TP53* 等。这类肿瘤的发生需要二次突变。其特点为早年（儿童期）发病，肿瘤呈多发性，常累及双侧器官。

（2）呈常染色体隐性遗传的遗传综合征：如先天性毛细血管扩张性红斑及生长发育障碍易发生白血病及其他恶性肿瘤；毛细血管扩张性共济失调症患者多发生急性白血病和淋巴瘤；着色性

干皮病患者经紫外光照射后易患皮肤基底细胞癌、鳞状细胞癌或恶性黑色素瘤。以上三种综合征均累及 DNA 修复基因。

（3）遗传因素和环境因素在肿瘤发生中起协同作用,而环境因素更为重要:决定这类肿瘤的遗传因素是属于多基因的。如乳腺癌、食管癌、肝癌、鼻咽癌,白血病、前列腺癌、恶性黑色素瘤等往往有家族史。

2. 免疫因素　大量临床及实验研究都表明机体的免疫状态与肿瘤的发生发展有密切关系。例如:①实验动物切除胸腺或长期应用免疫抑制剂及先天性免疫缺陷患者,其恶性肿瘤的发病率明显升高;艾滋病患者常伴发 Kaposi 肉瘤和淋巴瘤。②某些恶性肿瘤,如绒毛膜癌及恶性黑色素瘤,由于机体免疫功能增高可发生自发消退。③乳腺癌及胃癌等的癌组织内及其周围有大量淋巴细胞浸润者,以及局部淋巴结内有大量窦组织细胞增生者,可长期不发生转移,患者存活时间较长。目前认为,肿瘤可产生肿瘤特异性抗原,能引起宿主一系列免疫反应,主要是细胞免疫。T 淋巴细胞、K 细胞、NK 细胞及巨噬细胞在肿瘤免疫中起攻击杀伤肿瘤细胞的作用。

3. 激素因素　内分泌紊乱与某些肿瘤的发生发展有密切的关系。例如乳腺癌的发生发展与雌激素过多有关,在妊娠期和哺乳期发展特别快,而切除卵巢或注射雄激素可使肿瘤缩小。前列腺癌用雌激素治疗可使其生长受抑制。此外,腺垂体生长激素可促进肿瘤的生长和转移,肾上腺皮质激素对白血病的发展可有抑制作用。

4. 性别和年龄　生殖系统、乳腺、甲状腺、胆囊的癌瘤多见于女性;而肺癌、食管癌、胃癌、肝癌、鼻咽癌则多见于男性。癌多见于 40 岁以上的人,肉瘤多见于青年,而视网膜母细胞瘤、肾母细胞瘤、神经母细胞瘤则多见于幼儿。

5. 种族因素　一些肿瘤在不同种族中发病率有明显差异。如欧美国家乳腺癌发病率高,日本的胃癌发病率高,广东人鼻咽癌发病率高。这除了与遗传因素有关外,也与生活习惯和环境因素有关。

四、肿瘤的发病学

肿瘤发病的机制概括见图 5-9。

1. 非致死性的基因损伤是肿瘤发生的中心环节　这种基因损伤或者突变可以由环境因素,如化学致癌物、放射线、病毒引起,也可由遗传获得。

2. 癌基因与肿瘤抑制基因改变　促进生长的原癌基因、生长抑制的抑癌基因、凋亡相关基因,是基因损伤的关键靶基因。突变的原癌基因即癌基因,单一位点的突变即可引起细胞的转化。而抑癌基因需要两个等位基因同时失去功能。调节细胞凋亡的基因可以促进肿瘤的发生(癌基因),也可抑制肿瘤的产生(抑癌基因)。调节肿瘤细胞与宿主反应基因异常,可以导致肿瘤细胞的免疫逃逸。

3. 调节 DNA 损伤修复的基因亦是肿瘤发生的关键因素　DNA 损伤修复基因的功能异常,使机体易于产生广泛的基因突变,并促进肿瘤的转化。

4. 肿瘤的发生是在表型和基因水平上的多步发展过程　恶性肿瘤有很多的恶性表型,如无限制生长、局部浸润、转移,这些表型是在肿瘤的发展过程中一步一步获得的,即肿瘤的演进。在基因水平,这些表型是由于 DNA 损伤修复异常而导致的基因损伤的积累。这些损伤涉及许多的原癌基因、肿瘤抑制基因以及与血管生长、细胞衰老等多方面的基因,最终导致肿瘤细胞在许多方面发生根本的改变:①自足的细胞生长因子;②对生长抑制信号不敏感;③免于凋亡;④免于衰老(无限制的分裂生长能力);⑤诱导血管生成能力;⑥浸润与转移的能力;⑦免疫逃逸;⑧基因组失去稳定;⑨细胞代谢改变;⑩诱发促肿瘤细胞生长炎症反应。

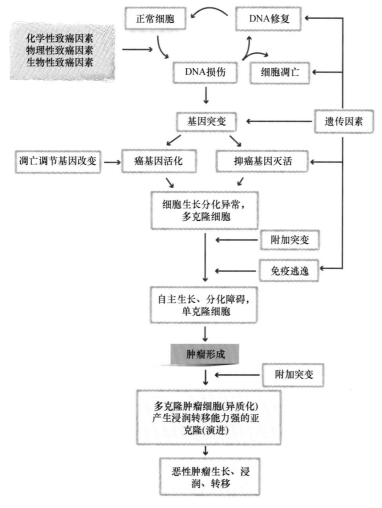

图 5-9　肿瘤的发病机制

第 8 节　各类常见肿瘤

一、上皮组织良性肿瘤

(一) 乳头状瘤

乳头状瘤(papilloma)由被覆上皮(皮肤或黏膜)发生,呈乳头状结构,外生性生长,形如绒毛或菜花状。瘤的根部常作蒂状与正常组织相连。镜下,每一乳头的中轴为含有血管、淋巴管的结缔组织,其表面覆有增生的上皮(图 5-10)。皮肤、阴茎、喉头等处的乳头状瘤,其覆盖上皮为鳞状上皮;在胃、肠处者为柱状上皮;在肾盂、膀胱者为移行上皮。

(二) 腺瘤

腺瘤(adenoma)来源于腺上皮,多见于甲状腺、卵巢、乳腺、涎腺和肠等处,黏膜的腺瘤多呈息

肉状,器官内的腺瘤多呈结节状,且有完整的纤维性包膜。根据腺瘤的组成成分及形态特点,可分为以下类型:

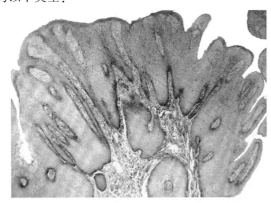

图 5-10　鳞状上皮乳头状瘤

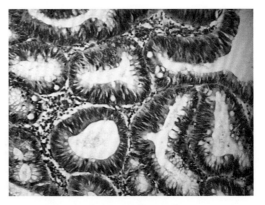

图 5-11　结肠腺瘤

1. 管状腺瘤和绒毛状腺瘤　多发生于结肠和直肠,以增生的腺体为主要成分而间质甚少。镜下可见多数大小不等、形状不一、排列密集的腺体,上皮为单层排列整齐的立方或柱状,腺体周围有明显的基膜(图5-11)。管状腺瘤多呈息肉状,有蒂与黏膜相连。绒毛状腺瘤广基,体积较大。两者混合存在,称为绒毛管状腺瘤。

2. 纤维腺瘤　除增生的腺体外,同时伴随有大量纤维结缔组织增生,以前认为纤维腺瘤的腺体和间质共同构成肿瘤的实质,近来证明,增生的间质才是肿瘤的实质,常见于女性乳腺。

3. 囊腺瘤　由于腺瘤中腺体的分泌物淤积,腺腔逐渐扩大并互相融合,形成大小不等的囊腔,故称为囊腺瘤,常发生于卵巢及甲状腺。其上皮增生活跃而呈乳头状时,称为乳头状囊腺瘤。卵巢囊腺瘤可分为两种类型:腺上皮分泌浆液者称为浆液性囊腺瘤,常为单房性,多双侧发生。分泌黏液者称为黏液性囊腺瘤,常为多房性,多单侧发生。

4. 多形性腺瘤　由腺体、黏液样及软骨样组织等多种成分混合组成,常发生于涎腺(多见于腮腺),过去称为"混合瘤"。目前认为此瘤由涎腺闰管上皮和肌上皮发生,肌上皮细胞间可出现黏液样基质,并可化生为软骨样组织,从而构成多形性结构。

二、上皮组织恶性肿瘤

上皮组织发生的恶性肿瘤统称为癌,是最常见的恶性肿瘤,多见于老年人。发生于皮肤、黏膜表面的癌常呈蕈状或菜花状,表面常有坏死及溃疡形成;发生于器官内的癌常为不规则结节状,并呈树根状或蟹足状向周围组织浸润。质地较硬,切面常为灰白色,较干燥。镜下,癌细胞排列成团(癌巢)或条索状,与间质分界清楚。网状纤维染色见癌细胞之间无网状纤维,而仅见于癌巢之周围。癌的早期转移多经淋巴道转移,晚期才发生血道转移。

根据癌的组织来源,可分为以下类型:

1. 鳞状细胞癌(squamous cell carcinoma)　来源于鳞状上皮,多发生于覆有鳞状上皮的组织或器官,如皮肤、口腔、唇、喉、食管、阴茎、阴道、宫颈等处;亦可发生于柱状上皮发生鳞状化生后的组织或器官(如支气管、胆囊等)。癌常呈菜花状,亦可发生坏死脱落而形成溃疡。镜下可见增生的上皮突破基膜向深层浸润,形成不规则的癌巢。分化好者可见到细胞间桥,癌巢中央可出现同心圆状角化物,称为角化珠或癌珠。如分化较差时,无角化珠形成,细胞间桥减少或消失

（图 5-12）。

2. 基底细胞癌（basal cell carcinoma） 来源于表皮的基底细胞或原始上皮芽，多见于老年人面部，如眼睑、颊及鼻翼等处。癌巢主要由深染的基底细胞样癌细胞构成，外周细胞常呈高柱状，栅状排列；癌生长缓慢，表面常形成溃疡，并向深层浸润，但很少发生转移，对放射治疗敏感。

3. 尿路上皮癌（urothlial cell carcinoma） 原来称为移行上皮癌，来源于膀胱或肾盂的移行上皮，常为多发性，呈乳头状，表面可溃破形成溃疡或广泛浸润膀胱壁。镜下，癌细胞似移行上皮，呈多层排列。

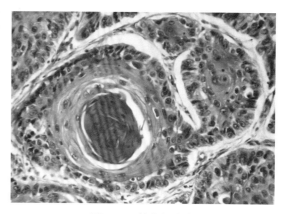

图 5-12 鳞状细胞癌

4. 腺癌（adenocarcinoma） 来源于腺上皮，多发生于柱状上皮被覆的黏膜，如胃肠道、呼吸道、胆囊、子宫体、子宫颈管，以及各种腺器官如乳腺、胰腺、前列腺、甲状腺等。根据其形态结构和分化程度，可分为以下各类型。

（1）管状腺癌：分化较好，形成大小不等、形状不一、排列不规则的腺样结构。癌细胞不规则地排列成多层，常突破基膜而向间质浸润（图 5-13）。

（2）乳头状腺癌：当腺癌生长活跃而形成大量乳头状结构者，称为乳头状腺癌。

（3）黏液癌（mucinous carcinoma）：胃肠道的腺癌可分泌黏液，初时黏液积聚于癌细胞内，将核挤向一侧，如印戒状，称为印戒细胞（图 5-14）。以后大量黏液堆积在腺腔内，腺体崩解而形成黏液湖，并可见小片状印戒细胞漂浮于其中。肉眼观，癌呈灰白色，湿润，半透明如胶冻状，又称为胶样癌（colloid carcinoma）。

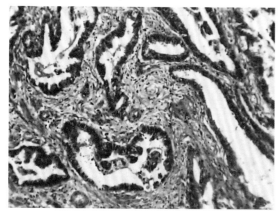

图 5-13 胃腺癌
癌细胞形成大小形状不等之腺样结构

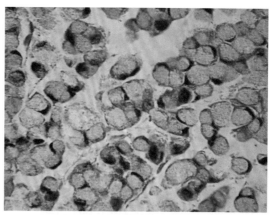

图 5-14 胃黏液癌（印戒细胞癌）
癌细胞内含有染成蓝色的黏液物质，将细胞核挤压在周边部，形成印戒细胞

三、癌前病变、异型增生和原位癌

1. 癌前病变 是指某些具有癌变倾向的良性病变，如长期未治愈即可能转变为癌。早期发现和及时治愈癌前病变，对肿瘤的预防具有重要意义。常见的癌前病变有以下几种。

（1）黏膜白斑：常发生于口腔、外阴等处黏膜。肉眼观呈白色斑块。镜下主要为黏膜的鳞状上皮呈过度增生和过度角化。当鳞状上皮呈过度增生并出现一定的异型性时,即可能转变为鳞状细胞癌。

（2）纤维囊性乳腺病:表现为乳腺小叶导管和腺泡上皮细胞增生及导管囊性扩张。常见于40岁左右的妇女,为内分泌失调所致。伴有导管内乳头状增生者易发生癌变。

（3）结肠、直肠腺瘤:绒毛状腺瘤癌变率可达50%。家族性腺瘤样息肉病也很易癌变。

（4）慢性萎缩性胃炎及胃溃疡:慢性萎缩性胃炎时,胃黏膜腺体可有肠上皮化生,在此基础上可能发生癌变。慢性胃溃疡时,溃疡边缘的黏膜因受刺激而不断增生,有可能发生癌变。

2. 异型增生（dysplasia） 原来称非典型增生（atypical hyperplasia）,系指上皮细胞的异常增生,增生的细胞大小不一,形态多样,排列较乱,核大而深染,极性消失。一般仅累计鳞状上皮深部的1/3～2/3处,腺上皮也可发生。

3. 原位癌 癌变仅限于上皮层而未突破基膜者,称为原位癌。原位癌尚未侵破基膜,及时发现和治疗原位癌有利于肿瘤的防治。

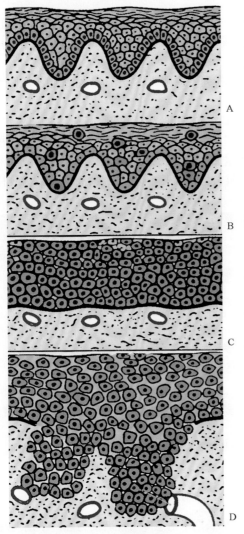

图 5-15　正常鳞状上皮到早期浸润癌的演变过程
A. 正常鳞状上皮;B. 上皮组织增生;C. 原位癌;
D. 早期浸润癌

如原位癌继续发展,突破基膜而浸润至真皮或黏膜下层时,则称为浸润性癌（图 5-15）。目前,多使用上皮内瘤变（intraepithelial neoplasia）来描述上皮从异型增生到原位癌的连续发展过程,将轻、中、重度异型性增生分别称为上皮内瘤变Ⅰ、Ⅱ、Ⅲ级,并将原位癌也列入上皮内瘤变Ⅲ级。

四、间叶组织良性肿瘤

1. 纤维瘤（fibroma） 由纤维组织发生,常见于四肢及躯干的皮下。瘤的大小不一多为圆形或椭圆形,质硬韧,有完整的包膜。切面灰白色,可见编织状条纹。镜下可见成束状排列的纤维细胞及胶原纤维,呈不规则的纵横交错排列。

瘤样纤维组织增生:纤维结缔组织呈肿瘤样增生,形成瘤样肿块,又称纤维瘤病（fibromatosis）,包括带状瘤、瘢痕疙瘩等。临床较为多见,常无包膜。

2. 脂肪瘤（lipoma） 来自脂肪组织,为最常见的良性肿瘤,多发生于四肢及躯干的皮下组织。肿瘤大小不一,可呈单个性或多发性生长,多为椭圆形或分叶状,有完整的包膜,质地柔软。切面呈黄色,似正常脂肪组织（图 5-16）。

3. 血管瘤（hemangioma） 来自血管组织,多为先天性发生,常见于儿童,可发生于任何部位,但以皮肤为多见。大小不定,呈紫红色,无包膜,呈浸润性生长。一般分为三型:①毛细血管瘤:由增生的毛细血管构成。②海绵状血管瘤:由腔大壁薄的血管即扩张之血窦构成,肉眼观察似海绵状,常见于肝脏及肌肉组织。③混合性血管瘤,即两种改变并存。

4. 平滑肌瘤（leiomyoma） 来源于平滑肌,最多见于子宫,其次为胃肠道。子宫平滑肌瘤为女性常见之良性肿瘤,常为多发性,可在子宫浆膜下、肌层及内膜下生长。体积大小不等,呈球形或结节状,边界清楚,质较硬,切面灰白色,呈编织状纹理(图5-17)。镜下,瘤细胞为形态较一致的梭形细胞,呈不规则之束状排列,互相编织。

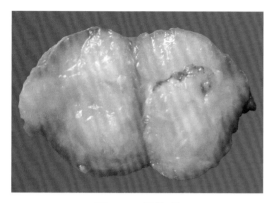

图 5-16 脂肪瘤

椭圆形有完整的包膜,质地柔软。切面呈黄色,似正常脂肪组织

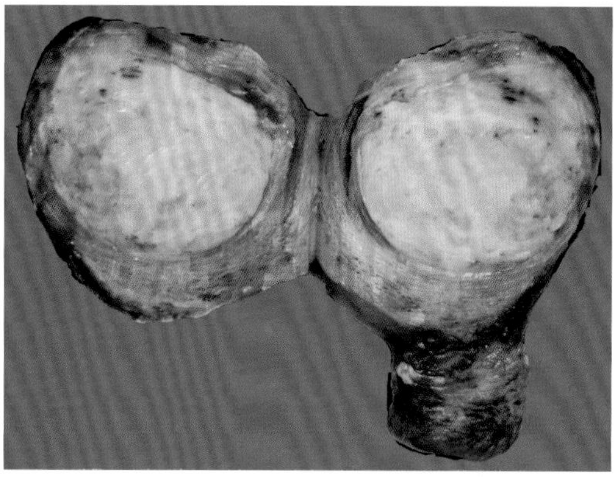

图 5-17 子宫平滑肌瘤

五、间叶组织恶性肿瘤

(一) 概述

间叶组织的恶性肿瘤统称为肉瘤(sarcoma)。肉瘤较癌为少见,发病率仅为癌的1/10。年龄分布较广,多见于儿童及青年。因其生长较快,体积常较大,质软,切面灰红色湿润,似鱼肉状,故名肉瘤。镜下,肉瘤细胞弥漫排列,不形成细胞巢,实质与间质分界不清。网状纤维染色在肉瘤细胞间可见网状纤维。肉瘤间质内结缔组织少,但血管丰富,故多先由血道转移。肉瘤与癌的区别如下(图5-18、表5-7)。

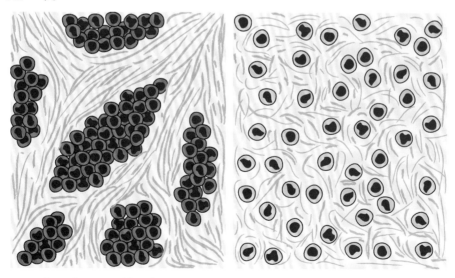

癌:网状纤维包绕癌巢、癌细胞间
无网状纤维

肉瘤:瘤细胞间有网状纤维围绕

图 5-18 癌与肉瘤的组织结构特点

表 5-7　癌与肉瘤的区别

	癌	肉 瘤
组织来源	上皮组织	间叶组织
发病率	较常见,约为肉瘤的 9 倍	较少见
大体特点	质较硬,灰白色,较干燥	质软,灰红色,湿润,鱼肉状
发病年龄	一般 40 岁以上	青少年多见
组织学特点	多形成癌巢,实质与间质分界清楚	肉瘤细胞多弥漫分布,实质间质分界不清,间质内血管丰富,结缔组织少
网状纤维	癌细胞间多无网状纤维	肉瘤细胞间多有网状纤维
转移途径	多经淋巴道转移	多经血道转移

(二) 常见肉瘤举例

1. 纤维肉瘤(fibrosarcoma)　来源自纤维组织,其发生部位与纤维瘤相似,四肢皮下组织多见,年龄分布甚广,从幼婴至老年皆可发生。肿瘤呈结节状,体积大小不一。晚期常有溃疡形成及继发感染。切面呈粉红或灰白色,均质如鱼肉状(图 5-19)。镜下,瘤细胞大小不一,为梭形或圆形,常呈束状排列,核分裂及瘤巨细胞多见(图 5-20)。

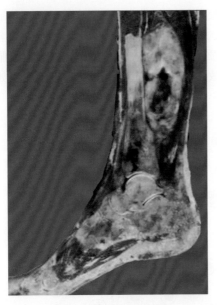

图 5-19　下肢纤维肉瘤

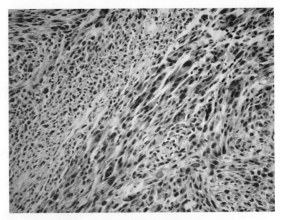

图 5-20　纤维肉瘤

纤维状瘤细胞排列紊乱、纵横交错、大小不等,核大、染色深,可见有病理性的核分裂象

2. 骨肉瘤　为原发性骨恶性肿瘤中最常见者,好发于青少年,男女比例约为 1.7:1。可发生于任何骨,但最常见于四肢长骨,多见于股骨下端、胫骨上端,亦可见于肱骨或骨盆。肿瘤常自干骺端开始,向髓腔及周围皮质浸润,进而扩展至骨膜外软组织,而形成梭形肿块(图 5-21)。瘤组织可将骨膜掀起,在骨膜与骨干之间有多量新生骨增殖,形成三角形隆起,称为 Codman 三

角。这些反应性新生骨小梁呈放射状与骨表面垂直分布，形似"日光放射线"，在 X 线摄片有诊断意义。肿瘤切面灰红色呈鱼肉样，可见坏死与出血。镜下，瘤细胞大小不等，核形奇异。呈高度异型性，病理性核分裂及瘤巨细胞多见。瘤细胞形成肿瘤性骨组织或骨样组织，新生的骨小梁形状不规则，大小不一，排列紊乱。患者有局部肿胀、疼痛及血清碱性磷酸酶升高。肿瘤生长迅速，早期可转移至肺。

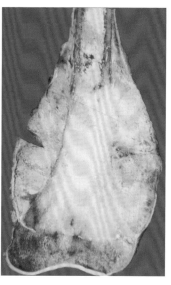

图 5-21 骨肉瘤

六、淋巴造血组织肿瘤

（一）恶性淋巴瘤

恶性淋巴瘤（malignant lymphoma）是原发于淋巴结和淋巴结外淋巴组织的恶性肿瘤，为淋巴细胞和组织细胞恶性增生而形成。可分为两大类：

1. 霍奇金淋巴瘤 原称霍奇金病（Hodgkin's disease），多见于青少年和中年，一般男多于女，往往从一个淋巴结开始，逐渐累及邻近淋巴结，以颈部淋巴结和锁骨上淋巴结为最常见。相邻的淋巴结相互粘连，形成结节状的巨大肿块，切面灰白色呈鱼肉样。镜下，淋巴结的正常结构破坏消失，代之以大量瘤细胞，可见一种特殊的直径 20～50μm 或更大的多核瘤巨细胞，核内有一大的嗜酸性核仁，称为 Reed-Sternberg 细胞（R-S 细胞），双核的 R-S 细胞两核并列，形如镜中之影，称为"镜影细胞"。其来源还有争议，多数学者认为是活化的 T 或 B 淋巴细胞。此外，尚有多数非肿瘤性细胞成分，包括淋巴细胞、组织细胞、浆细胞和嗜酸性粒细胞，有时可伴有弥漫性纤维化。其病变范围愈广，预后愈差。晚期可血行播散，累及脾、肝、骨髓和消化道等处。

2. 非霍奇金淋巴瘤 约占淋巴瘤 80%～90%，其中 2/3 原发于淋巴结，1/3 原发于淋巴结外器官或组织。某些情况下淋巴瘤与淋巴细胞性白血病重叠。来源于 B 细胞、T 及 NK 细胞，瘤组织成分单一，多发生于表浅淋巴结，以颈部淋巴结最多见，其次可见于腋下和腹股沟淋巴结。受累淋巴结肿大，相邻淋巴结相互粘连，形成不规则的结节状肿块，切面灰白色鱼肉样。晚期可转移至肝、脾、骨髓和其他内脏。

（二）白血病

白血病（leukemia）由造血干细胞或祖细胞恶变形成，肿瘤细胞逐步取代骨髓并经血液浸润全身组织及肝、脾、淋巴结等器官。其特征为骨髓内瘤细胞弥漫性增生，同时还出现于周围血液中，白细胞数量常明显增多。

白血病在我国儿童和青少年的恶性肿瘤中占第一位。其发生与电离辐射、病毒感染、化学物质（如氯霉素、保泰松、氮芥等）有关。慢性髓性白血病患者常有费城染色体。

根据其病情急缓和病程长短，白血病可分为急性白血病（发病急骤，病程在 6 个月以内）及慢性白血病（发病缓慢，病程在 1 年以内）。根据肿瘤细胞的类型，可分为淋巴细胞性白血病和髓性白血病。根据周围血液中的白细胞数量可分为白细胞增多性白血病（15×10^9/L 以上）和白细胞不增多性白血病（15×10^9/L 以下）。在我国，急性白血病较慢性白血病多见，急性白血病多见儿童和青少年。慢性髓性白血病多见 30～50 岁的成人，慢性淋巴细胞性白血病发生年龄多在 50 岁以上。

各种类型白血病的基本病变皆相同,即幼稚的白细胞广泛浸润于骨髓、淋巴结、脾、肝及其他器官(如心、肾、脑、甲状腺、胃肠道及皮肤等)。骨髓可全部被瘤细胞所取代,而呈灰白色。全身淋巴结及肝脾皆肿大。瘤细胞在各器官中广泛增生浸润,可使内脏实质细胞发生压迫性萎缩。由于骨髓的广泛浸润,使红细胞和血小板生成减少,可发生严重贫血及出血。同时由于白细胞皆为幼稚的白细胞,失去正常的抗感染能力,患者易发生严重的感染。故贫血、出血及感染常为患者的死亡原因。

七、常见癌举例

(一) 肺癌

1. 概述　世界最常见的恶性肿瘤之一,我国 2018 年肺癌发病占恶性肿瘤发病的 18.1%,死亡人数占 24.1%,均为恶性肿瘤首位。40 岁以下较少见,以 55~75 岁发病率最高,男女之比约为3∶1。

2. 病因　①吸烟:引起 80% 男性肺癌和 45% 女性肺癌。100 支纸烟燃烧的烟雾中的含 3,4-苯并芘 1mg。每天吸 25 支纸烟以上者约 12% 有发生肺癌的可能。近年来被动吸烟的严重后果亦为人们所重视。②空气污染:大城市的空气因受工厂和汽车排出的废气及家庭排烟所污染,空气中苯并芘浓度可达 $5\mu g/100m^3$ 以上,故大城市的肺癌发病率比农村高。③其他:长期吸入放射性物质(如氡)、石棉、铬、镍等,可引起肺癌。

3. 病理变化　肺癌绝大多数来自支气管黏膜上皮,少数来自支气管黏膜腺体及肺泡上皮。肺癌的肉眼形态可分为三型:

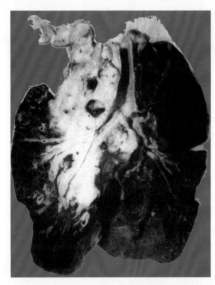

图 5-22　肺癌(中央型)
在肺门附近形成一个不规则的肿块

(1) 中央型:癌由主支气管或肺叶支气管发生,位于肺门部。右肺较左肺多见,上叶为多。癌破坏支气管壁向周围浸润扩展,并与转移至肺门淋巴结的癌相融合,形成不规则的巨大癌块(图 5-22)。此型约占半数以上,最常见。

(2) 周围型:由肺段及亚肺段支气管发生,在靠近胸膜的周边部形成孤立的癌结节。

(3) 弥漫型:少见,癌沿肺泡呈弥漫性浸润生长,很快侵犯整个大叶,外观呈肺炎样或呈无数小结节密布于两肺。

肺癌的组织学分类有:鳞状细胞癌、腺癌、神经内分泌肿瘤、肉瘤样癌、腺鳞癌等。简单介绍以下常见类型:

(1) 鳞状细胞癌:由近肺门部较大支气管黏膜上皮经鳞状化生癌变而来,多为中央型。患者多为老年男性,生长较慢,转移较晚。本型最常见,约占全部肺癌的50%~70%,以非角化鳞状细胞癌居多。

(2) 腺癌:约占 15%~20%,来源自支气管黏膜上皮和腺体,多为周边型,近年来发病率逐渐升高,患者女多于男,肿块较大,常累及胸膜。镜下可见呈腺管样结构、筛状或实体癌巢。肺腺癌的一种特殊类型为肺泡细胞癌,表现为肺泡管及肺泡异常扩张,内壁被覆单层或多层柱状癌细胞,形成腺样结构。一般认为来源自终末细支气管上皮。

（3）神经内分泌肿瘤：包括小细胞癌、大细胞神经内分泌癌、典型类癌及非典型类癌等。小细胞癌：较多见，约占 35%~40%，亦多位于肺中央部大支气管，发病年龄较鳞癌低。生长迅速，早期即发生转移。癌细胞呈短梭形或淋巴细胞样，胞质甚少，常密集成群，又称为燕麦细胞癌，电镜下可见胞质内有大量神经内分泌颗粒，显示本癌来源自支气管黏膜上皮内的 Kulchitsky 细胞。大细胞癌：属未分化癌，恶性程度高生长迅速，早期易发生转移。镜下细胞大，胞质丰富，有的表现为胞质空亮的透明细胞（透明细胞癌），有的超微结构或免疫组化显示有神经内分泌特性（大细胞神经内分泌癌）。

（4）腺鳞癌：含有腺癌及鳞癌两种细胞成分。

（5）肉瘤样癌：癌细胞分化差，恶性程度高，有多形性、巨细胞性等多种亚型。

4. 扩散　肺癌早期即可有广泛的淋巴道及血道转移。淋巴道转移可至肺门淋巴结，再逆行转移至颈淋巴结，血行转移在小细胞癌早期即可发生，可至脑、骨、肾上腺、甲状腺、肝等处。癌组织压迫或阻塞支气管可发生局限性肺气肿（不全阻塞时）或局限性肺萎陷（完全阻塞时）；并发感染可引起肺炎或肺脓肿；侵蚀血管可引起咯血；侵蚀食管可产生支气管食管瘘；累及胸膜时可引起血性胸水；压迫颈交感神经时可引起霍纳综合征（Horner's syndrome，病变侧上眼睑下垂、瞳孔缩小、皮肤无汗）。

（二）食管癌

1. 概述　是由食管黏膜上皮或腺体发生的恶性肿瘤，患者男多于女，年龄多在 40 岁以上，尤以 60 岁以上居多。临床上有进行性吞咽困难，中医称之为"噎膈"。

2. 病因　①化学性致癌物质：在食管癌高发区，常年食用含有大量亚硝胺的食品（腌制的酸菜），是食管癌发生的重要原因。②微量元素：土壤中缺乏钼等微量元素可能与食管癌的发生有关。钼是硝酸盐还原酶的成分，在降低农作物的硝酸盐含量中起重要作用，缺钼可使农作物的硝酸盐含量升高。③不良生活习惯，如吸烟、饮酒、热食、硬食等。

3. 病理变化　食管癌常发生在食管较狭窄的部位（即环状软骨处、气管分杈处及平膈肌处），以中段最多（50%），下段次之（30%）。早期癌为原位癌或侵入黏膜下层早期浸润癌，但未侵犯肌层。临床无明显症状，手术后五年存活率达 90% 以上。中晚期癌则侵入肌层，临床出现吞咽困难等症状。肉眼形态可分 4 型：①髓质型：肿瘤在食管壁内生长，食管壁均匀增厚，管腔狭窄。切面癌组织灰白色，似脑髓组织。②蕈伞型：肿瘤呈蕈伞状突入食管腔。③溃疡型：肿瘤形成巨大溃疡。④缩窄型：肿瘤沿食管壁浸润，累及食管全周，并伴有纤维组织增生，形成明显的环形狭窄。镜下绝大多数（90%）为鳞状细胞癌，少数为腺癌或小细胞癌及腺鳞癌。

4. 扩散　癌可浸润穿透食管壁直接侵入邻近器官。食管中段癌可侵入支气管、奇静脉、胸导管、胸膜、肺及脊椎等，下段癌常侵入贲门、膈肌、心包等处，可引起大出血、食管气管瘘（图5-23）、脓胸、肺脓肿、心包炎等并发症。癌的转移首先到局部淋

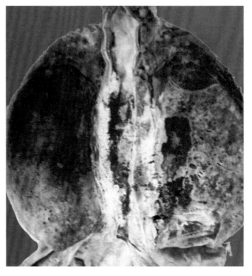

图 5-23　食管癌
食管癌穿破到气管，形成食管气管瘘，并伴有右下肺的坠积性肺炎

巴结,中段癌多转移到食管旁及肺门淋巴结,下段癌常转移至食管旁、贲门及腹腔淋巴结。晚期则发生血道转移,以转移至肺及肝为最常见。

(三) 胃癌

1. 概述 为消化道最常见的恶性肿瘤之一,其中 60% 在发展中国家。东亚、南美的安第斯地区,东欧为高发区。目前,胃癌发病率在世界范围内呈下降趋势。在我国居恶性肿瘤死亡率第 2 位。好发年龄为 40~60 岁,男女之比约为 3:1 或 2:1。

2. 病因 胃癌的发生与食物性质和饮食习惯有关。在冰岛发病率高与大量食用腌制鱼、肉有关。近年来证明,黄曲霉素污染食物或亚硝基胍类化合物饲喂动物可诱发胃癌。此外,慢性萎缩性胃炎、慢性胃溃疡、胃息肉等疾病时,胃黏膜上皮常可发生肠上皮化生或异型增生,在此基础上可发生癌变。

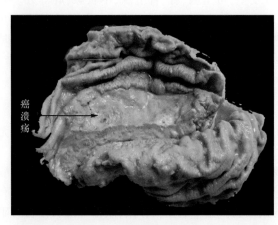

癌溃疡

图 5-24 胃腺癌(溃疡型)

3. 病理变化 胃癌的好发部位为胃窦部,以沿小弯侧为多(占约 75%),少数发生于胃体部及贲门。早期胃癌指癌组织浸润仅限于黏膜及黏膜下层,分为隆起型、表浅型、凹陷型。手术后五年存活率达 90% 以上。进展期胃癌癌细胞浸润至肌层甚至浆膜。其肉眼形态可分为三型:①蕈伞型:癌向黏膜表面生长,呈息肉状或蕈状突入胃腔内。②溃疡型:部分癌组织坏死脱落而形成溃疡,溃疡直径常超过 2cm,底部凹凸不平,边缘隆起,如火山口状(图 5-24)。③浸润型:癌向胃壁内弥漫性浸润,使全部胃壁增厚变硬,胃腔缩小,似皮革制成的囊袋,称为革囊胃(linitis plastica)。

胃癌镜下可分为乳头状腺癌、管状腺癌、黏液癌、未分化癌。

4. 扩散

(1) 直接蔓延:胃癌浸润至胃浆膜后,可直接侵入肝、胰腺及大网膜等处。在贲门部的癌可侵入食管下端,幽门部的癌可侵入十二指肠。

(2) 淋巴道转移:为胃癌转移的主要途径。首先转移到局部淋巴结,如胃小弯侧的胃冠状静脉旁淋巴结及幽门下淋巴结,再进而转移至腹主动脉旁淋巴结及肠系膜根部淋巴结。晚期可沿胃淋巴干转移至乳糜池及胸导管,再逆行转移至左锁骨上淋巴结。

(3) 血道转移:常经门静脉转移至肝,其次是肺、骨与脑。

(4) 种植性转移:癌浸润至胃浆膜后,癌细胞可脱落至腹腔,在腹膜发生广泛种植性转移,引起血性腹水。在女性可于双侧卵巢形成转移癌,使卵巢肿大,称为 Krukenberg 瘤。

(四) 大肠癌

1. 概述 多发生于中年人,51~60 岁尤为多见,男性较多。

2. 病因 主要原因是高脂肪、高动物蛋白、精致的碳水化合物食物摄入多和体力活动少。低于 5% 病例与遗传因素有关。流行病学调查显示,通过减少肉类摄入,增加蔬菜及水果的摄入,可减少发病风险。高脂肪饮食可致粪便内胆汁酸、中性类固醇物质及厌氧菌的含量增多,而厌氧菌可使胆汁酸和类固醇物质转化为多环芳烃类致癌物质。食物中缺少植物纤维不利于有规律的排便,延长了大肠黏膜与食物中所含致癌物质接触的时间。此外,家族性腺瘤性息肉病、慢性溃疡性结肠炎及晚期血吸虫病的结肠病变也可恶变为结、直肠癌。

3. 病理变化 大肠癌的好发部位以直肠为最多(50%),其次顺序为乙状结肠、盲肠及升结肠。大肠癌多发生自大肠黏膜腺上皮,一般为腺癌,少数发生在肛门附近,则为鳞状细胞癌。根据其肉眼形态,一般可分为四型:

(1)隆起型:肿瘤向肠腔内突出呈息肉状或盘状肿物,常发生于盲肠及降结肠。镜下多为分化较好的腺癌。

(2)溃疡型:肿瘤表面质破凹陷,边缘坚硬隆起,形成火山喷口状溃疡(图 5-25),可引起腹泻、黏液血便等症状。镜下多为分化不良的腺癌。

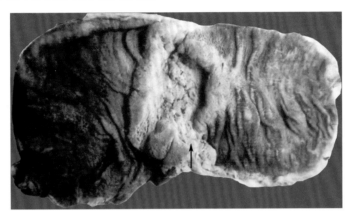

图 5-25 结肠癌(溃疡性)

肿瘤表面质破凹陷,边缘坚硬隆起,形成火山喷口状溃疡(箭头所示)

(3)浸润型:肿瘤向肠壁深层弥漫浸润,可累及肠管全周,使肠壁增厚而致肠腔环状狭窄,常发生于乙状结肠及直肠,引起不同程度的肠梗阻,粪便呈铅笔状,镜下多为单纯癌或未分化癌。

(4)胶样型:主要发生于直肠,肿瘤外观及切面皆呈半透明胶冻状。镜下可见大量印戒细胞及黏液湖。

4. 扩散

(1)直接蔓延:癌组织浸润至浆膜后,可直接蔓延至邻近器官,如膀胱、子宫、前列腺、腹膜及腹后壁,有时可引起直肠膀胱瘘或直肠子宫瘘。

(2)淋巴道转移:结肠癌首先转移至结肠上、旁、中间和终末淋巴结,直肠癌首先转移至直肠旁淋巴结,然后至远方淋巴结,甚至到达左锁骨上淋巴结。

(3)血道转移:晚期结、直肠癌可经门静脉转移至肝(右侧结肠癌多转移到肝右叶,左侧结肠癌则在左右肝叶皆可有转移),并可进一步转移至肺、骨等处。

(4)种植性转移:癌细胞穿透浆膜后,癌细胞可脱落播散,在腹腔内形成转移。

(五) 原发性肝癌

1. 概述 由肝细胞或肝内胆管上皮细胞发生,通常简称肝癌。其发病率有明显的地区性差别,非洲、东南亚发病率较高,欧美国家发病率较低。我国东南部发病率较高。男性患者居多,发病年龄以 31~50 岁为最多。

2. 病因 ①肝炎病毒:主要是乙型及丙型肝炎病毒。②真菌及其毒素:如黄曲霉毒素。③亚硝胺类。④肝硬化:约 50%~80% 的肝细胞癌伴有肝硬化。

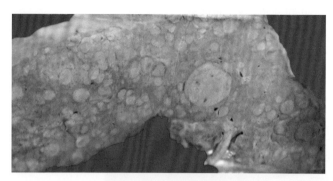

图 5-26　结节型肝癌
肝内散在多数大小不等灰白色的圆形或椭圆形瘤结节

（2）巨块型：肿瘤为一巨大实体肿块，多位于肝右叶，甚至可占据整个右叶，切面黄绿色或灰白色，中心常有出血及坏死，周边常可见散在的卫星状瘤结节（图 5-27）。

（3）弥漫型：常发生在肝硬化基础上，肝内弥漫分布极小的结节，肝体积多不增大。本型少见。

肝癌在镜下可分为三型：

（1）肝细胞癌：最多见，来源于肝细胞。癌细胞分化好者与肝细胞相似，常呈多边形，胞质丰富，有时可含胆汁小滴，核大深染；分化差者异型性明显，常有瘤巨细胞。癌细胞排列多呈条索状、梁柱状、腺管样或实体团块状。

3. 病理变化　早期肝癌也称小肝癌，指单个癌结节直径在 3cm 以下或结节数目 2 个，直径总和在 3cm 以下的肝癌。临床无症状，但血清甲胎蛋白（AFP）可阳性。中晚期肝癌分为：

（1）结节型：最多见，多发生于已有肝硬化的肝脏。肝内散在多数大小不等的圆形或椭圆形瘤结节，切面可见多数大小不等、境界清楚的结节，呈灰白或黄绿色（图 5-26）。

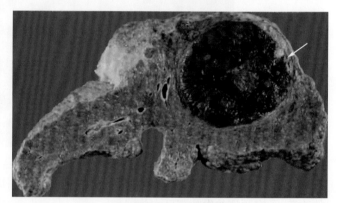

图 5-27　巨块型肝癌
箭头所示巨大癌块

（2）胆管上皮癌：较少见，由肝内胆管上皮发生，常形成乳头状腺癌或单纯癌。

（3）混合型肝癌：具有上述两种结构，少见。

4. 扩散　肝癌首先在肝内蔓延及转移，常沿门静脉扩散，在肝内形成多数转移性瘤结节，并可逆行蔓延至肝外门静脉主干，形成瘤栓，可阻塞管腔造成门脉高压，而致腹水形成。肿瘤压迫肝内及肝外胆管以及广泛破坏肝组织，可引起进行性黄疸。如侵破大血管，可引起腹腔内大出血。肝外转移可通过淋巴道转移至肝门淋巴结、上腹部淋巴结和腹膜后淋巴结。晚期可通过肝静脉转移至肺、肾上腺、脑及骨，肝癌细胞也可自肝表面脱落种植至腹腔或卵巢表面，形成转移癌。

（六）鼻咽癌

1. 概述　鼻咽癌在我国发病率较高，尤以华南地区多见。患者男多于女，多见于 40~50 岁。早期可有头痛、耳鸣、鼻塞、鼻涕带血、鼻出血等症状，很快即发生颈部淋巴结转移，患者常因颈部肿物而来就诊。

2. 病因　鼻咽癌的发生与某些环境毒物（农药、苯、煤焦油、煤油、机油及炊烟等）以及嗜烟酒、腌肉、腌菜等有关。近年来发现疱疹病毒（EB 病毒）与鼻咽癌有密切的关系，多数患者血清中有高效价的抗 EB 病毒抗体，且在鼻咽癌组织培养中发现有 EB 病毒。此外，患者常有家族史，提示本病可能与遗传有关。

3. 病理变化　鼻咽癌常发生于鼻咽顶部、其次为外侧壁及咽隐窝。原发瘤常甚小,呈半球形隆起于黏膜面,或形成溃疡,或在黏膜下浸润,不易被察觉。显微镜下主要可分为四型,即鳞状细胞癌(以低分化鳞癌为多见)、腺癌、泡状核细胞癌(癌细胞核大,圆形或卵圆形,染色质少,呈空泡状,有 1~2 个肥大的核仁。癌细胞间可见淋巴细胞浸润,过去称为"淋巴上皮癌")以及未分化癌(癌细胞小而圆或呈短梭形)。

4. 扩散

(1) 直接扩展:癌向深部浸润甚为突出,向上可经卵圆孔破坏颅底,甚至破坏蝶骨、侵犯脑垂体;又可通过破裂孔侵犯海绵窦附近组织,使 Ⅱ～Ⅶ 对脑神经受损,引起偏头痛、斜视、复视等症状。向外侧扩展,可侵犯咽鼓管而至中耳,引起听力障碍。向下扩展可侵犯软腭及会厌部,引起声音嘶哑及吞咽困难。向前扩展可侵犯鼻腔,引起鼻塞、血涕等。向后扩展可穿过鼻咽后壁,侵犯上段颈椎及颈髓。

(2) 淋巴道转移:鼻咽部黏膜固有层有丰富的淋巴管,故早期即可经淋巴道转移。一般先转移到咽后淋巴结,然后至颈上深部淋巴结,多为同侧,亦可双侧转移。继而沿胸锁乳突肌向下扩展至纵隔淋巴结。多数肿大的淋巴结互相粘连,在颈部形成大而硬的肿块,可压迫第 Ⅸ～Ⅻ 对脑神经和颈交感神经,引起相应症状。

(3) 血道转移:以肝、肺、骨多见,亦可转移至肾上腺、胰腺等处。

(七) 子宫颈癌

1. 概述　子宫颈癌为我国女性生殖系统中常见的恶性肿瘤,患者年龄多在 35～55 岁。

2. 病因　其发生与早婚、多产、性生活过频、感染和慢性炎症(宫颈糜烂)有关,近年研究认为与人类乳头状瘤病毒 16、18、31、33 型等感染与子宫颈癌有密切的关系。由于我国妇女卫生保健情况的改善,子宫颈癌的发病率已大为降低。

3. 病理变化　子宫颈癌的发生来源自子宫颈外口的鳞状上皮或子宫颈管黏膜柱状上皮,前者形成鳞状细胞癌,后者形成腺癌,两者同时出现则为腺鳞癌。鳞状细胞癌最为多见(占 90% 以上),一般多在于宫颈糜烂的基础上,鳞状上皮发生异型增生,当重度异型增生累及上皮全层时,即为原位癌,原位癌可维持较长时期而不发展。当其继续扩展而突破基膜向深部浸润时,即为浸润癌。早期浸润癌时,宫颈黏膜潮红、粗糙或细颗粒状,易出血,称为糜烂型,常有白带增多及接触性出血症状。进一步发展则宫颈变大变硬,可有结节状突起,称为结节型;或呈菜花状突出,表面有坏死及溃疡,称为外生菜花型。癌组织切面色灰白,向周围组织浸润,与周围组织无明显界限(图 5-28)。

4. 扩散　子宫颈癌可直接蔓延至阴道壁、子宫旁组织及双侧阔韧带,形成固定的硬块,常可压迫输尿管而引起肾盂积水、肾盂肾炎及尿毒症。癌又可向前浸润膀胱壁,向后浸润直肠,形成子宫膀胱瘘或子宫直肠瘘。淋巴道转移首先到宫颈旁淋巴结,而后至闭孔、髂外、髂总等盆腔淋巴结,再到腹膜后淋巴结。晚期可血道转移至肝

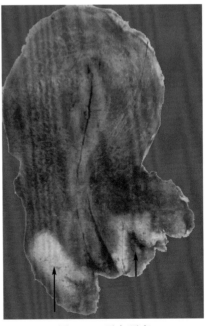

图 5-28　子宫颈癌
癌组织已侵入宫颈深层,并已蔓延至附近之阴道(箭头所示)

及肺。

（八）乳腺癌

1. 概述　现已成为女性恶性肿瘤中发病率最高的肿瘤。常发生于 40 岁以上绝经期前的妇女，男性偶可发生。

2. 病因　其发生原因一般认为与雌激素分泌过多有关，乳腺癌患者常有卵巢皮质增生，切除卵巢或注射大量雄激素可抑制乳腺癌的发展。再者，有家族史者较无家族史者发病率高 2~3 倍；与 *BRCA1*、*TP53* 基因突变有关。不育或虽有生育但未授乳的妇女发生乳腺癌者较授乳次数多、授乳期长的妇女多。此外，有人提出病毒与乳腺癌的发生有关；纤维囊性乳腺病与乳腺癌亦密切有关。

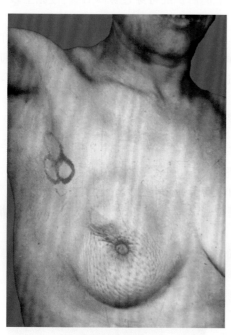

图 5-29　乳腺癌
乳头下陷，皮肤呈橘皮状，癌已转移至腋窝
淋巴结

3. 病理变化　乳腺癌一般为单侧发生，多位于乳腺外上象限，其次为中央区及内上象限。根据其组织发生和形态结构，乳腺癌可分为：

（1）非浸润性癌：包括导管内原位癌以及小叶内原位癌。分别发生于乳腺小叶的终末导管、腺泡及末梢导管。癌细胞未突破基膜，预后良好。

（2）浸润性癌：包括浸润性导管癌、浸润性小叶癌以及特殊类型的浸润癌（髓样癌、黏液癌、腺癌等）。

位于乳头下的癌肿，如累及大导管又伴有大量纤维组织增生时，可使乳头下陷，癌组织如在真皮淋巴管内扩散，可阻塞淋巴管，导致皮肤水肿，毛囊汗腺处的皮肤因受皮肤附属器牵引而相对下陷，造成皮肤呈橘皮样外观（图 5-29）。

4. 扩散　乳腺癌直接蔓延可浸润筋膜、胸肌甚至肋骨。淋巴道转移发生较早（由于乳腺的淋巴管甚为丰富），首先转移到同侧腋窝淋巴结（图 5-29），再进而转移至锁骨下及锁骨上淋巴结，部分病例可通过内乳淋巴管转移至胸骨旁及纵隔淋巴结；少数可通过胸壁深部的筋膜淋巴管丛转移至对侧腋窝淋巴结。晚期可经血道转移至肺、骨、肝、脑等。

（九）绒毛膜癌

1. 概述　简称绒癌，为来源于绒毛膜滋养层上皮细胞的恶性肿瘤。其发生与妊娠有关，约 50% 继发于葡萄胎，约 25% 继发于流产后，其余发生于正常分娩后、早产、异位妊娠等。以 30 岁左右多见，发病机制不详。

葡萄胎，又称为水泡样胎块（hydatiform mole），在我国较常见。完全性葡萄胎（无正常绒毛、胎儿及其附属器）由染色体均来自于父方导致。特征为绒毛间质高度水肿而肿大；绒毛间质血管消失；滋养层细胞有不同程度的增生。绒毛膜促性腺激素明显升高。肉眼观察，病变局限于宫腔内，不侵入肌层。少部分病例可发展为侵袭性水泡状胎块，水泡状绒毛侵入子宫肌层，并破坏血管壁而引起出血，又称为恶性葡萄胎。有无绒毛结构是恶性葡萄胎与绒癌的主要区别。极少数葡萄胎有可能恶变为绒毛膜癌。

2. 病理变化　绒癌多位于子宫底部,常侵入深肌层,甚而穿透宫壁达浆膜外。有严重的出血及坏死,呈暗红色,似血凝块,质脆易碎(图5-30)。显微镜下可见肿瘤有两种恶性细胞组成,一种似细胞滋养层细胞,呈多角形。另一种似合体滋养层细胞,呈带状,多核。这两种癌细胞常混合排列成团块或条索状,其间有广泛的出血与坏死。

3. 扩散　宫体的绒毛膜癌可蔓延至宫颈,亦可穿透子宫壁至阔韧带或腹腔,而导致腹腔大出血。由于绒癌细胞具有侵袭血管的特性,故肿瘤甚易发生血道转移。早期即可转移至肺(引起咯血)、脑(引起脑卒中)、肝、肾、肠等器官。少数病例在切除原发癌后,转移癌可自行消失。

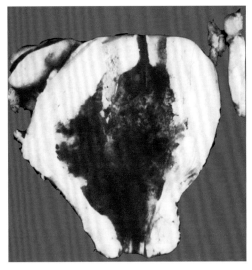

图 5-30　子宫绒毛膜癌

子宫腔为癌组织所充满,并侵入子宫壁,有严重的出血与坏死

第 9 节　肿瘤的预防、诊断及治疗原则

一、肿瘤的预防

根据 WHO 预计,通过预防可以减少 1/3 恶性肿瘤发病人数。这需要政府、团体以及每个医务工作者的努力。

1. 消除和避免致癌因素的作用　戒除生活中的不良习惯。吸烟是最重要的可避免的致癌因素。每年约一百万人死于吸烟有关的疾病。其中主要是肺癌,以及口咽癌、鼻咽癌、食管癌等;与胃癌、肝癌、宫颈癌、肾癌、髓性白血病亦有重要关系。高脂肪、高动物蛋白、精致的碳水化合物食物摄入过多与体力活动少与结、直肠癌以及乳腺癌、胆囊癌、肾癌、前列腺癌其密切相关。多吃蔬菜及水果以及运动即可大大减少肿瘤发生的风险。加强环境保护和职业防护亦非常重要。

2. 保持机体的良好状态,增强抗肿瘤能力　讲究卫生、锻炼身体、注意营养、保持乐观的精神状态。

3. 加强防癌普查　做到早期发现、早期诊断和早期治疗。

4. 积极治疗癌前病变　如黏膜白斑、慢性溃疡、萎缩性胃炎、结肠息肉等。

5. 对肿瘤易感人群进行密切观察　如对食管癌、胃癌、肝癌、乳腺癌、结肠癌患者家族的密切观察。

二、肿瘤的诊断

在发达国家,50% 诊断的恶性肿瘤病人预后较好;但在发展中国家,80% 诊断病人已经处于晚期、不可治愈的阶段。肿瘤的早期诊断是肿瘤防治的关键。由于图像技术的发展以及内镜的广泛应用,肿瘤的早期诊断率增加,使得 1/3 恶性肿瘤被治愈成为可能。

目前,肿瘤的最终诊断依赖于组织细胞病理学检查,包括:

1. 脱落细胞学检查　如宫颈刮片检查宫颈癌,胸腹水涂片检查胸腔、腹腔的原发或转移瘤,食管拉网检查食管癌和贲门癌等,此法简便、经济、安全,适于普查。但脱落细胞分散,不易观察到细胞的排列和组织结构的特征,对准确诊断尚有一定限制。

2. 活体组织检查　使用内镜或通过手术取出小块组织,制成切片观察,可做出较准确的病理诊断。

三、肿瘤的治疗原则

1. 良性肿瘤　一般应手术切除,并定期进行复查有无复发。

2. 恶性肿瘤　肿瘤的治疗取得了较大的进展。可根据病情需要选择手术、放射治疗、化学药物治疗以及免疫治疗和基因治疗。中药治疗使用扶正固本、活血化瘀、软坚散结等方法,已取得一定疗效;尤其对减轻放疗或化疗后的不良反应有明显的效果。

（王世军）

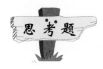

1. 讲述肿瘤的概念。
2. 解释异型性、分化程度及两概念之间的差异。
3. 比较良性肿瘤与恶性肿瘤的区别。
4. 简述癌的主要类型及病理学特征。
5. 比较癌与肉瘤的区别。
6. 简述恶性肿瘤对机体的影响。

本章课件

心血管系统是由心脏、动脉、毛细血管和静脉构成的闭锁的血液循环系统。它是维持正常的血液循环、保证机体新陈代谢顺利进行和保证身体内、外环境动态平衡的基本条件。因此，当心脏或血管发生病变时可导致全身或局部的血液循环障碍，甚至危及生命。

目前在国内外各种疾病的发病率和死亡率统计中，心血管系统疾病均占第一位。常见的心血管系统疾病有动脉粥样硬化及其引起的冠心病、高血压病、风湿性心脏病及瓣膜病、细菌性心内膜炎、心肌炎和心肌病等，最终可导致心力衰竭。

第1节　动脉粥样硬化

动脉硬化(arteriosclerosis)是泛指动脉血管壁增厚、变硬、失去弹性的一类疾病。它包括以下三种：

1. 细动脉硬化(arteriolosclerosis)　多见于高血压病，是高血压病血管的基本病理变化。

2. 动脉中层钙化(Mönckeberg medial calcific sclerosis)　较少见，以肌型动脉中层肌纤维变性、坏死，继而发生钙化为特征，一般不引起动脉管腔狭窄或闭塞，临床意义较小。

3. 动脉粥样硬化(atherosclerosis，AS)　是本节叙述的重点。

动脉粥样硬化是由于血脂异常，脂质沉积于动脉内膜，并以形成纤维斑块，或粥样斑块，使动脉管壁变硬、管腔狭窄为特征的常见疾病。主要累及弹力动脉和弹力肌型动脉。目前认为本病是一种特殊形式的慢性炎症。

我国的动脉粥样硬化发病率呈上升趋势，其发病多见于中、老年人，现在有发病年龄向年轻化延伸的趋势，但以40~49岁发展较快。

一、病因和发病机制

(一) 致病因素

动脉粥样硬化症的病因和发病机制尚未完全阐明。已知重要的危险因素有：

1. 高脂血症　AS的发生和脂质代谢障碍有密切的关系。流行病学调查发现，血浆胆固醇高的人群AS发病率较高。

血脂升高和引起血脂升高的疾病均易导致和促进AS的发生和发展。AS病变中的脂质成分主要是胆固醇及胆固醇酯，其次是三酰甘油、磷脂和载脂蛋白B。

血浆中的脂质以脂蛋白(lipoproteins，LP)形式存在，其中低密度脂蛋白(low-density lipoprotein，LDL)与动脉粥样硬化和冠心病(coronary heart disease，CHD)的发生极为密切，特别是LDL亚型小颗粒致密低密度脂蛋白(small dense low density lipoprotein，sLDL)的水平被认为是判断CHD的最佳指标。此外，极低密度脂蛋白(very-low-density lipoprotein，VLDL)和乳糜微粒(chylomicron，CM)也与AS的发生密切相关，因为它们不仅可转化为LDL，而且能被巨噬细胞摄取，沉积于粥样斑块内。而血浆中的高密度脂蛋白(high-density lipoprotein，HDL)水平却和AS的发生呈负相关。HDL愈高，发病率愈低。因为HDL是胆固醇逆向转运的载体，能促使摄取肝外组织中的游离胆固醇，并活化卵磷脂胆固醇酰基转移酶(lecithin cholesterol acyltransferase，LCAT)，促使游离胆固醇酯化后传递给 HDL 而运回肝脏,故可清除外周组织包括动脉壁中的胆固醇,具有保护动脉壁、减少粥样病变发生的作用。此外,HDL 可抑制细胞对 LDL 的摄取,最终使 VLDL、LDL 及 CM 以残体形式被降解和清除,阻碍胆固醇在细胞内堆积,从而阻止 AS 的发生。

不同脂蛋白在 AS 发病中的不同作用与其载脂蛋白(apolipoprotein, apo)有关:apoB-48、apoB-100 分别是 CM 和 VLDL、LDL 的主要载脂蛋白,如异常升高可促使 LDL 在血管壁滞留,促进 AS 的发生;HDL 的主要载脂蛋白为 apoA-1,它是 LCAT 的辅助因子,HDL 的胆固醇逆向转运作用就是通过 apoA-1 激活 LCAT 而实现的。

目前认为,LDL、apoB 异常升高与 HDL、apoA-1 的降低同时存在,是一种高危险性的血脂蛋白综合征,称之为致 AS 性脂蛋白表型,对 AS 的发生发展具有极为重要的意义。最近发现,由 LDL 和载脂蛋白 α 组成的脂蛋白 α(lipoprotein-α, LPα)在血浆中的浓度与 AS 的发病率呈正相关,在尸检材料中也证实 AS 病灶中有 LPα 沉积。因此,LPα 被认为是 AS 病因学中一个独立的遗传性危险因子。

因此,LDL 升高和 HDL 降低、LDL/HDL 比值增高是动脉粥样硬化的病因和发病的基础。影响 LDL 和 HDL 水平的常见因素(包括药物、代谢异常和不良的饮食、生活方式)见表 6-1。

表 6-1　影响高密度脂蛋白和低密度脂蛋白的常见因素

高密度脂蛋白(HDL)		低密度脂蛋白(LDL)	
升高	降低	升高	降低
烟酸	某些药物		烟酸
氯贝丁酯			氯贝丁酯
他汀类药物			他汀类药物
戒烟	吸烟	脂肪饮食	减少脂肪饮食
雌激素	黄体酮		雌激素
	糖尿病	糖尿病	
减肥	肥胖	肥胖	减肥
	代谢综合征	甲状腺疾病	
		肾疾病	
		肝疾病	
锻炼	不锻炼	遗传性疾病	树脂
	高三酰甘油		胆酸螯合剂

2. 高血压　高血压是 AS 的主要危险因素。流行病学调查发现,高血压患者 AS 发病较早且病变较重,其发病率比血压正常者高出 5 倍左右。动脉粥样硬化多发生于主动脉及其分支,在主动脉常发生于腹主动脉后壁及主动脉各分支开口处。肺动脉很少累及,但当患有肺动脉高压时亦可发生。这可能是由于动脉血压升高时,血流冲击力大,造成动脉壁机械性损伤,或增加内膜的通透性而促进脂蛋白进入动脉壁内所致。此外,高血压时控制血压的体液因子包括儿茶酚胺、肾素、血管紧张素等的异常也可能在动脉粥样硬化的发生中起一定的作用。

3. 吸烟　吸烟与 AS 的发生有关。香烟燃烧产生的一氧化碳、尼古丁及镉等有毒物质可通过对脂蛋白及血液流变学的影响而促使动脉粥样硬化发生。吸烟者血中一氧化碳浓度增高还可通过刺激血管内皮细胞释放血小板源性生长因子(platelet-derived growth factor, PDGF),诱导平滑肌细胞向内膜移行、增生,从而参与 AS 的发生。此外,长期吸烟可使血浆中纤维蛋白原、凝血因子Ⅷ和红细胞比容水平升高,有利于附壁血栓形成。在已患心绞痛或发生过心肌梗死的患者,吸烟易引起心律失常及猝死。

4. 其他致病因素

(1) 内分泌因素:雌激素可降低血浆胆固醇水平,并可刺激血管壁内皮细胞产生前列环素,抑制血小板集聚,故女性在绝经期前 AS 的发病率比男性低,但绝经期后则与同年龄组男性发病率近似。甲状腺激素亦可降低血浆胆固醇和 LDL 水平,黏液性水肿患者由于甲状腺激素分泌不足,其 AS 病变亦较重。

（2）遗传因素：家族性高胆固醇血症、家族性脂蛋白脂酶缺乏症等患者 AS 发病率显著高于对照组。据家族谱系调查，冠心病患者的亲属与对照组的亲属相比，前者的死亡率比后者高 7 倍。

（3）糖尿病：糖尿病患者的 AS 发病率至少要比非糖尿病患者高 2～3 倍，可能与脂蛋白代谢紊乱、血小板功能异常和动脉壁代谢障碍等因素有关。

（二）发病机制

AS 的发病机制目前尚未完全阐明，主要有脂源性学说、损伤应答学说、致突变学说、受体缺失学说和炎症学说等。现分别介绍如下：

1. 脂源性学说　此学说认为本病的发生主要是由于血浆中过量的脂质，特别是胆固醇和胆固醇酯沉积在动脉内膜，引起巨噬细胞的清除反应和血管平滑肌细胞增生，并形成斑块（图 6-1）。

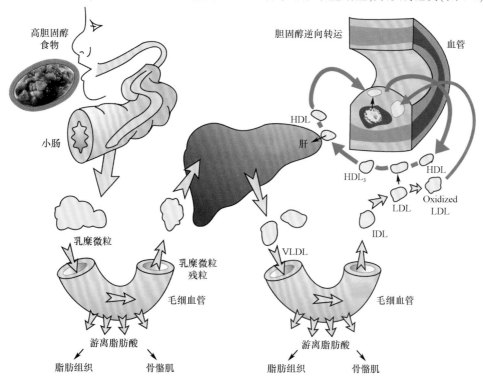

图 6-1　动脉粥样硬化发生机制示意图

2. 损伤应答学说　此学说认为在机械性、LDL、免疫性、毒素、病毒等各种因素的作用下，动脉内皮细胞受损或剥脱，血小板在该处黏附聚集，单核吞噬细胞黏附在血管内皮细胞上，释放 PDGF，通过旁分泌和自分泌相互作用，刺激血管壁中层血管平滑肌细胞增殖并进入内膜，促进基质分泌，导致纤维斑块和粥样斑块形成。

3. 炎症学说　在病变早期单核吞噬细胞在血管黏附分子的作用下与内皮细胞黏附，并进入内膜下，借助其表面上的清道夫受体、CD36 受体和 Fc 受体的介导，源源不断摄取进入内膜并已发生修饰的脂蛋白，如 oxLDL 和 oxLPα，形成巨噬细胞源性泡沫细胞。后者是早期脂纹、脂斑的主要成分。此外，单核细胞还可产生多种细胞因子（IL、TNF、PDGF）及单核细胞趋化蛋白（MCP）参与 AS 病变的形成（图 6-2）。

4. 平滑肌致突变学说　血管中膜平滑肌细胞增生、移行至内膜，表型改变为分泌型是动脉粥

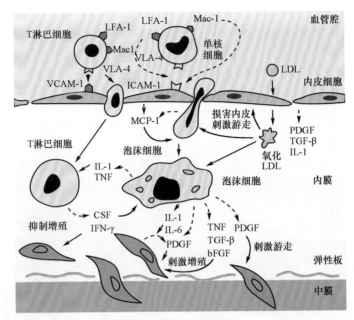

图 6-2　动脉粥样硬化斑块内炎性细胞间相互应答的因果关系

CSF 表示集落刺激因子；LFA 表示淋巴细胞功能相关抗原；Mac 表示巨噬细胞表面抗原；MCP 表示巨噬细胞加帽蛋白；VLA 表示极迟反应抗原

样硬化病变进展的主要环节。

<h1 style="text-align:center">二、病 理 变 化</h1>

（一）基本病理变化

动脉粥样硬化病变主要累及弹力型动脉（如主动脉及其一级分支）和弹力肌型动脉（如冠状动脉、脑动脉、肾动脉、眼和四肢动脉），以形成散在分布的斑块状病灶为特征。根据病变发展的经过可将其分为以下几个时期：

1. 脂纹及脂斑（fatty streak）　是 AS 的早期病变。随着动脉内膜脂质沉积的增多，血液单核巨噬细胞黏附于内皮细胞上，摄取 LDL 及胆固醇酯，形成巨噬细胞源性泡沫细胞。同时内皮细胞可变性脱落，引起血小板黏附、聚集及附壁血栓形成。内皮细胞、巨噬细胞及血小板均可产生生长因子，刺激中膜平滑肌细胞增生并迁移进入内膜，这种平滑肌细胞有 LDL 受体，可摄取 LDL 而形成肌源性泡沫细胞。上述这些泡沫细胞堆积成团（图 6-3），形成肉眼可见的淡黄色条纹或斑点，平坦或略隆起于内膜表面，常出现在主动脉后壁及分支开口处（图 6-4）。脂纹宽约 1~2mm，长短不一，常约 1cm 长。脂斑则约帽针头大小。

2. 纤维斑块（fibrous plaque）　脂纹进一步发展，在其表面和周围，胶原纤维增生，形成向内膜表面隆起的灰黄色纤维斑块。随着胶原纤维的不断增加和玻璃样变，脂质被埋于内膜深层，斑块逐渐变为瓷白色，并略带光泽。光镜下，斑块表面覆有一层纤维帽，其下为增生的平滑肌细胞、巨噬细胞和二者所形成的泡沫细胞，以及细胞外脂质和基质（图 6-5）。

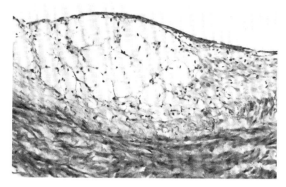

图 6-3　动脉粥样硬化

动脉内膜见有大量泡沫细胞聚集

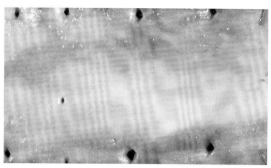

图 6-4　主动脉粥样硬化

3. 粥样斑块（atheromatous plaque）　随着病变的加重,纤维斑块深层的细胞变性、坏死崩解,这些崩解物与病灶内的脂质混合成黄色粥糜样物质,故称为粥样斑块,又称粥瘤（atheroma）。光镜下,典型的粥样斑块病灶表层为纤维结缔组织,深部为无定形的坏死崩解物,其中含胆固醇结晶（石蜡切片呈针形裂隙）及少量纤维素。底部和边缘常有纤维组织和新生的毛细血管增生,外周有少量泡沫细胞和淋巴细胞浸润。中膜一般变化较轻,随着病灶的

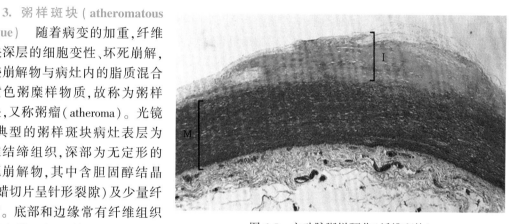

图 6-5　主动脉粥样硬化(纤维斑块)

I 示斑块表面覆纤维帽及其下增生的肌源性和巨噬细胞源性的泡沫细胞,以及细胞外脂质和基质沉积;M 示动脉中膜

不断扩大,中膜可呈不同程度的萎缩和纤维化,内弹力板可以断裂（图 6-6）。

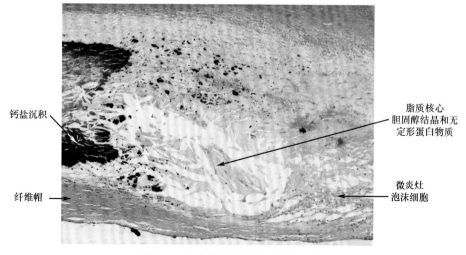

钙盐沉积

脂质核心
胆固醇结晶和无
定形蛋白物质

纤维帽

微炎灶
泡沫细胞

图 6-6　主动脉粥样硬化(粥样斑块)

斑块内可见柳叶状胆固醇结晶、蓝色钙盐沉积和泡沫细胞

(二) 粥样斑块的继发性变化

(1) 斑块内出血:是动脉粥样硬化的常见并发症。出血可由于斑块底部或边缘新生毛细血管的破裂或动脉腔内血液经斑块溃疡处进入斑块。斑块内出血可形成血肿,向管腔膨出,使病变动脉进一步狭窄甚至闭塞。

(2) 粥样溃疡:粥样斑块表层的纤维帽坏死破溃,病灶中的脂质和坏死组织碎片脱落而形成溃疡,这些脱落的物质进入血流可引起胆固醇栓塞。粥样溃疡常见于腹主动脉、髂动脉等病变严重的部位。

(3) 血栓形成:在斑块表面,尤其是溃疡形成处,可继发血栓形成。血栓形成可使血管腔进一步狭窄甚至闭塞而导致梗死。血栓可机化或脱落引起栓塞。

(4) 钙化:在斑块坏死灶或纤维帽内可发生钙化甚至骨化,使动脉壁变硬变脆。钙化多见于年龄较大的患者。

(5) 动脉瘤形成:由于严重的动脉粥样硬化病变,动脉中膜萎缩,管壁变薄弹性降低,在血压的作用下,局部血管壁向外膨出形成动脉瘤。动脉瘤可自发或因外伤而破裂。有时血流可从粥样瘤性溃疡处侵入主动脉中膜,或中膜滋养血管破裂形成夹层动脉瘤。

三、重要器官的动脉粥样硬化及其对机体的影响

(一) 主动脉粥样硬化

好发于主动脉后壁及肋间动脉开口处,常比其他动脉的病变发生早而广泛。病变严重程度依次为腹主动脉、胸主动脉、主动脉弓、升主动脉。在主动脉内膜出现各种不同时期、大小不等的纤维斑块、粥样斑块和粥样溃疡等病变(图6-7)。由于主动脉管腔较大,血流急速,即使有严重粥样硬化亦很少引起血液循环障碍及附壁血栓形成。如动脉瘤形成,一旦破裂可引发致命性大出血。

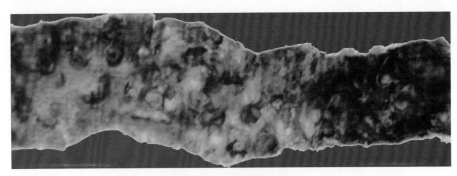

图 6-7　主动脉粥样硬化
在主动脉内膜面上可见隆起的粥样斑块并有溃疡形成

(二) 冠状动脉粥样硬化及冠状动脉硬化性心脏病

1. 冠状动脉粥样硬化　冠状动脉粥样硬化(coronary atherosclerosis)最常发生于左冠状动脉前降支,其次是右冠状动脉干和左冠状动脉旋支。冠状动脉粥样硬化的病变程度不一,轻者只见少数脂纹、脂斑,重者粥样硬化斑块多,且相互融合。切面见内膜呈新月形增厚,管腔狭窄并偏于一侧。有时尚可见出血、钙化、溃疡及血栓形成,致管腔严重狭窄甚至完全阻塞(图6-8)。

2. 冠状动脉粥样硬化性心脏病 由冠状动脉粥样硬化引起的心脏病,称为冠状动脉粥样硬化性心脏病(coronary atherosclerotic heart disease),它和冠状动脉痉挛、炎性狭窄(如结节性动脉炎、梅毒性主动脉炎累及冠状动脉口)等引起的心脏病统称为冠状动脉性心脏病(coronary heart disease,CHD),简称冠心病。冠心病在欧美国家的发病率及死亡率甚高,我国近年亦呈增多趋势。根据其临床病理特征,本病可分为隐匿性心肌缺血(无症状性心肌缺血)、心绞痛、心肌梗死、心肌硬化和冠状动脉性猝死五型。其发病基础都是由于冠状循环改变引起冠状动脉血液供应与心肌需求之间不平衡而造成的心肌损害,故均属于缺血性心脏病(ischemic heart disease,IHD)的范畴。其中冠状动脉粥样硬化性心脏病几乎占全部缺血性心脏病的90%,因此习惯上将冠心病视为冠状动脉粥样硬化性心脏病。

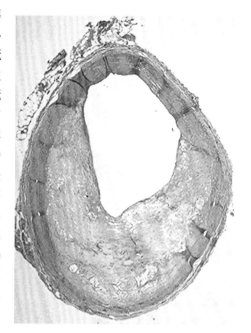

图 6-8 冠状动脉粥样硬化镜下病变
内膜呈半月形增厚,管腔偏心性狭窄,斑块表面为纤维帽,在其底部有胆固醇结晶和泡沫细胞

冠心病在中医学中属于"胸痹"、"真心痛"、"厥心痛"等范畴,早在《内经》中就有记载:"心病者,胸中痛,胁支满,胁下痛,膺背肩胛间痛,两臂内痛"。"真心痛,手足青至节,心痛甚,旦发夕死,夕发旦死"。中医学理论认为:心主血脉,心阳不足可因气滞血瘀阻于经脉,使心脉不通,不通则痛,发为"胸痹"。

(1)隐匿性心肌缺血:有心肌缺血的客观证据,但患者无心肌缺血的主观症状。

(2)心绞痛(angina pectoris):由于心脏急性暂时性缺血缺氧所致的以胸痛为特点的临床综合征称心绞痛。表现为阵发性心前区压迫性疼痛,疼痛常放射到左肩和左臂内侧,持续数分钟。心绞痛常在体力活动、情绪激动或寒冷等因素影响下发生。心绞痛的发生,多认为是由于心肌缺氧,心肌内积聚了过多的酸性代谢产物(如乳酸)和生物活性物质(如组胺、缓激肽等),这些物质刺激心肌内痛觉神经末梢,冲动沿交感神经传至1~4胸交感神经节,再传到相应的脊髓节段,沿脊髓丘脑束传至大脑而产生痛觉。"牵涉性疼痛"常反映在进入相同脊髓段的神经分布的皮肤区域,故疼痛放射至左肩及左臂。

(3)心肌梗死(myocardial infarction):心肌由于严重持续性缺氧而引起的坏死称为心肌梗死。心肌梗死最常见的原因是冠状动脉的急性闭塞,大多是在冠状动脉粥样硬化基础上并发血栓形成、斑块内出血等引起;少数病例是在冠状动脉严重狭窄的基础上,由于休克、阵发性心动过速或冠状动脉持久痉挛,使冠状动脉血供急剧减少或中断;有时也可由于过度负荷使心肌需血量急剧增加而供血又严重不足所致。

1)类型:根据梗死的部位、分布特点分为以下类型:①透壁性心肌梗死(transmural myocardial infarction):心肌梗死累及心室壁全层,其梗死范围较大,常达数厘米,故又称区域性心肌梗死。绝大多数(95%)属于此类型。②心内膜下心肌梗死(subendocardial myocardial infarction):其特点是坏死主要累及心室壁内层1/3的心肌,呈多发性散在小病灶或孤立小病灶,多位于左心室。

2)心肌梗死的部位和范围:心肌梗死的部位与范围取决于冠状动脉阻塞的部位和供血区域。由于左冠状动脉病变最常见,所以心肌梗死多发生在左心特别是左心室,其中约40%~50%的心肌梗死发生在左心室前壁、心尖部及室间隔前2/3,即相当于左冠状动脉前降支的供血区;约 30%~40% 发生在左心室后壁,室间隔后 1/3 及右心室大部,即相当于右冠状动脉供血区;约 15%~20% 发生在左心室侧壁,即相当于左冠状动脉旋支的供血区(图 6-9)。

3)病理变化:肉眼观察,心肌梗死灶形态不规则,一般于梗死后 6 小时才能辨认,梗死灶呈苍白色,8~9 小时后呈淡黄色,干燥、较硬、失去正常光泽;第 4 天梗死灶边缘出现明显的充血出血带和附壁血栓形成(图 6-10);到第 10 天左右,梗死灶明显黄色,质软,并可见出血;第 5 周后,肉芽组织逐渐转变为瘢痕组织,呈灰白色(图 6-11)。光镜下,在血流断绝 1 小时内仅见心肌纤维因强烈收缩而呈波浪状弯曲;2 小时后可见肌溶和肌质凝聚、嗜酸性变;4 小时后肌纤维消失;6 小时后梗死灶内和周围有中性粒细胞反应(图 6-12);2~3 周肉芽组织长入梗死灶内;5 周后变为瘢痕组织;第 2 个月末,较大的梗死灶可完全机化。

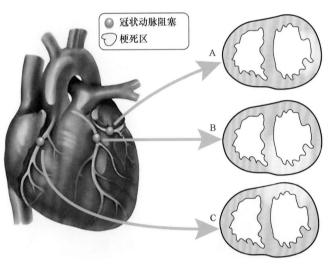

图 6-9　心肌梗死部位模式图

A. 左冠状动脉旋支(LC)阻塞引起的左室侧壁梗死;B. 左冠状动脉前降支(LAD)阻塞引起的左室前壁和室间隔前部梗死;C. 右冠状动脉(RC)阻塞引起的左室后壁和室间隔后部梗死

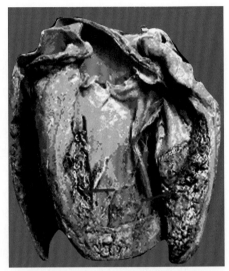

图 6-10　左心室壁新鲜的梗死灶并伴有附壁血栓形成(箭头所示)

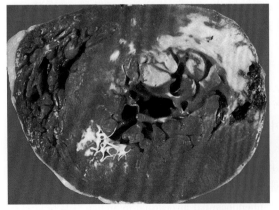

图 6-11　左心室壁陈旧性苍白色梗死灶

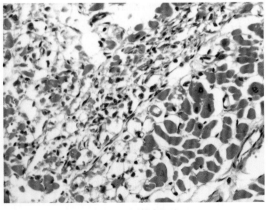

图 6-12　心肌梗死(镜下)

梗死区可见心肌细胞肌质溶解呈网状(肌溶),部分心肌细胞有肌凝(呈深红染色),细胞核固缩,病灶内有大量的中性粒细胞和单核巨噬细胞浸润

4）生化改变：出现较早的生化改变是心肌细胞内糖原减少或消失，这是由于心肌缺氧时糖酵解加强所致。心肌梗死 30~60 分钟后，心肌代谢停止，梗死部位的门冬氨酸氨基转移酶（AST）、乳酸脱氢酶（LDH）和肌酸磷酸激酶（CPK）等活性明显下降，并透过损伤的细胞膜释放到血液中，致血清中这些酶浓度升高。临床研究证明，心肌梗死后 6~12 小时，血清 AST 急剧升高，24~36 小时达高峰，3~6 天降至正常。故血清中 AST 水平对早期判定心肌梗死有一定的诊断价值。此外，心肌梗死 2 小时后，心肌细胞内钾离子移出细胞外，同时钠离子和钙离子移入细胞内。

5）并发症及后果：①心力衰竭：心肌梗死使心肌收缩力显著减弱，可引起左心、右心或全心心力衰竭，这是导致患者死亡的主要原因之一。②心源性休克：当心肌梗死范围达左心室 40% 时，心室收缩力严重降低，心输出量下降而引起心源性休克。患者血压下降，发生周围循环衰竭而死亡。③心律失常：梗死如累及传导系统，可引起传导异常，甚至导致心搏骤停、猝死。④附壁血栓：心肌梗死累及心内膜时可引起附壁血栓，血栓脱落后可引起栓塞、梗死。⑤室壁瘤：梗死区坏死组织或瘢痕组织在心腔内压的作用下，逐渐向外膨出形成室壁瘤，多发生于左心室前壁近心尖处，常继发附壁血栓。⑥心脏破裂：梗死 1 周后，由于中性粒细胞浸润，使梗死灶软化而发生破裂，多发生于左心室前壁的下 1/3 处。心脏破裂后，血液流入心包，引起心包填塞而迅速死亡（图 6-13）。

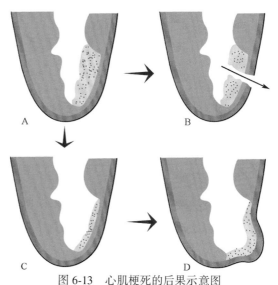

图 6-13 心肌梗死的后果示意图
A. 新鲜梗死；B. 新鲜梗死破裂；C. 梗死区瘢痕形成；D. 慢性室壁瘤内有血栓形成

⑦急性心包炎：透壁性心肌梗死累及心外膜引起急性浆液纤维素性心包炎。

（4）心肌硬化：广泛的心肌纤维化称为心肌硬化。冠状动脉粥样硬化时，血管腔狭窄，造成心肌长期供血不足，心肌萎缩，间质纤维组织增生，致心肌硬化，心脏缩小变硬。这是缺血性心脏病中的一种常见类型，本病病程可长达多年，以后逐渐发展成左心衰竭。有时可有心绞痛发作。若纤维化累及传导系统，也可出现心律失常。

（5）冠状动脉性猝死：系指患者于心肌缺血发作数分钟或数小时内死亡，常在家中或送医途中发生，占冠状动脉性心脏病死亡的半数以上。尸检发现仅少数患者出现新鲜的心内膜下心肌梗死，大部分患者仅见多发性心肌细胞过度收缩造成的心肌断裂及陈旧性梗死瘢痕。新近研究认为，冠心病猝死的发生是由于在冠状动脉已有狭窄的情况下，加上情绪激动、过劳等应激状态，致心肌严重缺血，迅速诱发心肌细胞内、外的钠、钾、钙分布异常，导致心电活动改变，影响传导系统，从而引起致死性心律失常，尤其是心室颤动，使心力衰竭而死亡。

（三）脑动脉粥样硬化

脑动脉粥样硬化的发生较主动脉及冠状动脉粥样硬化为晚，好发于大脑中动脉及脑基底动脉。病变血管弯曲、变硬、管腔狭窄。由于脑动脉壁较薄，从血管表面即可透见粥样硬化斑块（图 6-14）。脑动脉粥样硬化时，脑组织因长期供血不足可发生萎缩，脑回变窄，脑沟变宽变深，严重者出现智力减退(老年性痴呆)(图 6-15)。如斑块处继发血栓形成,可引起局部脑组织急性缺血而形成脑软化灶(图 6-16),临床上可出现失语、偏瘫,甚至死亡。脑动脉粥样硬化病变常形成小动脉瘤,当血压突然升高时,可致动脉瘤破裂而发生脑和蛛网膜下腔出血。

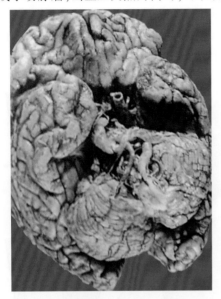 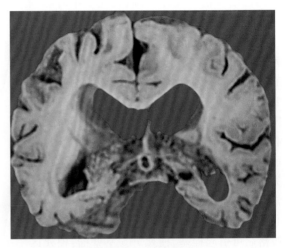

图 6-14　脑基底动脉及大脑中动脉粥样硬化
动脉壁增厚、僵硬,血管弯曲,从血管表面
可见粥样斑块

图 6-15　脑萎缩
脑切面可见脑回变窄,脑沟变宽变深,侧脑室扩张

(四) 肾动脉粥样硬化

好发于肾动脉开口处、叶间动脉、弓形动脉。由于动脉管腔狭窄,肾组织可发生缺血萎缩,间质纤维组织增生。若动脉管腔完全阻塞而致肾梗死,机化后出现多数较大的瘢痕,使肾脏缩小变形,形成动脉粥样硬化性固缩肾。

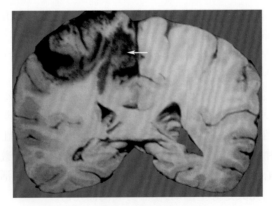

图 6-16　脑梗死
在大脑冠状断面可见大脑皮质有一出血软化灶形成(箭头所示)

(五) 四肢动脉粥样硬化

以下肢动脉粥样硬化较常见且较严重。当较大动脉管腔明显狭窄时,可因缺血而出现间歇性

跛行。长期慢性缺血可引起肢体萎缩。当肢体动脉管腔严重狭窄,继发血栓形成,而又无有效的侧支循环时,可发生缺血性坏死和坏疽。

总之,动脉粥样硬化常累及全身大、中动脉,管腔粥样斑块可导致血管狭窄,甚至继发血栓形成,引起组织、器官慢性或急性缺血损伤。心、脑等重要器官的动脉粥样硬化可对机体产生严重影响(图 6-17)。

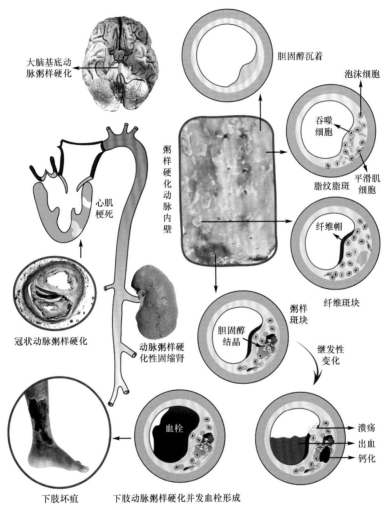

大脑基底动脉粥样硬化

胆固醇沉着

泡沫细胞

吞噬细胞

平滑肌细胞

脂纹脂斑

粥样硬化动脉内壁

纤维帽

纤维斑块

心肌梗死

胆固醇结晶

粥样斑块

继发性变化

冠状动脉粥样硬化

动脉粥样硬化性固缩肾

血栓

溃疡
出血
钙化

下肢坏疽

下肢动脉粥样硬化并发血栓形成

图 6-17 动脉粥样硬化发展过程及重要器官动脉粥样硬化后果示意图

第 2 节 高 血 压 病

高血压病(hypertension)是以体循环动脉压升高为主要临床表现的一种常见病,多累及全身细、小动脉,造成全身细小动脉硬化。晚期可引起心、脑、肾等重要器官的病变并出现相应的临床表现。

正常人的血压在不同的生理情况下有一定的波动幅度,例如焦虑、紧张、剧烈活动或处于应激状态时,都可使血压升高。40 岁以后,血压则随年龄的增长而有所升高,故高血压与正常血压的界限常不易截然划分。2010 年中国高血压防治指南发布了中国高血压的诊断标准:在安静休息状态下,收缩压等于或高于140mmHg,舒张压等于或高于90mmHg,两项中有一项符合即可诊断为高血压。收缩压等于或高于140mmHg,舒张压低于90mmHg者为单纯收缩期高血压。

高血压可分为原发性高血压(primary hypertension)和继发性高血压(secondary hypertension)。原发性高血压也称高血压病,是一种原因尚未清楚的独立性疾病,约占高血压患者总数的80%以上。继发性高血压又称为症状性高血压(symptomatic hypertension),是某些疾病(如急、慢性肾小球肾炎、肾动脉狭窄、肾上腺和脑垂体肿瘤等)的一个症状表现,约占高血压患者总数的10%~20%。本节仅讲述高血压病。高血压病在我国很常见,发病率约为13.58%。

一、类型和病变

高血压病可分为良性高血压病与恶性高血压病两型。

(一)良性高血压病

良性高血压病(benign hypertension)又称缓进型高血压病,约占高血压病患者的95%。发病年龄多在35~40岁以后。病程经过缓慢,可达10~20年以上。按其发展过程可分三期。

1. 功能紊乱期 为高血压病早期,表现为全身细、小动脉间歇性痉挛。当血管痉挛时,血压升高;血管痉挛缓解时,血压又恢复正常。此期仅有主动脉壁轻度增厚,全身细、小动脉和心、脑、肾等器官均无器质性变化。临床上血压呈波动状态,经适当休息和治疗可以痊愈,如继续发展则进入动脉病变期。

2. 动脉病变期 全身动脉发生器质性病变。

(1)细动脉硬化:表现为细动脉壁玻璃样变,是高血压病的主要病变特征。由于细动脉持续性痉挛,管壁缺氧,内皮细胞变性,基膜受损,致内膜通透性增加,血浆渗入内皮下沉积;同时,内皮细胞与血管平滑肌细胞合成基膜样物质增多,与渗入的血浆相互融合成均质的玻璃样物质。随着疾病的发展,内皮下的玻璃样物质愈聚愈多,管壁增厚,管腔狭窄,中膜平滑肌可受压萎缩,使管壁弹性降低、变脆(图6-18)。

(2)小动脉硬化:由于血压持续升高,小动脉内膜胶原及弹性纤维增多,内弹力膜分裂,中膜平滑肌细胞增生,以致管壁增厚变硬,管腔狭窄(图6-19)。

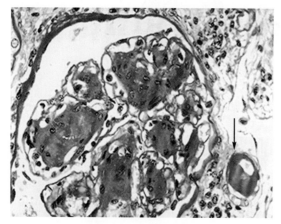

图6-18　良性高血压病

肾入球小动脉玻璃样变,管壁增厚,呈红染、均质状,管腔狭窄
(箭头所示)

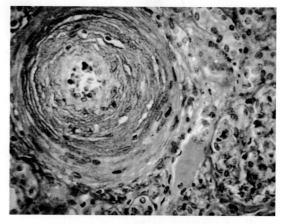

图6-19　良性高血压病时小动脉的病变

小动脉内膜呈纤维性增厚和内弹力膜分裂

（3）大动脉及中等动脉硬化：大、中动脉的内膜纤维增多，中膜平滑肌细胞增生肥大，管壁增厚。由于血压持久升高，动脉壁平滑肌被纤维组织取代，弹力纤维可部分破坏吸收，且常并发粥样硬化病变，故动脉壁增厚变硬，管腔扩张并弯曲。

此期患者血压持久稳定升高，常有头痛、眩晕、疲乏、注意力不集中等临床症状。

3. 内脏病变期　为高血压病后期，许多内脏相继受累，其中最重要的是心、脑及肾等器官的病变。

（1）心脏病变：由于细、小动脉硬化，血压持续升高，外周阻力增加，左心室为维持正常血液循环而加强收缩力。久之，左心室发生代偿性肥大，心脏重量增加，一般达 400g 以上（正常 280g 左右），甚至可达 900～1000g（称为"牛心"），左心室乳头肌和肉柱明显增粗。早期心腔不扩张，称为向心性肥厚（图 6-20）。晚期左心室代偿失调，心肌收缩力降低，逐渐出现心腔扩张，称为肌源性扩张，甚至发生心力衰竭。

高血压病时由于血压的持续性升高，可促进动脉粥样硬化的发生与发展，而冠状动脉粥样硬化又可造成心肌的供血不足，从而促进心力衰竭的发生。高血压病所引起的心脏病称高血压性心脏病（hypertensive cardiopathy）。临床上，患者血压固定在较高水平，收缩压可达 180mmHg，舒张压可达 120mmHg。心界向左、向下扩大，X 线检查左心室明显肥大。

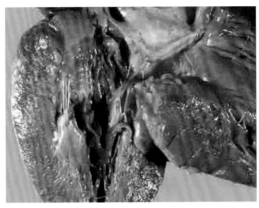

图 6-20　原发性高血压病
左心室向心性肥厚，心室壁增厚，乳头肌增粗

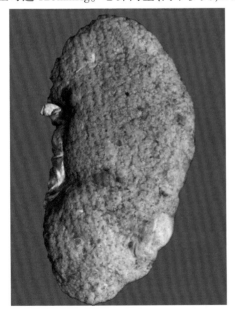

图 6-21　细动脉硬化性固缩肾（高血压病所致）
肾脏体积缩小变硬，表面呈细颗粒状

（2）肾脏病变：由于肾小球入球小动脉玻璃样变及小叶间动脉、弓形动脉等小动脉硬化造成的管腔狭窄，肾小球长期缺血而发生纤维化和玻璃样变，相应的肾小管萎缩消失，并出现间质纤维化与淋巴细胞浸润。残存的肾小球和肾小管则发生代偿性肥大和扩张。由于病变的发展，大部分肾单位萎缩消失，为纤维组织取代，故肉眼观可见肾脏体积缩小，表面呈弥漫细颗粒状（颗粒为代偿肥大的肾单位）。切面肾皮质变薄，皮质髓质交界处的叶间动脉或弓形动脉因管壁增厚而切面管腔呈哆开状。肾脏质地变硬，重量减轻，常在 100g 以下（正常 150g 左右）。这种改变称为原发性颗粒性固缩肾（primary granular atrophy of the kidney）（图 6-21）。晚期由于肾单位丧失过多，最后可导致肾功能不全。

（3）脑病变：大脑是最易受高血压影响的靶器官，可出现一系列改变：

1）高血压脑病：正常情况下，大脑通过脑血管的自身调节，使脑血流量保持相对稳定状态，即当血压升高时，脑血管自动收缩；当血压下降时，脑血管又自动舒张。高血压患者的血压调节范围通常为 110～180mmHg，若血压突然升高，超过其调节上限，脑血管自身调节发生障碍，不再继续收缩而发生被动扩张，脑血流量突然增加，毛细血管压急剧升高，液体外渗,引起脑水肿,甚至斑点状出血。患者可出现剧烈头痛、眩晕、呕吐、视力模糊以至抽搐、意识障碍等症状,称为高血压脑病(hypertensive encephalopathy)。

2)脑软化:脑细、小动脉痉挛和硬化时,可引起脑组织局部缺血而出现多发性小软化灶,常见于基底节、丘脑、脑桥和小脑等处,并出现相应的症状。软化灶小而少时可不引起严重后果。

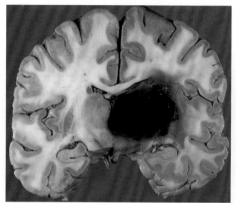

图 6-22　高血压脑出血
(冠状切面)大脑内囊基底节有出血并流向侧脑室
(出血灶呈棕黑色)

3)脑出血:是高血压病最严重的并发症。常发生于基底节、内囊,其次为大脑、小脑和脑桥。多为大出血灶,形成血肿,同时脑组织被破坏。患者常骤然发生昏迷,呼吸加深,脉搏加快,瞳孔反射与角膜反射消失,肢体瘫痪等。如出血波及内囊则引起偏瘫;如出血灶破入侧脑室,则脑脊液检查出现红细胞,常导致患者死亡(图 6-22)。多数脑出血后果严重,幸存者出血灶被增生的胶质纤维和胶原纤维包绕,出血及坏死的脑组织被分解液化,形成囊腔。

高血压病时脑出血的机制:一是由于脑内小动脉痉挛,脑组织缺血缺氧,酸性产物聚积使血管壁通透性升高,加之血管内压增高,从而引起漏出性出血。再者,由于脑内细小动脉壁变性变脆,同时脑组织软化使血管失去支撑,故血管内压增高可致管壁局部膨出而形成小动脉瘤,当血压骤然急剧升高时可发生破裂性出血。脑出血多发生在基底节和内囊,是因该处的豆纹动脉由大脑中动脉呈直角分出,口径骤然变小,承受的血液压力大,而管壁又薄,加以已有病变,故较易破裂出血(图 6-23)。

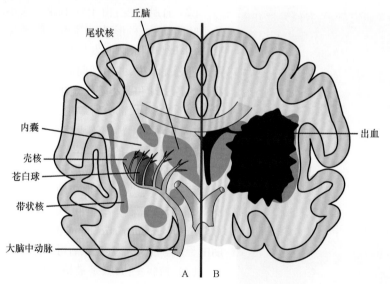

图 6-23　大脑内囊基底节出血区与大脑中动脉及其豆纹支分支关系示意图
A. 大脑内囊附近的动脉分布;B. 大脑内囊部出血

(4)视网膜病变:高血压病时,视网膜中央动脉的改变大致与高血压病三个时期的变化相一致。早期有动脉痉挛,以后有动脉硬化。检眼镜检查可见动脉血管迂曲,反光增强,呈银丝样改变。动静脉交叉处静脉受压。严重者视盘水肿,视网膜有渗出物和出血,使患者视力受到影响。

（二）恶性高血压病

恶性高血压病（malignant hypertension）又称急进型高血压病，约占高血压病的 5%。好发于年轻病人，多数患者发病起始即为恶性高血压病，部分由缓进型高血压病转变而来。病情严重，发展迅速，血压急剧升高，舒张压高达 130mmHg 以上。病理变化特点是全身细动脉壁出现广泛的血浆浸润，并发生纤维素样坏死，可有红细胞漏出至管壁内，管壁高度增厚，常可并发血栓形成，甚至引起微梗死（图 6-24）。小动脉变化具有特征性，表现为内膜增厚，平滑肌细胞增生，呈向心性排列，如洋葱皮样，使管壁显著增厚，管腔狭窄或闭塞，呈闭塞性动脉内膜炎之改变。这种病变广泛分布于肾、脑、肠及胰

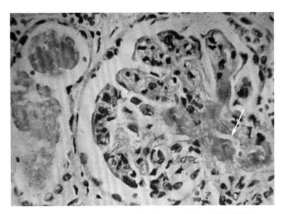

图 6-24　恶性高血压病之肾入球小动脉纤维素样坏死（箭头所示）

腺，以肾小动脉最为严重。患者常在 1 年内因肾衰竭、脑出血或心力衰竭而死亡。

二、病因和发病机制

（一）发病因素

1. **遗传因素**　高血压患者常有明显的家族聚集性，充分说明高血压病与遗传因素有关。与无高血压家族史者比较，双亲均有高血压者的高血压患病率高 2~3 倍，单亲有高血压者患病率高 1.5 倍。分子生物学研究显示，有原发性高血压倾向者，可伴有血管紧张素编码基因的分子变异。在同样高食盐的条件下，对食盐敏感种属的大鼠发生高血压，而对食盐不敏感种属的大鼠则不发病。遗传基因主要决定高血压病发生的易感性，而非高血压病本身。目前认为高血压病是一种受多基因遗传影响，在多种后天因素作用下，正常血压调节机制失衡而致的疾病。

2. **饮食因素**　日均摄盐量高的人群，高血压的患病率高于日均摄盐量低的人群；减少日均摄盐量或用药物增加 Na^+ 的排泄均可改善高血压的状态。K^+ 摄入减少，可致 Na^+/K^+ 比例升高，促进高血压的发生或升高；Mg^{2+} 摄入不足也易促进高血压的发生，高镁饮食可降低高血压的发生率。

3. **职业和社会心理应激因素**　精神长期处于紧张状态的职业、引起严重心理障碍的社会应激因素，均可在高血压病的发生中起作用。

4. **其他因素**　年龄增长、肥胖、吸烟、缺乏体力劳动等，均与高血压病的发病率升高有关。

（二）发病机制

高血压病的发病机制主要有下列学说：

1. **精神神经源学说**　此学说认为由于长期的精神神经刺激和过度紧张，使大脑皮质功能失调，失去对皮质下中枢的调节和控制作用，而在血管舒缩中枢形成了固定的兴奋灶，表现为交感神经兴奋性增高，儿茶酚胺分泌增多，引起全身细、小动脉痉挛，外周阻力增加，从而使血压升高。但须指出，精神、神经因素虽与高血压病发生有关，但并非唯一的重要因素，因为有些长期处于精神应激环境中的人未发生高血压病，而发生高血压病者也不一定有精神应激史。

2. **肾源学说**（肾素-血管紧张素-醛固酮学说）　当肾血流量减少，肾小球旁器细胞受刺激时，肾素分泌增多，进入血液循环后，作用于由肝脏合成的血管紧张素原（α_2-球蛋白），形成血管紧张

素Ⅰ(10肽)。进而经过肺循环和肾循环,在转化酶的作用下,形成血管紧张素Ⅱ(8肽)。后者又在酶的作用下,脱去天门冬氨酸而转化为血管紧张素Ⅲ(7肽)。血管紧张素Ⅱ可使细、小动脉强烈收缩和心肌收缩力增强,使血压升高。血管紧张素Ⅱ和Ⅲ还可作用于肾上腺皮质球状带,促使醛固酮分泌增多,使肾小管对钠的重吸收增加,导致钠、水潴留,从而使血容量增多;并可增加血管壁对各种加压物质(如儿茶酚胺、血管紧张素Ⅱ等)的敏感性,使血管收缩,血压升高。

3. 摄钠过多学说　大量实验、临床和流行病学研究资料表明,钠的代谢与高血压病有较密切的关系。在食盐摄入量高的地区人群中,高血压病的发病率也高,而限制钠的摄入量则可以使血压下降。Na^+的升压效应可能与钠引起血管平滑肌对加压物质的敏感性增高有关。

4. 细小动脉血管重构　目前认为高血压患者血管平滑肌长期处于收缩物质(如儿茶酚胺、血管紧张素Ⅱ)的刺激发生增生、肥大和基质沉积,从而致细小动脉管壁增厚变硬。

综上所述,高血压病可能是多种致病因素综合作用的结果,高级神经中枢功能失调在发病中起重要作用,遗传、神经-内分泌调节失衡、摄钠过多和血管重塑等也是参与高血压病发病的重要因素(图6-25)。

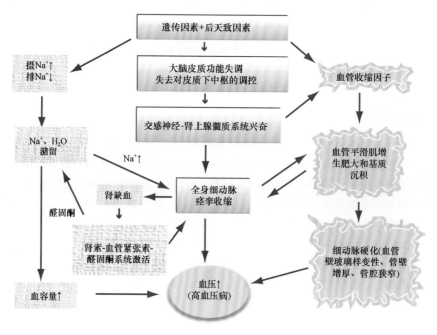

图6-25　高血压病发病机制示意图

高血压病在中医学中属于"头痛"、"眩晕"、"肝阳上亢"、"中风"等范畴。早在《内经》中就有"诸风掉眩,皆属于肝","肾虚则头重高摇","髓海不足则脑转耳鸣"。中医学认为本病的发生和肝、肾两脏有关。病变早期由于肝气郁结,化火伤阴,以致肝阳偏盛。肝阳亢而伤阴,肾阴虚而肝阳愈亢,遂致阴虚阳亢。后期因阴损及阳,转为阴阳两虚或以阳虚为主,或化火动风,或痰火内炽,发生"中风"。金代李东垣曾提出"中风者非外来风邪,乃本气病也,凡人年逾四旬,气衰之际,或因忧喜、忿怒,伤其气者,多患此疾"。可见当时已认识到精神因素在本病发生中的作用。

第3节　风　湿　病

风湿病是一种与A族乙型溶血性链球菌感染有关的超敏反应性疾病。病变主要累及全身结缔组织。常侵犯心脏、关节、皮肤、浆膜、血管和脑等,其中以心脏病变最为严重。病变特点为结缔组织的急性或慢性炎症,胶原纤维出现特殊的纤维素样坏死和形成风湿性肉芽肿,故本病被列为结缔组织病(胶原病)的一种。急性期称为风湿热(rheumatic fever),临床上以心肌炎、多关节炎、皮肤环形红斑、皮下小结、小舞蹈症等表现为特征,常伴有发热、血沉加快、抗链球菌溶血素 O 抗体滴度增高等现象。本病常反复发作,多次发作后常导致心瓣膜变形而形成慢性心瓣膜病。风湿病在我国是一种常见病,寒冷潮湿地区尤为常见。初次发作常为 5~14 岁儿童,出现心瓣膜变形则常在 20~40 岁。我国近年统计风湿病的年发病率为 20.05/10 万,现有风湿性心脏病患者 237 万~250 万人,应该给予足够的重视。

一、病因和发病机制

(一) 致病因素

1. 风湿病的发生与 A 组乙型溶血性链球菌的感染有关 其根据是:

(1)风湿病的好发季节、发病率、复发率、病情严重程度与链球菌性咽喉炎的流行季节、发病率、抗链球菌治疗成功与否之间呈密切相关,病人血中多项抗链球菌抗体(如抗链球菌溶血素 O、抗链球菌激酶等)的效价显著升高。

(2)本病发病前 2~3 周常有溶血性链球菌感染史:如咽峡炎、扁桃体炎、鼻窦炎等。风湿病特征性病变不在感染的原发部位,而在远离感染的心脏、关节等处;也不是溶血性链球菌感染直接导致的化脓性炎;病灶中从未分离出链球菌。

(3)风湿病的典型病变:具有超敏反应的纤维素样坏死和风湿性肉芽肿(风湿小体),并在血中可测到抗心肌抗体和抗心瓣膜成分的抗体(如抗 N-乙酰氨基酸葡萄糖抗体)增高。

2. 机体的抵抗力与反应性在风湿病发病过程中是不可忽视的内因 链球菌性咽喉炎患者仅 1%~3% 发生风湿病;同为风湿病,儿童与成人表现不同;同为风湿病仅少数发生小舞蹈症;单卵双胎者的风湿病共同发病率高于双卵双胎者;有研究发现,风湿病患者 B 淋巴细胞表面有遗传性标志物 833$^+$,称为 833$^+$B 细胞同种抗体,同时有 T_h 增高、T_s 相对下降等。

3. 诱因 寒冷、潮湿及病毒感染可诱发本病。

(二) 发病机制

关于风湿病的发病机制有多种学说(链球菌感染学说、链球菌毒素学说、超敏反应学说、自身免疫学说等)。目前认为,A 组溶血性链球菌能使机体产生与结缔组织起交叉反应的抗体,这种抗体不仅作用于链球菌菌体,又可作用于结缔组织而引起风湿病。现已证明 A 组溶血性链球菌菌体壁上的 M 蛋白与 C 多糖具有特异抗原性,能使机体产生相应抗体,而 M 蛋白抗体可与心肌肌膜、C 多糖抗体可与心瓣膜糖蛋白产生交叉反应,引起风湿病的发生。免疫荧光显示,活动性风湿病患者心肌内有弥漫的免疫球蛋白沉积。近年有人检查活动性风湿病患者的心脏病灶内有淋巴细胞存在,故提出细胞介导的免疫反应在风湿病的发生机制上起一定的作用。用 A 组链球菌使豚鼠致敏后,分离其 T 淋巴细胞,在试管内可对培养豚鼠胚胎心肌细胞产生细胞毒作用,证明了这种看法。也有学者认为链球菌感染可激发患者的自身免疫反应引起相应的风湿病病变。

总之,体液免疫和细胞免疫都可能参与本病的发病(图 6-26)。

二、基本病理变化

风湿病的基本病变是累及全身结缔组织的超敏反应性炎,可分为非特异性浆液纤维素性炎和特异性肉芽肿性炎两大类。前者多发生于浆膜、滑膜或偶见于小儿的心肌间质。后者多发生于结缔组织如心肌间质及皮下组织。病变发展过程可分三期:

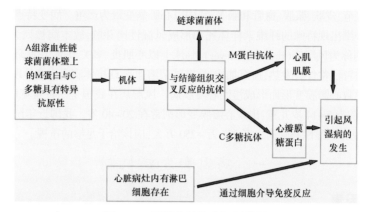

图 6-26 风湿病的发病机制简图

1. 变质渗出期 表现为结缔组织基质黏液样变性及胶原纤维发生纤维素样坏死。病变开始为胶原纤维肿胀,基质内蛋白多糖增多,HE 染色呈嗜碱性,称黏液样变性。继而肿胀的胶原纤维断裂、崩解为无结构颗粒状物质,与蛋白多糖、免疫球蛋白等混在一起,HE 染色为深红色,形如纤维蛋白,称为纤维素样坏死。病灶内尚有浆液、纤维素渗出和一些炎细胞(淋巴细胞、浆细胞、中性粒细胞及单核细胞)浸润。此期持续约 1 个月。

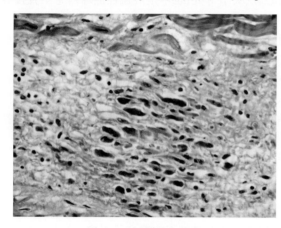

图 6-27 风湿性心肌炎

心肌间质内可见风湿小体,其中心有纤维素样坏死、圆形或梭形的风湿细胞,其胞质嗜碱性蓝染、胞核大、核仁明显呈现枭眼状

2. 增生期(肉芽肿期) 此期特点是细胞增生形成具有本病特征的风湿小体(Aschoff 小体)。风湿小体多发生于心肌间质(尤其在小血管旁)、心内膜下和皮下结缔组织,略呈梭形,其中心为纤维素样坏死灶,周围有风湿细胞(Aschoff 细胞)增生及少量淋巴细胞、单核细胞浸润(图 6-27)。风湿细胞胞质丰富,嗜碱性,单核或多核,核大呈空泡状,染色质集中于中央,纵切面染色质状如毛虫,横切面则如枭眼状。一般认为风湿细胞来自心肌间质组织细胞。此期持续约 2~2.5 个月。

3. 纤维化期 此期特点是风湿小体发生纤维化,形成瘢痕。风湿小体中的纤维素样坏死物逐渐被吸收,炎细胞逐渐减少,风湿细胞演变为成纤维细胞,产生胶原纤维,并发生玻璃样变,最后形成梭形小瘢痕。此期持续约 2~3 个月。

上述各期病变,全部过程持续约 4~6 个月。由于本病常反复发作,所以病变器官、组织中新旧病变常可同时并存,反复进展导致病变部位较严重的纤维化和瘢痕形成。

三、各器官的病变

(一) 风湿性心脏病(rheumatic heart disease,RHD)

风湿性病变最常累及心脏,急性期表现为风湿性心内膜炎、风湿性心肌炎及风湿性心包炎。若三者同时出现,则称为风湿性全心炎(rheumatic pancarditis)或风湿性心脏炎(rheumatic carditis)。

1. 风湿性心内膜炎(rheumatic endocarditis) 主要侵犯心瓣膜,其中以二尖瓣最常见,其次为二尖瓣和主动脉瓣同时累及,再次为主动脉瓣,三尖瓣(右房室瓣)和肺动脉瓣则极少受累。

　　病变早期,瓣膜肿胀,间质有黏液样变性和纤维素样坏死,浆液渗出,炎细胞浸润。闭锁缘处内皮细胞变性肿胀,并因瓣膜关闭时碰撞摩擦及血流冲击而脱落,继而血小板和纤维素沉积而形成微小的白色血栓,其底部有风湿细胞及成纤维细胞长入(图 6-28)。肉眼可见在二尖瓣(左房室瓣)的心房面、主动脉瓣的心室面闭锁缘上,形成单行排列、粟粒大小(1~2mm)、灰白色、半透明、不易脱落的疣状赘生物(图 6-29)。病变后期,由瓣膜长入毛细血管和成纤维细胞使疣状赘生物发生机化,形成瘢痕组织,瓣膜本身和腱索也逐渐发生纤维化。由于风湿病反复发作,瓣膜因大量纤维组织增生而增厚、变硬、卷曲、短缩,瓣叶交界处可机化粘连,腱索增粗和缩短,心瓣膜变形,出现瓣膜口狭窄或关闭不全,成为慢性心瓣膜病,引起血液循环障碍,甚至心力衰竭。

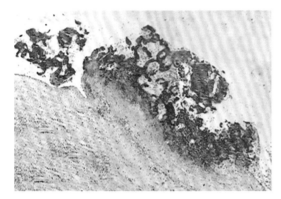

图 6-28　急性风湿性心内膜炎
瓣膜表面附有白色血栓(赘生物)

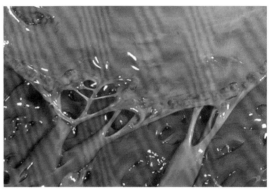

图 6-29　急性风湿性心内膜炎
二尖瓣的心房面闭锁缘上,形成单行排列、粟粒大小、
灰白色、半透明、疣状赘生物

　　2. 风湿性心肌炎(rheumatic myocarditis)　发生于成年人,常表现为灶性间质性心肌炎,以心肌间质内小血管附近出现风湿小体为特征。风湿小体多见于左心室后壁、室间隔及左心室乳头肌、左房后壁、心耳等处。此外可见间质水肿、淋巴细胞浸润,偶可出现心肌细胞水肿。反复发作者,风湿小体发生纤维化,在心肌间质内遗留下梭形小瘢痕。发生于儿童者,常表现为弥漫性间质性心肌炎,可见心肌间质明显水肿和以淋巴细胞为主的炎细胞浸润,伴有心肌细胞水肿及脂肪变性。患儿心脏扩大,呈球形。

　　风湿性心肌炎心肌的收缩力降低,故临床上可出现心率加快,甚至发生奔马律,第一心音低钝,病变累及传导系统,可发生传导阻滞,出现心律失常。严重者可发生急性充血性心力衰竭。

　　3. 风湿性心包炎(rheumatic pericarditis)　常和风湿性心内膜炎、风湿性心肌炎同时发生。病变主要累及心包脏层,呈浆液性或纤维素性炎症,伴少量淋巴细胞、单核细胞和中性粒细胞浸润。当大量浆液渗出时,可形成心包积液,心包腔明显扩张,听诊心音遥远,叩诊心界向左、右扩大。恢复期,浆液可被吸收。当渗出以纤维素为主时,纤维素沉积在脏层和壁层心包膜上,随心脏搏动,被牵拉成绒毛状,称为绒毛心(cor villosum)。听诊可闻及心包摩擦音。若纤维素渗出量多,机化而致心包脏

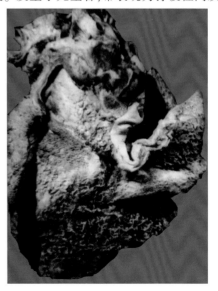

图 6-30　风湿性心包炎
心脏表面附着大量绒毛状纤维素(绒毛心)

层和壁层部分粘连(图 6-30),极少数病例可发生心包腔完全愈合,形成缩窄性心包炎(constrictive pericarditis)(图 6-31),严重影响心脏的舒缩功能。

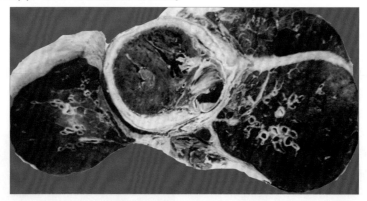

图 6-31　慢性缩窄性心包炎

灰白色瘢痕组织将心脏包裹,限制心脏活动

(二) 风湿性关节炎

约 75% 急性风湿病患者可出现风湿性关节炎(rheumatic arthritis)。主要累及四肢的大关节,如膝、踝、肩、肘、腕等关节。各关节病变先后发生,呈游走性、对称性和反复发作性。滑膜及周围软组织充血,出现纤维素样坏死,有时可见风湿小体,关节腔内有浆液及纤维素渗出。病变关节出现红、肿、热、痛及功能障碍。由于病变不累及关节软骨,愈复时渗出物被吸收,一般不遗留关节僵直等后遗症。

(三) 风湿性动脉炎

风湿性动脉炎(rheumatic arteritis)可累及大小动脉,以中、小动脉受累更为常见。多见于冠状动脉、肾动脉、肠系膜动脉、主动脉和肺动脉及其分支等处,动脉壁结缔组织发生黏液样变性和纤维素样坏死伴淋巴细胞、单核细胞浸润,有时可见风湿小体形成。晚期因血管纤维化导致管壁增厚和硬化,管腔狭窄甚至闭塞。如发生在四肢动脉可形成无脉症。

(四) 皮肤病变

急性风湿病时,皮肤出现环形红斑及皮下结节,具有诊断意义。环形红斑为淡红色环状红晕,出现于躯干和四肢的皮肤,为渗出性病变。光镜下见真皮浅层血管充血,血管周围水肿,淋巴细胞、单核细胞及中性粒细胞浸润。皮下结节出现于肘、腕、膝、踝关节附近伸侧面皮下,呈圆形或椭圆形,直径 0.5~2.0cm,质较硬,活动,无压痛,为增生性病变。光镜下见结节中央为大片纤维素样坏死物,周围有风湿细胞、成纤维细胞呈栅状排列,并有淋巴及单核细胞浸润。数周后逐渐消退而变为瘢痕组织。

(五) 中枢神经系统病变

多见于 5~12 岁的儿童,女孩较多发。病变主要累及大脑皮质、基底节、丘脑及小脑皮质等处。表现为神经细胞变性、胶质细胞增生并形成结节,脑血管壁则发生纤维素样坏死,伴血管周围炎细胞浸润。当锥体外系统受累时,患者肢体出现不自主运动,称为小舞蹈病(chorea minor)。

(六) 慢性心瓣膜病

1. 慢性心瓣膜病(chronic valvular vitium of the heart)　是指心瓣膜受到各种致病因素损伤

后变形所形成的器质性病变,表现为心瓣膜口狭窄和(或)关闭不全。由于心瓣膜在心脏舒缩、血液定向流动中起活瓣作用,因此心瓣膜病必然导致血液循环障碍甚至心力衰竭。心瓣膜病最常由风湿性心内膜炎反复发作所致,亦可由细菌性心内膜炎、梅毒性主动脉炎、主动脉粥样硬化等引起。

瓣膜口狭窄(valvular stenosis)是指瓣膜口在开放时不能充分张开,造成血流通过障碍。主要由于纤维组织增生,相邻瓣膜叶间粘连,瓣膜增厚及弹性减弱所致。瓣膜关闭不全(valvular insufficiency)是心瓣膜关闭时不能完全闭合,使一部分血液反流,这是由于瓣膜增厚、变硬、卷缩、穿孔或腱索缩短或瓣膜环扩大而引起。

瓣膜口狭窄和瓣膜关闭不全可单独发生,但常合并存在。心瓣膜病常见于二尖瓣,其次为主动脉瓣。两个以上瓣膜变形,称为联合瓣膜病。

(1)二尖瓣狭窄(mitral stenosis):正常人二尖瓣口开大时,其面积约5cm²,可通过两个手指。当瓣膜口狭窄时,轻者瓣膜稍增厚,瓣膜根部相邻处有粘连,形如隔膜(隔膜型);较重者,瓣膜明显增厚,弹性显著减弱,瓣叶粘连(硬化型);严重者,瓣膜极度增厚变硬,瓣口如鱼口状,瓣口面积缩小到1~2cm²以下(漏斗型)(图6-32)。

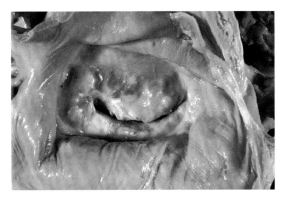

图 6-32　二尖瓣狭窄及关闭不全
二尖瓣粘连、增厚呈鱼口状狭窄

二尖瓣狭窄时可引起血流动力学和心脏的变化。由于二尖瓣口狭窄,在心脏舒张期,左心房内的血液流入左心室受阻,部分血液滞留于左心房内,加上来自肺静脉的血液,使左心房的血液比正常增多,导致左心房扩张。左心房必须加大收缩力才能把增多的血液排入左心室,从而导致左心房代偿性肥大。由于左心房壁薄,代偿能力有限,久之引起左心房代偿失调及左心房淤血,肺静脉血回流受阻,形成肺淤血、肺水肿。临床出现呼吸困难、发绀、咳嗽、咯血等症状。由于持久的肺循环压增高,增加了右心室的负担,导致右心室肥大和扩张。当右心室代偿失调时,右心室扩张,右心室瓣膜环随之扩大,引起三尖瓣相对性关闭不全,继之发生右心房肥大扩张,最后导致右心衰竭及体循环淤血。患者可出现颈静脉怒张、肝大、下肢水肿等表现。二尖瓣狭窄时,左心室内流入血量减少,左心室腔无明显变化;严重狭窄时,左心室可出现轻度缩小(图6-33)。

二尖瓣狭窄时,由于血流通过狭窄的瓣口造成涡流,故在心尖区可闻及舒张期隆隆样杂音。由于左心房扩张,血流缓慢,尤其在左心房纤颤的情况下,左心房血液出现涡流,可继发附壁球形血栓,多见于左心房后壁及左心耳内,血栓脱落后可引起栓塞。

(2)二尖瓣关闭不全(mitral insufficiency):常与二尖瓣狭窄同时存在。二尖瓣关闭不全时,在心收缩期,左心室部分血液通过关闭不全的二尖瓣口反流到左心房内,加上肺静脉输入的血液,造成左心房的血容量较正常增多,负荷加重。久之,左心房发生代偿性扩张与肥大。在心舒张期,左心房内大量血液流入左心室,使左心室负担增加而发生肥大和扩张,当左心室和左心房代偿失调时则发生左心衰竭,从而依次出现肺淤血、肺动脉高压、右心室和右心房代偿性肥大、右心衰竭(图6-33)。二尖瓣关闭不全与二尖瓣狭窄相比较,除左心房肥大扩张外,还有左心室的肥大,所以X线检查可见左心室肥大的征象。听诊时心尖区可闻及收缩期吹风样杂音。

(3)主动脉瓣狭窄和关闭不全(aortic stenosis & insufficiency)(图6-33):主动脉瓣狭窄和关闭不全多同时存在,并常合并二尖瓣的病变。由于心脏有强大代偿能力,一般主动脉瓣狭窄时可通过左心室代偿性肥大克服血流阻力(图6-33)。主动脉瓣狭窄时,在主动脉瓣区可闻及收缩期粗

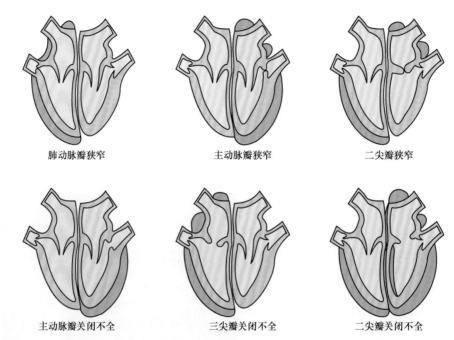

肺动脉瓣狭窄　　　　　　　　主动脉瓣狭窄　　　　　　　　二尖瓣狭窄

主动脉瓣关闭不全　　　　　　三尖瓣关闭不全　　　　　　　二尖瓣关闭不全

图 6-33　各种慢性心瓣膜病时代偿性心肌肥大类型(棕色表示为代偿心肌肥大心壁增厚)

糙、喷射性杂音;严重狭窄时,搏出血量减少,动脉收缩压降低,可发生心绞痛或晕厥。而主动脉瓣关闭不全时,在心舒张期,主动脉部分血液反流至左心室,此时左心室又须接纳左心房来血,故左心室血量大增,发生高度肥大扩张。X 线显示,心脏呈"靴形"。代偿失调后,可发生左心衰竭,进而导致右心衰竭,出现左右房室四个腔均增大。主动脉瓣关闭不全时,在主动脉瓣区可闻及舒张期吹风样杂音。心脏收缩时大量血液搏出而呈现收缩压明显升高,舒张时主动脉部分血液反流回心,故舒张压降低,因而脉压差增大,患者出现水冲脉、血管枪击音及毛细血管搏动现象。此外,由于舒张压下降,冠状动脉充盈不足,也可发生心绞痛。

2. 慢性心瓣膜病的并发症

(1) 心力衰竭:由于瓣膜狭窄或关闭不全,引起血液循环障碍,使心脏长期负荷过重,最后常导致心力衰竭。

(2) 心房颤动:主要见于二尖瓣狭窄,这是由于左心房长期淤血扩大,心肌纤维缺氧而发生异位兴奋点,以高频率反复发生冲动,使心房各部发生不同步的快而细的纤维性颤动,称为心房颤动。房颤时甚易在心房内发生血栓形成,血栓脱落可造成脑或其他部位的栓塞。

(3) 亚急性细菌性心内膜炎:病变瓣膜(通常为二尖瓣和主动脉瓣)可继发草绿色链球菌感染,在瓣膜上形成较大而松脆的赘生物,赘生物甚易脱落而引起栓塞。

(4) 肺炎:长期肺淤血,肺组织抵抗力降低,易发生肺部感染。

第 4 节　感染性心内膜炎

感染性心内膜炎(infective endocarditis)是由病原微生物直接侵袭心内膜特别是心瓣膜而引起的炎症,其中绝大部分是由细菌引起,故传统上又称其为细菌性心内膜炎(bacterial endocarditis)。通常分为急性和亚急性两类。

一、急性感染性心内膜炎

急性感染性心内膜炎（acute infective endocarditis）通常是致病力强的化脓性细菌（如金黄色葡萄球菌、溶血性链球菌、肺炎球菌等）引起脓毒血症侵犯心内膜而引起的并发症。其病变多发生于正常无病变的心内膜，主要累及二尖瓣和主动脉瓣，引起化脓性炎，造成瓣膜溃烂、穿孔或破裂。在破溃的瓣膜表面形成大而松脆、污秽含菌的赘生物，这种赘生物易破碎、脱落形成含菌的栓子，造成远处器官血管的含菌性栓塞，引起感染性梗死和继发脓肿形成。

本病起病急，发展快，病程短，约有半数以上患者数日或数周死亡。

二、亚急性感染性心内膜炎

亚急性感染性心内膜炎（subacute infective endocarditis）也称为亚急性细菌性心内膜炎（subacute bacterial endocarditis），75%以上由毒力较弱的草绿色链球菌引起，少数由肠球菌、肺炎链球菌等引起。常发生于已有病变的瓣膜上（如风湿性心瓣膜病、先天性心脏病等），病菌多从某一感染病灶（如扁桃体炎、咽峡炎、龋齿、骨髓炎等）侵入血流，引起败血症，并侵犯心内膜。

亚急性细菌性心内膜炎的病变：多侵犯二尖瓣和主动脉瓣。在原有病变的瓣膜上形成由血小板、纤维素、细菌形成的大而松脆的含菌血栓性赘生物（图6-34）。赘生物为单个或多个，呈息肉状、鸡冠状或菜花样，污秽灰黄色，干燥（图6-35）。赘生物内的病菌可以不断进入血流而引起菌血症、败血症，血细菌培养阳性。临床表现为发热、血中白细胞增多、脾大、贫血以及皮肤、黏膜、眼底等处点状出血。赘生物易脱落引起脑、脾、肾等器官的栓塞和梗死。同时，瓣膜上可形成溃疡或穿孔。此外，约2/3患者并发局灶性肾小球肾炎，少数则并发弥漫性肾小球肾炎，此与免疫复合物沉积所致超敏反应性损伤有关。

本病病程常迁延数月，少数患者可因心力衰竭或心、脑栓塞而死亡。

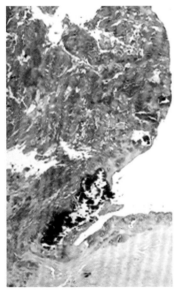

图 6-34　亚急性细菌性心内膜炎
白色血栓内可见蓝染的菌团和钙化

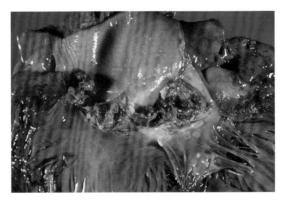

图 6-35　亚急性细菌性心内膜炎
主动脉瓣处呈鸡冠状赘生物

亚急性感染性心内膜炎常与风湿性心内膜炎伴行,二者的病理和临床表现有所不同(表6-2)。

表6-2 亚急性感染性心内膜炎与风湿性心内膜炎的比较

	风湿性心内膜炎	亚急性感染性心内膜炎
病原	溶血性链球菌引起的超敏反应	草绿色链球菌,多在有病变的瓣膜发生
赘生物	小、硬、灰白色、串珠状排列、不易脱落,无菌落和炎细胞,机化明显	大、软、质地碎、棕黄色、易脱落,有菌落和中性粒细胞
血液培养	无菌	有菌
脾大	不肿大	肿大
贫血	无	严重贫血(脾功能亢进所致)
结局	并发心力衰竭、心房纤颤、继发感染性心内膜炎、肺炎	常引起栓塞病变、弥漫性或局灶性肾小球肾炎、心力衰竭

第5节 病毒性心肌炎及心肌病

一、病毒性心肌炎

心肌炎(myocarditis)是指由各种原因引起的心肌局限性或弥漫性炎症。引起心肌炎的原因很多,诸如生物性因子(病毒、细菌、寄生虫)、免疫性损伤(超敏反应、自身免疫性疾病如风湿热、红斑狼疮)、理化性因子(放射性损伤、药物中毒)等均可引起心肌炎。现将常见的病毒性心肌炎叙述如下:

病毒性心肌炎(viral myocarditis)是由嗜心肌病毒引起的原发性心肌炎症。引起心肌炎的病毒最多见者为柯萨奇(Coxsackie)病毒,埃可(ECHO)病毒,风疹、麻疹、流感、肝炎及腮腺炎等病毒也可引起本病。一般认为,初期是病毒在心肌细胞内复制而直接损害心肌,也可能通过T细胞介导的免疫反应而损伤心肌。由于这类病毒壳衣的糖蛋白与心肌细胞膜的糖蛋白结构相似,故感染后产生的抗体和致敏的T细胞既能作用于病毒又可作用于心肌而引起心肌炎。

肉眼观,心脏体积增大,重量增加,切面心肌呈灰白色或淡黄色,质松软。光镜下,心肌呈局限性或弥漫性炎,心肌细胞变性坏死,心肌间质内有单核细胞、淋巴细胞弥漫性浸润。病变如在心包下区,则常合并心包炎,称为病毒性心包心肌炎。心肌病变的好发部位为左心室壁及室间隔,有时可累及传导系统,造成心律失常。心肌炎的后期变化为心肌间质纤维化,可致心腔持久性扩张而形成扩张型心肌病。较大儿童及成人患此病者多能完全恢复。

二、心 肌 病

心肌病(cardiomyopathy,CMP)是病变发生在心肌本身的一类疾病,表现为心脏肥厚、扩张和纤维化。根据病因和临床病理变化分为原发性心肌病与继发性心肌病两型。继发性心肌病系继发或伴发于某种全身性疾病,大多数心肌病属此型。本节所叙述者为原发性心肌病即特发性心肌病(idiopathic cardiomyopathy)。

原发性心肌病系原因不明、非继发于全身其他器官系统疾病的心肌原发性损害。它是一种与风湿性、高血压性、冠状动脉性、肺源性、先天性心脏病无关的心肌结构和功能损伤现象。其病理过程属于代谢性而非炎症性。原发性心肌病发病率不高,但遍布世界各地,1980 年 WHO 将其分为三型。

(一) 扩张型心肌病

扩张型心肌病(dilated cardiomyopathy,DCMP)以心室高度扩张和明显的心搏出量降低发生充血性心力衰竭为特征,故亦称充血性心肌病(congestive cardiomyopathy,CCMP)。

病理变化:光镜下,心肌细胞肌浆空泡变性,部分坏死。多数心肌纤维中等肥大、伸长,核大浓染;心肌间质纤维化,以左心室明显。有些病例可见间质内有淋巴细胞浸润。肉眼观,由于心肌广泛变性,部分坏死,致心肌松软,收缩力减弱,四个心腔均明显扩张。因同时有心肌肥大,故心壁不变薄。心脏体积增大呈球形,状如牛心,心重达 400~750g。心腔内淤血并可伴有附壁血栓(图 6-36)。

(二) 肥厚型心肌病

肥厚型心肌病(hypertrophic cardiomyopathy,HCMP)以心室肌尤其是室间隔的不匀称肥厚为特征。其心室充盈阻力增加,心室排空受阻。本病可发生于任何年龄,一般愈年幼者病情愈重。患者常有家族史,故认为与常染色体显性遗传有关。

病理变化:光镜下,心肌细胞显著肥大,核大浓染,肌纤维排列紊乱,呈漩涡状或簇状,肌

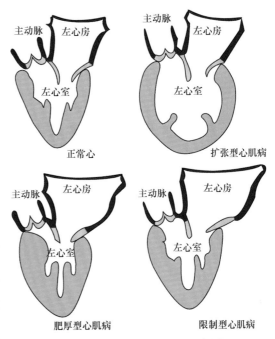

图 6-36　常见心肌病类型示意图

原纤维走向不一,互相交错排列。肉眼观,心脏显著肥大,重量增加,一般在 500g 以上。各心腔壁肥厚,尤以室间隔显著,不匀称,主要突向左心室,造成主动脉及肺动脉流出道狭窄。有时可见二尖瓣增厚和主动脉瓣下心内膜纤维化(图 6-36)。

(三) 限制型心肌病

限制型心肌病(restrictive cardiomyopathy,RCMP)以心内膜心肌瘢痕形成、心室舒张充盈受限制为特征。本型较上述两型少见。

病理变化:心内膜增厚,纤维组织增生,伴有附壁血栓形成。心肌广泛纤维化,因而使心室腔缩小,心室充盈受限制,心室顺应性降低,心输出量减少。纤维化若累及乳头肌、腱索和房室瓣,可出现二尖瓣或三尖瓣关闭不全。部分病例有血中嗜伊红细胞增多,心内膜及心肌有嗜伊红细胞浸润。嗜伊红细胞脱颗粒可引起心肌细胞灶状坏死、纤维化、心内膜炎及附壁血栓形成。愈复期在心内膜表面常有肉芽组织形成(图 6-36)。

(苗宇船)

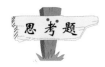

1. 简述动脉粥样硬化的基本病理变化及继发病变。
2. 冠状动脉粥样硬化性心脏病在临床上有哪些类型?
3. 简述心肌梗死的病理变化特点、并发症及后果。
4. 试述原发性高血压病的分期特点。
5. 原发性高血压晚期心脑肾各有何病变特点?
6. 简述风湿病的基本病理变化。
7. 急性风湿性心内膜炎有何病变特点? 如反复发作,可造成什么后果?
8. 简述风湿性关节炎的病变特点。

本章课件

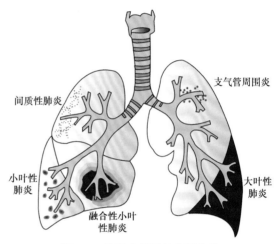

第7章 呼吸系统疾病

呼吸系统包括鼻、咽、喉、气管、支气管和肺。以喉环状软骨为界将呼吸道分为上、下两部分。由于呼吸道与外界直接相通，外界的各种病原微生物、有害气体、粉尘等均可随空气进入呼吸系统引起病变。但正常呼吸系统具有自净和免疫功能，只有在这种功能降低或遭受破坏时，疾病才容易发生。常见的呼吸系统疾病很多，本章仅就肺炎、慢性阻塞性肺疾病、肺结核作重点介绍。

第1节 肺 炎

肺炎(pneumonia)通常是指肺的急性渗出性炎性疾病，是呼吸系统的常见病、多发病。它可以是原发的独立性疾病，也可以是其他疾病的并发症。由于病因和机体的免疫状态不同，肺炎的病变性质与累及范围也各不相同，从而形成各种不同类型的肺炎。由各种生物因子引起的肺炎，可分为细菌性肺炎、病毒性肺炎、支原体肺炎、真菌性肺炎和寄生虫性肺炎等；由理化因子引起的肺炎，可分为放射性肺炎、类脂性肺炎和吸入性肺炎或过敏性肺炎等；根据炎症发生部位，分为肺泡性肺炎、间质性肺炎；根据病变累及的范围，分为大叶性肺炎、小叶性肺炎和节段性肺炎(图 7-1)；按炎症性质可分为浆液性、纤维素性、化脓性、出血性、干酪性及肉芽肿性肺炎等。

图 7-1 按肺炎累及的范围分类

一、细菌性肺炎

(一) 大叶性肺炎

大叶性肺炎(lobar pneumonia)是主要由肺炎链球菌引起的以肺泡内纤维素渗出为主的炎症性疾病，病变常累及肺大叶的全部或大部。临床起病急骤，常以寒战、高热开始，继而出现胸痛、咳嗽、咳铁锈色痰、呼吸困难，并常伴有肺实变体征及外周血白细胞增多等。一般病程为 5~10 天，退热后，症状和体征消退。多见于青壮年，冬春季节多见。

1. 病因和发病机制 本病90%以上由肺炎链球菌引起，以 1、3、7 和 2 型多见，以 3 型毒力最强。少数由肺炎杆菌、金黄色葡萄球菌、流感嗜血杆菌及溶血性链球菌等引起。本病主要经呼吸道感染，传播源为患者及健康带菌者。当感冒、受寒、醉酒、疲劳和麻醉时，呼吸道防御功能减弱，机体抵抗力降低，易致细菌侵入肺泡而发病。进入肺泡的病原菌迅速繁殖并引发肺组织的超敏反应，使肺泡-毛细血管膜发生炎症反应与微循环障碍，出现肺泡间隔毛细血管扩张，通透性升高，浆液和纤维蛋白原大量渗出。细菌和炎性渗出物沿肺泡间孔或呼吸性细支气管向邻近肺组织蔓延，从而波及整个大叶或部分大叶的肺组织。

2. 病理变化及临床病理联系 大叶性肺炎的主要病理变化是肺泡腔内的纤维素性炎。常见

于单侧肺,以左肺或右肺下叶多见,也可同时或先后发生于两个或多个肺叶。典型的自然发展过程大致可分为四期:

(1)充血水肿期(发病第1~2天):肉眼观,病变肺叶肿胀,重量增加,呈暗红色,切面湿润并可挤出多量血性浆液。

光镜下,肺泡间隔内毛细血管扩张充血,肺泡腔内有较多浆液渗出及少量红细胞、中性粒细胞和巨噬细胞。渗出物中可检出肺炎链球菌。

临床有因毒血症而引起的寒战、高热、外周血液中白细胞升高等。由于肺泡腔内有渗出液,听诊可闻及湿啰音。X线检查显示肺纹理增多和淡薄而均匀的片块状阴影。

(2)红色肝样变期(发病后第3~4天):病变肺叶肿胀,重量增加,色暗红,质实如肝,故称为"红色肝样变"。相应部位之胸膜面有纤维素渗出物覆盖(纤维素性胸膜炎)。

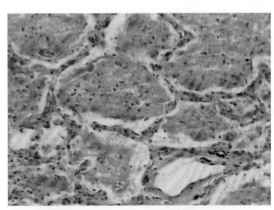

图7-2　大叶性肺炎红色肝样变期
肺泡间隔毛细血管扩张充血,肺泡腔内充满大量连接
呈网状的纤维素和红细胞

光镜下,肺泡间隔毛细血管仍扩张充血,肺泡腔内充满大量连接呈网状的纤维素和红细胞,并有一定数量中性粒细胞和少量巨噬细胞。有的纤维素穿过肺泡孔与相邻肺泡中的纤维素网相连接(图7-2)。纤维素网的大量形成既防止了细菌的扩散和减少毒素的吸收,又为巨噬细胞提供了更多表面,促进了吞噬作用。但大量渗出物充塞肺泡腔,使肺泡发生实变,换气和通气功能障碍,并致部分肺动脉血不能进行气体交换而直接进入左心,形成静脉血掺杂,造成动脉血氧分压降低,并出现发绀等缺氧症状。肺泡腔内的红细胞被巨噬细胞吞噬,崩解后形成含铁血黄素,使咳出的痰呈铁锈色;由于病变波及胸膜,常有胸痛,并随呼吸和咳嗽而加重;由于病变肺组织发生实变,病变区叩诊呈浊音,听诊可闻及支气管呼吸音。X线可见大片致密阴影,常波及一个肺段或大叶。

(3)灰色肝样变期(发病后第5~6天):肉眼观,病变肺叶仍肿胀,但充血消退,病变区由暗红转为灰白色,质实如肝,故称"灰色肝样变"(图7-3)。

光镜下,肺泡腔内纤维素渗出进一步增多,渗出的纤维素通过肺泡间孔相连接的现象更明显,其间可见大量中性粒细胞,而红细胞大部分已崩解消失,肺泡间隔毛细血管受压。胸膜血管扩张充血,表面仍有纤维素渗出。此期机体特异性抗体已形成,渗出物中肺炎链球菌大多数已被消灭,故不易检出细菌(图7-4)。

临床上病变区叩诊呈浊音,听诊可闻及支气管呼吸音。X线可见大片致密阴影,患者咳出的痰液由铁锈色逐渐转变成黏液脓性痰。此期虽然病变区肺泡仍无气体,但因流经该部的血流大为减少,静脉血掺杂现象也因此而减少,缺氧状况得以改善。

(4)溶解消散期(发病后第7天进入此期):此时机体防御功能显著增强。肉眼观,病变肺组织质地变软,切面颗粒状外观逐渐消失,挤压时有脓样混浊液体流出。

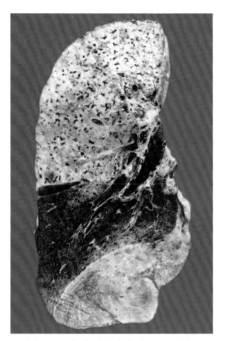

图 7-3　大叶性肺炎灰色肝样变期

右肺上叶实变,呈灰白色

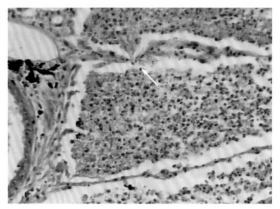

图 7-4　大叶性肺炎灰色肝样变期

肺泡腔内充满大量纤维素和中性粒细胞,纤维素穿过肺泡孔

(箭头所示)

　　光镜下,肺泡腔内中性粒细胞大多变性崩解,并释放大量蛋白水解酶将渗出物中的纤维素溶解,由淋巴管吸收或经呼吸道咳出,肺内实变病灶消失,肺组织逐渐恢复正常的结构和功能。胸膜渗出物亦被吸收或机化。患者体温下降,临床症状和体征逐渐减轻、消失,X 线检查显示病变区阴影密度逐渐降低,透光度增加,恢复正常。

　　上述各期病变的发展是连续的,彼此之间并无绝对界限。同一肺叶的不同部位可出现不同阶段病变,尤其是病变早期使用抗生素后,常干预疾病的自然经过,故临床已很少见到典型四期病变过程,常表现为节段性肺炎,病程也明显缩短(图 7-5,图 7-6)。

　　3. 结局及并发症　绝大多数患者经及时治疗均可痊愈,如延误诊治则可发生以下并发症:

　　(1)中毒性休克:见于重症病例,是最危重的并发症,可引起严重全身中毒症状和微循环衰竭,故称中毒性或休克性肺炎。

　　(2)肺脓肿及脓胸:见于病原菌毒力强或机体抵抗力低下时。由金黄葡萄球菌和肺炎链球菌混合感染者,易并发肺脓肿,并常伴有脓胸。

　　(3)肺肉质变:也称机化性肺炎。由于肺内渗出中性粒细胞过少,释放的蛋白酶不足,致肺泡内纤维素性渗出物不能被完全溶解吸收而由肉芽组织取代并机化,病变肺组织呈褐色肉样外观,故称肺肉质变。

　　(4)胸膜增厚和粘连:大多数大叶性肺炎伴有纤维素性胸膜炎,但一般均随肺炎病变的消散而消散,若胸膜及胸腔内纤维素不能被完全溶解吸收,则可发生机化,并导致胸膜增厚或粘连。

　　(5)败血症或脓毒败血症:少见,发生在严重感染时,由细菌侵入血液大量繁殖并产生毒素所致,如发生全身迁徙性感染,则称脓毒败血症。

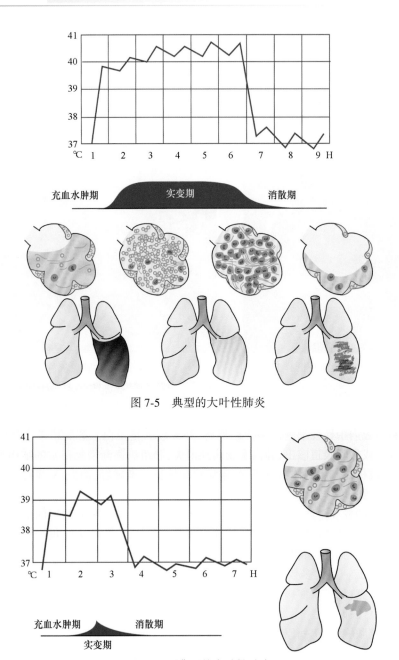

图 7-5 典型的大叶性肺炎

图 7-6 不典型的大叶性肺炎

(二) 小叶性肺炎

小叶性肺炎(lobular pneumonia)是以肺小叶为病变单位的急性渗出性炎症,其中绝大多数为化脓性炎症。由于病变是以细支气管为中心,故也称支气管肺炎。临床上有发热、咳嗽、咳痰等症状,肺部听诊可闻及散在湿啰音。多见于小儿、老年体弱或久病卧床的患者。

1. 病因和发病机制 小叶性肺炎大多由细菌感染引起。常见的致病菌为致病力较弱的 4、6、10 型肺炎链球菌、葡萄球菌、嗜血流感杆菌、肺炎克雷白杆菌、链球菌、铜绿假单胞菌及大肠杆菌等。这些病原菌多系正常人口腔及上呼吸道内的常驻菌,当患传染病(如麻疹、流感等)或营养不良、受寒、醉酒、麻醉、昏迷、恶病质和手术后等状况下,由于机体抵抗力降低,呼吸系统防御功能受损,上述呼吸道常驻细菌就可侵入细支气管与末梢肺组织生长繁殖,引起小叶性肺炎。因此,小叶性肺炎常是某些疾病的并发症。故临床上根据继发原因把某些小叶性肺炎又称为麻疹后肺炎、吸入性肺炎、坠积性肺炎等。

2. 病理变化　小叶性肺炎的病变特征是以细支气管为中心的肺组织化脓性炎症。

肉眼观,双肺表面和切面可见散在分布之灰黄色或暗红色实性病灶,以下叶背侧多见,病灶大小不一,直径多在 0.5~1cm 左右(相当于 1 个小叶范围),形态不规则,病灶中央常可见细支气管的横断面,挤压时有脓性液体溢出。严重病例,病灶可互相融合,甚或累及整个大叶,称融合性小叶性肺炎(图 7-7)。一般胸膜不受累及。

光镜下,病灶中央或周边常有一些病变的细支气管,管壁充血、水肿并有大量中性粒细胞浸润,管腔内充满中性粒细胞及脱落崩解的黏膜上皮细胞,病变细支气管周围肺泡腔内也充满中性粒细胞、少量红细胞和脱落肺泡上皮细胞。病灶周围肺组织充血,有浆液渗出,部分肺泡过度扩张(代偿性气肿)(图 7-8)。由于病变发展阶段不同,各病灶的病变程度不一,严重的病例可引起支气管和肺组织结构破坏。

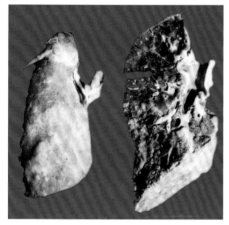

图 7-7　小叶性肺炎
肺表面和切面可见散在分布之灰黄色小的实变病灶

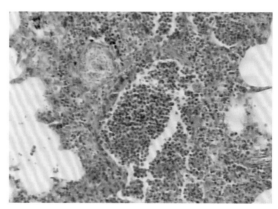

图 7-8　小叶性肺炎
以细支气管为中心,周围肺泡腔充满脓性渗出物,最外侧肺泡代偿性肺气肿

3. 临床病理联系　由于小叶性肺炎常为其他疾病的并发症,其临床症状常被原发疾病所掩盖,但发热、咳嗽、咳痰仍是通常最常见的症状。支气管黏膜由于炎性渗出物刺激及黏液分泌增多可引起咳嗽、咳痰,痰液往往为黏液脓性或脓性。由于病变细支气管及肺泡腔内有炎性渗出物,听诊可闻及湿啰音。由于病灶呈散在小灶分布,一般无实变体征,但融合性病变范围达到3~5cm以上时,也可出现实变。X线检查可见散在不规则小片状或斑点状阴影。

4. 结局及并发症　本病大多数经及时有效治疗可以痊愈。但幼儿、老人,特别是并发其他严重疾病者,预后较差。小叶性肺炎的并发症较严重,甚至可危及生命,常见的有呼吸功能不全、心功能不全、脓毒败血症、肺脓肿和脓胸等。

二、病毒性肺炎

病毒性肺炎(viral pneumonia)常由上呼吸道病毒感染向下蔓延所致。常见的病毒是流感病毒,其次为呼吸道合胞病毒、腺病毒、副流感病毒、麻疹病毒、单纯疱疹病毒、冠状病毒及巨细胞病毒等。

除流感病毒、副流感病毒、冠状病毒外,其余的病毒性肺炎多见于儿童。此类肺炎的发病可由一种病毒感染,也可由多种病毒混合感染或继发于细菌感染引起。临床症状、病变特点及其严重程度可因病毒类型和患者状态而异,但一般除有发热和全身中毒症状外,主要表现为剧烈咳嗽、气急和发绀等缺氧症状。

病理变化:病变主要表现为间质性肺炎,炎症从支气管、细支气管开始沿间质延展。肉眼观,肺组织因充血水肿而轻度肿大,无明显实变。光镜下,常表现为肺泡间隔明显增宽,其内血管扩张充血,间质水肿,淋巴细胞和单核细胞浸润,肺泡腔内一般无渗出物或仅有少量浆液(图7-9)。

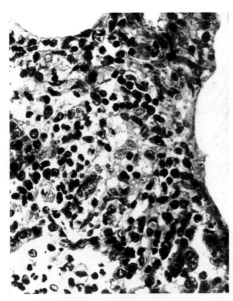

图 7-9　间质性肺炎

肺泡间隔增宽,血管充血,间质水肿,
伴淋巴细胞和单核细胞浸润

严重病例,肺泡腔内有巨噬细胞和多少不等浆液与红细胞渗出,甚至出现肺组织坏死。由流感病毒、麻疹病毒和腺病毒引起的肺炎,其肺泡腔内渗出的浆液性渗出物常可浓缩成一薄层膜样物贴附在肺泡内表面,即透明膜形成。此外,细支气管和肺泡上皮可明显增生并形成多核巨细胞。如麻疹性肺炎时出现的巨细胞就较多,故又称巨细胞肺炎。在增生的支气管和肺泡上皮细胞内可见病毒包涵体。病毒包涵体呈圆形或卵圆形、约红细胞大小、嗜酸或嗜碱,周围有薄而不均匀的透明晕,其在细胞内的位置可因病毒不同而异,腺病毒、单纯疱疹病毒和巨细胞病毒感染时,病毒包涵体出现在上皮细胞核内并呈嗜碱性;呼吸道合胞病毒感染时,出现在胞质呈嗜酸性;麻疹病毒感染时,胞质和胞核均可见到。检出病毒包涵体是诊断病毒性肺炎的重要依据。

病毒性肺炎若为两种病毒并发感染或继发细菌感染,则病变将更严重和复杂。如麻疹肺炎并发腺病毒感染时病灶可呈小叶性、节段性和大叶性分布,且支气管和肺组织可出现坏死、出血(坏死性支气管炎和坏死性支气管肺炎)。继发细菌感染时,常混杂有化脓性病变,可掩盖病毒性肺炎的病变特征。

三、支原体肺炎

支原体肺炎(mycoplasmal pneumonia)是由肺炎支原体引起的一种间质性肺炎。在未发现肺炎支原体前曾称为原发性非典型肺炎。支原体种类很多,但仅有肺炎支原体对人体呼吸道致病。多见于青少年,主要经飞沫感染,常为散发,偶见流行。临床上起病较急,多有发热、头痛、咽喉痛和咳嗽、气促与胸痛,咳痰常不显著。肺部可闻及干、湿啰音,X线显示节段性纹理增强及网状或片状阴影。外周血白细胞计数轻度增多,淋巴细胞和单核细胞增多。本病在临床上不易与病毒性肺炎相鉴别,可通过对患者痰、鼻分泌物和喉拭培养检出肺炎支原体确诊。本病一般预后良好。

病理变化:病变可以波及整个呼吸道,引起气管炎、支气管炎和肺炎。常累及一叶肺组织,呈节段性分布,下叶多见,也偶尔波及双肺。病变主要发生在肺间质,故实变不明显,可伴有急性支气管炎和细支气管炎。肉眼观,呈暗红色,切面有少量红色泡沫状液体溢出,支气管和细支气管腔内有黏液性渗出物,胸膜一般不累及。光镜下,病变区肺泡间隔明显增宽,血管扩张、充血,并有淋巴细胞、浆细胞和单核细胞浸润。肺泡腔内无渗出物或仅有少量浆液与单核细胞。小细支气管壁及其周围组织间质充血水肿,并有淋巴细胞和单核细胞浸润,如伴细菌感染时可有中性粒细胞浸润。严重病例支气管黏膜上皮和肺组织可发生坏死、出血。

第2节 慢性阻塞性肺疾病和肺源性心脏病

一、慢性阻塞性肺疾病

慢性阻塞性肺疾病(chronic obstructive pulmonary disease,COPD)是一组慢性气道阻塞性疾病的统称。主要包括慢性支气管炎、支气管扩张症、支气管哮喘和肺气肿等疾病。其共同特点为肺实质和小气道受损,导致慢性气道阻塞、呼吸阻力增加和肺功能不全。

(一)慢性支气管炎

慢性支气管炎(chronic bronchitis)是发生在支气管黏膜及其周围组织的慢性非特异性炎性疾病,是一种常见病、多发病,中老年人群中发病率达15%～20%。主要临床特征为反复发作咳嗽、咳痰或伴有喘息症状,且症状每年持续发病3个月,连续2年以上。常在冬春季节加重,夏季缓解。由于病程长、反复发作,部分患者晚期可发展为肺气肿和慢性肺源性心脏病。

1. 病因和发病机制 慢性支气管炎常由体内、外多种因素长期综合作用引起。致病因素有:①反复病毒感染和继发细菌感染与本病的发生发展密切相关,凡能引起上呼吸道感染的病毒和细菌均在病变发展过程中起重要作用;②吸烟、空气污染、长期接触刺激性烟尘和粉尘可加重本病的进展。尤其是吸烟,烟雾中含有焦油、尼古丁和镉等有害物质能损伤呼吸道黏膜,降低局部抵抗力,烟雾还可刺激小呼吸道产生痉挛,从而增加呼吸道的阻力;③机体内在因素,如机体抵抗力降低、呼吸系统防御功能受损、内分泌功能失调以及机体过敏状态等,也与本病的发生发展密切相关。

2. 病理变化 慢性支气管炎的病变可累及各级支气管,病变早期,常起始于较大的支气管,随着病程进展,病变可沿支气管向纵深发展,引起小支气管与细支气管炎。受累的细支气管管壁增厚、黏膜增生、表面粗糙、管腔狭窄越明显,肺组织受损的程度也越严重(图7-10)。光镜下主要病变表现如下:①黏膜上皮纤毛粘连、倒伏、甚至脱落,上皮细胞呈空泡变性、坏死脱落,再生的杯状细胞增多,并可发生鳞状上皮化生(图7-11)。②黏膜下腺体增生、肥大,甚至浆液腺上皮发生黏液腺化生,导致分泌过多黏液潴留在支气管腔内,形成黏液栓,使气道发生完全或不完全性阻塞。③支气管壁充血、水肿,淋巴细胞、浆细胞浸润。④由于反复感染和发作,炎症可累及支气管壁全层,引起管壁平滑肌束断裂、萎缩,软骨可发生变性、纤维化、钙化和骨化。

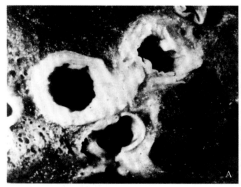
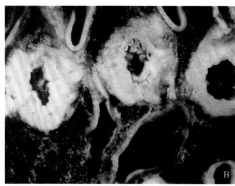

图7-10 慢性支气管炎

A.为正常支气管;B.为慢性支气管炎支气管管壁增厚,管腔狭窄,黏膜表面粗糙呈颗粒状外观

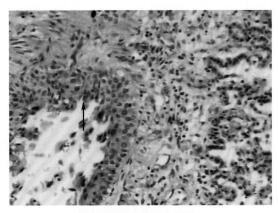

图 7-11　慢性支气管炎
支气管上皮鳞状上皮化生(箭头所示),
管壁周围有慢性炎细胞浸润

上述病变反复发作逐级向纵深发展蔓延,累及细支气管及肺泡,导致细支气管周围炎及闭塞性细支气管炎,进而引起慢性阻塞性肺气肿。由此可见,细支气管炎及细支气管周围炎是引起慢性阻塞性肺气肿的病变基础。

3. 临床病理联系　由于炎症刺激支气管黏膜和黏液腺增生、功能亢进,临床上可出现咳嗽、咳痰症状。咳嗽的严重程度与炎症程度和痰量多少有关。痰一般为白色泡沫状,并发细菌感染时,咳脓性痰。因支气管黏膜炎性肿胀及黏稠渗出物附着,可导致呼吸道狭窄并在气流通过时产生干啰音。如小呼吸道内有稀薄渗出液,则气流通过时可产生湿啰音。喘息型支气管炎患者可因支气管壁平滑肌痉挛而出现哮鸣音及呼吸急促、不能平卧。病变导致小呼吸道狭窄及阻塞时,可引起阻塞性通气障碍,出现呼气困难为主的呼吸困难;久之,使肺过度充气。

4. 结局及并发症　患者如能做好病因学预防,同时又能及时有效治疗细菌感染,增强机体抵抗力,慢性支气管炎可以逐渐痊愈。但如致病因素继续存在,防治又不及时、彻底,病变可加重并导致以下并发症:

(1)慢性阻塞性肺气肿:由于慢性支气管炎导致小呼吸道狭窄和阻塞,引起呼气阻力大于吸气阻力,末梢小呼吸道和肺泡因内压增高而过度充气与扩张,形成肺气肿。

(2)慢性肺源性心脏病:由于慢性支气管炎并发阻塞性肺气肿,致肺循环阻力增大,肺动脉高压而发生肺心病。

(二) 肺气肿

肺气肿(pulmonary emphysema)是指末梢肺组织(呼吸性细支气管、肺泡管、肺泡囊和肺泡)因含气量增加而过度膨胀,并伴有肺泡间隔断裂,肺泡壁弹力组织破坏,致肺泡相互融合,肺容积增大、功能降低的一种病理状态,是支气管和肺部疾病最常见的并发症。

1. 病因和发病机制　肺气肿常继发于慢性阻塞性肺疾病,尤其是慢性支气管炎。吸烟、空气污染及尘肺也是常见发病原因。其发病机制与下列因素有关:

(1)细支气管阻塞性通气障碍:慢性支气管炎时,炎症病变使细小支气管壁破坏、塌陷及纤维化,导致管壁增厚、管腔狭窄;同时黏液性渗出物增多和黏液栓形成,更加重小呼吸道通气障碍,使肺排气不畅,残气量过多。

(2)呼吸性细支气管和肺泡壁弹性降低:正常细支气管壁和肺泡壁上有弹力纤维呈放射状分布起支撑作用,并通过弹力纤维回缩力排出末梢肺组织的残余气。各种原因尤其是炎症造成弹力纤维大量破坏,使细支气管及肺泡回缩力减弱;而阻塞性通气障碍又使细支气管和肺泡长期处于高张力状态,由于弹性降低和回缩力减弱,残气量可进一步增多而引起气肿。

(3)α1-抗胰蛋白酶水平降低:α1-抗胰蛋白酶(α1-antitrypsin,α1-AT)存于组织、体液中,是多种蛋白水解酶的抑制物,尤其能抑制炎症时中性粒细胞、巨噬细胞分泌的弹性蛋白酶。炎症时,白细胞的氧代谢产物氧自由基等能氧化 α1-AT,使之失活,导致弹性蛋白酶活性增强,从而增强对细支气管和肺泡壁弹力蛋白、Ⅳ型胶原和糖蛋白的降解,破坏了肺组织结构,使肺泡回缩力减弱。临床资料提示,遗传性 α1-AT 缺乏者因血清中 α1-AT 水平极低,故肺气肿发病率较一般人高 15 倍。

以上因素综合作用,使细支气管和肺泡腔残气量不断增多,压力升高,导致细支气管扩张,肺泡破裂融合成含气的大囊泡,形成肺气肿。

2. 类型及病理变化 肺气肿一般分为肺泡性和间质性两大类。肺泡性肺气肿常合并有小呼吸道的阻塞性通气障碍,故也称阻塞性肺气肿。

(1)肺泡性肺气肿:病变发生在肺腺泡内,根据其发生的部位和范围不同,又分为:①腺泡中央型肺气肿:病变累及腺泡中央的呼吸性细支气管,肺泡管和肺泡囊扩张不明显。由于呼吸性细支气管位于肺二级小叶的中央,故又称小叶中央型肺气肿。镜下见,一级或二级呼吸性细支气管呈囊状扩张(图 7-12)。②腺泡周围型肺气肿:也称隔旁肺气肿,病变主要累及胸膜下肺组织的小叶周边部肺泡管和肺泡囊,呼吸性细支气管基本正常。镜下见,小叶周边肺泡管和肺泡囊扩张。此型不合并慢性阻塞性肺气肿。③全腺泡型肺气肿:病变累及全部腺泡,从呼吸性细支气管、肺泡管、肺泡囊至肺泡均呈弥漫性扩张,一般气肿囊腔较小,但遍布整个小叶(图 7-13)。如肺泡间隔破坏严重,气肿囊腔可融合形成直径超过 1cm 的囊泡,称囊泡性肺气肿。此型肺气肿的发生可能与先天性 α1-AT 缺乏有关。

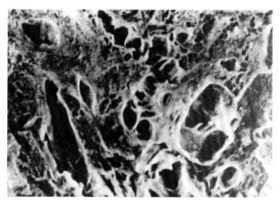

图 7-12　腺泡中央型肺气肿

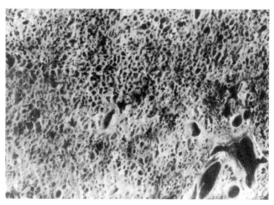

图 7-13　全腺泡型肺气肿

(2)间质性肺气肿:在肋骨骨折、胸壁穿透伤、哮喘时因剧烈咳喘使肺泡内压急剧升高,致肺泡间隔或细支气管壁破裂,空气进入小叶间隔,在小叶间隔与胸膜下形成串珠状小气泡,气体也可沿支气管和血管周围组织间隙扩展至肺门、纵隔,甚至胸部皮下形成皮下气肿。

(3)其他类型肺气肿:包括:①瘢痕旁肺气肿:是指出现在肺组织瘢痕病灶周围,由肺泡破裂形成的局限性肺气肿,其位置不恒定,大小也不一,若气肿囊腔直径超过 2cm,称肺大泡,如发生在胸膜下可引起破裂,并发生自发性气胸。②代偿性肺气肿:是指肺炎性实变病灶周围及肺叶切除后残余肺组织的肺泡代偿性过度充气。③老年性肺气肿:是指老年人由于肺组织弹性回缩力减弱使肺残气量增多而引起的肺膨胀。

肺气肿时肺的体积显著膨胀,色苍白,边缘钝圆,质软缺乏弹性,表面常有肋骨压痕,指压后压痕不易消退。不同类型切面表现不一。镜下见肺泡扩张,肺泡间隔变薄并断裂,相邻肺泡融合形成较大囊腔(图 7-14)。肺泡间隔内毛细血管床数量减少,管腔闭塞,间质小动脉内膜纤维性增厚。细、小支气管呈慢性炎症改变。

3. 临床病理联系 患者除有慢性支气管炎的咳嗽、咳痰症状外,常出现因阻塞性通气障碍而发生的呼气性呼吸困难,气促、胸闷、发绀等缺氧症状。严重肺气肿患者,由于肺泡长期膨胀,胸廓长期呈过度吸气状态,使肋骨上抬,肋间隙增宽,胸廓前后径加大,形成桶状胸。由于肺容积增大,

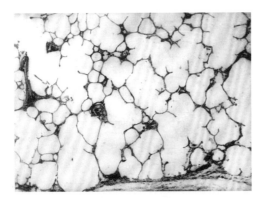

图 7-14　肺气肿
肺泡扩张、融合成囊腔,肺泡间隔菲薄,
毛细血管减少,管腔闭塞

X 线检查肺野扩大、横膈下降、透明度增高。体检语颤降低,叩诊呈过清音,心浊音界缩小或消失,呼吸音减弱,呼气延长。由于肺泡扩张或融合,肺毛细血管网可被压迫而显著减少,导致肺循环阻力增高,肺动脉压升高,右心负担加重,引起慢性肺源性心脏病。

二、慢性肺源性心脏病

慢性肺源性心脏病(chronic cor pulmonale)是指因慢性肺脏疾病或肺血管及胸廓病变引起肺循环阻力增加、肺动脉高压、右心室肥厚扩大甚或发生右心衰竭的心脏病,简称肺心病。本病在我国北方地区多见,患病率近 0.5%,常在寒冷季节发病。40 岁以上中老年人多见,且有随年龄增长发病率增高的趋势。

肺心病发病的主要环节是慢性肺循环阻力增大所致的肺动脉高压。绝大多数肺心病是由肺脏疾病引起的,尤其是慢性支气管炎并发阻塞性肺气肿,发病率约占 80%~90%,其次是支气管哮喘、支气管扩张症、尘肺、慢性纤维空洞型肺结核和肺间质纤维化,少数由胸廓运动障碍性疾病引起,如严重脊柱弯曲、类风湿性脊椎炎、胸膜广泛粘连和胸廓畸形等,均可使胸廓活动受限而引起限制性通气障碍,极少数可由肺血管疾病(如原发性肺动脉高压症、肺小动脉栓塞)引起。

(一)肺部病变

除原有肺疾病(如慢性支气管炎、肺气肿、尘肺及肺间质纤维化等)病变外,肺心病时肺内的主要病变是肺小动脉的变化,表现为肌型小动脉中膜肥厚,内膜出现纵行肌束,无肌型细动脉肌化。同时,还发生肺小动脉炎、小动脉血栓形成和机化。肺泡壁毛细血管明显减少,存留的肺血管可因肺气肿、炎症、纤维化等原因发生管腔狭窄或闭塞。

(二)心脏病变

以右心室病变为主,表现为右心室肥厚,心腔扩张。扩张的右心室将左心室心尖推向右后方,使心尖钝圆(图 7-15)。心脏重量增加。右心室前壁肺动脉圆锥显著膨隆。诊断右心室肥大的标准是肺动脉瓣下 2cm 处右心室壁肌肉厚度≥5mm(正常为 3~4mm)。镜下见代偿区右心室壁心肌细胞肥大、增宽,核增大、染色深。缺氧区心肌纤维萎缩、肌质溶解、横纹消失,间质胶原纤维增生。

临床病理联系:肺心病是在原有肺疾病基础上发生的,其临床表现除有原肺疾病症状和体征外(如呼吸困难、气急、发绀),将逐渐出现右心室衰竭的症状和体征(如全身淤血、肝脾肿大、腹水、下肢水肿、心悸及心率增快等,均属肺心病代偿失调期的症状和体征)。病情严重者,由于缺氧和二氧化碳潴留、呼吸性酸中毒等,可导致脑水肿而并发肺性脑病,出现头痛、烦躁不安、抽搐,嗜睡甚至昏迷等症状。

预防肺心病的发生主要是对引发该病的肺部疾病早期治

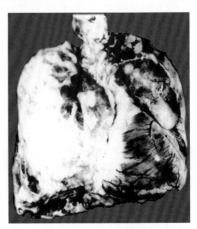

图 7-15　肺源性心脏病
右心室肥厚,心腔扩张。扩张的右心室将
左心室心尖推向右后方,使心尖钝圆

疗和有效控制。右心衰竭多数由急性呼吸道感染致肺动脉高压所诱发,故积极治疗肺部感染是控制右心衰竭的关键。

第3节 结 核 病

一、概 论

结核病(tuberculosis)是由结核分枝杆菌引起的一种慢性肉芽肿性疾病。以肺结核最常见,但可见于全身各器官。典型病变为结核结节形成伴有不同程度干酪样坏死。

结核病曾威胁整个世界,由于有效抗结核药物的发明和应用,由结核病引起的死亡一直呈下降趋势。20世纪80年代以来,由于艾滋病的流行和耐药菌株的出现,其发病率又趋于上升。2018年,结核病是全球由单一传染性病原体引起的主要死亡原因,因此,WHO已将结核病作为重点控制的传染病之一。

(一) 病因和发病机制

结核病的病原菌是结核分枝杆菌,对人致病的主要是人型、牛型。结核菌主要经呼吸道传染,少数可因进食带菌食物或含菌牛奶而经消化道感染,偶见经皮肤伤口感染。

呼吸道传播是通过肺结核(主要是空洞型肺结核)病人在谈话、咳嗽和喷嚏时,从呼吸道排出大量带菌微滴,每个微滴可有1~20个细菌,带菌微滴直径小于5μm即可被吸入并到达肺泡引起感染。到达肺泡的结核分枝杆菌趋化和吸引巨噬细胞,并为巨噬细胞吞噬。在有效细胞免疫建立以前,巨噬细胞对结核分枝杆菌的杀伤能力很有限,结核分枝杆菌可以在细胞内繁殖,一方面引起局部炎症,另一方面可发生全身性血源性播散,成为今后肺外结核病发生的根源。机体对结核分枝杆菌产生特异性细胞免疫一般需30~50天时间。这种特异的细胞免疫在临床上表现为皮肤结核菌素试验阳性。

结核病的抗感染免疫反应和超敏反应常同时发生和相伴出现,贯穿在结核病过程中。抗感染免疫反应的出现提示机体已获得免疫力,对病原菌有杀伤作用和抵抗力。而超敏反应常引起干酪样坏死,引起局部组织结构的破坏。已经致敏的个体动员机体产生防御反应较未过敏的个体快,但组织的坏死也更明显。故机体对结核分枝杆菌感染所作出的临床表现取决于不同的机体免疫状态。如机体状态是以抗感染免疫反应为主,则病灶局限,结核菌可被杀灭;如机体状态是以超敏反应为主,则病变将以急性渗出和组织结构破坏为主。结核病基本病变与机体的免疫状态有关(表7-1)。

表 7-1 结核病基本病变与机体的免疫状态

病变	机体状态		结核分枝杆菌		病理特征
	免疫力	超敏反应	菌量	毒力	
渗出为主	低	较强	多	强	浆液性或浆液纤维素性炎
增生为主	较强	较弱	少	较低	结核结节
坏死为主	低	强	多	强	干酪样坏死

(二) 结核病的基本病理变化

结核病是一种特殊性炎症。其基本病变也具有变质、渗出和增生。由于机体的免疫反应、超敏反应和细菌的数量、毒力以及病变组织的特性不同,可表现三种不同病变类型。

1. 渗出为主的病变 见于病变早期或机体免疫力低下、细菌数量多、毒力强或超敏反应较强时。好发于肺、浆膜、滑膜及脑膜等处。表现为浆液性或浆液纤维素性炎。早期有中性粒细胞浸润,但很快为巨噬细胞所取代。在渗出液和巨噬细胞内可查见结核分枝杆菌。当机体抵抗力增强时,可完全吸收不留痕迹,或转变为增生为主的病变,如机体抵抗力低、超敏反应剧烈或细菌数量多、毒力强时,渗出性病变可迅速发生坏死,转变为以变质为主的病变。

2. 增生为主的病变 见于机体免疫力较强、细菌数量较少、毒力较低时。由于机体对结核分枝杆菌已有一定免疫力,病变常以增生为主,形成具有一定形态特征的结核结节。结核结节是在细胞免疫反应的基础上形成的。由上皮样细胞、朗汉斯巨细胞(Langhans giant cell)以及外周局部集聚的淋巴细胞和少量反应性增生的成纤维细胞构成。典型的结核结节中央有干酪样坏死(图7-16)。巨噬细胞吞噬结核分枝杆菌后细胞胞体可增大逐渐转变为上皮样细胞。上皮样细胞体积变大,呈梭形或多角形,胞质丰富,淡伊红染,境界不清,细胞间常有胞质突起互相联络。核呈圆形或卵圆形,染色质少,可呈空泡状,核内有1~2个核仁。上皮样细胞的活性增加,有利于吞噬和杀灭结核分枝杆菌。朗汉斯巨细胞是由多个上皮样细胞互相融合或一个上皮细胞核分裂而胞质不分裂形成的。朗汉斯巨细胞是一种多核巨细胞,细胞体积大,直径可达300μm,胞质丰富,染淡伊红色,胞质突起常和上皮样细胞的胞质突起相连接,核与上皮样细胞核相似,核数由十几个到几十个不等。核排列在胞质周围呈花环状、马蹄形或密集在胞体一端(图7-17)。单个结核结节肉眼和X线片不易查见,3~4个结节融合成较大结节时才能看到,约粟粒大小,灰白色,半透明,境界分明。有干酪样坏死时略带黄色,可微隆起于脏器表面。

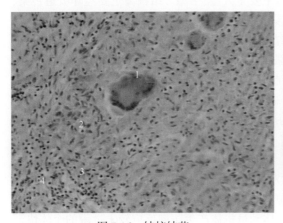

图7-16　结核结节
1. 朗汉斯巨细胞;2. 上皮样细胞;3. 淋巴细胞;
4. 少量纤维组织

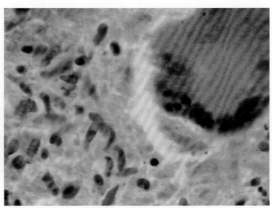

图7-17　结核结节中的朗汉斯巨细胞
及外周围的上皮样细胞

3. 坏死(变质)为主的病变 常见于结核分枝杆菌数量大、毒力强,机体抵抗力低或超敏反应强烈时。上述渗出性和增生性病变也可发生干酪样坏死,也有极少数病变一开始就发生干酪样坏死。

结核坏死灶由于含脂质较多呈淡黄色,均匀细腻,质地较实,状似奶酪,故称干酪样坏死。镜下为红染无结构的颗粒状物。干酪样坏死对结核病病理诊断具有一定的意义。干酪样坏死物中大都会有一定量的结核分枝杆菌,可成为结核病恶化进展的原因。

渗出、坏死和增生三种变化往往同时存在而以某一种改变为主,而且可以互相转化。

(三) 结核病基本病理变化的转化规律

结核病的发展和结局主要取决于机体抵抗力和结核分枝杆菌致病力之间的斗争。当机体抵抗力增强时,病变可向好的方向转化,即吸收、消散或纤维化、钙化;反之,则向坏的方向转化,即浸润进展或溶解播散。

1. 转向愈合

(1) 吸收、消散:是渗出性病变的主要愈合方式。当机体抵抗力增强或经治疗有效时,渗出物可通过淋巴道吸收而使病灶缩小或完全吸收、消散。X 线检查时可见边缘模糊、密度不匀的云絮状阴影逐渐缩小或完全消失。临床上称为吸收好转期。

（2）纤维化、纤维包裹、钙化:增生性病变、未被完全吸收的渗出性病变以及较小的干酪样坏死灶,可被逐渐纤维化形成瘢痕而愈合。较大的干酪样坏死灶难以纤维化,病灶周围的纤维组织可增生,将干酪样坏死包裹,中央逐渐干燥浓缩,并经钙盐沉着而发生钙化。钙化亦为临床痊愈一种指标,但钙化灶内常残留少量细菌,在一定条件下可以引起复发。病灶纤维化后,一般已无结核分枝杆菌存活,可认为是完全愈合。X 线检查可见纤维化病灶边缘清晰,密度增大,钙化病灶密度更高。临床上称硬结钙化期。

2. 转向恶化

（1）浸润进展:当机体抵抗力低下,又未能得到及时治疗时,在原有病灶周围可出现渗出性病变,范围不断扩大,并继发干酪样坏死。X 线检查,原病灶周围出现云絮状阴影,边缘模糊。临床上称为浸润进展期。

（2）溶解播散:是机体抵抗力进一步下降,病变不断恶化的结果。干酪样坏死发生溶解、液化后,可经体内的自然管道(如支气管、输尿管)排出,致局部形成空洞。液化的干酪样坏死物中含有大量结核分枝杆菌,播散至其他部位后,可形成新的渗出、变质病灶。X 线检查,可见病灶阴影密度深浅不一,出现透亮区及大小不等之新播散病灶阴影。临床上称为溶解播散期。此外,结核分枝杆菌还可经淋巴道播散到淋巴结,引起结核性淋巴结炎,经血道播散到全身各处,引起全身粟粒性结核。

二、肺 结 核 病

结核分枝杆菌主要经呼吸道侵入人体,故肺是发生结核病最常见器官。由于初次感染和再次感染结核分枝杆菌时机体的反应性不同,肺部病变的发生和发展亦各有其特点,故肺结核病(pulmonary tuberculosis)可分为原发性和继发性两大类。

（一）原发性肺结核病

原发性肺结核病(primary pulmonary tuberculosis)是指机体第一次受结核分枝杆菌感染后所发生的肺结核病。多见于儿童,故又称儿童型肺结核病。偶见于从未感染过结核分枝杆菌的青少年或成年人。由于初次感染,机体尚未形成对结核分枝杆菌的免疫力,病变有向全身各部位播散的趋向。

1. 病变特点　结核分枝杆菌经支气管到达肺组织,最先引起的病灶称原发病灶或称 Ghon's 病灶。原发病灶通常只有 1 个,多见于通气较好的部位,即上叶下部或下叶上部靠近胸膜处,以右肺多见。病灶直径多在1.0~1.5cm,呈灰白或灰黄色。病变开始为渗出性变化,继而中央发生干酪样坏死,周围则有结核性肉芽组织形成。由于是初次感染,机体缺乏对结核分枝杆菌的免疫力,病变局部巨噬细胞虽能吞噬结核分枝杆菌,但不能杀灭,结核分枝杆菌在巨噬细胞内仍继续生存,并侵入淋巴管循淋巴流到达肺门淋巴结,引起结核性淋巴管炎和肺门干酪性淋巴结结核。肺部原发病灶、结核性淋巴管炎和肺门淋巴结结核,三者合称原发综合征(pri-

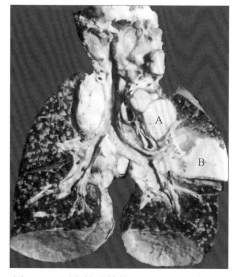

图 7-18　原发性肺结核(显示原发综合征)
A. 肺门淋巴结结核;B. 肺部原发病灶(干酪性肺炎)

mary complex)，是原发性肺结核的特征性病变(图7-18)。X线检查，可见肺内原发病灶和肺门淋巴结阴影，两者间有结核性淋巴管炎的条索状阴影相连，形成哑铃状阴影。

2. 发展和结局　绝大多数(约95%)原发性肺结核，由于机体免疫力逐渐增强而自然愈合。小的病灶可完全吸收或纤维化，较大的病灶可纤维包裹和钙化。这些病变常无任何自觉症状而不治自愈，但结核菌素试验阳性。有时肺内原发病灶已愈合，而肺门淋巴结结核病变仍存在，甚至继续发展蔓延到肺门附近淋巴结，引起支气管淋巴结结核。X线检查，可见病侧肺门出现明显的淋巴结肿大阴影。经过适当治疗，此病灶可被包裹、钙化或纤维化。

少数病例因营养不良或患其他传染病(如麻疹、流感、百日咳等)，使机体抵抗力下降，肺部原发病灶及肺门淋巴结结核病灶继续扩大，病灶中干酪样坏死可液化并进入血管、淋巴管和支气管引起播散。

(1) 支气管播散：原发病灶不断扩大，干酪样坏死物液化，侵及连接的支气管，病灶内液化坏死物可通过支气管排出而形成空洞，含菌的干酪样坏死物可沿支气管向同侧或对侧肺叶播散，引起多数小叶性干酪样肺炎。此外，肺门淋巴结干酪样坏死也可因淋巴结破溃而进入支气管，引起上述同样播散。但原发性肺结核经支气管播散较少见，可能与儿童的支气管发育不完全、口径较小、易受压而阻塞有关。

(2) 淋巴道播散：肺门淋巴结病灶内的结核分枝杆菌，可沿引流淋巴管到达支气管分叉处、气管旁、纵隔及锁骨上、下淋巴结。如淋巴管被阻塞，也可逆流到达腹膜后、腋下和腹股沟淋巴结，引起多处淋巴结结核。颈部淋巴结常可受累而肿大，中医称"瘰疬"。病变轻者，经适当治疗可逐渐纤维化或钙化而愈合；重者可破溃穿破皮肤，形成经久不愈的窦道(俗称"老鼠疮")。

(3) 血道播散：在机体免疫力低下的情况下，肺内或淋巴结内的干酪样坏死灶可侵蚀血管壁，结核菌直接进入血液或经淋巴管由胸导管入血，引起血行播散性结核病。若进入血流的菌量较少，而机体的免疫力很强，则往往不发生明显病变。

(二) 继发性肺结核病

继发性肺结核病(secondary pulmonary tuberculosis)是指机体再次感染结核分枝杆菌后所发生的肺结核病。多见于成年，故称成人型肺结核病。其感染来源有二：①外源性再感染：认为结核分枝杆菌由外界再次侵入机体引起。②内源性再感染，认为结核分枝杆菌来自已呈静止状态的原发综合征病灶，当机体抵抗力降低时，潜伏的病灶可重新活动而发展成为继发性肺结核病。

1. 病变特点　由于继发性肺结核病患者对结核分枝杆菌已有一定免疫力和敏感性，故其病变与原发性肺结核相比较，有以下不同特点：

(1) 早期病变多位于肺尖部，且以右肺多见。其机制尚未完全阐明，可能与由于直立体位时该处动脉压较低，且右肺动脉又较细长，局部血液循环较差，加之通气不畅，以致局部组织抵抗力较低，结核分枝杆菌易于在该处繁殖有关。

(2) 由于超敏反应，病变易发生干酪样坏死，且液化溶解形成空洞的机会多于原发性肺结核。同时由于机体已有一定免疫力，局部炎症反应又常以增生为主，病变容易局限化。由于结核分枝杆菌的繁殖被抑制，不易发生淋巴道、血道播散，故肺门淋巴结病变、全身粟粒性结核病患者较少见。

(3) 病程长。随着机体免疫反应和超敏反应的相互消长，病情时好时坏，常呈波浪式起伏，有时以增生为主，有时以渗出、变质为主。肺内病变呈现新旧交杂、轻重不一，远较原发性肺结核病复杂多样。

(4) 因机体已有一定免疫力，病变在肺内蔓延主要通过受累的支气管播散。

2. 类型及病变 继发性肺结核的病理变化和临床表现比较复杂。根据病变特点和临床经过，可分为以下几种主要类型：

（1）局灶型肺结核：是继发性肺结核的早期病变，多位于肺尖部，右侧多见，病灶常为一个或数个，一般0.5～1.0cm大小。病变多数以增生为主，也可有渗出性病变和干酪样坏死，临床症状和体征常不明显。病灶常发生纤维化或钙化而愈合。X线检查，肺尖部有单个或多个结节状阴影，境界清楚。如患者抵抗力降低时，病变可恶化发展为浸润性肺结核。

（2）浸润型肺结核：是继发性肺结核最常见的临床类型，属活动性肺结核病。多数由局灶型肺结核发展而来。病灶多位于右肺锁骨下区，故临床上又称锁骨下浸润。病变常以渗出为主，中央有干酪样坏死，周围有直径约2～3cm渗出性病变（即病灶周围炎）。镜下，病灶中央为干酪样坏死，病灶周围肺泡腔内充满浆液、单核细胞、淋巴细胞和少量中性粒细胞。X线检查在锁骨下区可见边缘模糊的云雾状阴影。患者常有低热、盗汗、食欲不振、乏力等中毒症状和咳嗽、咯血。如能得到及时恰当治疗，渗出病变可在半年左右完全或部分吸收（吸收好转期）；中央干酪样坏死灶可通过纤维化、纤维包裹和钙化而愈合（硬结钙化期）。如病变继续发展，干酪样坏死病灶可扩大（浸润进展期）；如干酪样坏死液化溶解，液化坏死物可经支气管排出而形成急性薄壁空洞，空洞壁坏死层含有大量结核分枝杆菌，坏死物经支气管播散可引起干酪样肺炎（溶解播散期）。急性空洞一般易愈合，适当治疗后洞壁肉芽组织增生，空洞腔可逐渐缩小、闭合，最后形成瘢痕而愈合（图7-19）。如空洞经久不愈，则可发展为慢性纤维空洞型肺结核。

（3）慢性纤维空洞型肺结核：为成人慢性肺结核病常见类型，多在浸润型肺结核形成急性空洞的基础上发展而来。此型病变的特点为：①肺内有一个或多个形态不规则、大小不一的厚壁空洞，多位于肺上叶。厚壁空洞最厚处达1cm以上（图7-20）。镜下见，空洞壁由三层结构组成：内层为干酪样坏死物，中层为结核性肉芽组织，外层为纤维组织。此外，空洞内还常可见有残存之梁柱状组织，多为有血栓形成并机化而闭塞的血管。②在同侧或对侧肺内常有经支气管播散引起的很多新旧不一、大小不等、病变类型不同的病灶。病变发展常自上而下，一般肺上部病变旧而重、下部病变新而较轻。③由于病程长，病变常时好时坏，反复发作，最后导致肺组织的严重破坏和广泛纤维

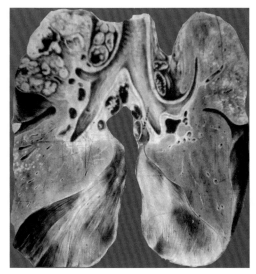

图7-19 继发性肺结核

右肺上叶有干酪样坏死，左肺上叶及右肺下
叶有散在结核病灶

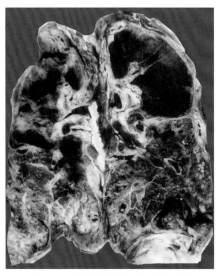

图7-20 慢性纤维空洞型肺结核

右上肺有空洞，洞壁有较多纤维组织，
下叶有散在的干酪样坏死

化,胸膜增厚并与胸壁粘连,肺体积缩小、变形、变硬,称为硬化性肺结核,严重影响肺功能,甚至功能丧失。此时,由于病变处毛细血管床减少,肺循环阻力增加,肺动脉压增高,导致右心负担加重,进而引起肺源性心脏病。

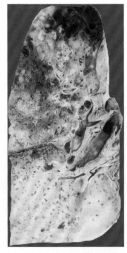

图 7-21　大叶性干酪性肺炎
肺叶呈实变,充满大量
干酪样坏死物质

此外,由于空洞和支气管相通,空洞内大量结核分枝杆菌可随痰咳出而成为本病的传染源(开放性肺结核);若大血管被侵蚀可引起咯血;如空洞穿破肺膜,可造成气胸和脓气胸;如咽下含菌痰液,可引起肠结核。

(4) 干酪样肺炎:常发生在机体抵抗力极差和对结核分枝杆菌敏感性过高的患者。由于大量结核分枝杆菌经支气管播散引起,在肺内可形成广泛渗出性病变,并很快发生干酪样坏死。按病变范围可分为大叶性和小叶性干酪样肺炎。受累肺叶肿大、实变、干燥,切面淡黄色、干酪样;有时干酪样坏死液化,可形成多数边缘不整齐之急性空洞,并进一步引起肺内播散(图 7-21)。镜下见,肺泡腔内有浆液、纤维素性渗出物,内含以巨噬细胞为主之炎细胞,并可见广泛红染无结构之干酪样坏死。临床有高热、咳嗽、呼吸困难等严重全身中毒症状,如不及时抢救,可迅速死亡(称为"奔马痨")。

(5) 结核球:结核球又称结核瘤(tuberculoma),是一种直径 2 ~ 5cm 孤立的纤维包裹性球形干酪样坏死灶。多数为单个,偶见多个,常位于肺上叶。可以由浸润型肺结核之干酪样坏死灶纤维包裹形成;也可因空洞的引流支气管被阻塞,空洞腔由于干酪样坏死物填满而形成;有时亦可由多个结核病灶融合而成。结核球是一种相对静止的病灶,临床上常无症状,可保持多年而无进展;但当机体抵抗力降低时,可恶化进展,在肺内重新播散。由于结核球有较厚的纤维膜,药物一般不易渗入发挥作用。X 片有时需与肺癌鉴别,故临床常采用手术切除。

(6) 结核性胸膜炎:在原发性和继发性肺结核的各个时期均可发生。按其病变性质,可分为湿性和干性两种,以湿性多见。

1) 湿性胸膜炎:又称渗出性胸膜炎。较多见,常见于 20 ~ 30 岁的青年人。大多为肺内原发病灶的结核菌播散到胸膜引起,或为结核菌菌体蛋白发生的过敏反应。病变为浆液纤维素性炎。渗出物中有浆液、纤维素和淋巴细胞,有时有较多红细胞。浆液渗出多时可引起胸腔积水或血性胸水。临床上有胸痛及胸膜摩擦音,叩诊呈浊音,呼吸音减弱。积液过多时可压迫心脏或致纵隔移位。一般经适当治疗 1 ~ 2 个月后可吸收。有时渗出物中纤维素较多,表现为纤维素性胸膜炎,则不易吸收而发生机化与粘连。

2) 干性胸膜炎:又称增生性胸膜炎。是由肺膜下结核病灶直接蔓延至胸膜所致。常发生于肺尖部,多为局限性,病变以增生性病变为主,很少有胸腔积液。痊愈后常致局部胸膜增厚、粘连。

综上所述,原发性肺结核与继发性肺结核在多方面有不同的特征,其区别见表 7-2。

表 7-2　原发性和继发性肺结核病比较表

	原发性肺结核病	继发性肺结核病
结核分枝杆菌感染	初染	再染或静止病灶复发
发病人群	儿童	成人
对结核分枝杆菌的免疫力或过敏性	无	有
病理特征	原发综合征	病变多样,新旧病灶并存,较局限
起始病灶	上叶下部、下叶上部近胸膜处	肺尖部
主要播散途径	淋巴道或血道	支气管
病程	短,大多自愈	长,需治疗

三、肺结核病引起血源播散性结核病

原发性和继发性肺结核病恶化进展时,细菌可通过血道播散引起血源性结核病。除肺结核外,肺外结核病也可引起血源性结核病。

由于肺内原发病灶、再感染病灶或肺门干酪样坏死灶,以及肺外结核病灶内的结核分枝杆菌侵入血流或经淋巴管由胸导管入血,可引起血源播散性结核病。分以下类型:

1. 急性全身粟粒性结核病(acute systemic miliary tuberulosis)　结核分枝杆菌在短时间内一次或多次大量侵入肺静脉分支,经左心至体循环,播散至全身各器官(如肺、肝、脾、肾、腹膜和脑膜等),引起粟粒性结核,称为急性全身粟粒性结核病。病情凶险,临床有高热、寒战、盗汗、衰竭、烦躁不安,甚至神志不清等中毒症状,肝脾肿大,并常有脑膜刺激征。肉眼观,各器官均可见均匀密布、大小一致、灰白或灰黄色、圆形、粟粒大小的结核病灶。镜下见,病灶常为增生性病变,有结核结节形成,偶尔出现渗出、变质为主的病变。X 线检查双肺可见密度均匀、大小一致的细点状阴影。若能及时治疗,仍可愈复,少数病例可死于结核性脑膜炎。若抵抗力极差,或应用大量激素、免疫抑制药物或细胞毒药物后,可发生严重的结核性败血症,患者常迅速死亡。尸检时各器官内出现无数小坏死灶,灶内含大量结核分枝杆菌,灶周无明显细胞反应,故有"无反应性结核病"之称。此种患者可出现类似白血病的血象,称类白血病反应。

2. 慢性全身粟粒性结核病(chronic systemic miliary tuberculosis)　如急性期不能及时控制而病程迁延 3 周以上,或病菌在较长时间内以少量反复多次进入血液,则形成慢性粟粒性结核病。病变的性质和大小均不一致,同时可见增生、坏死及渗出性病变,病程长,成人多见。

3. 急性肺粟粒性结核病　常是全身粟粒性结核病的一部分,有时仅局限于肺。由于肺门、纵隔、支气管旁的淋巴结干酪样坏死破入邻近大静脉(如无名静脉、颈内静脉、上腔静脉),或因含菌的淋巴液由胸导管回流,经静脉入右心,沿肺动脉播散于两肺,引起两肺急性粟粒性结核病(图 7-22)。临床上多起病急骤,有较严重结核中毒症状。X 线见两肺有散在分布、密度均匀、粟粒大小的细点阴影。

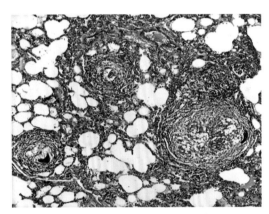

图 7-22　急性肺粟粒性结核病
肺内有大小一致,分布均匀的结核结节

4. 慢性肺粟粒性结核病　多见于成人。患者原发灶已痊愈,由肺外某器官的结核病灶内的细菌在较长时间内间歇性地入血而致病。病程较长,病变新旧、大小不一。小的如粟粒大,大的直径可达数厘米以上。病变以增生为主。

5. 肺外结核　也称肺外器官结核,多由原发性肺结核病经血道播散所致。在原发综合征期间,如有少量细菌经原发灶侵入血液,在肺外一些脏器内可形成潜伏病灶,当机体抵抗力下降时,恶化进展为肺外结核病。

四、肺外结核

(一)肠结核病

肠结核病(intestinal tuberculosis)可分为原发性和继发性。原发性肠结核病很少见,常发生于小儿,一般由饮用未经消毒、带结核分枝杆菌的牛奶或乳制品而感染。细菌侵入肠壁,在肠黏膜形成原发性结核病灶,结核分枝杆菌沿淋巴管到达肠系膜淋巴结,形成与原发性肺结核相似的肠原发综合征(肠原发性结核性溃疡、结核性淋巴管炎和肠系膜淋巴结结核)。绝大多数肠结核继发于活动性空洞型肺结核病,常由于咽下含大量结核分枝杆菌的痰引起。

继发性肠结核病85%发生在回盲部,其次为升结肠。病变多见于回盲部的原因,可能是由于该段淋巴组织特别丰富,结核菌易通过淋巴组织侵入肠壁,加之肠内容物通过回盲瓣处,滞留于回肠末端时间较长,增加与结核菌接触的机会。

根据病理形态特点,肠结核病可分为两型:①溃疡型:较多见。结核菌首先侵入肠壁淋巴组织,形成结核结节,结节融合并发生干酪样坏死,黏膜破坏脱落形成溃疡。病变沿肠壁淋巴管向周围扩展,使溃疡逐渐扩大,由于肠壁淋巴管沿肠壁呈环形分布,故溃疡多呈半环状,其长径与肠长轴垂直。溃疡一般较浅,边缘不整齐,如鼠咬状,底部不平坦,附有干酪样坏死物,偶见溃疡深达肌层及浆膜层(图7-23),但很少引起穿孔或大出血,与溃疡相对应的肠浆膜面常见纤维素渗出和结核结节形成。结核结节呈灰白色连接成串,是结核性淋巴管炎所致。临床上有慢性腹痛、腹泻、营养障碍等症状。溃疡愈合后,由于瘢痕组织收缩,可引起肠腔狭窄。一般很少发生肠出血和穿孔。②增生型:较少见。病变以增生为主,在肠壁内有大量结核性肉芽组织和纤维组织增生,使病变处肠壁增厚、变硬,肠腔狭窄,黏膜可有浅表溃疡和息肉形成,故也称息肉型肠结核(图7-24)。临床上表现为慢性不完全低位肠梗阻。右下腹可触及包块,易误诊为结肠癌。

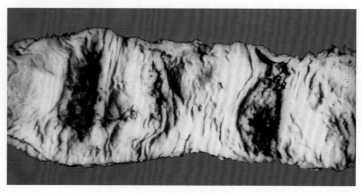

图 7-23 溃疡性肠结核
回肠呈环状性溃疡,溃疡长轴与肠道垂直

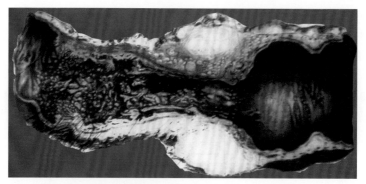

图 7-24 增生性肠结核
回肠肠壁增厚,形成干酪样肿块,肠黏膜有多发性息肉形成

(二) 结核性腹膜炎

结核性腹膜炎(tuberculous peritonitis)多见于青少年。大多继发于溃疡型肠结核、肠系膜淋巴结结核或结核性输卵管炎,少数可因血行播散引起。本病可分为湿、干两型,但通常以混合型多见。湿型的特点是腹腔内有大量浆液性渗出液,外观草黄色,混浊或带血性,肠壁浆膜及腹膜上密布无数粟粒大小结核结节,因纤维素含量少,一般无粘连。临床常有腹胀、腹痛、腹泻及中毒症状。干型较常见,其特点是腹膜除有结核结节外,尚有大量纤维素性渗出物,机化后可引起腹腔脏器特别是肠管间、大网膜、肠系膜广泛粘连,甚至引起慢性肠梗阻。腹上部可触及横行块状物,为收缩及粘连之大网膜。由于腹膜有炎性增厚,触诊时有柔韧感或橡皮样抗力。

(三) 结核性脑膜炎

结核性脑膜炎(tuberculous meningitis)多见于儿童。常由原发综合征血道播散引起,故常是全身粟粒性结核病的一部分。成人的肺及肺外结核晚期亦可引起血源播散导致本病。病变以脑底部最明显,在视交叉、脚间池、脑桥等处,可见多量灰黄色胶冻样混浊的渗出物积聚,偶见灰白色粟粒大结核结节。光镜下蛛网膜下腔内有炎性渗出物,主要为浆液、纤维素、单核细胞、淋巴细胞,急性病例可有少量中性粒细胞。部分区域可发生干酪样坏死,偶见典型的结核结节病变,严重者可累及脑皮质,引起脑膜脑炎。病程较长者常并发闭塞性血管内膜炎,从而导致循环障碍而引起多发性脑软化灶。若病程迁延,可因渗出物机化粘连而致脑积水。

(四) 泌尿生殖系统结核病

1. 肾结核病　最常见于 20~40 岁男性,以单侧多见。多由原发性肺结核血行播散引起。病变常起始于皮髓质交界处或肾乳头。病变初为局灶性,继而发生干酪样坏死破坏肾乳头而破溃入肾盂,形成结核性空洞。随着病变在肾内继续扩大蔓延,可形成多个结核性空洞,肾组织大部分或全部被干酪样坏死物取代,仅留一空壳。由于液化的干酪样坏死物随尿下行,输尿管、膀胱可相继感染受累(图 7-25)。临床上引起尿频、尿急、尿痛及血尿、脓尿等症状。膀胱受累后可因纤维化而容积缩小(膀胱挛缩);如病变导致输尿管口狭窄,可引起肾盂积水,或逆行感染对侧肾脏。如两侧肾脏严重受损,可导致肾功能不全。

2. 生殖系统结核病　男性泌尿系统结核病常波及前列腺、精囊和附睾,以附睾结核多见,病变器官有结核结节形成和干酪样坏死。临床上附睾结核表现为附睾肿大、疼痛,与阴囊粘连,破溃后可形成经久不愈的窦道。女性以输卵管和子宫内膜结核病多见,主要经血道或淋巴道播散,亦可由邻近器官结核病直接蔓延引起。临床可引起不孕症。

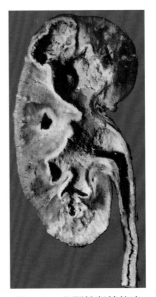

图 7-25　空洞性肾结核病

(五) 骨与关节结核病

骨与关节结核病多见于儿童及青少年,因骨发育旺盛时期骨内血管丰富,感染机会较多。主要由原发综合征血源播散引起。骨结核多见脊椎骨、指骨及长骨骨骺(股骨下端和胫骨上端)。关节结核以髋、膝、踝、肘等关节多见。外伤常为本病的诱因。

1. 骨结核　病变起始于松质骨内的小结核病灶,病变可有两种表现:①干酪样坏死型:病变部出现大量干酪样坏死和死骨形成,周围软组织发生干酪样坏死和结核性"脓肿",由于局部无红、肿、热、痛,故有寒性脓肿(冷脓肿)之称。病灶若穿破皮肤,可形成经久不愈之窦道。此型比较多见。②增生型:骨组织中形成大量结核性肉芽组织,病灶内的骨小梁渐被侵蚀、吸收和消失,但无明显干酪样坏死和死骨形成。此型较少见。

脊椎结核(tuberculosis of the spine)是骨结核中最常见者,多见于第10胸椎至第2腰椎。病变始于椎体中央,常发生干酪样坏死,可破坏椎间盘及邻近椎体。由于病变椎体不能负重,可发生塌陷而被压缩成楔形,造成脊柱后凸畸形(驼背),甚至压迫脊髓,引起截瘫(图7-26)。液化的干酪样坏死物可穿破骨皮质,侵犯周围软组织,在局部形成结核性"脓肿"。还可沿筋膜间隙向下流注,在远隔部位形成"冷脓肿"。如腰椎结核可在腰大肌鞘膜下、腹股沟韧带下以及大腿部形成"冷脓肿";胸椎结核时脓肿可沿肋骨出现于皮下;颈椎结核时可于咽后壁出现"冷脓肿"。

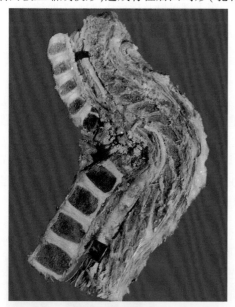

图 7-26 脊椎结核

2. 关节结核 多继发于骨结核,常见于髋、膝、踝、肘等关节。如膝关节结核,常由于胫骨上端或股骨下端之骨骺或干骺端先有病变,当干酪样坏死侵及关节软骨和滑膜时,则形成膝关节结核。关节结核时关节滑膜上有结核性肉芽组织形成,关节腔内有浆液、纤维素渗出。游离纤维素凝块长期互相撞击,可形成白色圆形或卵圆形小体,称为关节鼠。由于软组织水肿和慢性炎症,关节常明显肿胀。关节结核愈合后,关节腔内渗出物机化可造成关节强直而失去运动功能。

(六)淋巴结结核病

淋巴结结核病常由肺门淋巴结结核沿淋巴道播散,也可来自口腔、咽喉部结核感染灶。临床上以颈部淋巴结最常见,其次为支气管和肠系膜淋巴结结核。病变淋巴结常成群受累,有结核结节形成和干酪样坏死。淋巴结逐渐肿大,当病变累及淋巴结周围组织时,淋巴结可互相粘连,形成包块。淋巴结结核干酪样坏死物液化后可穿破皮肤,形成多处经久不愈的窦道。

第4节 呼吸窘迫综合征

一、成人呼吸窘迫综合征

成人呼吸窘迫综合征(adult respiratory distress syndrome,ARDS)是指机体遭受严重创伤、感染及肺内、外严重疾患时出现的一种以进行性呼吸窘迫和低氧血症为特征的急性呼吸衰竭综合征。本病多发生在创伤及休克之后,故又名休克肺或创伤后湿肺。本病是一种急性肺损伤的严重阶段,临床上常和全身多器官功能衰竭同时出现。本病起病急,呼吸窘迫症状常呈进行性且难以控制,并有顽固性低氧血症,预后极差,病死率高达50%~60%。

(一)病因和发病机制

本病常继发于严重感染、创伤、休克和肺的直接损伤,如败血症、大面积烧伤、药物中毒、大量输血或输液、体外循环、透析及弥漫性肺感染等,这些因素均能引起肺毛细血管和肺泡上皮的严重损伤。肺泡毛细血管内皮细胞的损伤使管壁通透性升高,致肺泡内及间质水肿和纤维素大量渗出。肺泡上皮,尤其是Ⅱ型肺泡上皮损伤,可导致肺泡表面活性物质缺失,造成肺泡表面透明膜形成及肺萎陷,上述改变均能引起肺泡内氧弥散障碍,通气/血流比例失调而发生低氧血症,出现呼吸窘迫。

ARDS 的发病机制尚未阐明,目前认为肺毛细血管内皮细胞和肺泡上皮的损伤是由白细胞及某些介质(如白细胞介素、细胞因子、氧自由基、补体及花生四烯酸的代谢产物等)所引起。如由于严重感染而引发的 ARDS 病例,血中细菌内毒素除造成直接损伤外,还能激活巨噬细胞和中性粒细胞并增强肺毛细血管内皮细胞黏附分子的表达。这些黏附于肺毛细血管内皮细胞上的被激活的巨噬细胞和中性粒细胞可释放氧自由基、蛋白水解酶(如胶原酶、弹性蛋白酶等)、血管活性物质(如前列腺素、白三烯、血栓素 A2 等)和血小板激活因子(PAF)等,这些介质和血管活性物质均可导致肺毛细血管广泛而严重的损伤。此外,其中部分介质尚有血管收缩和血小板凝集作用,将进一步减少肺泡血流灌注,加剧气血交换障碍。

(二)病理变化

肉眼观,双肺肿胀,重量增加,暗红色,表面湿润,可有散在出血点或出血斑。切面膨隆,含血量多,弹性降低,可有实变区或萎陷灶。光镜下,主要表现为肺间质毛细血管扩张、充血,肺泡腔和肺间质内有大量含蛋白质的浆液渗出(肺水肿)。在肺呼吸性细支气管、肺泡管及肺泡的内表面可见薄层红染的膜状物被覆,即透明膜形成。透明膜的成分为血浆蛋白及坏死的肺泡上皮碎屑。间质内可有点状出血和灶状坏死,微血管内常见透明血栓和白细胞栓塞,肺泡上皮弥漫性损伤。电镜下,见损伤的Ⅱ型肺泡上皮细胞的线粒体因嵴被破坏而呈空泡变,内质网扩张,板层小体变性、破坏或有排空现象。发病数日后即可见肺泡及肺泡间隔成纤维细胞及Ⅱ型肺泡上皮大量增生,透明膜机化和胶原沉着,导致肺泡和肺间质弥漫性纤维化。患者常在上述病变的基础上并发支气管肺炎而死亡。

二、新生儿呼吸窘迫综合征

新生儿呼吸窘迫综合征(neonatal respiratory distress syndrome,NRDS)是指新生儿出生后仅出现数分钟至数小时的短暂自然呼吸便发生进行性呼吸困难、发绀等急性呼吸窘迫症状和呼吸衰竭的综合征。多见于早产儿,过低体重儿或过期产儿。NRDS 以患儿肺内形成透明膜为主要病变特征。故又称新生儿肺透明膜病(hyaline membrane disease of newborn)。该病有家族遗传倾向,预后差,病死率高。

(一)病因和发病机制

新生儿呼吸窘迫综合征的发生主要与肺发育不全、缺乏肺表面活性物质有关。胎龄 22 周至出生时,Ⅱ型肺泡上皮合成肺表面活性物质的能力渐臻完善,分泌量也达最高水平,以保证在胎儿期肺发育的主要阶段肺泡能充分发育和肺容积增大。若在此期间胎儿缺氧或血液中有毒性物质,可引起肺发育不全,Ⅱ型肺泡上皮缺少板层小体,严重影响表面活性物质合成数量、组成成分及其活性,促使肺泡表面张力增加,肺泡处于膨胀不全和不张状态,肺的通气和换气功能障碍,导致缺氧、二氧化碳潴留和呼吸性酸中毒,引起肺血管痉挛及肺血流灌注不足,从而损伤肺毛细血管内皮细胞,使其通透性增高。同时,内皮细胞释放的 TNF-α 促使血浆蛋白渗出。渗出到肺泡腔内的血浆蛋白凝集为透明膜,贴附于呼吸性细支气管和肺泡管壁的内表面,加重肺呼吸功能不全和肺的损伤,肺的通气和血流灌注更加减少,更进一步抑制肺表面活性物质的形成,如此形成恶性循环,使病变进行性加重。

(二)病理变化

肉眼观:肺呈暗红,质坚实,含气量少,重量和体积改变不明显。光镜下,在呼吸性细支气管壁、肺泡管和肺泡壁上贴附有一层均匀红染的膜状物(透明膜)。各肺叶均有不同程度肺张开不全和不张,末梢呼吸道中有水肿液(肺水肿)。有些病例肺间质和肺泡腔出血较明显,少数还可见吸入的羊水成分(含鳞状上皮细胞和角化物质)。

(龚道银)

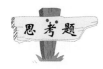

1. 试述慢性支气管炎的病理变化及临床病理联系。
2. 试述大叶性肺炎与小叶性肺炎的区别。
3. 铁锈色痰主要见于大叶性肺炎的何期? 为什么?
4. 肺源性心脏病与高血压性心脏病的心脏病变的区别。
5. 试述原发性肺结核与继发性肺结核的区别。

本章课件

第 8 章　消化系统疾病

消化系统由消化管和消化腺构成。消化管是由口腔、咽、食管、胃、肠和肛门组成的连续性管道系统;消化腺包括涎腺、肝、胰和消化管黏膜的腺体。消化系统具有摄取食物、消化、吸收、排泄、解毒和内分泌等功能,是维持人体正常生命活动的重要系统。消化系统直接与外界相通,可成为各种致病微生物和毒物侵入人体的门户,所以消化系统是人类患病率较高的一个系统,疾病种类较多,本章主要介绍最为常见的几种消化系统疾病。

第 1 节　胃　炎

胃炎(gastritis)是胃黏膜的炎性病变,临床常见,分为急性胃炎和慢性胃炎两大类。

一、急性胃炎

急性胃炎(acute gastritis,AG)病因较为明确,多由刺激性食物、化学腐蚀剂、药物、细菌感染、应激反应等引起。根据其病因和病理变化特点可以分为急性刺激性胃炎(acute irritant gastritis),又称单纯性胃炎、急性出血性胃炎(acute hemorrhagic gastritis)、腐蚀性胃炎(corrosive gastritis)以及很少见的急性感染性胃炎(acute infective gastritis)四种类型。

急性胃炎临床表现可有恶心、呕吐、发热和白细胞升高等。由于胃黏膜有很强的再生能力,AG的黏膜损伤大多数均能得到修复痊愈。

二、慢性胃炎

慢性胃炎(chronic gastritis,CG)是胃黏膜的慢性非特异性炎症,是一种常见病、多发病。引起慢性胃炎的病因和发病机制目前尚不明确,可能与下列因素有关:①幽门螺杆菌(*H. pylori*,*Hp*)感染;②长期慢性刺激;③十二指肠液、胆汁反流对胃黏膜屏障的破坏;④自身免疫性损伤。

临床表现可有食欲下降、上腹部不适或胀痛、饭后饱胀、嗳气等症状。由于疾病常反复发作,长期迁延,故严重影响健康。本病一般分为慢性浅表性胃炎、慢性萎缩性胃炎、慢性肥厚性胃炎和疣状胃炎四种类型。

(一)慢性浅表性胃炎

慢性浅表性胃炎(chronic superficial gastritis,CSG)即慢性非萎缩性胃炎,常由急性胃炎过渡而来,是胃炎最常见的一种类型。胃镜检出率高达 20%~40%,病变可累及胃的各部,但以胃窦部最为常见。

胃镜下:病变多呈弥漫性多灶性分布,但亦可局限于一处。病变处黏膜轻度充血、水肿,表面有灰白或黄白色黏液性渗出物覆盖,可伴有出血点或糜烂。

光镜下:炎症仅限于黏膜浅层即黏膜层上 1/3,表现为黏膜充血、水肿,固有层腺体保持完整,有不同程度的炎细胞浸润,炎细胞以淋巴细胞和浆细胞为主,伴有少量嗜酸性粒细胞和中性粒细胞。有些病例,可见黏膜出血点或表面的上皮发生变性、坏死,脱落后形成糜烂。病灶周围的黏膜基本正常。

CSG 经过适当治疗,病变消退,黏膜可恢复正常;如长期不愈,可发展为慢性萎缩性胃炎。

(二)慢性萎缩性胃炎

慢性萎缩性胃炎(chronic atrophic gastritis,CAG)病变以胃黏膜萎缩变薄,腺体减少甚至消失,常伴有肠上皮化生,固有层内多量淋巴细胞、浆细胞浸润为特点。CAG 的临床表现除消化道症状外,还可出现胃游离酸减少或缺乏、消瘦及贫血等症状。CAG 如长期不愈,有些患者可能发展为胃癌,故对长期患 CAG 的高龄患者,应定期复查,密切注意其发展。

1. 病因、发病机制及分型 CAG 根据病因和发病机制,可分为 A、B 两型。

(1) A 型:病变局限在胃体部,血中抗壁细胞抗体和抗内因子抗体检查阳性,患者常伴有恶性贫血。其发病机制与自身免疫有关,可能是自身抗体不断地破坏壁细胞,使胃黏膜发生炎症并逐渐萎缩。此型我国较为少见。

(2) B 型:病变多局限于胃窦部,其发病机制与长期吸烟、酗酒、滥用水杨酸类药物、胆汁反流和细菌感染如幽门螺杆菌等因素有关。患者不伴有恶性贫血,其发病与自身免疫无关。此型我国多见。

2. 病理变化 两型 CAG 的病理变化基本一致,其特征为黏膜固有腺体出现萎缩和腺体上皮化生。胃镜下见病变黏膜变薄而平滑,皱襞浅小甚至消失,胃黏膜由正常的橘红色变为不均匀的灰黄色。由于黏膜变薄,黏膜下的血管分支清晰可见,萎缩区与周围隆起的正常黏膜界限明显。光镜下见病变区黏膜层萎缩变薄,腺体绝对数量减少,腺体变小、排列紊乱,有些腺体腺腔呈囊状扩张,腺上皮细胞扁平。间质中有不同程度的淋巴细胞、浆细胞浸润,甚至形成淋巴滤泡。黏膜表面上皮和腺体常发生肠上皮化生(图 8-1),腺体内出现分泌黏液的杯状细胞、具有纹状缘的吸收上皮和 Paneth 细胞,称为肠上皮化生。有杯状细胞和吸收上皮细胞者称为完全性化生,PAS 染色吸收上皮细胞纹状缘呈阳性;只有杯状细胞者称为不完全性化生。根据所含黏液的化学成分,又可分为小肠型化生和大肠型化生两种,用高铁二胺(HID)染色阳性者为大肠型化生,阴性者为小肠型化生。目

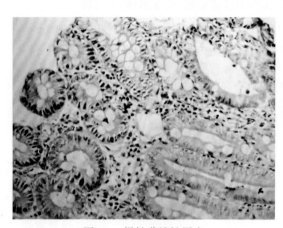

图 8-1 慢性萎缩性胃炎

前认为大肠型不完全化生与胃癌发生关系较密切。有时还有另一种化生叫"假幽门腺化生",即胃体和胃底部腺体壁细胞和主细胞减少或消失,被类似幽门腺的黏液分泌细胞所取代,称为"假幽门腺化生"。

在严重病例,部分腺体上皮细胞数量增多,排列紊乱,细胞和核出现异型性,呈不同程度的异型增生。临床上常根据腺体萎缩和炎细胞浸润及异型增生的程度分为轻度(Ⅰ级)、中度(Ⅱ级)、重度(Ⅲ级)三级。

(三)慢性肥厚性胃炎

慢性肥厚性胃炎(chronic hypertrophic gastritis,CHG)又称巨大肥厚性胃炎、Menetrier 病。原因尚不明确。病变常发生在胃底及胃体部。胃镜可见黏膜皱襞粗大加深变宽,呈脑回状;黏膜皱襞上可见横裂,有多数疣状隆起的小结;黏膜隆起的顶端常伴有糜烂。光镜下腺体肥大增生,腺管延长,有时增生的腺体可穿过黏膜肌层;黏膜表面黏液分泌细胞数量及分泌增多;黏膜固有层炎性细胞

浸润不显著。

(四)疣状胃炎

疣状胃炎(gastritis verrucosa)原因不明,病变多见于胃窦部。胃镜可见病变处胃黏膜出现的许多中心凹陷的疣状突起病灶,呈圆形、卵圆形或不规则形。光镜下可见病灶中心凹陷部胃黏膜上皮变性坏死并脱落,伴有急性炎性渗出物覆盖。

中医学认为慢性胃炎多属于"胃脘痛"、"胃痞",常由于饮食不洁、饥饱失常或贪吃生冷或嗜食辛辣而致脾胃虚弱或伤及脾阳或耗伤胃阴,也可因情志不舒,郁怒伤肝,肝气犯胃而致。

第 2 节　消化性溃疡病

消化性溃疡病(peptic ulcer disease)是以胃或十二指肠黏膜形成慢性溃疡为特征的常见病,其发生和发展与胃液的自身消化作用有关,故称为消化性溃疡病。多发生在 20~50 岁的成年人,男性多于女性。患者有周期性上腹部疼痛、反酸、嗳气、呕吐等症状,常反复发作,经久难愈。根据统计,溃疡发生在十二指肠者较为常见,约占 70%,发生在胃者约占 25%,胃及十二指肠复合性溃疡者约占 5%。胃溃疡病和十二指肠溃疡病虽在发病机制上有所不同,但它们的病理形态学变化都是一致的。

一、病因和发病机制

溃疡病的病因及发病机制复杂,至今还未完全研究清楚。关于其发病机制,一般认为酸性胃液对胃或十二指肠黏膜的"自身消化"是溃疡形成的基本环节。

胃和十二指肠黏膜经常受到胃酸、胃蛋白酶、胆盐、食物成分、幽门螺杆菌感染、酒精以及药物(如阿司匹林)等内外损伤因子的刺激,但是正常胃和十二指肠黏膜也具有强大的防御功能,保护黏膜不致受到损伤。这些防御功能主要包括下列一些因素:

(1)黏膜表面黏液及碳酸氢盐形成的保护层可避免或减少黏膜上皮与胃液相接触和形成碱性微环境。

(2)黏膜表层上皮细胞顶部的类脂质细胞膜及上皮细胞间的紧密连接构成一层脂蛋白层,可阻止胃腔内 H^+ 弥散进入黏膜。

(3)黏膜表面上皮具有很强的再生能力和修复功能,可保持黏膜的完整性。

(4)黏膜内良好的血液循环可清除弥散到黏膜内的 H^+,并为黏膜的再生修复提供充分的血液供应。

(5)黏膜上皮合成的前列腺素(PGI_2、PGE_2)的扩血管作用有利于维持黏膜的血液循环。前列腺素还有抑制胃酸分泌、刺激黏液和 HCO_3^- 分泌的作用。

只有损伤因素和防御屏障功能二者之间失去平衡关系才有可能出现胃液对胃或十二指肠黏膜的"自身消化"作用。这是胃和十二指肠溃疡的发病机制共同之处,但两者也存在不同的环节。

(一)胃溃疡的发病机制

胃黏膜防御屏障功能减弱是胃溃疡发病的重要环节。

1. 胃黏膜屏障功能减弱

(1)迷走神经兴奋性降低:长期高度紧张、过度抑郁、强烈情绪波动等精神因素作为劣性刺激,可造成大脑皮质兴奋与抑制功能障碍,皮质下中枢功能失调,病理性兴奋灶建立,导致自主神经功能紊乱,胃溃疡患者通常表现为迷走神经兴奋性降低。迷走神经兴奋性降低可导致幽门括约肌松弛,十二指肠内的胆汁、胰液等消化液反流入胃。反流的胆汁和胰液等破坏胃的黏液层,并损伤胃黏膜上皮;胆汁可将上皮细胞膜的脂蛋白消化,损伤细胞间的紧密连接,使胃腔内胃酸中的 H^+ 得以逆向弥散到黏膜中,破坏毛细血管,造成出血和渗出,并破坏黏膜组织,造成黏膜缺损。

(2) 酒、烟、水杨酸盐、幽门螺杆菌感染等外源性损伤因子,能直接刺激胃黏膜组织,造成黏膜炎症和损伤,促使胃溃疡发生。

2. 胃酸和胃蛋白酶分泌增加 迷走神经兴奋性降低,还使胃蠕动减弱,食物长时间滞留在胃内,不仅容易损伤胃黏膜,而且刺激胃窦部的促胃液素细胞(G 细胞),使促胃液素分泌增加,称为"窦相"。促胃液素能刺激壁细胞和主细胞,使胃酸和胃蛋白酶分泌增加,促进胃黏膜的溃疡形成及持续存在。但胃溃疡患者胃液中平均酸度常接近或低于正常,这可能与溃疡周围黏膜伴发炎症,壁细胞数较正常减少,胃酸产生减少;胃液内部分 H^+ 逆向弥散至黏膜内,使胃液酸度降低以及反流的胆汁将胃酸中和有关。

(二) 十二指肠溃疡的发病机制

胃酸持续增高是十二指肠溃疡发生的重要因素。

患者胃酸最大分泌值和空腹胃酸均比正常增高。与胃溃疡不同,患者通常有迷走神经功能亢进,迷走神经传出纤维释放乙酰胆碱,使 G 细胞分泌促胃液素增加,称为"脑相"。促胃液素促进胃酸分泌,因此在空腹时也经常有胃酸分泌的增加。此外,患者壁细胞数量增多,约为正常人的 2 倍。而壁细胞对促胃液素的敏感性也升高,但增多的胃酸反馈性抑制 G 细胞分泌促胃液素的能力却下降。因此,其胃酸分泌经常处于增高状态,但壁细胞增多的原因尚不清楚,可能和遗传因素有关。由于迷走神经兴奋性增高,使胃内容物排空加快,过酸的胃内容物进入十二指肠,容易损伤黏膜而造成溃疡。此外,由于十二指肠黏膜血流障碍、黏膜分泌黏液和 HCO_3^- 能力降低、前列腺素生成失衡等使黏膜抵抗力降低以及幽门螺杆菌的损伤作用也与十二指肠溃疡有一定关系。

综上所述,大脑皮质的高级神经活动障碍,与溃疡病的发生密切相关。这与中医理论"忧思恼怒,久郁伤肝,肝气不舒,横逆犯胃,胃气失其和降,以致胃脘胀痛"的认识是一致的。此外,遗传因素在溃疡病的发生中也有一定作用。因为溃疡病常有家族多发倾向性,可能是神经类型与遗传有关。此外,溃疡的形成与内分泌功能紊乱也有关系,长期使用肾上腺皮质激素可使胃酸分泌增多而致溃疡加重或复发。溃疡病的病因和发病机制可归纳如图 8-2。

二、病 理 变 化

胃溃疡多发生在胃小弯,愈近幽门处愈为多见,约 75% 分布在胃窦部。十二指肠溃疡则多发生在十二指肠球部,以靠近幽门环的十二指肠前壁及后壁为多见。两者的病理变化大致相同,故一并叙述。

1. 肉眼观察 胃溃疡多为单发,呈规则的圆形或椭圆形,直径一般在 2cm 以内。溃疡深浅不一,但一般较深,可达肌层,有时甚至到达浆膜层。溃疡边缘整齐,如刀割状,不隆起。溃疡底部平坦干净或覆有薄层渗出、坏死物。溃疡周围黏膜常增生而致皱襞变粗,有时可因瘢痕收缩而呈现以溃疡为中心的星芒状(图 8-3)。

2. 镜下改变 胃溃疡底部,从黏膜面到浆膜面观察大致可分为四层(图 8-4 及图 8-5)。

(1) 渗出层:有少量纤维素、白细胞等炎性渗出物覆盖在溃疡底表面。

(2) 坏死层:为一层致密、无结构红染的坏死组织,其间可有一定数量的中性粒细胞等炎细胞浸润。

(3) 肉芽组织层:由新生毛细血管和成纤维细胞组成的新鲜的肉芽组织,其中有炎细胞浸润。

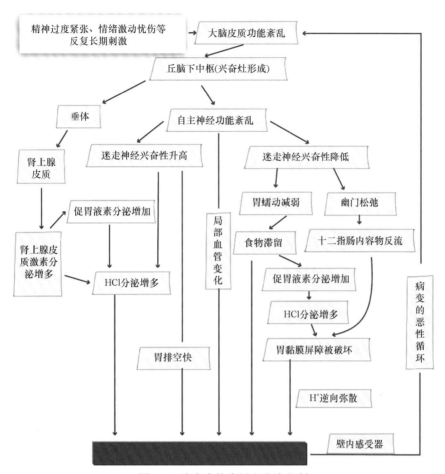

图 8-2 溃疡病的病因和发病机制

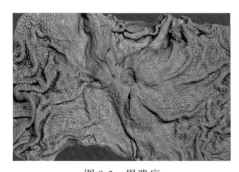

图 8-3 胃溃疡

溃疡呈圆形,边缘整齐,周围黏膜呈星芒状

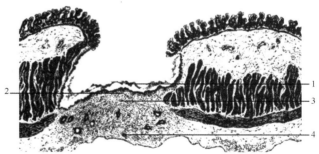

图 8-4 胃溃疡示意图

切面呈斜三角形,指向贲门侧;胃溃疡底部分为四层:1. 渗出层;
2. 坏死层;3. 肉芽组织层;4. 瘢痕层

（4）瘢痕层:肉芽组织逐渐老化而形成瘢痕。在瘢痕组织内,常可见到有些小动脉因炎症刺激而发生增生性动脉内膜炎,使小动脉管壁增厚,管腔狭窄,有的还有血栓形成。此种变化可防止溃疡出血,但却引起血液循环障碍,不利于溃疡的愈合。此外,在溃疡边缘,常可见到黏膜肌层与胃壁肌层粘连愈合的现象,其周围伴有慢性炎症改变。溃疡底部的神经节细胞及神经纤维常发生变

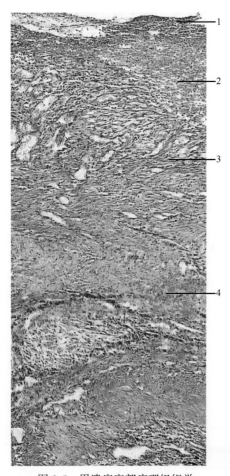

图 8-5　胃溃疡底部病理组织学
1. 渗出层：少量纤维素、白细胞等炎性渗出物覆盖
在溃疡底表面；2. 坏死层：为一层致密、无结构红
染的坏死组织；3. 肉芽组织层：由新生毛细血管和
成纤维细胞组成的新鲜的肉芽组织，其中有一定数
量的炎性细胞；4. 瘢痕层：肉芽组织逐渐老化而形
成瘢痕

性、断裂，有时断端呈小球状增生现象，这可能是产生疼痛症状的原因之一。

十二指肠溃疡的形态特征与胃溃疡类似，但溃疡一般较小、较浅，直径多在 1cm 以内。

三、结局及并发症

经过适当的治疗与休息后，溃疡底部的肉芽组织增生，坏死组织及渗出物逐渐被清除，周围黏膜上皮再生，覆盖溃疡面而愈合。但已被破坏的肌层不能再生，由瘢痕组织充填修复，表面由单层上皮覆盖，此处对胃酸的抵抗力较弱，故易复发，使疾病呈慢性经过。部分患者可出现下列并发症：

1. 出血　溃疡底部肉芽组织内毛细血管破坏，可引起经常性小量出血，使患者大便"潜血"阳性。溃疡底部较大血管被腐蚀破裂时，则可引起大出血，这是溃疡病的一个危险而较多见的并发症，发生率为 10% ~ 35%。患者可有呕血、柏油便。十二指肠溃疡并发出血者远较胃溃疡多见，尤其是后壁溃疡，且因其底部易与胰脏或腹后壁组织粘连，血管破裂后往往不易收缩止血。

2. 穿孔　发生率约 5%。胃穿孔多发生于幽门附近，十二指肠穿孔多在前壁，由于肠壁较薄，故更易引起穿孔。穿孔后胃内容物漏入腹腔而引起弥漫性腹膜炎。如在穿孔以前溃疡处的浆膜已与周围脏器发生纤维粘连或被大网膜包裹，则只在穿孔部周围引起局限性腹膜炎。

3. 幽门梗阻　约 3% 左右患者由于瘢痕收缩使幽门部狭窄，胃内容物通过困难，可继发胃扩张。患者可出现反复呕吐、碱中毒等症状。

4. 癌变　发生率约 1%，多见于胃溃疡，十二指肠溃疡一般不发生癌变。癌变多发生在病程较长的中老年患者。溃疡癌变与溃疡型胃癌有时从肉眼观察上较难区别，但在镜下检查，如溃疡底部有大量肉芽组织，以及溃疡边缘的黏膜肌层与胃壁肌层粘连在一起，则可作为溃疡癌变的依据。

第 3 节　病毒性肝炎

病毒性肝炎（viral hepatitis）是由肝炎病毒引起的以肝实质细胞变质为主的炎症，是一种十分常见的传染病。各种年龄均可罹患，世界各地均有发生和流行，近年来发病率有增高的趋势。中医将其归属于黄疸和胁痛的范围。《沈氏尊生方·诸病源流论》中记载："天行疫疠以致发黄者，俗谓之瘟黄，杀人最多，蔓延亦烈。"说明中医学很早已认识到这是一种急性传染病。

一、病因及发病机制

免疫学技术及电子显微镜技术的发展和应用使人们发现并逐渐深入地认识乙型肝炎病毒（HBV）、甲型肝炎病毒（HAV）以及丁型肝炎病毒（HDV）。随着基因克隆化技术的发展，人们才能得以发现和认识丙型肝炎病毒（HCV）、戊型肝炎病毒（HEV）和庚型肝炎病毒（HGV）。至今已知肝炎病毒有甲、乙、丙、丁、戊、庚六型，分别引起相应类型的肝炎。

HAV 在肝细胞内增殖，可存在于血液、粪、尿、唾液等中，主要经口传染，由污染的食物、餐具、饮水等进入消化道传染。潜伏期 15~50 天。

HBV 存在于肝组织，血液，粪、尿及唾液等、精液等分泌物内，但主要经血液传染。潜伏期 60~180 天。乙型肝炎病程一般较长，部分可转为慢性，与肝硬化、肝癌的关系密切，预后较差。

HCV、HDV、HGV 皆经血传染，HEV 为经消化道传染。

肝炎病毒引起肝细胞损伤的机制还不十分清楚。各类型肝炎的发病机制可能不同。现将乙型肝炎的发病机制简述如下：

HBV 病毒侵入机体后，进入肝细胞，基因组在肝细胞核内复制、转录、合成核心成分，然后被转运至肝细胞质，与在肝细胞质内合成的表面蛋白外壳部分相装配，再以"发芽"过程释出肝细胞，这时在肝细胞膜上留有 HBsAg 成分，同时并将一部分肝细胞膜成分装配到 HBsAg 中去，但不造成肝细胞损伤。病毒入血后，刺激机体免疫系统，产生细胞免疫和体液免疫。主要由杀伤性 T 细胞、NK 细胞和抗体依赖性细胞介导的细胞毒作用（ADCC），对血中病毒进行攻击和杀灭，同时也对受病毒感染过的肝细胞（膜上含有病毒抗原成分）进行攻击，使肝细胞遭到损伤和发生坏死。在有些慢性肝炎中，肝细胞膜的脂蛋白（LSP）作为靶细胞抗原所产生的免疫反应，也是造成肝细胞损伤的原因之一。由于患者免疫反应强弱不同，肝炎的临床类型也就不同。

1. 在免疫功能正常的机体　肝细胞损伤的严重程度主要取决于感染的病毒数量的多少。如感染的病毒量少，被侵犯和破坏的肝细胞较少，则发生急性普通型肝炎。如感染的病毒量多、毒力强，受感染和损伤的肝细胞多而严重，则发生急性重型肝炎。

2. 在免疫功能缺陷或 T 细胞呈免疫耐受状态的机体　病毒感染后由于不引起相应的免疫反应，感染的肝细胞也不受到免疫性损伤，病毒在肝细胞内持续复制，则成为无症状的病毒携带者。

3. 在免疫功能低下的机体　免疫反应只能将一部分病毒和感染的肝细胞杀灭和破坏，残留的病毒可反复复制和感染肝细胞，造成肝细胞损伤，而成为慢性肝炎。

4. 有些慢性肝炎的发生，还可能与自身免疫机制有关　感染病毒后变性的肝细胞，或侵入的病毒与肝细胞相结合，都能成为新的自身抗原，如膜脂蛋白抗原、变性膜抗原等，能刺激免疫系统产生相应的自身抗体或免疫活性细胞，引起自身免疫反应，不断杀伤更多的肝细胞，导致病变较重的慢性肝炎。由于患者免疫功能紊乱，还可使禁闭克隆被激活，产生多种自身抗体，如抗核抗体、抗线粒体抗体、抗平滑肌抗体等，发生更为广泛的自身免疫反应，甚至伴有红斑狼疮样的病变，使病情更为严重、复杂。

二、基本病理变化

各型病毒性肝炎的病变基本相同，都是以肝实质细胞变质为主的变质性炎症，同时伴有不同程度的炎细胞浸润、间质反应性增生及肝细胞再生。

(一)肝细胞的变性坏死

1. 细胞水肿（cellular swelling）　这是最为普遍的病变，但各个肝细胞病变轻重可以不等，有的肝细胞仅表现为胞质淡染、半透明的胞质疏松化,有的肝细胞则表现为气球样变性(ballooning degeneration)(图8-6)。电镜下可见胞质基质变淡,内质网扩张成囊泡状,核糖体颗粒脱落,线粒体肿胀,嵴消失。这种病变一般都可恢复,少数细胞进一步可发展为崩解坏死。

2. 嗜酸性变和嗜酸性小体 为细胞凋亡的肝细胞,表现为单个或几个肝细胞胞质浓缩,嗜酸性染色增强,呈均匀伊红染色,称为嗜酸性变。嗜酸性变进一步发展,胞质更加浓缩,胞核消失,整个细胞成为均匀伊红染色的球形小体,称嗜酸性小体(acidophilic body 或 councillman body)。这种嗜酸性小体可存在于肝细胞索中,也可游离至 Disse 腔或肝窦中,还可被 Kupffer 细胞吞噬。

3. 肝细胞溶解坏死 气球样变的肝细胞进一步发展,细胞坏死崩解,坏死碎片被迅速吸收消失,伴炎细胞浸润。按坏死范围、程度可分为:

(1)点状坏死(spotty necrosis)指肝小叶散在的单个或数个肝细胞的坏死,常见于急性普通型肝炎(图8-7)。

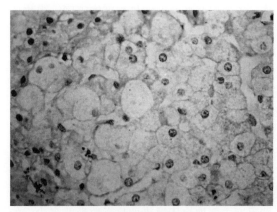
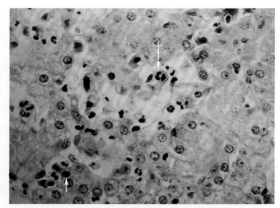

图 8-6 急性病毒性肝炎
肝细胞肿大,呈气球样变

图 8-7 病毒性肝炎
↑示肝细胞点状坏死及单个核细胞浸润

(2)碎片状坏死(piecemeal necrosis)指肝小叶周边部界板肝细胞的灶性坏死,常见于慢性肝炎。

(3)桥接坏死(bridging necrosis)指肝小叶中央静脉与汇管区之间、两个肝小叶中央静脉之间或两个汇管区之间形成互相连接的坏死带,汇管区常见纤维结缔组织增生并分割肝小叶结构。常见于中、重度慢性肝炎。

(4)大片坏死 指累及肝小叶大部或整个肝小叶,或波及数个肝小叶的大范围坏死,多见于重型肝炎。

4. 毛玻璃样肝细胞 HBV 携带者和有些慢性肝炎患者的肝细胞内含有大量 HBsAg,光镜下可见肝细胞胞质中充满淡红色细颗粒状物质,呈不透明,毛玻璃样,故称为毛玻璃样肝细胞。用免疫酶标法或免疫荧光法检测这些物质呈 HBsAg 阳性反应。电镜下可见大量线状或小管状的 HBsAg 充塞在增生扩张的滑面内质网内。

(二)炎细胞浸润

汇管区间质内或小胆管周围、肝小叶细胞索之间或坏死灶中,有淋巴细胞、单核细胞为主的炎细胞浸润,有时也可见少量浆细胞和中性粒细胞。

(三)增生性改变

增生包括间质的反应性增生和坏死区肝细胞再生。

1. Kupffer 细胞　增生 Kupffer 细胞数量增多、呈梭形或多角形,胞质丰富,突出于窦壁,并可脱落进入窦内,成为游走的吞噬细胞,胞质内常含有被吞噬的色素颗粒或坏死细胞碎片。

2. 成纤维细胞增生　主要在汇管区,并可伸入小叶的坏死区,参与损伤肝组织的修复。如肝组织反复受损或大片坏死,纤维组织可大量增生,并将小叶分割,逐渐发展成肝硬化。

3. 小胆管增生　病程较长者,汇管区可见小胆管上皮细胞增生。

4. 肝细胞再生　坏死灶周围的肝细胞通过再生进行修复,再生的肝细胞体积较大,胞质略呈嗜碱性,核大而染色较深,有时可见双核。通过再生修复使肝小叶结构恢复正常。如坏死灶内网状支架被破坏塌陷,则再生肝细胞排列紊乱,呈结节状。

三、临床病理类型

按病变轻重和病程长短,可将病毒性肝炎分为以下几种类型:

(一)急性(普通型)肝炎

本型最为常见。临床上根据有无黄疸,又分为黄疸型和无黄疸型两种。我国以无黄疸型肝炎居多,且多为乙型病毒性肝炎,一部分为丙型病毒性肝炎。黄疸型肝炎病变略重,但病程较短,预后较好,多由甲型、丁型、戊型肝炎病毒引起。这两型急性肝炎病变基本相同。

肉眼观察:肝脏体积增大,质软,包膜紧张,表面光滑。

镜下:以肝细胞水肿为主,表现为肝细胞胞质疏松化和气球样变,由于肝细胞肿胀,致使肝索拥挤,排列紊乱,肝窦受压变窄,也可见嗜酸性变和嗜酸性小体形成。坏死多为点状坏死。如坏死灶较多,毛细胆管受累较严重时便可发生黄疸。坏死灶内、被膜下、汇管区有以淋巴细胞为主的炎细胞浸润。坏死灶中有时可见到再生的肝细胞。肝窦壁 Kupffer 细胞明显增生。

临床病理联系:

1. 肝脏肿大　弥漫性肝细胞水肿,使肝脏体积增大,在患者肋缘下可触及肝脏。

2. 肝区疼痛　肝脏体积增大,包膜紧张被牵扯而致。

3. 腹胀、食欲不振等消化道功能紊乱的症状　由于肝细胞肿胀压迫肝窦,造成门静脉循环障碍,使胃肠道淤血、水肿以及胆汁分泌异常等,致使患者消化功能紊乱。

4. 血清转氨酶升高　肝细胞坏死,细胞内的酶释入血中,故血清丙氨酸氨基转移酶(ALT)和门冬氨酸氨基转移酶(AST)升高。

5. 血胆红素升高　肝细胞受损,胆红素的摄取、结合和分泌障碍,以及毛细胆管受压或胆栓阻塞等,使血液内胆红素增高,甚至出现黄疸。

结局:大多数病例于急性期后半年内完全恢复。乙型肝炎有 5%~10%、丙型肝炎约大部分病例可发展为慢性肝炎。

(二)慢性(普通型)肝炎

病程持续半年以上者称为慢性肝炎。导致慢性肝炎的因素有:感染的病毒类型、营养不良、治疗不当、同时患有其他传染病、饮酒、药物损伤和自身免疫功能状态等。其临床表现差异也较大,有食欲不振、肝区疼痛、疲乏等症状及血清病毒抗原阳性和肝功能改变。有些病例症状不明显,病情较轻,可稳定多年;有些病例发展迅速,可短时间内发展为肝硬化,出现肝掌、蜘蛛痣、脾肿大和肝功能障碍。根据肝细胞坏死和纤维化程度将慢性肝炎分为轻、中、重度三种类型。

1. 轻度慢性肝炎　肝小叶结构完整,有点状坏死,偶见轻度碎片状坏死。汇管区周围纤维增生。肝小叶界板区肝细胞坏死、崩解。

2. 中度慢性肝炎 坏死明显,有中度碎片状坏死及桥接坏死。肝小叶内有纤维间隔,但大部分小叶结构还保存。

3. 重度慢性肝炎 肝细胞广泛坏死,有重度碎片状坏死和大范围的桥接坏死。坏死区出现肝细胞不规则再生。肝小叶边缘与肝小叶内的坏死区之间形成纤维条索。纤维间隔分割肝小叶结构。晚期可形成假小叶,此时肉眼改变表现为肝表面呈颗粒状,质地较硬。此类慢性肝炎有时又出现大片的肝细胞坏死而变为重型肝炎。

(三)重型肝炎

本型较少见,根据起病缓急及病程长短,又分为急性重型和亚急性重型肝炎两种。

1. 急性重型肝炎 起病急骤,发展迅猛,病情凶险,多在 10 余天内死于肝功能衰竭、消化道出血、急性肾损伤等,又称暴发型肝炎。如能度过急性期,则可发展为亚急性重型肝炎。

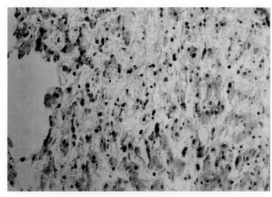

图 8-8 急性重型肝炎

肝小叶中心大片肝细胞坏死及中性粒细胞浸润,小叶边缘和坏死区内可见残存的肝细胞

病变特点:

(1)镜下:

1)肝细胞广泛坏死:肝细胞广泛坏死是其主要特点。坏死自各小叶中心开始,常波及整个小叶,仅小叶周边部有少量变性的肝细胞残留。坏死区毗连成片,呈一片荒芜,仅留下网状纤维支架,并进一步发生塌陷(图 8-8)。

2)肝窦明显扩张、充血,甚至出血。汇管区及肝小叶内有大量淋巴细胞、巨噬细胞和不等量的中性粒细胞浸润。

3)Kupffer 细胞增生肥大,吞噬有大量细胞碎屑和脂褐素。

4)再生肝细胞一般很少出现。

(2)肉眼观察:肝体积明显缩小,重量减轻(600~800g),包膜皱缩,质地十分柔软。切面呈黄褐色或红褐色或黄红相间,故又称急性黄色肝萎缩或急性红色肝萎缩(图 8-9)。

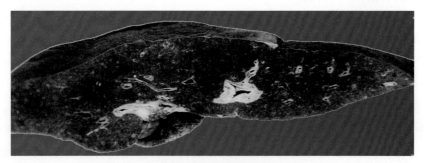

图 8-9 急性重型肝炎

肝体积缩小,重量减轻,包膜皱缩,质地十分柔软

2. 亚急性重型肝炎 多由急性重型肝炎迁延而来,亦可由普通型肝炎恶化而来。病情稍缓,病程较长(数周至数月)。多数患者也会发生肝功能不全或过渡为坏死后肝硬化,但部分患者也有

停止发展和治愈的可能。

病变特点：

（1）镜下：

1）既有肝细胞大片坏死，又有肝细胞结节状再生。正常肝小叶结构不再存在。

2）坏死区结缔组织增生。

3）小叶周边部有小胆管增生。

4）炎细胞浸润明显。

（2）肉眼观察：肝脏缩小程度比急性重型轻，包膜皱缩，表面高低不平，呈黄绿色（亚急性黄色肝萎缩），质地略硬，切面见黄绿色的坏死组织中，有散在岛屿状的肝细胞再生结节。

第4节　肝　硬　化

肝硬化（liver cirrhosis）是一种常见的慢性进行性肝脏疾病，可由多种原因引起。由于肝细胞长期受损，不断发生弥漫性变性、坏死，继而出现纤维组织增生和肝细胞结节状再生，三者反复交替进行，致使肝小叶结构破坏，肝体积缩小，质地变硬，表面和切面均呈结节状，称为肝硬化。肝硬化早期，临床症状可不明显，后期可有肝功能障碍和不同程度的门脉高压症。出现腹水，中医称为"臌胀"或"单腹胀"。

肝硬化的分类，国际肝病研究会（IASL）按其病因可分为病毒性肝炎性、酒精性、胆汁性、淤血性、寄生虫性肝硬化；按其结节大小分为小结节型（结节直径小于3mm）、大结节型（结节直径大于3mm）、大小结节混合型及不全分割型肝硬化。目前我国常用的是结合病因、病变和临床表现的综合分类法。可分为：

（1）门脉性肝硬化：此型最常见，常由多种原因引起，属于小结节型，门脉高压症明显。

（2）坏死后肝硬化：病程较短，预后较差，常由肝炎病毒感染引起，也可见于药物或化学物质中毒，属于大结节或大小结节混合型（见图8-10、图8-11）。肝脏体积缩小，表面有较大且大小不等的结节，最大结节直径可达6cm，结节呈黄绿或黄褐色。

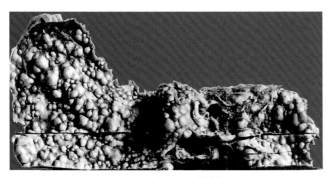
图8-10　坏死后肝硬化
肝脏表面呈结节状，结节大小不等

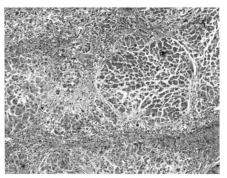
图8-11　坏死后肝硬化
肝内有大小不等的假小叶形成，结节周围有
明显的纤维组织包绕，并有大量小胆管增生
和单核细胞浸润

（3）胆汁性肝硬化：由于胆道阻塞，胆汁淤积，造成肝细胞损伤及纤维化而引起，肝表面呈细颗粒状，常被胆汁染成深绿色。

（4）淤血性肝硬化：也称心源性肝硬化，由慢性心衰、肝脏长期淤血所致。

（5）寄生虫性肝硬化：主要由日本血吸虫病引起。

各种肝硬化的病理形态虽不尽相同，但其基本病变都一致。下面主要介绍我国分类法中常见的门脉性肝硬化。

一、病因及发病机制

门脉性肝硬化（portal cirrhosis）亦称雷奈克（Laennec）肝硬化，相当于小结节型肝硬化，是最常见的一型肝硬化。门脉性肝硬化的病因及发病机制还不十分清楚。一般认为是多种因素共同作用的结果。这些因素主要是：

1. 病毒性肝炎 尤其是乙型和丙型慢性肝炎，是我国门脉性肝硬化的主要原因。不少门脉性肝硬化患者都有肝炎病史。

2. 慢性酒精中毒 长期酗酒所致慢性酒精中毒是引起肝硬化另一重要原因。

（1）乙醇在肝内氧化成乙醛：①乙醛可与磷脂、氨基酸残基、5-羟色胺、多巴胺等结合，引起病理活性反应。使蛋白质解聚或改变细胞膜表面的抗原性，影响肝细胞膜的性状；②乙醛在肝内进一步氧化成乙酸时不断将辅酶Ⅰ（NAD$^+$）转变为还原型辅酶Ⅰ（NADH），使 NAD$^+$/NADH 比值改变，过高的 NADH 能抑制三羧酸循环，使肝细胞内脂肪酸的 β 氧化能力降低，致过多的脂肪酸在肝细胞内堆积，形成肝脂肪变性；③乙酸氧化时耗氧量增加，肝窦血氧梯度明显下降，小叶中央区的肝细胞严重缺氧，易发生坏死和纤维化。

（2）酗酒者常有的慢性胃炎和酒后食物摄入减少、消化不良等因素，又从营养不良的途径促进肝细胞脂肪变性、坏死和纤维组织增生。

3. 营养缺乏 长期缺乏蛋氨酸、胆碱等组成脂蛋白的物质，使脂蛋白生成障碍，不能将肝内的脂肪酸及时运出而形成脂肪肝，进一步使肝细胞破坏和纤维化。

4. 化学毒物 长期接触能引起肝细胞损伤的化学毒物，如四氯化碳、辛可芬、杀虫剂中的砷、农药中的黄磷等，可引起肝硬化。

在上述各种因素的作用下，肝硬化的发生大致可经历三个阶段：

（1）首先造成肝细胞脂肪变性、坏死和炎症反应。

（2）初期胶原纤维增生引起肝纤维化，大量增生的胶原纤维的来源是：①炎细胞以及受损的肝细胞、胆管上皮细胞、血管内皮细胞、贮脂（Ito）细胞等释放的 TNF、IL-1 等细胞因子（cytokine）使成纤维细胞和局部 Ito 细胞增殖并产生胶原纤维；②局部网状支架塌陷、网状纤维集聚融合，进一步胶原化而形成（无细胞性硬化）。此时肝小叶尚未被改建，称为肝纤维化。

（3）形成肝硬化：随着病程进展，病变继续发展，由于肝小叶网状支架被严重破坏，再生的肝细胞常排列成不规则的结节状。纤维组织不断增加、延伸，最后相互连接，使肝小叶结构破坏，肝内血液循环途径被改建而形成肝硬化。

二、病理变化

肉眼观察：早期，肝脏体积正常或稍增大，质地正常或稍硬。晚期，肝体积缩小，重量减轻（常在 1000g 以下），质地变硬，包膜增厚。表面呈小结节状突起，结节直径为 0.1~0.5cm，很少超过 1cm（图 8-12）。切面满布与表面相同的黄褐色圆形或椭圆形结节，结节周围有灰暗色的纤维组织包绕（图 8-13）。

镜下：肝纤维化时，肝小叶内增生的胶原纤维形成细小条索，汇管区内增生的胶原纤维可向肝小叶内伸展,但未形成纤维间隔。肝硬化时,正常的肝小叶结构被破坏,消失。代之以有大量纤维组织围绕、大小不等、圆形或椭圆形的肝细胞团,称为"假小叶"(pseudolobule)(图8-14)。假小叶中肝细胞索排列紊乱,小叶中央静脉偏位、缺如或有两个以上,有时汇管区也被包围在假小叶的中央。假小叶内可见脂肪变性、坏死的肝细胞及体积较大,核大染色较深、常有双核出现的再生肝细胞。假小叶周围的纤维组织厚薄均匀,增生的纤维间隔中有不同程度的淋巴细胞、单核细胞浸润和增生的小胆管,有些胆管没有管腔。部分小胆管常因受压而淤胆。

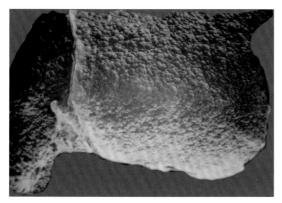

图8-12 门脉性肝硬化

肝脏体积缩小,表面呈小结节状,大小较一致

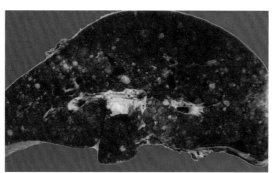

图8-13 门脉性肝硬化(切面观)

表面布满黄褐色圆形或椭圆形结节,结节周围有灰暗色的纤维组织包绕

三、临床病理联系

肝硬化患者临床上常出现门脉高压症及肝功能不全。

(一)门脉高压症

肝硬化是引起门脉高压症(portal hypertension)的最主要原因,其他如肝癌、肿瘤压迫门静脉或血栓阻塞等也可引起。

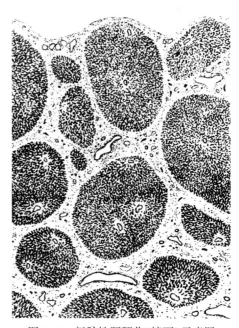

肝硬化引起门脉高压症的机制主要是:①假小叶压迫管壁比较薄弱的小叶下静脉,使肝窦内血液流出受阻而窦内压力增高,致门静脉压力增高(窦后阻塞)。中央静脉纤维化和肝窦周围纤维化使部分肝窦闭塞,门静脉血液回流受阻而压力升高(窦内阻塞)。②假小叶形成时肝内血管系统改建,血管网遭受破坏而减少或由于纤维组织增生,血管发生扭曲和阻塞,使门静脉血流阻力增加。③肝动脉和门静脉之间的异常吻合支增加,压力较高的肝动脉血流入门静脉,使门静脉压力增高(窦前性)。

图8-14 门脉性肝硬化(镜下)示意图

门静脉压力升高到30~50cm水柱后便可出现下列表现:

1.脾肿大（splenomegaly）　约有70%~85%的肝硬化患者伴有脾肿大。由于门静脉压升高,脾静脉回流受阻而使脾脏淤血肿大,并常伴有白细胞、血小板减少和贫血等脾功能亢进的表现(图8-15)。

2.消化功能不良　由于胃肠道静脉回流受阻而淤血,胃肠壁组织水肿,消化吸收功能低下,造成患者食欲不振、消化不良等症状。

3.腹水（ascites）　肝硬化晚期,约75%以上的患者发生腹水(图8-16)。腹水为淡黄色澄清含有微量蛋白的漏出液。其量往往很多,可达数升。《医门法律·胀病篇》描述肝硬化腹水说:"凡有症瘕、积块、痞块,即是胀病之根。日积月累,腹大如箕,腹大如瓮,是名单腹胀。"腹水的出现,提示肝硬化预后不佳。

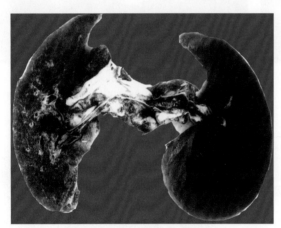

图8-15　门脉性肝硬化、脾肿大
左侧为肝脏,呈门脉性肝硬化;右侧为脾脏,体积明显增大

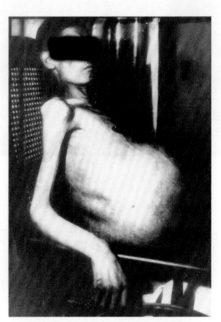

图8-16　门脉性肝硬化腹水

肝硬化时腹水形成的主要机制是:①肠壁、肠系膜等处淤血、水肿,水肿液由肠壁、肠系膜表面漏入腹腔。②肝窦内压力增高,液体自窦壁漏出增加,部分可经肝表面漏入腹腔。③白蛋白合成功能降低,造成低蛋白血症(常低于30g/L),使血浆胶体渗透压降低。④醛固酮、抗利尿激素等在肝内破坏减少,以及腹水形成后使有效循环血量降低,也反射性地使这两种激素生成增多,以致钠水潴留。

4.侧支循环（collateral circulation）**形成**　门静脉发生阻塞后,门静脉与腔静脉间的吻合支呈代偿性扩张,使门静脉血绕过肝脏而经吻合支进入右心,形成侧支循环。主要的侧支循环通路及并发症如下(图8-17):

(1) 经胃冠状静脉→食管下端静脉丛→奇静脉→上腔静脉。可引起食管下端静脉丛曲张(图8-18)。曲张的静脉可破裂出血,而致大呕血,是造成患者死亡的原因之一。

(2) 经肠系膜下静脉→直肠上静脉→直肠静脉丛→直肠下静脉→髂内静脉→髂总静脉→下腔静脉。可引起直肠静脉丛曲张而形成痔,破裂时发生便血。

$$\text{腹壁上静脉} \rightarrow \text{胸廓内静脉} \rightarrow \text{上腔静脉}$$

（3）经肝圆韧带中的附脐静脉 → 脐周静脉丛

$$\text{腹壁下静脉} \rightarrow \text{髂外静脉} \rightarrow \text{下腔静脉}$$

可引

起胸、腹壁浅静脉曲张及脐周静脉丛曲张。脐周静脉丛曲张突起，形如希腊神话中蛇发女神的头，称为"海蛇头"（caput medusae）。中医古籍《灵枢·水胀》中亦有描述："鼓胀何如？腹胀，身皆大……色苍黄，腹筋起，此其候也。"

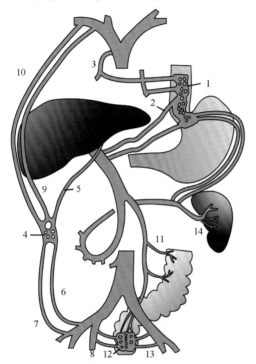

图 8-17　门静脉高压症侧支循环模式图

1. 食管下静脉丛；2. 胃冠状静脉；3. 奇静脉；4. 脐周静脉丛；5. 附脐静脉；6. 腹壁下静脉；7. 腹壁浅静脉；8. 髂外静脉；9. 腹壁上静脉；10. 胸壁浅静脉；11. 肠系膜下静脉；12. 直肠静脉丛；13. 髂内静脉；14. 脾静脉

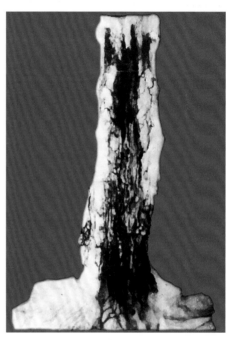

图 8-18　食管静脉曲张

食管黏膜下静脉丛曲张，深色条纹为扭曲扩张的静脉

（二）黄疸

肝硬化后期，由于肝内胆管扭曲、阻塞和肝细胞坏死使胆色素溢入血液所致。

（三）肝功能不全

详见后。

四、结　局

肝硬化早期，肝纤维化是可复性的，如果病因去除，坏死停止，肝细胞变性可以恢复，增生的胶原纤维也能减少或消失，肝功能得到改善。肝硬化发展到一定程度时，经过积极治疗，肝细胞变性、坏死和炎细胞浸润也可基本消失，纤维组织不再增生，但肝内已形成的结构改变很难逆转，使疾病处于相对稳定状态而停止进展。肝硬化晚期，由于肝功能衰竭，患者可因肝性脑病而死亡，也可因食管下端静脉丛曲张破裂大量出血，或合并肝癌或继发感染而死亡。

第5节 胆 石 症

胆道系统中,胆汁的某些成分(胆色素、胆固醇、黏液及钙等)自胆汁中析出、凝集而形成的固体物质,称胆结石。发生在各级胆管内者称胆管结石,发生在胆囊内者称胆囊结石,统称胆石症(cholelithiasis)(图8-19)。

一、胆石形成的基本因素

各种因素在胆石形成中的作用很难分开,但在不同类型结石的形成过程中,每个因素所起的作用并不相同。

1. 胆汁理化性质的改变 在结石形成过程中胆汁理化性质的改变及其作用主要有:

(1)胆汁中游离胆红素增多析出并与钙结合形成胆红素钙。

(2)胆汁中胆固醇过多,呈过饱和状态时则易析出形成胆固醇结石。

(3)胆汁中 β-葡萄糖醛酸苷酶抑制物葡萄糖二酸-1,4-内酯含量减少,使 β-葡萄糖醛酸苷酶分解结合胆红素为游离胆红素增多。

(4)胆酸盐和卵磷脂减少。胆酸盐和卵磷脂可与胆固醇组成微胶粒悬浮在胆汁中而不析出,减少时可促进胆固醇析出。

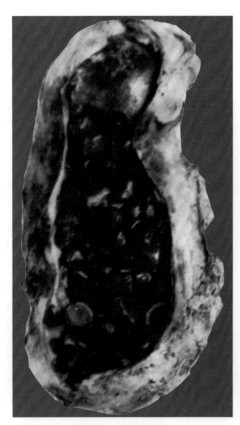

图 8-19 胆囊结石
胆囊内充填大量的混合性结石

2. 胆汁滞留 胆汁滞留时水分被过多吸收而发生胆汁浓缩,使胆色素浓度升高,胆固醇处于过饱和状态,造成胆汁理化性质的改变,同时也有利于细菌在胆道内生长繁殖,引起感染。

3. 感染因素 感染和胆道蛔虫可将大量细菌带入胆道系统,引起胆道感染,其主要作用是:

(1)大肠杆菌等肠道菌产生的 β-葡萄糖醛酸苷酶的量超过其抑制物时可将溶解状态的葡萄糖醛酸结合胆红素水解为游离胆红素,再进一步与胆汁中的钙结合成为不溶于水的胆红素钙而析出。

(2)胆道感染,胆道黏膜吸收胆酸盐增加,使胆汁中胆酸盐浓度下降,促进胆固醇析出。

(3)炎性水肿、纤维组织增生使胆道壁增厚,胆道狭窄或闭塞,而致胆汁淤滞。

(4)蛔虫残体、虫卵和炎症时大量分泌的黏蛋白、坏死脱落的上皮细胞等,可作为胆红素钙析出时附着的核心。

二、胆结石的类型

胆结石按其成分和形成原因不同,可分为三类。现将各类胆结石的特征和形成机制归纳如下(表8-1)。

表 8-1 各类结石的特性和发生机制

结石类型	结石性状	发病情况	发生原因	发病机制
胆红素结石（色素性结石）	主要成分为胆红素钙。较小（0.1~1.0cm），棕黑色，泥沙状或砂粒状，常为多数	好发于肝内、外胆管中	我国主要为胆道感染和胆道蛔虫	游离胆红素过多是主要机制：①β-葡萄糖醛酸苷酶活性超过其抑制物葡萄糖二酸-1,4-内酯的抑制程度。②胆道阻塞，胆汁流动不畅。③红细胞破坏过多，胆红素生成过多。④虫体、虫卵-脱落上皮成为结石核心。胆汁中胆固醇过饱和析出是关键：①胆酸盐或卵磷脂含量降低。②胆固醇含量过高。③黏蛋白、脱落上皮、细菌集团可成为核心
胆固醇结石	主要成分为胆固醇。较大（0.5~5.0cm），黄白色，圆或椭圆形，质轻软，切面呈辐射状纹理及光泽，常为单个	近年发病有增高，约占各类结石的50% 好发于胆囊	①肝细胞损伤 ②长期进食高胆固醇饮食 ③胆道感染 在我国其发生率有升高可能与营养和卫生条件改善有关	
混合性结石	成分为胆红素、胆固醇、少量钙，我国以胆红素为主。大小不等，多种颜色，圆或多面体形，外表坚硬，切面成层，常为多个，可达数百个	我国较常见 存在于胆囊或较大胆管中		

（舍雅莉）

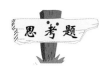

1. 慢性萎缩性胃炎的病变特点及 A、B 两型的比较。
2. 胃溃疡镜下和大体表现。
3. 试述消化性溃疡的主要并发症。
4. 病毒性肝炎的基本病理特点。
5. 肝硬化的基本病变及临床病理联系。

本章课件

第 9 章 泌尿系统疾病

泌尿系统由肾、输尿管、膀胱和尿道组成。肾的基本结构和功能单位是由肾小球和肾小管构成的肾单位,其主要功能是生成尿液。通过尿液的生成,排泄体内的代谢废物,调节体内水和电解质的代谢,并维持酸碱平衡。肾还具有内分泌功能,可分泌促红细胞生成素、肾素、前列腺素和1,25-二羟维生素 $D_3[1,25-(OH)_2D_3]$ 等活性物质,参与红细胞生成、血压的调节以及钙磷的代谢过程,因此肾的疾患必然引起以上功能异常,在临床表现出一系列症状。鉴于肾疾患是引起慢性肾衰竭的主要原因,本章重点介绍肾小球肾炎、肾盂肾炎。

第 1 节　肾小球肾炎

肾小球肾炎(glomerulonephritis,GN)简称肾炎,是以肾小球损害为主的变态反应性疾病。根据其病变范围可分为弥漫性肾小球肾炎和局灶性(或)节段性肾小球肾炎。根据病程长短可分为急性和慢性肾炎两大类。临床表现主要有血尿、蛋白尿、管型尿、少尿、水肿、高血压、肾衰竭等。中医学在《灵枢·水胀》中记载有:"水始起也,目窠上微肿,如新卧起之状,其颈脉动,时咳,阴股间寒、足胫肿,腹乃大,其水已成矣",对本病已有较详细的描写。

一、肾小球的组织结构

肾小球由毛细血管球和肾球囊两部分组成(图9-1)。

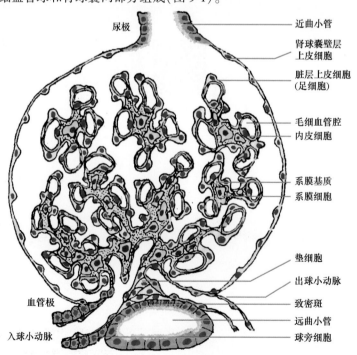

图9-1　肾小球正常结构示意图

（一）毛细血管球

毛细血管球来自肾动脉的终末支,即入球小动脉,后者进入小球后分成 5~8 个初级分支,使血管球形成相应的小叶或节段。每支又分出数个分支,总共形成 20~40 个盘曲的毛细血管襻,最终又汇合成出球小动脉而离开肾小球,并再度分支形成球后毛细血管网成为肾小管的营养血管,肾小球血管出入端称为肾小球的血管极。

肾小球毛细血管丛又可分为周边部和轴心部。

1. 周边部 即肾小球的滤过膜,由毛细血管内皮细胞、基膜和肾球囊的脏层上皮细胞组成。

（1）内皮细胞：一个毛细血管腔通常内衬 1~2 个内皮细胞,后者呈扁平状,胞质稀薄,且不连续,形成许多直径为 70~100nm 的窗孔。除血细胞成分外,血浆内任何大分子物质均可由此自由通过。

（2）基膜（basement membrane,GBM）：厚约 300nm,由中间的致密层和内外两侧疏松层构成,其主要成分为Ⅳ型胶原蛋白、多种糖蛋白（如纤连蛋白、层连蛋白、内肌动蛋白）和带多聚阴离子的蛋白聚糖（主要为硫酸肝素）等。基膜依赖其机械屏障（网眼胶原）及电荷屏障（多聚阴离子）作用可有效地阻止血浆内带负电荷的白蛋白等小分子物质的滤过。常用过碘酸-Shiff（PAS）和过碘酸六胺银（PASM）等方法染色,能很好观察到肾小球系膜区和基膜的变化。

（3）脏层上皮细胞（足细胞）：胞质形成许多足突而位于基膜外侧,足突间存在直径为 20~30nm 的裂孔,其间有一层带筛孔（直径为 7~11nm）的裂隙膜。足突表面也富含带负电荷的唾液酸糖蛋白,从而维持足突间的分离状态并阻拦白蛋白分子的滤过。

2. 轴心部 即系膜区,是毛细血管襻的支持组织,由系膜细胞和基质组成,每一个终末端的系膜区只含 1~2 个系膜细胞和少量基质。系膜细胞具有收缩、吞噬和合成酶类（如中性蛋白酶）、激素（如红细胞生成素）、细胞因子（如 IL-1、PDGF、IL-6 等）以及细胞外基质（如胶原、糖蛋白和蛋白聚糖等）等功能,分别参与肾小球血流量调节、摄取和清除进入系膜区的异常物质（如沉淀的免疫复合物）以及肾小球损伤后的修复过程等。

肾小球内皮细胞、基膜、足细胞和系膜之间的关系见图 9-2。

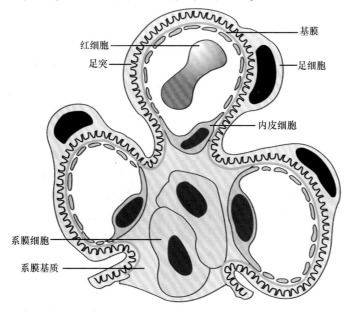

图 9-2 肾小球毛细血管内皮细胞、基膜、足细胞和系膜细胞之间的关系模式图

（二）肾球囊

肾球囊内层为构成滤过膜的脏层上皮细胞,外层为壁层上皮细胞和球囊基膜。壁层上皮细胞呈单层扁平状,一端与脏层上皮细胞相连,另一端和近端肾小管上皮细胞相延续。壁层和脏层上皮细胞之间则为肾球囊囊腔,原尿在此形成。球囊腔与近曲小管连接处称为肾小球的尿极。

二、病因及发病机制

肾小球肾炎是一类以肾小球损害为主的变态反应性疾病。引起肾小球肾炎的抗原包括内源性抗原(包括肾小球本身的成分及核抗原、DNA、肿瘤抗原等)和外源性抗原(如各种细菌、病毒、寄生虫和金、汞制剂等)两类。各种不同的抗原物质可与机体免疫系统产生的抗体起反应而形成免疫复合物。免疫复合物是引起肾小球肾炎的主要原因。

（一）肾小球原位免疫复合物形成

可有两种不同情况:

1. 肾小球基膜抗原　人体 GBM 抗原性的形成可能是由于感染或其他因素使基膜结构发生改变或某些病原微生物与 GBM 具有共同抗原性而引起交叉反应。荧光显微镜下可见 IgG 和 C_3 沿肾小球毛细血管壁呈连续的线性荧光(图 9-3)。临床上典型代表为 Goodpasture 综合征(肺出血-肾炎综合征)。

2. 植入性抗原　非肾小球抗原(包括外源性与内源性抗原)可与肾小球基膜结合,形成植入性抗原。抗原刺激机体免疫系统产生抗体而出现于血循环内,循环抗体可与植入抗原在肾小球内原位结合形成免疫复合物而引起肾炎。荧光显微镜下可见 IgG 及 C3 沿肾小球毛细血管壁沉积,呈均匀一致的不连续颗粒状荧光(图 9-4)。临床上典型代表为膜性肾小球肾炎。成功建立的动物模型有两个:①抗肾小球基膜肾炎:用大鼠肾组织免疫兔后提取抗 GBM 抗体,注入大鼠体内可引起肾炎。②Heymann 肾炎:用近曲小管刷状缘成分免疫大鼠,使之产生抗刷状缘抗体,并引起肾炎。电镜显示上皮下电子致密物沉积。免疫荧光检查显示不连续的颗粒状荧光。其病变与人的膜性肾小球肾炎相似。

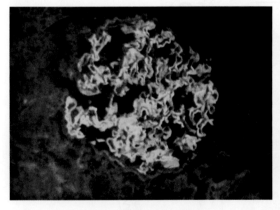
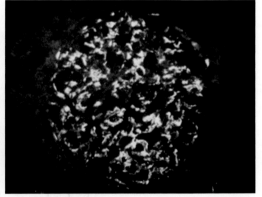

图 9-3　连续的线性荧光　　　　　　　　　图 9-4　不连续颗粒状荧光

（二）循环免疫复合物沉积

机体在非肾小球抗原物质的刺激下产生相应的抗体,抗原与抗体当比例合适时在血液循环内形成中等大小的免疫复合物,随血液流经肾脏在肾小球内沉积而引起肾小球损伤。如沉积在上皮下(上皮细胞与基膜间)或内皮下(内皮细胞与基膜间),荧光显微镜下可见 IgG 及 C3 沿肾小球毛细血管壁呈不连续颗粒状荧光;如沉积于系膜内,则可见系膜区呈团块状荧光。

(三)肾小球损伤介质(mediators of glomerular injury)

通过各种实验性肾炎动物模型的复制和对人类肾炎患者肾穿刺活检组织的免疫病理学检查和电镜观察,证明肾炎中的大多数是由免疫复合物介导的免疫性损伤,也伴有复杂的非免疫性损伤,如细胞机制、补体、激肽和凝血机制等。

肾小球内出现抗原-抗体复合物或致敏 T 淋巴细胞后如何进一步引起肾小球损伤是肾炎发病机制中的一个重要课题。肾炎发病过程中,肾小球损伤介质的产生并引起肾小球损伤是一个重要环节。引起肾小球损伤的介质包括细胞和大分子可溶性生物活性物质两大类。

1. **细胞性成分** 包括:①中性粒细胞:部分肾炎由于补体激活,形成 C5a 等趋化因子,或因 Fc 段调节的免疫黏附作用,肾小球内出现中性粒细胞浸润。中性粒细胞浸润释放蛋白酶,产生自由基和花生四烯酸代谢产物。蛋白酶使 GBM 降解,氧自由基引起细胞损伤,花生四烯酸代谢产物引起肾小球滤过率(glomerular filtration rate,GFR)下降。②巨噬细胞、淋巴细胞和 NK 细胞:肾炎时此类细胞渗入至肾小球内,细胞激活时可释放多种生物活性物质,如 IL-1、蛋白酶、白细胞三烯、前列腺素及其他细胞因子。③血小板:肾小球毛细血管免疫性损伤可导致血小板聚集,并释放十二烷类花生四烯酸衍生物和生长因子等,促进肾小球的炎症改变。④系膜细胞:在肾小球损伤的应激状态下产生氧自由基、细胞因子、花生四烯酸衍生物、一氧化氮和内皮素等介质,引起肾小球的炎症反应。

2. **可溶性介质** 包括:①补体成分:补体激活后产生 C5a 等趋化因子,引起中性粒细胞和单核吞噬细胞浸润。中性粒细胞产生多种介质,形成补体-中性粒细胞依赖性损伤。C5b- C3 引起细胞溶解并刺激系膜细胞释放氧化剂和蛋白酶。某些肾炎在无中性粒细胞参与的情况下,C5a- C3 单独作用可引起蛋白尿。②花生四烯酸衍生物、一氧化氮和内皮素:与血流动力学改变有关。③细胞因子:IL-1 和 TNF 具有促进白细胞黏附和其他多种功能。④趋化因子(chemokine)和生长因子:前者促进单核细胞和淋巴细胞在局部聚集,后者中 PDGF 引起系膜细胞增生,TGF-β 在慢性肾炎时促进细胞外基质沉积,在肾小球硬化的过程中起重要作用。⑤凝血系统:肾炎时肾球囊内渗出的纤维素可刺激壁层上皮细胞增生。

三、基本病理变化

通过对肾穿刺组织进行病理学检查在肾小球疾病的诊断方面具有不可替代的作用。除苏木精-伊红染色(HE)外,还需进行其他特殊检查。常用的技术包括显示基膜的过碘酸-Schiff(PAS)和过碘酸六胺银(PASM)等特殊染色,标记免疫球蛋白和补体等的免疫荧光和免疫酶标技术,以及显示肾小球超微结构的电子显微镜技术。

肾小球的病变除一般的渗出、坏死等炎症性变化外,尚有一些特殊病变。

1. **增生性病变** 表现为肾小球的固有细胞成分增多。一般以基膜画线,基膜以内的细胞成分(包括内皮细胞和系膜细胞)增生时,称为毛细血管内增生;基膜以外的细胞(主要为球囊壁层上皮细胞)增生时,可形成新月体,称为毛细血管外增生。

2. **毛细血管壁增厚** 可以是基膜本身的增厚,也可以是免疫复合物沉积(包括内皮下、上皮下及基膜内沉积)等。

3. **硬化性病变** 包括系膜基质硬化(系膜区细胞外基质增多,使系膜区变宽)、血管襻硬化(肾小球毛细血管襻塌陷、基膜增厚皱曲)和肾小球纤维化进而玻璃样变。

四、临床表现

肾小球肾炎的不同类型、病程、病变性质和程度常使患者出现不同临床症状的组合,即为临床综合征。肾炎引起的临床综合征主要有三种:

1. 急性肾炎综合征(acute nephritic syndrome)　多见于毛细血管内增生性肾小球肾炎,通常以少尿、血尿、蛋白尿、高血压为主要特征,有水肿。上述临床表现主要由于毛细血管壁损伤以及肾小球细胞增生而影响肾小球滤过率所致。

2. 慢性肾炎综合征(chronic nephritic syndrome)　多见于慢性肾炎晚期,通常以尿液改变(多尿、夜尿、等渗或低渗尿等)、高血压、贫血、氮质血症和尿毒症为特征。上述临床表现主要由大量肾单位破坏,肾小管再吸收功能有限,肾脏产生促红细胞生成素减少,肾小球滤过面积减少,代谢产物在体内积聚所致。

3. 肾病综合征(nephrotic syndrome)　在儿童多见于脂性肾病,在成年人则多见于膜性肾小球病和膜性增生性肾小球肾炎。临床上以大量蛋白尿、低蛋白血症、全身性水肿、高脂血症和脂性尿为特征。此类综合征的病理基础是基膜通透性增加,多因基膜理化性状改变,即负电荷丧失所致。

五、肾小球肾炎的常见病理类型

目前,肾炎的分类多采用联合国世界卫生组织(WHO)于 1982 年制定及 1995 年修订的分类(简称 WHO 分类)法,现介绍几种常见的肾炎类型。

(一) 毛细血管内增生性肾小球肾炎

毛细血管内增生性肾小球肾炎(endocapillary proliferative glomerulonephritis),又称急性弥漫性增生性肾小球肾炎,以肾小球毛细血管内皮细胞和系膜细胞增生为特征,是临床常见的肾炎类型。多见于儿童和青年,起病急。大多数病例与 A 组乙型溶血性链球菌 12 型、4 型和 1 型的感染有关,常在发病前 1~4 周有扁桃体炎、咽喉炎等感染史,故又称为链球菌感染后肾小球肾炎。其他细菌如葡萄球菌、肺炎球菌和某些病毒也可引起本型肾炎。此型临床表现为急性肾炎综合征。

1. 病理变化

(1) 肉眼观察:可见两侧肾脏呈对称性肿大,包膜紧张易于剥离。肾表面光滑,色红,称为"大红肾"。如伴有出血性病变,可见肾表面及切面有散在的小出血点呈蚤咬状,故有"蚤咬肾"之称,肾切面可见肾皮质肿胀增宽,纹理不清(图 9-5)。

(2) 光镜观察:显示肾小球呈毛细血管内增生,表现为内皮细胞及系膜细胞皆增生肿大,压迫毛细血管腔,使管腔变狭窄,肾小球呈缺血状态。同时,肾小球内有多量中性粒细胞浸润。上述病变使肾小球体积增大,肾小球内细胞数量增多。严重病例,白细胞渗出增多,毛细血管襻可发生纤维素样坏死而致破裂出血。肾小管上皮细胞可发生水肿,并可见胞质内玻璃样小滴。肾小管管腔内可出现从肾小球漏出的蛋白质、红细胞、白细胞和脱落的上

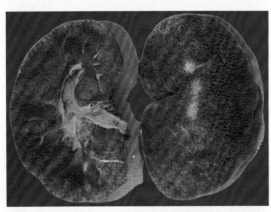

图 9-5　毛细血管内增生性肾小球肾炎的肾脏(蚤咬肾)
"蚤咬肾",切面肾皮质肿胀增宽,纹理不清

皮细胞,以及它们所形成的各种管型。肾间质内可见不同程度的充血、水肿和少量中性粒细胞浸润(图 9-6,图 9-7)。

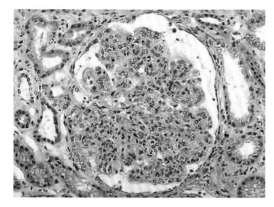

图 9-6　毛细血管内增生性肾小球肾炎

肾小球体积增大,毛细血管襻内细胞数明显增多,包括内皮细胞和系膜细胞增生,毛细血管腔狭窄或闭塞

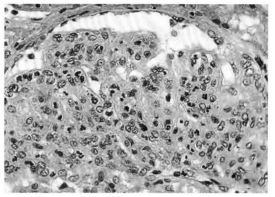

图 9-7　毛细血管内增生性肾小球肾炎

高倍镜:肾小球内细胞数增多是由于毛细血管襻内皮细胞和系膜细胞增生、并有中性粒细胞的浸润造成的

(3) 免疫荧光观察:可见 IgG、IgM 和 C3 沿肾小球毛细血管壁呈不连续的颗粒状荧光(图 9-8)。

(4) 电镜观察:可见基膜与足细胞间有电子致密物沉积(即上皮下沉积的免疫复合物),沿基膜外侧突起,呈小丘状,称为驼峰(hump)(图 9-9)。

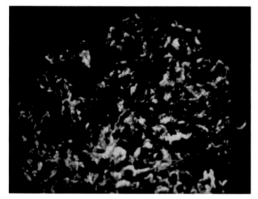

图 9-8　毛细血管内增生性肾小球肾炎

免疫荧光沉积物呈颗粒或团块状分布于毛细血管襻

(颗粒状荧光)

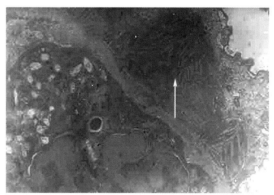

图 9-9　毛细血管内增生性肾小球肾炎

电镜下:上皮下驼峰状沉积物

2. 临床病理联系　临床主要表现为急性肾炎综合征。

(1) 尿的变化:①少尿或无尿:由于肾小球内皮细胞及系膜细胞增生肿大,使毛细血管腔狭窄,造成肾小球缺血,滤过率降低,而肾小管的重吸收功能正常,故出现少尿甚至无尿,引起氮质血症。②蛋白尿、血尿、管型尿:由于基膜受损伤,通透性增高,致血浆蛋白和红细胞可漏出至球囊腔内,而出现蛋白尿和血尿;有毛细血管坏死破裂者可出现肉眼血尿。蛋白、红细胞、白细胞和脱落的肾小管上皮细胞可在远端肾小管内浓缩及酸度升高而发生凝集,形成各种管型(透明管型、细胞管型、颗粒管型),随尿排出,称管型尿。

(2) 水肿:水肿首先出现于组织疏松部位,如眼睑等处,继而下肢,严重者可遍及全身。其发生机制主要为肾小球滤过率减少,而肾小管功能正常,致使水钠在体内潴留。此外,也可能与变态反应所引起的全身毛细血管通透性增加有关。

(3)高血压:血压升高主要与肾小球滤过率减少引起水钠潴留而致血容量增加有关。此外,也可能与肾小球缺血引起肾素分泌增加有关。

3. 转归 儿童病例多数可在数周或数月内症状消失、病变消退而痊愈。不到 1% 的患儿症状无改善,转化为快速进行性肾小球肾炎。另外 1%~2% 的患儿病变缓慢进展,转化为慢性肾小球肾炎。持续大量蛋白尿和肾小球滤过率下降表明预后不佳。成人病例预后较差,15%~50% 的患者转为慢性。

(二)新月体性肾小球肾炎

新月体性肾小球肾炎(crescentic glomerulonephritis)其特点为肾小球呈毛细血管外增生,有大量新月体(crescent)形成。本病故又称毛细血管外增生性肾小球肾炎,其病因不明,多见于青年人及中年人。起病急,进展快,病情重,预后不良,临床上称为快速进行性肾小球肾炎。

1. 病理变化

(1)肉眼观察:双侧肾脏肿大,色苍白,皮质表面常有点状出血。

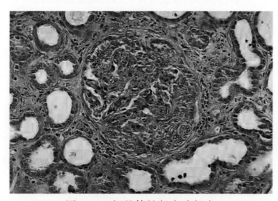

图 9-10 新月体性肾小球肾炎
纤维-细胞性新月体

(2)光镜观察:可见多数肾小球内有新月体形成。新月体主要由增生的壁层上皮细胞和渗出的单核细胞构成,还可有中性粒细胞和淋巴细胞。上述成分堆积成层,在球囊腔内毛细血管丛周围形成新月形结构或环状结构,称为新月体或环状体。早期新月体以细胞成分为主,为细胞性新月体(图 9-10)。以后纤维成分增多,形成纤维-细胞性新月体。最终新月体纤维化,成为纤维性新月体。新月体形成使肾小球球囊腔变窄或闭塞,并压迫毛细血管丛,使肾小球功能丧失。

肾小管上皮细胞水肿,严重时可发生萎缩、坏死。肾间质常有炎症细胞浸润、水肿和纤维化。

(3)免疫荧光观察:结果不一致,IgG 可沿肾小球毛细血管壁呈连续线形荧光,或呈不规则的颗粒状荧光,约半数病例未见有 IgG 沉积,这可能为发病原因不同所致。

(4)电镜观察:可见肾小球基膜有裂孔及缺损,血液内的红细胞和纤维蛋白原可通过这些缺损进入肾球囊腔,形成纤维素条索,进而刺激肾球囊壁层上皮细胞增生形成新月体。

2. 转归 此类肾炎的预后极差,一般与受累肾小球新月体形成数密切相关。如新月体肾小球数少于总数的 75% 者,病程可稍长;超过 80% 者,多数在半年内死于尿毒症。

(三)膜性肾小球病

膜性肾小球病(membranous glomerulopathy)以肾小球毛细血管基膜弥漫性增厚为特征。膜性肾小球病病变为弥漫性,肾小球的病变主要在基膜,一般不伴有细胞增生或炎性渗出变化,故又称为膜性肾病。是引起成年人肾病综合征最常见的一种类型,多见于青壮年,男性为多,发病缓慢,病程长。其抗原种类甚多,包括乙型肝炎病毒、疟原虫、汞或金制剂、肿瘤抗原、DNA 等。

1. 病理变化

(1)肉眼观察:可见两侧肾脏肿大,颜色苍白,称为"大白肾"。

（2）光镜观察：显示肾小球毛细血管壁呈均匀一致性增厚（图 9-11），银染色可见上皮下有许多钉状突起，与基膜垂直相连形如梳齿状，称为钉突（spike）（图 9-12）。随着病变进展，钉突逐渐增粗而相互融合，并将沉积物包围。晚期，沉积物被分解吸收，基膜内出现许多空隙，经 PASM 染色显示基膜呈"虫蚀状"。基膜内这些空隙最终被基膜样物质填充，使基膜高度增厚，毛细血管腔逐渐狭小甚至闭塞，而致毛细血管襻塌陷（血管襻硬化），最后肾小球发生纤维化及玻璃样变。

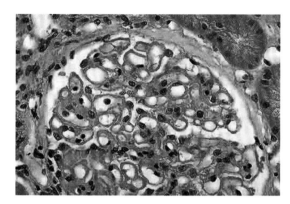

图 9-11　膜性肾小球病（HE 染色）

肾小球毛细血管壁均匀一致性增厚

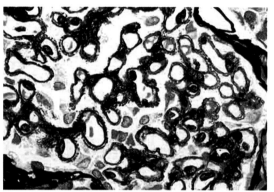

图 9-12　膜性肾小球病（jones 银染色）

肾小球毛细血管壁上皮细胞侧形成钉状突起（spike），犹如梳齿状结构，部分血管壁明显增厚，呈链状结构

　　肾小管上皮细胞肿胀，常有玻璃样小滴。晚期肾小管缺血而萎缩，间质慢性炎细胞浸润伴纤维化。

（3）免疫荧光观察：沿着肾小球毛细血管壁有 IgG 和 C3 沉积，呈均匀一致的颗粒状分布（图 9-13）。

（4）电镜观察：上皮下多量电子致密物沉积（图 9-14）。

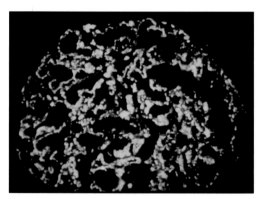

图 9-13　膜性肾小球病

IgG 和 C3 沉积于肾小球毛细血管壁，呈颗粒状荧光

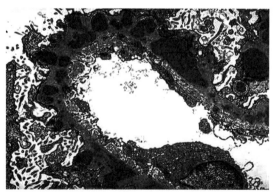

图 9-14　膜性肾小球病（电镜）

钉突间小丘状的上皮下沉积物

　　2. 临床病理联系　膜性肾小球病是引起肾病综合征常见的原因之一（约占成人肾病综合征的 30%，小儿则仅占 2%~7%）。其表现如下：

（1）严重蛋白尿：由于基膜通透性显著升高，大量血浆蛋白（包括大分子蛋白）可漏出，而引起严重的非选择性蛋白尿，每日排出蛋白量可超过 3.5g。

（2）低蛋白血症：由于大量血浆蛋白丢失，可致低蛋白血症。

（3）严重水肿：由于低蛋白血症，血浆胶体渗透压降低，血管内液体进入组织间隙，引起水肿。

同时,血容量减少使肾小球血流量和滤过率降低,反射性地刺激醛固酮和抗利尿激素分泌增加,引起水钠潴留,进一步加重水肿。患者可有全身性重度水肿,严重时可有胸水和腹水。

(4) 高脂血症:患者常有血清胆固醇及三酰甘油增加,其发生机制尚不清楚,可能是低蛋白血症刺激肝脏合成更多的蛋白质包括脂蛋白,后者运载的胆固醇也增加。

由于肾小球内无细胞增生和炎细胞渗出,毛细血管腔无狭窄,血流通畅,故患者一般不出现少尿、血尿、高血压及氮质血症。晚期则可出现少尿、高血压及肾衰竭。

3. 转归 膜性肾小球病起病隐匿,病程长,大多为进行性,对肾上腺皮质激素不敏感,70%~90%的病人在较长时间后发展为慢性硬化性肾小球肾炎,10%~30%的病人预后较好,可部分或全部缓解。

(四) IgA 肾病

IgA 肾病(IgA nephropathy)首先由 Berger(1969 年)报道,故又称 Berger 病,在我国十分常见,约占肾活检病例的 1/3 以上。临床上多数病例表现为复发性血尿或持续性蛋白尿。病变以局灶性节段性或弥漫性球性系膜细胞增生和基质增多为主要形态特征。但肾小球病变程度可有明显差异,轻者肾小球形态大致正常,重者表现有新月体形成。肾小球局灶节段性增生性病变最后可演变为肾小球局灶节段性或球性硬化。电镜下可见电子致密物多集中分布于系膜区,早期呈结节状,后期可呈弥漫性分布。荧光显微镜下可见 IgA 呈颗粒状或融合为团块状沉积于系膜区(图 9-15)。多数病例可发展为慢性肾衰竭。高血压发生较早以及以肉眼血尿为主要症状的病例预后较差。IgA 肾病分为原发性和继发性,前者与遗传、免疫调节机制异常有关;后者可见于全身性疾病(过敏性紫癜、肝病、肠道疾病等)。

(五) 微小病变肾病

微小病变肾病(minimal change nephrosis),又称微小病变性肾小球病,多见于 2~4 岁儿童,临床表现为肾病综合征。肾小球在光镜下无明显变化,故名微小病变肾病。电镜下可见弥漫性脏层上皮细胞足突融合或消失,故又称为足突病(图 9-16)。患者有严重蛋白尿,但为高度选择性蛋白尿,这与膜性肾小球病不同。肾小管上皮细胞由于吸收漏出的脂蛋白而发生脂肪变性,致使双侧肾脏肿胀,呈黄白色,过去称为"脂性肾病"。本病病因不明,荧光显微镜观察未见有免疫球蛋白或补体沉积,故本病不是由于免疫复合物沉积而引起的。目前认为可能为 T 淋巴细胞功能异常,产生 IL-2、IL-4、IL-8、肿瘤坏死因子(TNF)等细胞因子,后者损伤足细胞的足突而使肾小球滤过膜通透性增高所致。有研究者发现在先天性肾病综合征(芬兰型)患儿中发生 nephrin 基因突变的现象,因此推测本病的发生可能是一些细胞因子影响 nephrin 合成和表达所致。最近有报道,已经发现该病

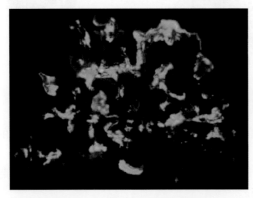

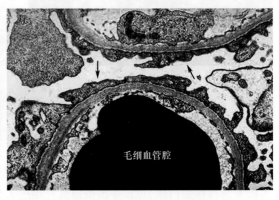

毛细血管腔

图 9-15 IgA 肾病(免疫荧光染色)
沉积于肾小球内的 IgA 沿系膜区分布,呈团块状

图 9-16 微小病变肾病(电镜)
脏层上皮细胞(足细胞)的足突消失、呈融合状(箭头所示)

的部分患者的肾穿刺组织中有 nephrin 表达下降和分布异常的改变。上述研究结果提示细胞免疫功能异常与本病的发生有关。肾上腺皮质激素治疗本病效果很好,儿童病例 90% 以上可以恢复,少数病例可反复发作而发展为慢性。

(六) 慢性硬化性肾小球肾炎

慢性硬化性肾小球肾炎(chronic sclerosing glomerulonephritis),又称慢性肾小球肾炎(chronic glomerulonephritis)是各种类型肾小球肾炎发展到晚期的结果,大量肾小球硬化、纤维化。多见于成人,预后差,最终可发展为尿毒症而死亡。

1. 病理变化　由于肾炎反复发作、长期进行性破坏的结果,多数肾小球毛细血管基膜明显增厚皱曲,毛细血管腔闭塞,称为肾小球硬化。进一步肾小球可全部被纤维组织取代,称为纤维化,继而发生玻璃样变,而成为嗜伊红色无结构的团块。其所属的肾小管由于缺血而萎缩、消失。肾间质纤维组织增生,并伴有淋巴细胞浸润。由于间质中纤维组织的收缩,使病变肾小球互相靠近密集,出现"肾小球集中"现象。同时,残存的正常肾小球发生代偿性肥大,其所属肾小管上皮细胞亦呈代偿性肥大,管腔代偿性扩张甚至呈囊状。这种萎缩硬化性变化与代偿性肥大扩张性变化相交错的现象为本型肾炎的镜下特征(图 9-17)。

肉眼观察,两侧肾脏对称性缩小,色苍白,质地变硬,重量减轻。肾包膜与肾实质粘连而难于剥离,肾表面呈弥漫的细颗粒状,故称为颗粒状固缩肾。切面可见肾皮质萎缩变薄,纹理模糊不清,有时可见微小囊肿形成(即扩张呈囊状的肾小管)。肾盂因组织萎缩而呈相对性扩大,肾盂周围常填充增生的脂肪组织,肾小动脉管壁增厚、管腔狭窄(图 9-18)。

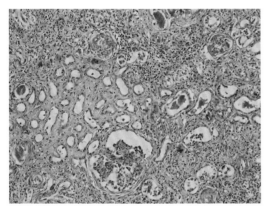

图 9-17　慢性硬化性肾小球肾炎
肾小球呈玻璃样变,肾小管萎缩消失,肾间质纤维组织
增生,伴有淋巴细胞浸润,残存肾小球代偿性肥大,其
所属肾小管扩张

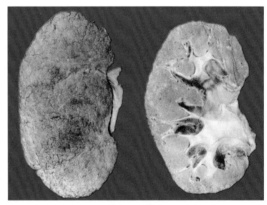

图 9-18　慢性硬化性肾小球肾炎
左图肾体积缩小,表面呈细颗粒状。
右图为切面,皮质萎缩变薄

2. 临床病理联系　表现为慢性肾炎综合征。

(1) 尿的改变:多尿、夜尿、等渗或低渗尿的发生主要因大量肾单位破坏,血液只能通过部分代偿的肾单位,致使滤过速度增快,而肾小管再吸收功能有限,水分不能被大量吸收所致。

(2) 高血压:因大量肾单位纤维化使肾组织严重缺血,肾素分泌增加所致。高血压所引起的细、小动脉硬化可进一步加重肾缺血,使血压长期维持于高水平,进而还可引起左心室肥大,甚至导致左心衰竭。

(3) 贫血:促红细胞生成素分泌不足以及大量代谢产物在血液内积聚可抑制骨髓造血功能或促进溶血所致。

（4）氮质血症和尿毒症：大量肾单位破坏、肾小球滤过面积减少，代谢产物在体内积聚所致。表现为血中尿素氮和肌酐明显升高，磷酸盐和酸性代谢产物堆积导致代谢性酸中毒。慢性肾炎晚期，肾功能严重障碍，致使代谢产物在体内过度滞留而引起自身中毒，引起全身各系统的继发性病变，出现一系列临床表现和血液生化异常，即为尿毒症。

3. 转归　本型肾小球肾炎病程较长，可达数年或数十年，早期采用中西医结合疗法，可获得较好效果。如发展至晚期，可死于肾衰竭、心力衰竭、脑出血或由于抵抗力降低而引起的继发感染。

第2节　肾盂肾炎

肾盂肾炎（pyelonephritis）是由细菌引起的肾盂、肾间质和肾小管的化脓性炎症。女性患者多见（约为男性的9~10倍）。可分为急性和慢性两种类型。

一、急性肾盂肾炎

急性肾盂肾炎（acute pyelonephritis）是以肾盂、肾盏黏膜和肾间质为主的急性化脓性炎症。多见于小儿、妊娠期妇女和男性老年人（患前列腺肥大）。

（一）病因和发病机制

细菌感染后通过两条途径入侵肾间质：①血源性（下行性）感染：败血症或感染性心内膜炎时，细菌随血流进入肾脏，首先栓塞于肾小球或肾小管周围毛细血管网，局部出现化脓性改变。病变为双侧性，容易发生在有尿路阻塞、衰弱或免疫抑制的个体。金黄色葡萄球菌为最常见的致病菌。②上行性感染：为常见的感染类型。下位尿路发生尿道炎、膀胱炎等炎症时，细菌可沿输尿管或输尿管周围淋巴结上行到肾盂、肾盏和肾间质。病原菌以大肠杆菌为主，病变可为单侧或双侧性。引起上行性感染的诱发因素有：①泌尿道完全或不完全阻塞，如前列腺肥大、肿瘤或尿路结石等导致尿潴留，有利于细菌繁殖。②黏膜损伤，如导尿管、膀胱镜及其逆行造影、尿道手术等损伤泌尿道黏膜，细菌容易侵入并繁殖；女性因尿道短，尿道口靠近肛门，容易遭受感染。③膀胱输尿管反流，先天性的输尿管开口异常时，出现尿液向输尿管反流，排尿后残存的尿量增加，有助于细菌繁殖，并且含菌的尿液可通过反流进入肾盂、肾盏，并通过肾乳头的乳头孔进入肾实质，从而形成肾内反流。

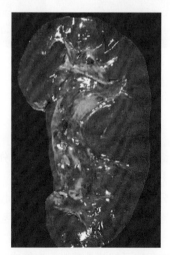

图9-19　急性肾盂肾炎
肾脏切面可见多个微黄色的微小脓肿

（二）病理变化

主要病变为肾间质的化脓性炎，伴脓肿形成。病变分布不规则，可累及一侧或双侧肾。肾脏肿大、充血，表面可见多个大小不一的脓肿。切面见肾实质内有多数条索状、大小不等的脓肿。肾盂黏膜充血、水肿，上行性感染病例可见肾盂黏膜有脓性渗出物（图9-19）。镜下见黏膜血管扩张充血、组织水肿并有大量中性粒细胞浸润和脓肿形成。以后病变向肾脏表面扩展。早期化脓性病变局限于肾间质，之后可累及肾小管，受累肾小管腔内出现大量中性粒细胞，可形成白细胞管型。通常肾小球较少受累。血源性感染引起的肾盂肾炎首先累及肾皮质，尤其是肾小球和肾小球周围的间质。以后病灶逐渐扩大，破坏邻近组织，并向肾盂蔓延。患者有高热、腰痛、尿频、脓尿等症状，严重时可发生肾盂积脓及肾周围脓肿。

二、慢性肾盂肾炎

慢性肾盂肾炎(chronic pyelonephritis)可从急性肾盂肾炎发展而来,或起病时即呈慢性经过。临床表现可类似急性肾盂肾炎,但全身症状则往往不明显。病变晚期常可引起慢性肾衰竭和高血压等表现。

(一)病因和发病机制

尿路阻塞或先天性膀胱输尿管反流易发生反复感染而出现慢性肾盂肾炎。

(二)病理变化

病变特点是活动性炎症与修复、纤维化及瘢痕形成两种变化同时存在。两侧肾脏体积缩小,大小不相等,病变不对称,质地变硬,表面可见粗大不规则的凹陷性瘢痕。切面可见肾盂黏膜粗糙增厚,肾盂和肾盏因瘢痕收缩而变形,肾乳头萎缩(图9-20)。

镜下肾实质内可见不规则片状分布的病灶,有大量纤维组织增生及大量淋巴细胞、浆细胞浸润,其间肾小管萎缩或消失。部分肾小管管腔扩张,其内充满红染的蛋白管型,形状颇似甲状腺滤泡(图9-21)。间质的纤维化使肾小球缺血,晚期亦可发生肾小球纤维化和玻璃样变。患者主要表现为肾小管功能障碍,出现多尿、夜尿和低钠、低钾及酸中毒。晚期由于肾单位的大量破坏可出现高血压和肾衰竭。肾盂造影检查显示肾脏体积不对称性缩小,伴有典型的粗糙瘢痕和肾盏变形。

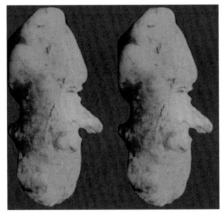

图9-20　慢性肾盂肾炎
左侧肾脏体积缩小,表面可见凹陷性瘢痕;右侧为切面肾盂黏膜增厚,肾盂、肾盏收缩变形

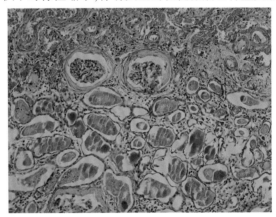

图9-21　慢性肾盂肾炎
肾小管管腔扩张,其内充满红染的蛋白管型

(张　悦)

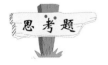

1. 试述原发性肾小球肾炎的免疫发病机制。
2. 比较各型肾小球肾炎的病理变化特点,分析其临床病理联系有何不同。
3. 比较分析慢性肾盂肾炎与慢性肾小球肾炎的异同点。
4. 哪些类型的肾小球肾炎可引起肾病综合征?分析其治疗方案和预后的差异。

本章课件

第10章 生殖系统疾病

本章主要介绍了乳腺病、子宫内膜增生症、卵巢早衰和前列腺增生症的病因、病理变化特点以及临床病理联系。

第1节 乳腺病

乳腺病(mastopathy),又称乳腺结构不良,为最常见的乳腺疾病,其发生与卵巢分泌雌激素过多而刺激乳腺过度增生有关。35~40岁为发病年龄高峰。可分为三种类型:

(一) 乳腺组织增生

乳腺组织增生为早期病变,乳腺小叶大小不一,形状不规则,末梢导管呈芽状增生而使腺泡增多。

(二) 腺病

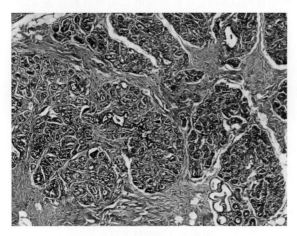

图 10-1 乳腺腺病(小叶增生型)
小叶数目及小叶内导管、腺泡增多

腺病(adenosis)时小叶腺泡、末梢导管和间质结缔组织增生,小叶结构基本保存,依次可发生以下类型:

1. 小叶增生型 小叶数目及小叶内导管、腺泡增多(图 10-1)。

2. 纤维腺病型 小叶增生型伴有间质结缔组织明显增生,逐渐使腺泡分散、变形甚至萎缩,称为硬化性腺病。

3. 纤维化型 间质纤维组织大量增生,腺泡受压而萎缩消失,仅可见残余的萎缩小导管。

(三) 纤维囊性乳腺病

此型最常见,多发于25~45岁女性,绝经前达到高峰。病理特点为小叶末梢导管和腺泡高度扩张,呈大小不等的囊肿,部分囊壁上皮可呈明显乳头状增生,并有囊肿上皮大汗腺化生,甚至乳头状增生的乳头顶部可相互吻合,形成筛状结构。囊肿上皮增生可分为普通增生和异型增生。间质也有不同程度的增生。目前认为本型为癌前病变,约5%的病例可发生恶变。

第2节 子宫内膜增生症

子宫内膜增生症(endometrial hyperplasia)是妇科常见病,临床上表现为功能性子宫出血。本病与雌激素持续性分泌过多而黄体酮缺乏有关,多见于育龄期或绝经期妇女。子宫内膜增生症、异型增生和子宫内膜癌,在形态和生物学上是一个连续演变过程,病因与发病机制也极为相似,临床靠诊断性刮宫,经过病理学检查才能确诊。

(一) 病理变化

子宫内膜呈普遍性增厚,厚度常超过5mm。镜下可分为三型:

1. 单纯性增生　子宫内膜腺体明显增多,腺上皮为单层或假复层柱状,部分腺体呈囊性扩张。肉眼可见增厚内膜有散在小孔形成,又称瑞士干酪样增生。缺乏分泌现象,间质也可有增生(图 10-2)。

2. 复杂性增生　以腺体明显增生而密集排列为特征,假复层高柱状腺上皮突向囊腺腔内呈乳头状增生。间质稀少。

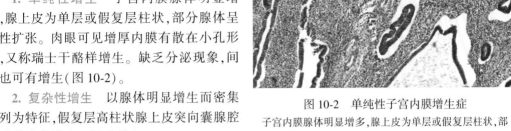

图 10-2　单纯性子宫内膜增生症
子宫内膜腺体明显增多,腺上皮为单层或假复层柱状,部分腺体囊性扩张,间质细胞增生

3. 非典型性增生　腺体明显增生,出现背靠背现象。腺上皮异型增生,呈多层排列,细胞极性紊乱,核大深染或出现巨核,可见多少不等的核分裂象,但腺体间仍有少量间质分隔。

(二) 临床病理联系

由于卵巢滤泡不排卵,卵泡持续分泌雌激素,使子宫内膜不断增生并抑制垂体前叶分泌卵泡刺激素,致使卵泡失去支持,发生退化,雌激素分泌因而急骤下降,从而使增生的子宫内膜发生坏死脱落,引起子宫出血。单纯型子宫内膜增生症经治疗后预后良好,约有 1% 可发生癌变;复杂性增生的癌变率约为 3%;而非典型性增生是癌前病变,癌变率则高达 30% 以上,应予特别重视。

第 3 节　卵巢早衰

卵巢早衰(premature ovarian failure,POF)是指女性青春期发育后、40 岁前由于卵巢内卵泡耗竭或医源性损伤导致卵巢功能衰竭的综合征,以低雌激素和高促性腺激素为特征,临床上可表现为原发性或继发性闭经及不孕、潮热、多汗、抑郁或烦躁、失眠等围绝经期(perimenopausal period)的症状。POF 可因遗传因素、自身免疫功能异常、代谢因素、感染及医源性损伤(如化疗、放疗对性腺的破坏或手术所致的卵巢血供受影响)等因素引起。其发病与染色体核型异常、卵泡生成障碍、自身免疫性卵巢衰竭、卵细胞贮备过少或耗竭过多等机制有关。

POF 病变可见卵巢体积缩小,黄体消失及淋巴细胞、浆细胞浸润。其病理类型包括无卵泡型(染色体核型异常、卵巢发育不全及皮质无卵泡)和有卵泡型。前者亦称卵泡耗竭型,卵巢皮质充满纤维组织或卵巢间质,卵泡极为罕见或完全缺如;后者亦称卵巢数目正常型,卵巢皮质内始基卵泡数目正常,但均未发育,且对促性腺激素敏感性低。

祖国医学没有卵巢早衰的病名,根据其病变特点本病归属于“血枯”、“闭经”、“不孕症”、“妇人脏躁”等范畴。本病病机主要为肾气亏虚、肝郁脾虚、气血冲任失调,通过辨证论治进行补肾健脾,调肝养血治疗可获良效。

第4节　前列腺增生症

前列腺增生症(nodular hyperplasia of prostate),又称前列腺肥大。多发生于50岁以上男性,一般认为与雄激素和雌激素平衡失调有关。

正常情况下,雄激素促进前列腺上皮细胞分泌,雌激素促进前列腺间质结缔组织、平滑肌和部分腺体增生,尤其是前列腺内区(包括尿道周围的中叶及部分侧叶)对雌激素特别敏感。当雄激素减少、雌激素相对增多时,可致前列腺增生肥大。肥大之前列腺表面常呈结节状,切面可见筛孔样小腔,有乳白色分泌物。镜下可见前列腺的腺体、平滑肌和纤维结缔组织呈不同程度的增生,腺腔内偶见红染、同心圆层状的浓缩分泌物,称为淀粉小体。

前列腺增生可压迫尿道而引起排尿困难、尿潴留和夜尿次数增多,导致膀胱代偿性肥大。后期可诱发尿路感染,出现输尿管和肾盂积水,可导致肾实质压迫性萎缩而引起尿毒症。

多数学者认为前列腺增生与前列腺癌之间并无直接关系,但临床发现的前列腺癌常在前列腺增生切除标本中被病理检验确诊。因此,对前列腺增生患者做血清前列腺特异性抗原(prostate-specific antigen,PSA)检查,可帮助早期发现前列腺癌。PSA是前列腺器官特异性指标,它的升高可以见于前列腺癌、前列腺增生、急性尿潴留及前列腺炎症,其中前列腺癌患者血清PSA可高出正常值10倍。

(刘　杨)

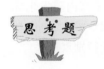

1. 简述子宫内膜增生症的分型及其病理变化特征?
2. 请结合祖国医学的理论知识,简述卵巢早衰的病理学特征。

本章课件

第11章 神经系统和内分泌系统疾病

第1节 神经系统疾病

神经系统在解剖生理学上的某些特殊性,使其在病理方面具有和其他实质性器官(如肝、肾)不同的一些特殊规律:①病变定位和功能障碍之间的关系密切;②相同的病变发生在不同的部位,可出现不同的综合征和后果;③对各种致病因子的病理反应较为一致,表现为神经元的变性、坏死,髓鞘的脱失,小胶质细胞的激活,星形胶质细胞的增生,而同一种病变可出现在许多不同的疾病中;④脑的恶性肿瘤极少发生颅外转移,而颅外恶性肿瘤却常转移至脑;⑤某些解剖生理特征具双重影响,如颅骨虽有保护作用,但也是颅内高压和脑疝形成的重要条件;⑥脑内无固有的淋巴组织和淋巴管,免疫细胞来自血液循环。

神经系统疾病的病变复杂多样,如可出现血液循环障碍、炎症、肿瘤、神经元变性疾病、海绵状脑病及脱髓鞘疾病等。本节主要介绍变性疾病及中枢神经系统常见并发症。

一、变性疾病

变性疾病是一组原因不明的中枢神经系统疾病,病变特点在于选择性地累及某1~2个功能系统的神经细胞而引起受累部位特定的临床表现,如累及大脑皮质神经细胞的病变,主要表现为痴呆;累及小脑可导致共济失调等。本组疾病的基本病变是细胞内出现异常蛋白类物质蓄积,共同病理特点为受累部位神经元的萎缩、死亡和星形胶质细胞增生。不同的疾病还可有各自特殊的病变,如在细胞内形成包涵体或发生神经原纤维缠结等病变。几种主要的变性疾病见表11-1。

表 11-1　几种主要的变性疾病

病变部位	疾病
大脑皮质	阿尔茨海默病
	Pick 病
基底核及脑干	Huntington 病
	帕金森病
	进行性核上性麻痹
	多系统萎缩
脊髓与小脑	Friedriech 共济失调
	共济失调性毛细血管扩张症
运动神经元	肌萎缩性侧索硬化
	脊髓性肌萎缩

(一)阿尔茨海默病

阿尔茨海默病(Alzheimer's disease,AD)又称老年性痴呆,是以进行性痴呆为主要临床表现的大脑变性疾病,起病多在 50 岁以后。随着人类寿命的延长,本病的发病率呈增高趋势。临床表现为进行性认知功能障碍,包括记忆、智力、定向、判断能力、情感障碍和行为失常,严重者可发生意识模糊等。患者通常在发病后5~6 年内死于继发感染和全身衰竭。

1. 病理变化　肉眼观,脑萎缩明显,脑回变窄、脑沟变宽,病变以额叶、顶叶及颞叶最显著,脑切面可见代偿性脑室扩张(图11-1)。

镜下,本病最主要的组织病变有:老年斑、神经原纤维缠结、颗粒空泡变性和 Hirano 小体等。

(1)老年斑:为细胞外结构,直径为 20~150μm,最多见于内嗅区皮质、海马 CA-1 区,其次为额叶和顶叶皮质。银染色显示,斑块中心为一均匀的嗜银团,刚果红染色呈阳性反应,提示其中含淀

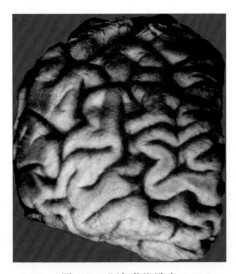

图 11-1　阿尔茨海默病
可见明显脑萎缩，脑回变窄，脑沟变宽

粉样蛋白，其中含该蛋白的前体 β/A-4 蛋白及免疫球蛋白成分，中心周围有空晕环绕，外围有不规则嗜银颗粒或丝状物质(图 11-2)。电镜下可见该斑块主要由多个异常扩张变性之轴索突触终末构成。

(2) 神经原纤维缠结：神经原纤维增粗扭曲形成缠结，在 HE 染色中往往较模糊，呈淡蓝色，而银染色最为清楚(图 11-3)。电镜下证实其为双螺旋缠绕的神经微丝构成，多见于较大的神经元，尤以海马、杏仁核、颞叶内侧、额叶皮质的锥体细胞最为多见。此外，前脑底 Meynert 基底核及蓝斑中也可见到。这一变化是神经元趋向死亡的标志。

(3) 颗粒空泡变性：表现为神经细胞胞质中出现小空泡，内含嗜银颗粒，多见于海马的锥体细胞。

(4) Hirano 小体：为神经细胞树突近端棒形嗜酸性包涵体，生化分析证实大多为肌动蛋白，多见于海马锥体细胞。

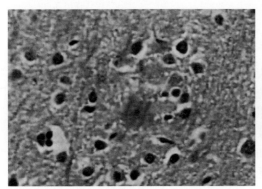

图 11-2　阿尔茨海默病(AD)之老年斑
HE 染色示其中心呈均匀一致的粉红色淀粉样物质，
周围有空晕，其外周有胶质细胞增生围绕

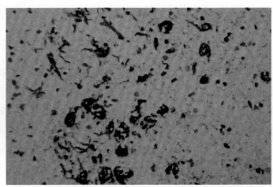

图 11-3　阿尔茨海默病(AD)之神经原纤维缠结
神经原纤维增粗扭曲形成缠结，六胺银染色缠结的原纤
维呈黑色

上述变化均为非特异性，可见于无特殊病变之老龄脑，仅当其数目增多达到诊断标准并具特定的分布部位时才能作为阿尔茨海默病的诊断依据。

2. 病因和发病机制　对于本病究竟是一种独立的疾病，还是一种加速的老化尚有不少争议。因为高龄人群中本病发病率明显增高。80 岁以上人群中可达 30%，其发病原因可能与下列因素有关：①受教育程度：许多城市与地区的人群调查资料证实，本病的发病率与受教育程度有关。文盲及初小文化人群中发病率最高，受到高中以上教育人群中发病率较低。病理研究表明，大脑皮质突触的丧失先于神经元的丧失，突触丧失的程度和痴呆的相关性较老年斑、神经原纤维缠结与痴呆的相关性更加明显，人的不断学习可促进突触的改建，防止突触的丢失；②遗传因素：大部分病例呈散发性，约有 10% 患者有明显的遗传倾向。与本病有关的基因定位于第 21、19、14 以及第 1 号染色体上，大多数患者第 14 号染色体上基因有突变，目前认为，突变的 *APP*、*PS*-1 基因是 AD 的致病基因；③神经细胞的代谢改变：老年斑中淀粉样蛋白的前体 β/A-4 蛋白是正常神经元膜上的一个跨膜蛋白，何以在本病中会发生不溶性沉淀的原因尚待探讨。缠结的神经原纤维中神经微丝、τ蛋白等细胞骨架蛋白呈现过度的磷酸化。某些患者病脑中铝的含量可高于正常;④载脂蛋白 E 的 $\varepsilon 4$(简称 ApoE $\varepsilon 4$)等位基因的过度表达是本病的一个危险因子,Apo E$\varepsilon 4$ 能促进类淀粉蛋白的丝状沉淀。然而并非所有患者有 $\varepsilon 4$ 的异常改变,而其改变也可见于正常老年人;⑤继发性递质改变:其中最主要的改变是乙酰胆碱的减少。由于 Meynert 基底核神经元的大量缺失致其投射到皮质、海马、杏仁核等区域的乙酰胆碱能纤维减少。

综上所述,目前已发现了本病的形态、生化、遗传等各方面的异常改变,但病因和发病机制尚有待进一步阐明。

(二)帕金森病

帕金森病(Parkinson's disease),又称震颤麻痹(paralysis agitans),是一种缓慢进行性疾病,多发生在50~80 岁。临床表现为静止性震颤、启动和维持随意运动困难、姿势不稳、假面具样面容等。病程在 10 年以上,患者死于继发感染或跌倒损伤。

本病的发生与纹状体黑质多巴胺系统损害有关,最主要的是原因不明性(特发性)帕金森病。其他如甲型脑炎后、动脉硬化及一氧化碳、锰、汞中毒等,均可产生类似震颤性麻痹症状或病理改变。这些情况统称为帕金森综合征。

黑质和蓝斑脱色是本病特征性的肉眼变化。镜下可见该处的神经黑色素细胞丧失,残留的神经细胞中有 Lewy 小体形成,该小体位于胞质内,呈圆形,中心嗜酸性着色,折光性强,边缘着色浅。电镜下,该小体由细丝构成,中心细丝包捆致密,周围则较松散。

由于黑质细胞的变性和脱失,多巴胺合成减少,以致多巴胺(抑制性递质)与乙酰胆碱(兴奋性递质)的平衡失调而致病。近年来用左旋多巴(多巴胺的前体)来补充脑组织中多巴胺不足或用抗胆碱能药物以抑制乙酰胆碱的作用,对本病有一定的疗效。

某些晚期患者出现痴呆症状,部分老年性痴呆病患者大脑皮质神经元也可检出 Lewy 小体。两种变性疾病之间存在何种内在联系,尚有待于研究。

二、中枢神经系统疾病常见的并发症

中枢神经系统疾病最常见而重要的并发症为颅内压升高、脑水肿和脑积水,其中脑水肿和脑积水可引起或加重颅内压升高,三者可合并发生,互为因果,后果严重可导致死亡。

(一)颅内压升高及脑疝形成

侧卧位的脑脊液压超过 2kPa(正常为 0.6~1.8 kPa)即为颅内压增高,这是由于颅内容物的容积增加,超过了颅腔所能代偿的极限所致。颅内压增高的主要原因是颅内占位性病变和脑脊液循环阻塞所致的脑积水。常见的占位性病变为脑出血和血肿形成(如创伤、高血压脑出血等)、脑梗死、肿瘤、炎症(如脑膜脑炎、脑脓肿等)、脑膜出血等,其后果与病变的大小及其增大的速度有关。脑水肿可加重病变的占位性。

升高的颅内压可引起头痛、呕吐、视乳头水肿、意识障碍等临床表现,严重时可导致脑移位、脑室变形,使部分脑组织嵌入颅脑内的分隔(大脑镰、小脑天幕)和颅骨孔道(如枕骨大孔等)导致脑疝(herniation)形成。常见的脑疝有:

1. **扣带回疝**　又称大脑镰下疝,是因一侧大脑半球特别是额、顶、颞叶的血肿或肿瘤等占位性病变,引起中线向对侧移位,同侧扣带回从大脑镰的游离边缘向对侧膨出,形成扣带回疝。疝出的扣带回背侧受大脑镰边缘压迫形成压迹,受压处的脑组织发生出血或坏死,此外大脑前动脉的胼胝体支也可受压引起相应脑组织梗死。大脑冠状面上可见对侧的侧脑室抬高,第三脑室变形,状如新月。

2. 小脑天幕疝　又称海马沟回疝。位于小脑天幕以上的额叶或颞叶内侧的肿瘤、出血、梗死等病变引起脑组织体积肿大，导致颞叶的海马沟回经小脑天幕孔向下膨出。海马沟回疝可导致以下后果：①同侧动眼神经在穿过小脑天幕裂孔处受压，引起同侧瞳孔一过性缩小，继之散大固定，及同侧眼上视和内视障碍；②中脑及脑干受压后移，可导致意识丧失；脑脊液循环受阻加剧颅内压的升高；血管牵伸过度，引起中脑和脑桥上部出血梗死，可导致昏迷死亡；③中脑侧移，使对侧中脑的大脑脚受压于该侧小脑天幕锐利的游离缘上形成 Kernohan 切迹。严重时该处脑组织(含锥体索)出血坏死，导致与天幕疝原发病变同侧的肢体瘫痪，引起假定位征；④压迫大脑后动脉引起同侧枕叶距状裂脑组织出血性梗死。

3. 小脑扁桃体疝　又称枕骨大孔疝。主要由于颅内高压或后颅凹占位性病变将小脑和延髓推向枕骨大孔并向下移位而形成小脑扁桃体疝。疝入枕骨大孔的小脑扁桃体和延髓成圆锥形，其腹侧出现枕骨大孔压迹，由于延髓受压，生命中枢及网状结构受损，严重时可引起呼吸变慢甚至骤停，接着心脏停搏而猝死。

(二) 脑水肿

脑组织中由于液体过多贮积而形成脑水肿(brain edema)，这是颅内压升高的一个重要原因。许多病理过程如缺氧、创伤、梗死、炎症、肿瘤、中毒等均可伴发脑水肿。

脑组织易发生水肿与下列解剖生理特点有关：①血-脑屏障的存在限制了血浆蛋白通过脑毛细血管的渗透性运动；②脑组织无淋巴管以运走过多的液体。常见脑水肿的类型为：

1. 血管源性脑水肿　最为常见，是血管壁通透性增加的结果，当毛细血管内皮细胞受损，血-脑屏障发生障碍时，或新生毛细血管尚未建立血-脑屏障时(如转移性肿瘤及脑脓肿周围有大量的新生毛细血管)。血液中的液体大量渗入细胞外间隙，引起脑水肿。白质水肿较灰质更为明显。此型水肿常见于脑肿瘤、出血、创伤或炎症时。水肿液较富有蛋白质。

2. 细胞毒性脑水肿　多见于缺血或中毒引起的细胞损害。由于细胞膜的钠-钾依赖性 ATP 酶失活，细胞内水、钠滞留，引起细胞(神经细胞、胶质细胞、内皮细胞)肿胀，细胞外间隙减小。此型水肿可同样累及灰质和白质。

上述两型水肿常同时存在，尤其在缺血性脑病时更为显著。

脑水肿的肉眼形态为脑体积和重量增加，脑回宽而扁平，脑沟浅而窄，白质水肿明显，脑室缩小，严重的脑水肿常同时有脑疝形成。镜下，脑组织疏松，细胞和血管周围空隙变大，白质中的变化较灰质更加明显。也可见细胞肿胀，细胞外间隙减小。电镜下，细胞外间隙增宽，星形胶质细胞足突肿胀(血管源性水肿)，或无间隙增宽仅有细胞肿胀(细胞毒性水肿)。

(三) 脑积水

脑脊液量增多伴脑室扩张称为脑积水(hydrocephalus)。脑积水发生的主要原因是脑脊液循环的通路被阻碍。引起脑脊液循环受阻的原因很多，诸如先天畸形、炎症、外伤、肿瘤、蛛网膜下腔出血等。脑室内通路阻塞引起的脑积水称阻塞性或非交通性脑积水；如脑室内通畅而因蛛网膜颗粒或绒毛吸收脑脊液障碍所致的脑积水称交通性脑积水。此外脉络丛乳头状瘤分泌过多脑脊液也可导致脑积水。

轻度脑积水时，脑室轻度扩张，脑组织呈轻度萎缩。严重脑积水时，脑室高度扩张，脑组织受压萎缩、变薄，脑实质甚至可菲薄如纸，神经组织大部分萎缩而消失(图11-4)。

婴幼儿颅骨闭合前如发生脑水肿，患者可出现进行性头颅变大、颅骨缝分开、前囟扩大；颅内压增高较轻，头痛、呕吐、视盘水肿也出现较晚。由于大脑皮质萎缩，患儿的智力减退，肢体瘫痪(图11-5)。成人脑积水，因颅腔不能增大，颅内压增加的症状发生较早也较严重。

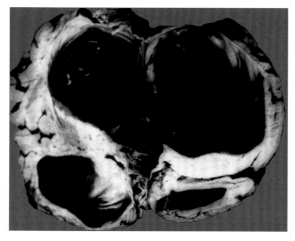

图 11-4　脑积水

脑室积水扩大,脑组织因压迫性萎缩而变薄

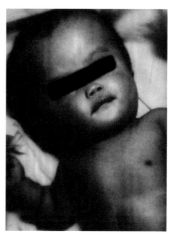

图 11-5　脑积水患儿

头颅扩大

第 2 节　内分泌系统疾病

内分泌系统(endocrine system)与神经系统共同调节机体的生长发育和代谢,维持体内平衡与稳定。内分泌系统包括内分泌腺、内分泌组织(如胰岛)和散在于各系统或组织内的内分泌细胞。后者因能摄取胺的前体,经脱羧反应而合成胺和多肽激素,故称为 APUD(amine precursor uptake and decarboxylation)细胞;因其银染色阳性,又称嗜银细胞;有人认为其可能来自神经嵴或内胚层,故也称神经-内分泌细胞。这种细胞发生的肿瘤称为 APUD 瘤。内分泌腺或内分泌细胞的分泌物称为激素(hormone)。激素直接进入血液,通过血液循环作用于远处的效应细胞;有的内分泌细胞的分泌物直接作用邻近细胞,称为旁分泌(paracrine);有的作用于分泌激素细胞的本身,称为自分泌(autocrine);还有的内分泌细胞的信息物质不分泌出来,原位作用该细胞胞质内的效应器上,称为胞内分泌(endocellular secretion)。按激素化学性质可分为含氮激素和类固醇激素两大类,前者主要在粗面内质网和高尔基复合体内合成,其分泌颗粒有膜包绕;后者在滑面内质网内合成,不形成有膜包绕的分泌颗粒。

内分泌系统的组织或细胞增生、肿瘤、炎症、血液循环障碍、遗传性及其他病变均可引起激素分泌增多或减少,导致功能的亢进或减退,使相应靶组织或器官增生、肥大或萎缩。

内分泌系统疾病很多,本节主要介绍:①下丘脑及垂体后叶疾病、腺垂体功能亢进与低下;②甲状腺肿、甲状腺炎;③肾上腺皮质功能亢进与低下;④糖尿病。

一、下丘脑和垂体疾病

(一) 下丘脑及垂体后叶疾病

下丘脑-垂体后叶轴的功能性或器质性病变,均可引起其分泌功能异常而出现各种综合征,如尿崩症和性早熟症等。

1. 尿崩症　尿崩症(diabetes insipidus)是由于抗利尿激素(antidiuretic hormone,ADH)缺乏或减少而出现多尿、低比重尿、烦渴和多饮等的临床综合征。其病因和分类:①因垂体后叶释放 ADH 不足引起,称为垂体性尿崩症;②因肾小管对血内正常 ADH 水平缺乏反应,则称为肾性尿崩症;

③因下丘脑-垂体后叶轴的肿瘤、外伤、感染等引起,则称为继发性尿崩症;④原因不明者,则称为特发性或原发性尿崩症等。以上以继发性尿崩症较为多见。

2. 性早熟症 性早熟症(precocious puberty)是因脑肿瘤、脑积水或遗传异常而使下丘脑-垂体过早分泌释放促性腺激素所致,表现为女孩6~8岁、男孩8~10岁前有性发育。

(二) 腺垂体功能亢进与低下

腺垂体功能亢进(hyperpituitarism)是腺垂体的某一种或多种激素分泌增加,一般由腺垂体功能性肿瘤引起,少数由下丘脑作用或其靶器官的反馈抑制作用消失所致,最常见的如垂体性巨人症及肢端肥大症、催乳素过高血症和垂体性 Cushing 综合征。任何原因造成腺垂体75%以上组织的破坏就能引起垂体功能低下(hypopituitarism),偶尔也可因下丘脑病变引起,主要的原因是肿瘤、外科手术或外伤和血液循环障碍等,使腺垂体激素分泌减少而致,较常见的临床表现如 Sheehan 综合征、Simond 综合征和垂体性侏儒症等。

1. 垂体性巨人症及肢端肥大症 多由垂体生长激素细胞瘤分泌过多的生长激素所致,在青春期以前发生,骨骺未闭合时,各组织、器官、骨骼和人体按比例地过度生长,身材异常高大(但生殖器官发育不全),称为垂体性巨人症(pituitary gigantism);如果在青春期后发生,骨骺已闭合,表现为头颅骨增厚,下颌骨、眶上嵴及颧骨弓增大突出,鼻、唇、舌增厚肥大,皮肤增厚粗糙,面容特异,四肢手足宽而粗厚,手(足)指(趾)粗钝,称为肢端肥大症(acromegaly)。

2. 高催乳素血症(hyperprolactinemia,HPRL) 一部分是由于垂体催乳激素细胞腺瘤分泌过多的催乳素(prolactin,PRL)引起,一部分可由下丘脑病变或药物所致,表现为溢乳-闭经综合征(galactorrhea-amenorrhea syndrome),女性闭经不育和溢乳;男性性功能下降,少数也可溢乳。

3. 垂体性侏儒症 垂体性侏儒症(pituitary drawfism)是指因腺垂体分泌生长激素(growth hormone,GH)部分或完全缺乏(常伴促性腺激素缺乏)所致儿童期生长发育障碍,表现为骨骼、躯体生长发育迟缓,身材矮小,皮肤和颜面可有皱纹,常伴性器官发育障碍,但智力发育正常。

4. Simond 综合征 是由于炎症、肿瘤、血液循环障碍等原因使腺垂体全部激素分泌障碍的一种综合征,导致相应的靶器官如甲状腺、肾上腺、性腺等的萎缩,病程呈慢性经过,以出现恶病质、过早衰老及各种激素分泌低下和产生相应临床症状为特征。

5. Sheehan 综合征 是垂体缺血性萎缩、坏死,腺垂体激素全部分泌减少的一种综合征,多由于分娩时大出血或休克引起,典型病例于分娩后乳腺萎缩、乳汁分泌停止,相继出现生殖器官萎缩,甲状腺、肾上腺萎缩和功能低下,进而全身萎缩和老化。

二、甲状腺疾病

(一) 弥漫性非毒性甲状腺肿

弥漫性非毒性甲状腺肿(diffuse nontoxic goiter)也称单纯性甲状腺肿(simple goiter),是由于缺碘使甲状腺激素分泌不足,促甲状腺激素(thyroid stimulating hormone,TSH)分泌增多,甲状腺滤泡上皮增生,胶质堆积而使甲状腺肿大,一般不伴甲亢。本型甲状腺肿常为地方性分布,又称地方性甲状腺肿(endemic goiter),也可散发性。本病主要是颈部甲状腺肿大,一般无临床症状,少数患者后期可引起压迫、窒息、吞咽和呼吸困难。少数患者可伴甲亢或甲减等症状,极少数可癌变(图11-6)。

1. 病因、发病机制

(1) 缺碘:地方性水、土、食物中缺碘及机体青春期、妊娠和哺乳期对碘需求量增加而相对缺碘,甲状腺激素合成减少,通过反馈刺激垂体 TSH 分泌增多,甲状腺滤泡上皮增生,摄碘功能增强,可达到缓解,如果持续长期缺碘,一方面滤泡上皮增生,另一方面所合成的甲状腺球蛋白不能碘化而被上皮细胞吸收利用,则滤泡腔内充满胶质,使甲状腺肿大。用碘化食盐和其他含碘食品可治疗和预防本病。

（2）致甲状腺肿因子的作用：①水中钙和氟可引起甲状腺肿。因其影响肠道碘的吸收,且使滤泡上皮细胞膜的钙离子增多,从而抑制甲状腺激素的分泌；②某些食物（如卷心菜、木薯、菜花、大头菜等）可致甲状腺肿。如木薯内含氰化物,抑制碘化物在甲状腺内运送；③硫氰酸盐及过氯酸盐妨碍碘向甲状腺聚集；④药物如硫脲类药、磺胺药、锂、钴及高氯酸盐等,可抑制碘离子的浓集或碘离子有机化。

（3）高碘：常年饮用含高碘的水,因碘摄食过高,过氧化物酶的功能基团过多地被占用,影响了酪氨酸氧化,因而碘的有机化过程受阻,甲状腺呈代偿性肿大。

（4）遗传与免疫：家族性甲状腺肿的原因是激素合成中酶的遗传性缺乏,如过氧化物酶、去卤化酶的缺陷及碘酪氨酸耦联缺陷等。有人认为甲状腺肿的发生有自身免疫机制参与。

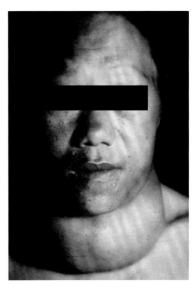

图 11-6　弥漫性非毒性甲状腺肿患者
甲状腺明显肿大

2. 病理变化　根据非毒性甲状腺肿的发生、发展过程和病变特点,可分为三个时期。

（1）增生期：又称弥漫性增生性甲状腺肿（diffuse hyperplastic goiter）。肉眼：甲状腺弥漫性对称性中度增大,一般不超过 150g（正常 20~40g）,表面光滑。镜下：滤泡上皮增生呈立方状或低柱状,伴小滤泡和小假乳头形成,胶质较少,间质充血。甲状腺功能无明显改变。

（2）胶质贮积期：又称弥漫性胶样甲状腺肿（diffuse colloid goiter）。因长期持续缺碘,胶质大量贮积。肉眼观：甲状腺弥漫性对称性显著增大,重 200~300g,有的可达 500g 以上,表面光滑,切面呈淡或棕褐色,半透明胶冻状。光镜下：部分上皮增生,可有小滤泡或假乳头形成,大部分滤泡上皮变扁平,滤泡腔高度扩大,大量胶质贮积（图 11-7A）。

3. 结节期　又称结节性甲状腺肿（nodular goiter）。本病后期滤泡上皮增生与复旧或萎缩不一致,分布不均。肉眼观：甲状腺呈不对称性结节状增大,结节大小不一,有的结节界清楚（但无完整包膜）,切面可有出血、坏死、囊性变、钙化和瘢痕形成。光镜下：部分滤泡上皮呈柱状或乳头状增生,小滤泡形成；部分上皮复旧或萎缩,胶质贮积。间质纤维组织增生、间隔包绕形成大小不一的结节状病灶（图 11-7B）。

（二）弥漫性毒性甲状腺肿

弥漫性毒性甲状腺肿（diffuse toxic goiter）,是指血中甲状腺激素过多,作用于全身各组织所引起的临床综合征,临床上统称为甲状腺功能亢进症（hyperthyroidism）,简称"甲亢"。由于约有 1/3 患者有眼球突出,故又称为突眼性甲状腺肿,也有人将毒性甲状腺肿称之为 Graves 病。临床上主要表现为甲状腺肿大,基础代谢率和神经兴奋性升高,如心悸、多汗、烦热、潮汗、脉搏快,手震颤、多食、消瘦、乏力和突眼等。本病多见于女性,男女之比为 1：（4~6）,以 20~40 岁最多见。

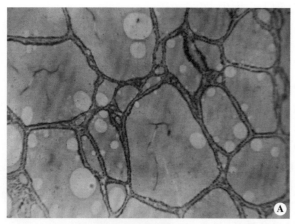
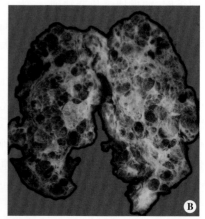

图 11-7　弥漫性非毒性甲状腺肿
A. 甲状腺滤泡显著扩大,腔内充满胶质,上皮细胞变扁平;B. 甲状腺切面可见大小不等的结节与囊腔

1. 病理变化　肉眼观:甲状腺弥漫性对称增大,约为正常的 2~4 倍,表面光滑,较软,切面灰红呈分叶状,胶质少。光镜下:①滤泡上皮增生呈高柱状,有的呈乳头状增生,并有小滤泡形成;②滤泡腔内胶质稀薄,滤泡周边胶质出现许多大小不一的上皮细胞吸收空泡;③间质血管丰富、充血,淋巴组织增生(图 11-8)。电镜下:滤泡上皮细胞质内内质网丰富、扩张,高尔基体肥大,核糖体增多,分泌活跃。免疫荧光:滤泡基膜上有 IgG 沉着。通常甲亢手术前需经碘治疗,治疗后甲状腺病变有所减轻:甲状腺体积缩小、质变实,似牛肉样外观。光镜下:上皮细胞变矮、增生减轻,胶质增多变浓,吸收空泡减少。间质血管减少、充血减轻,淋巴细胞也减少。

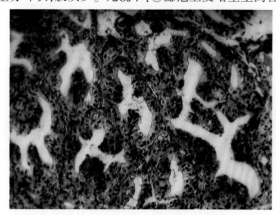

图 11-8　弥漫性毒性甲状腺肿
甲状腺滤泡增生、增多,有的滤泡扩大

除甲状腺病变外,全身淋巴组织增生,胸腺和脾增大,心脏肥大、扩大,心肌和肝细胞可有变性、坏死及纤维化。眼球突出的原因是眼球外肌水肿、球后纤维脂肪组织增生、淋巴细胞浸润和黏液水肿。

2. 病因、发病机制　目前一般认为本病是一种自身免疫性疾病,其根据是:①血中球蛋白增高,并有多种抗甲状腺的自身抗体,且常与一些自身免疫性疾病并存;②血中存在与 TSH 受体结合的抗体,具有类似 TSH 的作用,如甲状腺刺激免疫球蛋白(thyroid stimulating immunoglobulin,TSI)和甲状腺生长免疫球蛋白(thyroid growth immunoglobulin,TGI),TSI 通过激活腺苷环化酶和磷脂酰肌醇通路而引起甲状腺激素过多分泌,TGI 则刺激甲状腺滤泡上皮增生,两者共同作用引起毒性甲状腺肿;③可能与遗传有关,发现某些患者亲属中也患有此病或其他自身免疫性疾病;④精神创伤。可能干扰了免疫系统而促进自身免疫疾病的发生。

(三) 甲状腺功能低下

甲状腺功能低下(hypothyroidism)是甲状腺激素合成和释放减少或缺乏而出现的综合征。根据年龄不同可发生克汀病及黏液水肿。①克汀病或呆小症(cretinism):主要由于地方性缺碘,在胎儿和婴儿期从母体获得或合成甲状腺激素不足或缺乏,导致生长发育障碍,表现为:大脑发育不全、智力低下、表情痴呆、愚钝颜貌,骨形成及成熟障碍,四肢短小,形成侏儒;②黏液水肿(myxoedema):是少年及成人甲状腺功能低下,组织间质内出现大量类黏液(氨基多糖)积聚。镜下可见间质胶原纤维分解、断裂变疏松,有胶状液体,HE染色呈蓝色。临床上可出现怕冷、嗜睡、月经不规律,动作、说话及思维减慢,皮肤发凉、粗糙及非凹性水肿。氨基多糖沉积的组织和器官可引起相应的功能障碍或症状。

甲状腺功能低下的主要原因为:①甲状腺腺瘤、炎症、外伤、放射等实质性损伤;②发育异常;③缺碘、药物及先天或后天性甲状腺激素合成障碍;④自身免疫性疾病;⑤垂体或下丘脑病变。

(四) 甲状腺炎

甲状腺炎可分为急性、亚急性和慢性三种。急性甲状腺炎是由细菌感染引起的化脓性炎症,较少见。主要介绍后两种。

1. 亚急性甲状腺炎 亚急性甲状腺炎(subacute thyroiditis)是一种与病毒感染有关的巨细胞性或肉芽肿性炎症。女性多于男性,中青年多见。临床上起病急,发热不适,颈部有压痛,可有短暂性甲状腺功能异常,病程短,常在数月内恢复正常。

肉眼观:甲状腺呈不均匀结节状轻度增大,质实。切面灰白或淡黄色,可见坏死或瘢痕,常与周围组织有粘连。镜下:部分滤泡被破坏,胶质外溢,引起巨噬细胞性肉芽肿形成,类似结核,并有多量的中性粒细胞及不等量的嗜酸性粒细胞、淋巴细胞和浆细胞浸润,可形成微小脓肿,但无干酪样坏死。恢复期巨噬细胞消失,滤泡上皮细胞再生,间质纤维化和瘢痕形成。

2. 慢性甲状腺炎

(1) 慢性淋巴细胞性甲状腺炎(chronic lymphocytic thyroiditis):亦称桥本甲状腺炎(Hashimoto's thyroiditis),是一种自身免疫性疾病,较常见于中年女性,临床上常为甲状腺弥漫性肿大,晚期一般有甲状腺功能低下的表现。

肉眼观:甲状腺弥漫性肿大,质韧,切面呈分叶状,色灰白灰黄。镜下:甲状腺实质组织广泛破坏、萎缩,大量淋巴细胞浸润,淋巴滤泡形成,纤维组织增生,有时可出现多核巨细胞。

(2) 纤维性甲状腺炎(fibrous thyroiditis):又称Riedel甲状腺肿或慢性木样甲状腺炎(chronic woody thyroiditis),原因不明,罕见。中年妇女为多,临床上早期症状不明显,晚期甲状腺功能低下,增生的纤维瘢痕组织压迫可产生声音嘶哑、呼吸及吞咽困难。

肉眼观:病变呈结节状,质硬似木样,与周围组织明显粘连,切面灰白。镜下:甲状腺滤泡萎缩,大量纤维组织增生、玻璃样变,有少量淋巴细胞浸润(图11-10)。

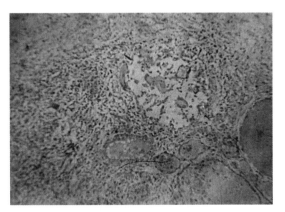

图11-10 纤维性甲状腺炎
甲状腺滤泡萎缩,纤维组织增生,有少量淋巴细胞浸润

本病与淋巴细胞性甲状腺炎的主要区别是:①本病向周围组织侵犯、粘连,后者仅限于甲状腺内;②本病虽有淋巴细胞浸润,但不形成淋巴滤泡;③本病有显著的纤维化及玻璃样变,质硬。

三、肾上腺疾病

(一)肾上腺皮质功能亢进

肾上腺皮质分泌三大类激素,即盐皮质激素(mineralocorticoid)、糖皮质激素(glucocorticoid)和肾上腺雄激素(androgen)或雌激素(estrogen)。每种激素分泌过多时均可引起相应的临床综合征,称为肾上腺皮质功能亢进,但常见的有两种:①皮质醇增多症(hypercortisolism),又称库欣综合征(Cushing's syndrome);②醛固酮增多症(hyperaldosteronism)。

1. 库欣综合征 由于长期分泌过多的糖皮质激素,促进蛋白质异化、脂肪沉积,表现为满月脸、向心性肥胖、高血压、皮肤紫纹、多毛、糖耐量降低、月经失调、性欲减退、骨质疏松、肌肉乏力等。本病成人多于儿童,常见 20~40 岁,女性多于男性。其病因及病变如下:

(1)垂体性:垂体肿瘤或下丘脑功能紊乱,分泌促肾上腺皮质激素(ACTH)或下丘脑分泌促肾上腺皮质激素释放因子(corticotropin releasing factor,CRF)过多,血清中 ACTH 增高。双肾上腺弥漫性中度肥大,重量可达 20g(正常约 8g),切面皮质厚度可超过 2mm。镜下主要是网状带和束状带细胞增生。又称垂体性库欣综合征。

(2)肾上腺性:由于肾上腺皮质功能性肿瘤或增生,分泌大量皮质醇的结果,血中 ACTH 降低。

(3)异位性:为异位分泌的 ACTH 引起。最常见的原因为小细胞性肺癌,其他有恶性胸腺瘤、胰岛细胞瘤等,血中 ACTH 增高。

(4)医源性:长期使用糖皮质激素引起,如地塞米松等。由于反馈抑制垂体释放 ACTH,故血中 ACTH 降低,可导致双肾上腺皮质萎缩。

2. 醛固酮增多症 醛固酮增多症(hyperaldosteronism)可分为原发性和继发性两种。①原发性醛固酮增多症(primary aldosteronism):大多数由功能性肾上腺肿瘤引起,少数为肾上腺皮质增生所致。临床主要表现为高钠血症、低钾血症及高血压,血清中肾素降低。②继发性醛固酮增多症(secondary aldosteronism):系指肾上腺以外的疾病引起肾素-血管紧张素分泌过多,刺激球状带细胞而引起醛固酮分泌增多的疾病。

(二)肾上腺皮质功能低下

本症分为急、慢性两类:①急性肾上腺皮质功能低下症(acute adrenocortical insufficiency):主要原因是败血症引起的皮质大片出血或坏死、血栓形成或栓塞,或应急反应及长期使用皮质激素治疗后突然停药等。临床表现为血压下降、休克、昏迷等症状,少数严重者可致死。②慢性肾上腺皮质功能低下症(chronic adrenocortical insufficiency):又称 Addison 病,少见。主要病因为双肾上腺结核和特发性肾上腺萎缩,极少数为肿瘤转移和其他原因,引起双肾上腺严重破坏超过 90% 以上。主要临床表现为皮肤和黏膜及瘢痕处黑色素沉着增多、低血糖、低血压、食欲不振、肌力低下、易疲劳、体重减轻等。黑色素沉着增多是由于肾上腺皮质激素减少,促使具有黑色素细胞刺激活性的垂体 ACTH 及 β-促脂解素(β-lipotropin,β-LPH)分泌增加,促进黑色素细胞产生黑色素所致。

四、胰岛疾病——糖尿病

糖尿病(diabetes mellitus)是一种体内胰岛素相对或绝对不足及靶细胞对胰岛素敏感性降低,或胰岛素本身存在结构上的缺陷而引起的碳水化合物、脂肪和蛋白质代谢紊乱的一种慢性疾病,其主要特点是高血糖、糖尿。临床上为多饮、多食、多尿和体重减少(即"三多一少"),可使一些组织或器官发生形态结构改变和功能障碍,并发酮症酸中毒、肢体坏疽、多发性神经炎、失明和肾衰竭等。本病发病率日益增高,已成为世界性的常见、多发病。

（一）分类、病因及发病机制

糖尿病一般分为原发性糖尿病（primary diabetes mellitus）和继发性糖尿病（secondary diabetes mellitus）。原发性糖尿病（即日常所俗称的糖尿病）又分为胰岛素依赖型糖尿病（insulin-dependent diabetes mellitus，IDDM）和非胰岛素依赖型糖尿病（non-insulin-dependent diabetes mellitus，NIDDM）两种。

1. 原发性糖尿病

（1）胰岛素依赖型：又称 1 型或幼年型，占糖尿病的 10% 左右。主要特点是青少年发病，起病急、病情重，发展快，胰岛 B 细胞明显减少，血中胰岛素降低，易出现酮症，治疗依赖胰岛素。目前认为本型是在遗传易感性的基础上由病毒感染等诱发的针对 B 细胞的一种自身免疫性疾病。B 细胞严重损伤，胰岛素分泌绝对不足，引起糖尿病。其根据是：①从患者体内可测到胰岛细胞抗体和细胞表面抗体，本病常与其他自身免疫性疾病并存；②与 HLA（组织相容性抗原）的关系受到重视，患者中 HLA-DR3 和 HLA-DR4 的检出率超过平均值，说明与遗传有关；③血清中抗病毒抗体滴度显著增高，提示与病毒感染有关。

（2）非胰岛素依赖型：又称 2 型或成年型，约占糖尿病的 90%，主要特点是成年发病，起病缓慢，病情较轻，发展缓慢，胰岛数目正常或轻度减少，血中胰岛素正常、增多或降低，肥胖者多见，不易出现酮症，一般可以不依赖胰岛素治疗。本型病因、发病机制不清楚，认为是与肥胖有关的胰岛素相对不足及组织对胰岛素不敏感所致。

2. 继发性糖尿病　是指已知原因造成胰岛内分泌功能不足所致的糖尿病，如炎症、肿瘤、手术或其他损伤、血色病和某些内分泌疾病（如肢端肥大症、库欣综合征、甲亢、嗜铬细胞瘤和类癌综合征）等。

（二）病理变化

1. 胰岛病变　不同类型、不同时期病变不同　1 型糖尿病早期为非特异性胰岛炎，继而胰岛 B 细胞颗粒脱失、空泡变性、坏死、消失，胰岛变小、数目减少，纤维组织增生、玻璃样变（图 11-11）；2 型糖尿病早期病变不明显，后期 B 细胞减少，常见胰岛淀粉样变性。

2. 动脉病变　细动脉玻璃样变，高血压患者更明显；动脉粥样硬化较非糖尿病患者出现较早、较严重。动脉硬化可引起相应机体的病变和功能障碍，如冠心病、脑萎缩、肢体坏疽等。

3. 肾脏病变　①肾脏体积增大：由于糖尿病早期肾血流量增加，肾小球滤过率增高，导致早期肾脏体积增大，通过治疗可恢复正

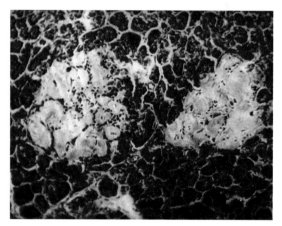

图 11-11　糖尿病之胰岛玻璃样变
胰岛细胞萎缩或消失

常；②结节性肾小球硬化：表现为肾小球系膜区内有结节状玻璃样物质沉积，结节增大可使外周毛细血管腔闭塞；③弥漫性肾小球硬化：约见于 75% 的病人，同样在肾小球内有玻璃样物质沉积，分布弥漫，主要损害肾小球毛细血管壁和系膜，肾小球基膜普遍增厚，毛细血管腔变窄或完全闭塞，最终导致肾小球缺血和玻璃样变性；④肾小管-间质损害：肾小管上皮细胞出现颗粒样和空泡样变性，有糖原沉积，晚期肾小管萎缩（图 11-12）。肾间质损害包括纤维化、水肿和淋巴细胞、浆细胞和中性粒细胞浸润；⑤血管损害：糖尿病累及所有的肾血管，多数损害是动脉硬化，特别是入球和出球

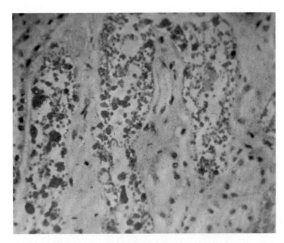

图 11-12　糖尿病之肾小管上皮细胞
肾小管上皮细胞胞质内可见糖原沉积

小动脉硬化。至于肾动脉及其主要分支的动脉粥样硬化,在糖尿病病人要比同龄的非糖尿病病人出现的更早更常见;⑥肾乳头坏死:常见于糖尿病病人患急性肾盂肾炎时,肾乳头坏死是缺血加感染所致。

4. 视网膜病变　早期可表现为微小动脉瘤和视网膜小静脉扩张,继而渗出、水肿、微血栓形成、出血等非增生性视网膜病变;还可因血管病变引起缺氧,刺激纤维组织增生、新生血管形成等增生性视网膜病变,该病变易引起失明。此外,糖尿病易合并白内障。

5. 神经系统病变　周围神经可因血管病变引起缺血性损伤,表现为节段性脱髓鞘和不同程度的轴索脱失或变性,出现肢体疼痛、麻木、感觉丧失、肌肉麻痹等症状,脑细胞也可发生广泛变性。

6. 其他组织或器官病变　可出现皮肤黄色瘤、肝脂肪变和糖原沉积、骨质疏松、糖尿病性外阴炎及化脓性和真菌性感染等。

（孟卓然）

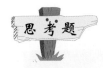

1. 神经系统疾病在病理方面有哪些特殊规律?
2. 阿尔茨海默病的病理变化是什么?
3. 简述常见的脑疝类型及其病理变化特点。
4. 简述常见的脑水肿类型及其病理变化特点。
5. 弥漫性非毒性甲状腺肿病理变化三个时期的特点是什么?
6. 弥漫性毒性甲状腺肿的病理变化特点是什么?
7. 试比较亚急性甲状腺炎和慢性甲状腺炎的病理变化。
8. 简述糖尿病的主要病理变化部位及特点。

本章课件

第12章 常见传染病和寄生虫病

第1节 伤 寒

伤寒(typhoid fever)是由伤寒杆菌引起的急性传染病。病变主要累及全身单核巨噬细胞系统，尤以回肠淋巴组织病变最为显著，所以有肠伤寒之称。临床症状有持续高热、相对缓脉、神志淡漠、脾肿大、皮肤玫瑰疹及中性粒细胞和嗜酸性粒细胞减少等。

一、病因及发病机制

伤寒患者或带菌者是本病的传染源。细菌随粪、尿排出，污染水和食物，经口进入消化道，通常可被胃酸杀灭。但如入侵菌量较多，未被杀灭的伤寒杆菌得以进入小肠，穿过黏膜上皮细胞侵入肠壁淋巴组织（尤其是回肠末端的集合淋巴小结或孤立淋巴小结），并沿淋巴管到达肠系膜淋巴结。淋巴组织中的伤寒杆菌可被巨噬细胞吞噬，并在其中生长繁殖，也可经胸导管入血（菌血症），血中的细菌迅速被全身单核吞噬细胞系统的细胞吞噬并在其中大量繁殖，致肝、脾、淋巴结肿大。此时患者尚无临床症状称为潜伏期（约10天）。此后，随着细菌的繁殖和内毒素释放再次入血，引起败血症和毒血症，相当于病程的第1周。之后，第2~3周由于胆囊中大量的伤寒杆菌随胆汁入肠，再次侵入已致敏的肠壁淋巴组织，使其发生强烈的过敏反应致肠黏膜坏死、脱落及溃疡形成。至第4周随着人体各种免疫能力逐渐加强，尤其是细胞免疫作用，伤寒杆菌从血液与脏器中逐渐消失，肠壁溃疡病变逐渐愈合。

二、病 理 变 化

病变主要是全身单核巨噬细胞系统的急性增生性炎症，以及由伤寒内毒素引起的心、肾、肌肉、皮肤等病变。

（一）肠道病变

肠道病变以回肠下段的集合淋巴小结和孤立淋巴小结的病变最为明显，按病变发展过程可分为四期，每期约为1周。

1. 髓样肿胀期 起病第1周，回肠下段的集合淋巴小结和孤立淋巴小结增生肿胀，凸出于黏膜表面，呈灰红色，质软，外形如脑回状，故称为髓样肿胀。邻近肠黏膜呈卡他性炎。镜下可见淋巴结中有大量单核吞噬细胞增生，在胞质中有被吞噬的伤寒杆菌、淋巴细胞、红细胞及组织碎屑，称为伤寒细胞。伤寒细胞聚集成堆，形成"伤寒肉芽肿（伤寒结节）"，是伤寒的特征性病变（图12-1）

2. 坏死期 发生于起病第2周，由于伤寒杆

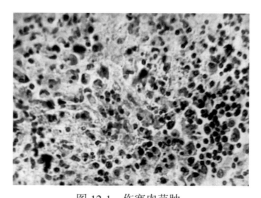

图 12-1　伤寒肉芽肿
淋巴结内有大量的单核吞噬细胞增生，吞噬活跃，在其胞质内可见被吞噬的红细胞及淋巴细胞（称之为伤寒细胞）

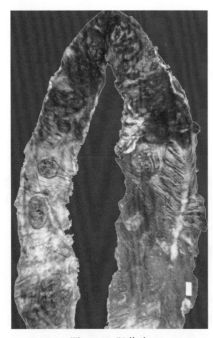

图 12-2　肠伤寒
回肠末端集合淋巴小结均发生溃疡,结肠亦
有少数溃疡,溃疡的长轴与肠道平行

菌在胆囊内大量繁殖,并随胆汁再度进入小肠,侵入肠壁淋巴组织,引起强烈过敏反应;以及增生肿胀的伤寒肉芽肿压迫毛细血管和局部血栓形成,造成组织缺血,使淋巴组织及其表面的黏膜发生坏死。镜下坏死组织呈一片红色无结构的物质。

3. 溃疡形成期　坏死组织崩解脱落,形成溃疡。溃疡边缘隆起,底部不平。在集合淋巴小结发生的溃疡,其长轴与肠管相平行(图 12-2)。孤立淋巴小结处的溃疡小而圆。溃疡一般深及黏膜下层,严重时可深达肌层及浆膜层,甚至引起肠壁穿孔。

4. 愈合期　溃疡底部,肉芽组织增生充填溃疡,溃疡边缘的黏膜上皮再生覆盖于表面而使溃疡愈合。溃疡愈合后可有瘢痕形成,但由于溃疡长轴与肠管长轴平行,故一般不会引起肠腔狭窄。

由于上述肠道病变,临床上可出现食欲减退、腹部不适、腹胀、便秘或腹泻及右下腹轻压痛。粪便细菌培养在病程第 2 周起阳性率逐渐增高。

(二) 其他单核吞噬细胞系统的病变

均有伤寒肉芽肿和灶性坏死形成。

1. 肠系膜淋巴结　以回肠下段附近的淋巴结群最明显。淋巴结显著肿大、充血、质软,充满大量吞噬活跃的巨噬细胞。

2. 脾　由于巨噬细胞增生致脾脏增大,呈现急性红色脾肿胀。

3. 肝　由于巨噬细胞增生致肝脏肿胀。

4. 骨髓　中性粒细胞生成减少(可能与巨噬细胞增生压迫和细菌毒素抑制有关),细菌培养阳性率高。

(三) 其他器官的病理变化

1. 心肌　心肌细胞水肿,出现相对缓脉。

2. 肾　免疫复合物性肾炎。

3. 皮肤　表皮下菌栓,导致躯干部出现玫瑰疹。

4. 肌肉　凝固性(蜡样)坏死。

5. 中枢神经系统　神经细胞变性、胶质结节形成和小血管炎。

6. 胆囊　长期有菌,虽无明显炎症,但成为重要的传染源,在流行病学上有重要意义。

三、结局和并发症

如无并发症,不经治疗,通常在 4~5 周后痊愈,病后可获得较强的免疫力。并发症主要为肠出血和肠穿孔,常发生在疾病的第 3 周,可造成病人死亡。

第 2 节　细菌性痢疾

细菌性痢疾(bacillary dysentery)是痢疾杆菌引起的一种常见肠道传染病。病变主要为结肠黏膜的纤维素性炎。临床症状有发热、腹痛、里急后重和频繁排黏液脓性便或脓血性便。终年均可发生,但以夏秋季为多见。

一、病因及发病机制

痢疾杆菌是革兰阴性菌,有福氏、宋内、鲍氏和志贺菌,均能产生内毒素,志贺菌尚可产生强烈外毒素。

患者和带菌者是本病的传染源。痢疾杆菌从粪便中排出后可直接或间接(苍蝇为媒介)经口传染给健康人。食物和饮水的污染有时可引起菌痢的暴发流行,以夏秋季多见。

经口入胃的痢疾杆菌大部分被胃酸杀灭,仅少部分进入肠道。主要累及结肠,从上皮细胞直接侵入肠黏膜,并在黏膜固有层内增殖。细菌释放的内毒素,使肠黏膜发生炎症反应并形成溃疡,内毒素吸收入血,引起全身毒血症。志贺菌释放的外毒素,是导致水样腹泻的主要因素。

二、病理变化及临床病理联系

病变主要侵犯大肠,特别是乙状结肠和直肠,愈近肛门病变愈严重。故临床上常有腹泻频繁及里急后重症状。病变严重者,整个结肠甚至回肠下段也可受累。根据肠道炎症特征、全身变化和临床经过的不同,一般可分为以下三种。

(一)急性细菌性痢疾

以急性卡他性炎开始,黏液分泌亢进,黏膜上皮坏死脱落后形成表浅糜烂。大多数发展为本病特征性的假膜性炎,表现为黏膜表层坏死,同时在渗出物中出现大量纤维素,后者与坏死组织、中性粒细胞、红细胞和细菌一起形成假膜(图 12-3)。肉眼可见肠壁增厚,结肠表面覆盖粗糙如糠皮状的假膜,与组织紧密粘连。假膜可脱落,形成溃疡。溃疡多数表浅,甚少穿破黏膜肌层而引起穿孔。肠系膜淋巴结偶可呈急性炎症而肿大。脾轻度肿大,白髓中细胞增生。肝、肾、心、脑等器官的实质细胞可发生变性甚至灶性坏死。

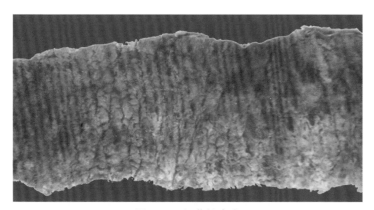

图 12-3 细菌性痢疾
结肠黏膜表层坏死,有大量渗出物积聚,形成糠皮状之假膜

临床上,本病由于毒血症,可出现发热、头痛、乏力、食欲减退等全身症状和白细胞增多;病变肠管蠕动亢进并有痉挛,引起阵发性腹痛、腹泻等症状。炎症刺激直肠壁内的神经末梢及肛门括约肌,导致里急后重和排便次数频繁。与肠道的病变相对应,最初为稀便混有黏液,待肠内容物排尽

后即转为黏液脓血便,偶尔排出片状假膜。严重病例,大便次数频繁乃至失禁,并常伴有呕吐,可引起明显脱水、酸中毒和电解质紊乱、血压下降,甚至发生休克。

急性菌痢的自然病程为1~2周,在适当的治疗下大多痊愈,少数可转为慢性菌痢。并发症一般少见,包括肠出血、肠穿孔、肠腔狭窄和多发性浆液性关节炎等。

(二) 中毒性细菌性痢疾

起病急骤,肠病变和症状常不明显,但有严重的全身中毒症状(如高热、惊厥、昏迷等)。发病后数小时或十数小时即可出现中毒性休克或呼吸衰竭。本型多见于2~7岁儿童,常由毒力较低的痢疾杆菌引起。肠病变一般较轻,主要为黏液分泌增加、黏膜充血、水肿和少量中性粒细胞浸润等卡他性炎症的改变。有时肠壁集合淋巴小结和孤立淋巴小结滤泡增生肿大,而呈滤泡性肠炎的变化。临床上常无明显的腹痛、腹泻及脓血便。

(三) 慢性细菌性痢疾

菌痢病程超过2个月以上者称为慢性菌痢。多由急性菌痢转变而来,主要由治疗不当或机体抵抗力减弱所致。病程可长达数月或数年,在此期间随着患者全身及局部抵抗力的波动,肠道病变此起彼伏,新旧混杂。溃疡边缘不规则,边缘黏膜常过度增生而形成息肉。肠壁各层有慢性炎细胞浸润和纤维组织增生,乃至瘢痕形成,从而使肠壁不规则增厚、变硬,严重的病例可致肠腔狭窄。

临床上可出现不同程度的肠道症状,如腹痛、腹胀、腹泻或便秘与腹泻交替出现,经常带有黏液或少量脓血。少数慢性菌痢患者可无明显症状和体征,但大便培养持续阳性,成为慢性带菌者,常为传播菌痢的传染源。

第3节 阿米巴病

阿米巴病(amoebiasis)是由溶组织阿米巴原虫感染引起,病变主要发生于结肠,病原体亦可经血流运行或偶以直接侵袭到达肝、肺、脑和皮肤等处。本病遍及世界各地,但以热带及亚热带地区为多见。在我国多见于南方,但在夏季也可见于北方。

一、肠阿米巴病

肠阿米巴病(intestinal amoebiasis)是由溶组织内阿米巴寄生于结肠引起的,因临床上常出现腹痛、腹泻和里急后重等痢疾症状,故常称为阿米巴痢疾(amoebic dysentery)。

(一) 病因和发病机制

肠阿米巴病主要由于食入被包囊体污染的食物和水而引起。包囊体能抵抗胃酸作用,安全到达结肠的回盲部,发育成小滋养体并分裂繁殖。在结肠功能正常时,小滋养体停止活动,继而形成包囊体排出体外。大多数感染者为无症状的包囊体携带者,是本病的重要传染源。当宿主营养不良、肠道功能紊乱、感染、黏膜损伤等造成肠壁防御功能降低时,肠内小滋养体可通过伪足运动和水解酶的作用侵袭肠壁继续分裂增殖,转变为大滋养体,并不断侵袭周围组织引起病理变化。阿米巴原虫的侵袭力主要表现为对宿主组织的溶解破坏作用。

(二) 病理变化

病变主要发生在盲肠和升结肠,其次为乙状结肠和直肠。因此,患者腹泻次数和里急后重症状较细菌性痢疾为轻。病变为伴组织溶解液化的变质性炎(炎症反应不明显,白细胞浸润甚少,在坏死组织中易找到阿米巴滋养体),可分为急性期和慢性期。

1. 急性期病变　早期在肠黏膜表面有多数灰黄色隆起的点状坏死或浅在溃疡,随着病变进展,形成阿米巴痢疾特有的口小底宽如烧瓶状的潜行性溃疡(图 12-4)。坏死不断扩大,邻近的溃疡底部可形成隧道而相互沟通,其表面的黏膜大片坏死脱落,呈腐肉状,并形成大溃疡(图 12-5)。镜下:阿米巴原虫引起的液化性坏死为无结构的淡红色病灶,溃疡底部和边缘仍见残留的坏死组织,周围炎症反应不明显,在坏死组织与健康组织的交界处常可找到阿米巴滋养体,在肠壁的小静脉腔内有时也可见到(图 12-6)。临床上,急性期主要为肠道症状,表现为腹痛、腹泻、大便量多,且大便因含黏液和大量血液及坏死溶解肠壁组织而呈棕红色糊状伴腥臭。

2. 慢性期病变　急性期治疗不及时,易转为慢性,病程可达数年以上。此时肠道病变甚为复杂,坏死、溃疡、肉芽组织增生和瘢痕形成交替进行。肠壁

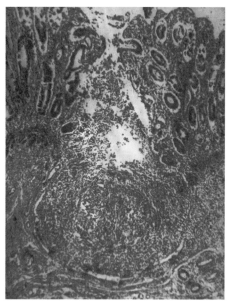

图 12-4　阿米巴病所致结肠溃疡
呈烧杯状外观

可因纤维组织增生而增厚变硬,少数可因肉芽组织过度增生形成肿瘤样包块,称阿米巴肿,多见于盲肠,易误诊为大肠癌,严重时可致肠梗阻。

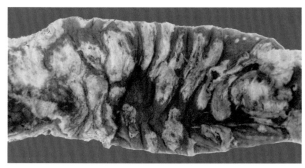

图 12-5　肠阿米巴病急性期
肠黏膜表面出现多个巨大溃疡、覆以腐肉,溃疡间黏膜大致正常

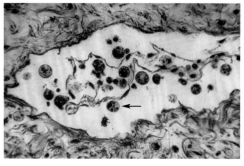

图 12-6　肠壁静脉内的阿米巴原虫(箭头所示)

二、肠外阿米巴病

(一) 阿米巴肝脓肿

阿米巴肝脓肿是阿米巴痢疾最常见的并发症,系由于阿米巴原虫侵入肠壁的小静脉并随门脉血流到达肝内所致。脓肿一般为单发性,大小不一,且多位于肝右叶。脓肿腔内为被溶解液化的坏死组织和陈旧性血液混合而成的果酱样物质,炎症反应不明显。脓肿壁上附有尚未完全液化坏死的结缔组织、血管和胆导管等,呈破絮状外观(图 12-7)。肝脓肿大多发生于阿米巴痢疾发病后 1~3

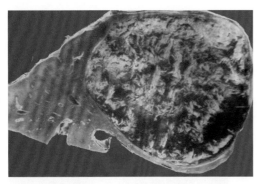

图 12-7　阿米巴肝脓肿

个月内,但也可发生于痢疾症状消失数年之后。临床上,阿米巴性肝脓肿常表现为长期发热伴有右上腹痛及肝肿大和压痛,全身消耗等症状。

(二) 阿米巴肺脓肿

阿米巴肺脓肿多直接由肝脓肿蔓延而来,常位于右肺下叶,为单发性。

(三) 阿米巴脑脓肿

阿米巴脑脓肿偶可发生,为阿米巴滋养体经血道入脑引起。

第4节　流行性脑脊髓膜炎

流行性脑脊髓膜炎(epidemic cerebrospinal meningitis)简称"流脑",是由脑膜炎奈瑟菌引起的急性呼吸道传染病。可呈散发或流行,多见于冬春季,常发生于 10 岁以下儿童。主要病变是脑脊髓膜的急性化脓性炎。临床表现为高热、头痛、呕吐、皮肤瘀点及脑膜刺激症状。

一、病因及发病机制

脑膜炎奈瑟菌存在于病人和带菌者的鼻咽部,通过咳嗽、喷嚏等飞沫传播。细菌侵入上呼吸道后,仅部分患者因侵入细菌数量多、毒力强或当机体抵抗力低下时才会发病。首先在鼻咽部引起轻度炎症,出现上呼吸道感染症状(上呼吸道炎症期)。其后细菌从上呼吸道黏膜侵入血流,轻者引起暂时菌血症,重者细菌在血液中繁殖,产生内毒素,引起短期的败血症(败血症期)。如进一步突破血-脑屏障,细菌侵入脑脊髓膜引起化脓性脑膜炎(脑膜炎期)。

二、病理变化及临床病理联系

根据病理变化的特点,分为普通型及暴发型两种。

(一) 普通型

本型最常见,约占全部病例的 90%,根据病变发展过程可分为三期。

1. 上呼吸道炎症期　病原菌在鼻咽部繁殖,引起黏膜充血、肿胀、少量淋巴细胞和中性粒细胞浸润、腺体分泌增加等炎性变化。

2. 败血症期　细菌在血液中生长繁殖,产生内毒素。主要病变为细菌性栓塞和内毒素对血管壁损害所致的出血灶。临床表现为发热,白细胞增多,皮肤、黏膜的瘀点或瘀斑(图 12-8)。以瘀点、瘀斑处的血液直接涂片,约 80% 的病例可找到脑膜炎奈瑟菌。

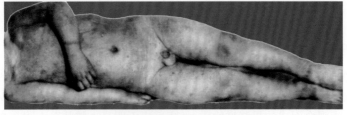

图 12-8　流行性脑脊髓膜炎(败血症期)

患儿皮肤有散在的瘀点、瘀斑

3. 脑膜炎期　脑脊髓膜血管高度扩张充血，蛛网膜下腔充满灰黄色脓性渗出物，脑的沟回模糊不清(图 12-9)。镜检见蛛网膜下腔增宽，内含大量中性粒细胞、纤维素和少量单核细胞、淋巴细胞浸润，血管高度扩张充血。临床出现脑膜刺激征，表现为颈项强直、克氏征(Kernig's sign)阳性、角弓反张。颅内压升高，表现为剧烈头痛、喷射性呕吐、视盘水肿、昏迷、抽搐及小儿前囟饱满等。

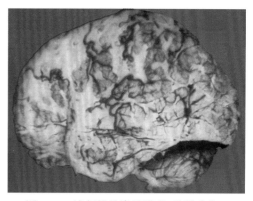

图 12-9　流行性脑脊髓膜炎(脑膜炎期)
软脑膜呈高度充血，蛛网膜下腔有大量脓液渗出，
使脑回及脑沟被掩盖

(二) 暴发型

起病急骤，病情凶险，病死率高，可分为两型：

1. 败血症型　多见于儿童，主要表现为败血症休克而脑膜的炎性病变轻微。患者常短期内出现皮肤及黏膜的广泛性瘀点或瘀斑，同时伴有严重的周围循环衰竭。过去认为是因严重感染致双侧肾上腺广泛出血以及急性肾上腺功能衰竭所致，并将这种综合表现称为沃-弗氏综合征(Waterhouse-Friderchsen syndrome)。现认为其发生机制是由于脑膜炎奈瑟菌败血症时，大量内毒素释放到血液中引起中毒性休克及弥散性血管内凝血，两者相互影响，引起病情进一步恶化的结果。

2. 脑膜脑炎型　脑膜炎波及软脑膜下的脑组织，主要是因内毒素作用，使得脑微循环障碍和血管壁通透性增高，引起脑组织淤血和大量浆液渗出，进而发生严重脑水肿，颅内压急剧增高。临床表现为突发高热、剧烈头痛、频繁呕吐，常伴惊厥、昏迷或脑疝形成。若抢救不及时，可危及生命。

三、结　局

大多数患者均能治愈，少数患者可因暴发性败血症或脑疝等而死亡。如治疗不当，可发展为慢性，引起下列后遗症：

(1) 脑积水：由于脑脊液循环障碍而引起。在幼儿囟门未闭合时，可因脑积水的膨胀而形成头大面小的畸形。

(2) 颅神经麻痹：耳聋、斜视、面瘫。

(3) 肢体瘫痪和精神障碍。

第5节　流行性乙型脑炎

流行性乙型脑炎(epidemic encephalitis B)简称"乙脑"，是乙型脑炎病毒引起的中枢神经系统的急性传染病。在我国分布很广，流行于夏末秋初，多发生于 10 岁以下儿童，主要病变为中枢神经系统的变质性炎。临床上起病急骤，常有高热、头痛、呕吐、嗜睡、抽搐、昏迷等症状。

一、病因及发病机制

乙脑病毒为嗜神经性 RNA 病毒，在神经细胞内增殖。传染源为患者及感染病毒的家畜，通过蚊虫叮咬而传播。病毒侵入人体，首先在局部血管内皮细胞中及随血流播散至肝、脾、淋巴结单核吞噬细胞系统中增殖，继而大量入血引起第二次病毒血症。当机体免疫力强，血-脑屏障功能正常时，病毒不能进入脑实质致病，而成为隐性感染，并获得免疫，成人中隐性感染多见。在机体免疫功能低下、血-脑屏障不健全时,病毒可侵入中枢神经系统大量增殖而致病。

二、病 理 变 化

病变主要在脑脊髓实质,累及范围很广,但以大脑皮质、基底核和视丘最严重,小脑、丘脑及脑桥次之。肉眼观察:脑膜充血,脑组织水肿,脑回变宽变扁,脑沟变浅。镜下主要以神经细胞损害及软化灶形成为特征。

1. 神经细胞变性、坏死 神经细胞肿胀,尼氏小体消失,胞质内出现空泡,核偏位。神经细胞可出现嗜酸性变。在变性、坏死的神经细胞周围,常有增生的少突胶质细胞围绕,称神经细胞卫星现象;小胶质细胞及中性粒细胞可侵入神经细胞内,称为噬神经现象。小脑 Purkinje 细胞大量丧失,也是本病突出的表现。

2. 软化灶形成 脑组织局灶性坏死、液化,形成染色较浅、质地疏松的筛状软化灶,呈圆形或卵圆形,边界清楚(图 12-10)。

3. 胶质细胞增生 由小胶质细胞增生并聚集成群而形成胶质细胞结节(图 12-11),是病毒性脑炎的特征性病变之一。结节多位于小血管旁或变性坏死的神经细胞附近。

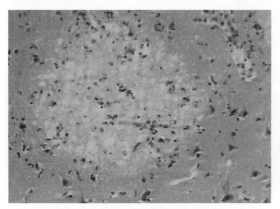

图 12-10 流行性乙型脑炎(软化灶)
脑实质内有脑软化灶形成

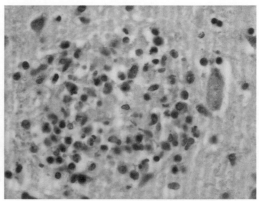

图 12-11 流行性乙型脑炎(胶质结节)
脑组织内有小胶质细胞增生,形成"胶质结节"

4. 血管变化和炎症反应 血管高度扩张充血,甚至血流淤滞,并可形成血栓及出血灶。血管周围间隙增宽,有浆液渗出及淋巴细胞、单核细胞围绕血管呈袖套状浸润(图 12-12)。

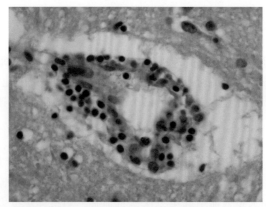

图 12-12 流行性乙型脑炎(血管浸润套)
脑组织小血管周围有单核细胞和淋巴细胞浸润,形成"血管浸润套"

三、临床病理联系

早期可因病毒血症而有高热、全身不适等症状。继而因神经细胞广泛受累,患者很快就出现嗜睡、昏迷等意识障碍表现。脑的不同部位损害可导致相应的临床表现。脑水肿引起颅内压增高,出现头痛、呕吐等症状,严重的可形成脑疝。

四、结　　局

大多数可治愈,部分患者因脑组织严重损害可有痴呆、语言障碍、肢体瘫痪等,病愈后可留有后遗症。少数病变严重者可死亡。

第6节　脊髓灰质炎

脊髓灰质炎(poliomyelitis)是脊髓灰质炎病毒引起的一种急性传染病。病变主要发生在脊髓前角,故称为脊髓前角灰质炎。多见于儿童,临床上常出现肢体弛缓性瘫痪,故又称为小儿麻痹症。发病季节以夏末秋初多见,大多呈流行性,亦可散发。过去本病发病率高,严重危害人民健康,现我国儿童已普遍服食脊髓灰质炎减毒活疫苗糖丸,发病率大大降低。

一、病因及发病机制

脊髓灰质炎病毒为一种嗜神经性 RNA 肠道病毒,存在于患者的粪便和鼻咽分泌物中,主要通过污染的饮用水和食物经消化道传染,少数也可借飞沫经呼吸道传染。病毒侵入人体后,首先在咽喉和肠黏膜上皮细胞中增殖,继而侵入局部淋巴结尤其是肠集合淋巴小结中增殖,然后入血产生短暂病毒血症。此时体内如有足够抗体,则成为隐性感染。如机体防御功能低下,则病毒可侵入中枢神经系统,引起运动神经元的损害。

二、病理变化

病变位于中枢神经系统实质,主要累及脊髓前角运动神经细胞,以颈膨大和腰膨大最严重,严重病例也可侵犯延脑、脑桥、中脑等处,病变愈向上愈轻。

肉眼可见:脑脊髓膜充血,切面可见脊髓前角灰质肿大,充血,严重者出现出血和坏死。晚期,前角萎缩,前根萎缩变细,瘫痪的肢体肌肉明显萎缩。镜下最突出的改变是脊髓前角运动神经元的损害。神经细胞肿胀,尼氏小体溶解,核浓缩、溶解,神经细胞完全消失;淋巴细胞、单核细胞和中性粒细胞浸润;血管扩张充血,有袖套样浸润及小胶质细胞增生。脊髓蛛网膜下腔充血,炎细胞浸润。晚期噬神经现象突出,有泡沫细胞出现和星形胶质细胞增生,形成胶质瘢痕(图 12-13)。

三、临床病理联系

由于中枢神经系统受累的部位和严重程度的不同,临床上可有不同的表现。非麻痹型,临床无明显的麻痹表现;麻痹型,大量运动神经元坏死,相应的肢体发生肌肉无力或麻痹,

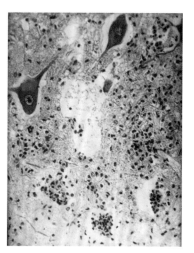

图 12-13　脊髓灰质炎
前角运动神经细胞坏死,被中性粒细胞吞噬,还有胶质结节形成

多见于下肢;延脑型,病变累及延脑,损害呼吸中枢和心血管运动中枢,引起中枢性呼吸麻痹和循环衰竭,常导致死亡。

四、结　局

本病呈急性经过,病程1~2周。其后进入临床恢复期,瘫痪的肢体开始不同程度的恢复。未能完全恢复者,患肢肌肉逐渐萎缩,形成后遗症而造成残疾。

第7节　梅　毒

通过性行为引起性器官的传染性疾病和性器官外接触传染的疾病称为性传播疾病。

梅毒(syphilis)是由梅毒螺旋体引起的一种性传播疾病。其特点是病程长、病情时显时隐,病原体可侵犯全身器官,临床表现多样。

一、病因及发病机制

梅毒螺旋体是梅毒的病原体。它进入人体后,机体可产生抗体,引起体液免疫,形成免疫复合物;也可产生细胞免疫,在局部形成肉芽肿。

梅毒分为后天性和先天性。后天性梅毒多由密切性接触传染,少数可因输血、接吻、手术或间接通过被污染了的衣物、浴具等传染。先天性梅毒又称胎传梅毒,是因为患梅毒的妇女通过胎盘传染给胎儿所引起。

二、基 本 病 变

(一) 闭塞性动脉内膜炎和血管周围炎

小动脉内皮细胞肿胀增生,成纤维细胞呈同心圆性增生,淋巴细胞浸润致血管壁增厚,管腔狭窄,甚至闭塞,成为闭塞性血管内膜炎。血管周围有淋巴细胞、单核细胞和多量浆细胞浸润。

(二) 树胶样肿

树胶样肿(gumma)是梅毒的特殊性肉芽肿,又称梅毒瘤,质韧有弹性,似树胶,大小不一。镜下见:中央为干酪样坏死,周围有类上皮细胞、朗汉斯巨细胞增生和多量淋巴细胞、浆细胞浸润,外层由成纤维细胞包绕。坏死灶周围有血管炎和血管周围炎。树胶样肿易发生纤维化及瘢痕形成,仅见于第三期梅毒。

三、临床病理分期

(一) 后天性梅毒

1. 第一期梅毒　梅毒螺旋体侵入人体后,经过2~3周,在入侵部位出现硬性下疳(chancre)。下疳多为圆形,边缘隆起,稍硬有弹性,与周围组织分界清楚。下疳多为一个,常发生于阴茎头、阴唇和子宫颈(图12-14、图12-15)。镜下见闭塞性小动脉内膜炎和血管周围炎,特殊染色可见梅毒螺旋体。下疳发生1周后,局部淋巴结肿大。一期梅毒的病程为4~6周。及时治疗,可彻底痊愈。若不治疗,也可自行愈合,但梅毒螺旋体已侵入淋巴、血液,可传播至全身组织器官,引起二期梅毒。

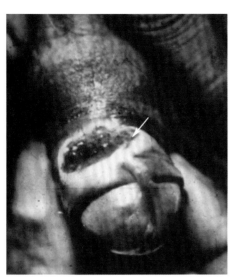

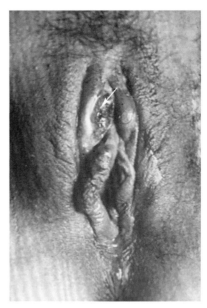

图 12-14　阴茎头部硬性下疳　　　　　　图 12-15　阴唇部硬性下疳

2. 第二期梅毒　一期硬性下疳发生后 7~8 周后,患者有低热、头痛、全身乏力、肌肉关节酸痛等症状。2~3 天后,全身皮肤、黏膜出现梅毒疹,可呈丘疹、斑疹和脓疱疹等多种形式。梅毒疹对称分布,广泛而稠密,不痛不痒。在肛周、会阴、外阴等处的梅毒疹常融合为暗红色、突起的平坦斑块,柔软湿润,称扁平湿疣(condyloma lata)。梅毒疹镜下为淋巴细胞、浆细胞浸润,小血管内膜炎和血管周围炎。扁平湿疣还有表皮增生和角化不全。病灶内有螺旋体,尤以扁平湿疣的渗出物中含量为多,传染性极强。二期梅毒的另一特征是全身淋巴结肿大、硬韧、有弹性、无压痛,镜下为非特异性炎。二期梅毒也可不治"自愈",但常复发。

一期及二期梅毒称早期梅毒,有传染性,若给予足量抗梅毒治疗,可治愈。若未治疗,经 2~4 年或 10 余年后发展为三期梅毒。

3. 第三期梅毒　又称晚期梅毒。

(1)心血管系统梅毒:病变主要在主动脉,引起梅毒性主动脉炎。患者多为 40~55 岁的中年人。病变部位常在主动脉升部,从上到下逐渐减轻,横膈以下没有病变。早期为主动脉外膜滋养血管的闭塞性动脉内膜炎及血管周围炎,中膜逐渐萎缩、变性及坏死,由纤维化瘢痕取代。肉眼可见主动脉内膜有许多不整齐的下陷的皱纹,似老树皮状。梅毒性主动脉炎可引起主动脉瓣关闭不全、冠状动脉口狭窄和梅毒性主动脉瘤。

(2)中枢神经梅毒:可分为梅毒性脑脊髓膜炎、神经血管梅毒、树胶肿、麻痹性痴呆(大脑皮质神经细胞变性、坏死及消失,胶质细胞增生,大脑萎缩。患者唇舌震颤,肌肉软弱,瞳孔对光反应失常和精神异常)、脊髓痨(脊髓白质的后根、后索萎缩,脊髓末段受累最早也最严重。主要症状有腱反射消失,肌张力减弱,共济失调,痛觉、温觉消失,大小便失禁,内脏阵发性剧痛)和阿-罗瞳孔(两眼瞳孔甚小,不等圆,对光反应消失,调节反应正常)。

(3)其他器官梅毒:肝、骨、睾丸等器官常发生树胶样肿。

(二) 先天性梅毒

先天性梅毒根据被感染胎儿发病的早晚有早发性和晚发性之分。早发性先天性梅毒系指胎儿或婴幼儿期发病的先天性梅毒。晚发性先天性梅毒的患儿发育不良,智力低下。可引发间质性角膜炎、神经性耳聋及楔形门齿,并有骨膜炎及马鞍鼻等体征。

第8节 淋 病

淋病(gonorrhea)是由淋病奈瑟菌引起的急性化脓性炎,是最常见的性传播性疾病。主要侵犯泌尿生殖系统。男女均可发病,多发于 15~30 岁。

一、病因及发病机制

淋病奈瑟菌是革兰阴性菌。人类是淋病奈瑟菌唯一的自然宿主,淋病主要由性接触而传染,也可通过污染的手指、衣、物等间接感染,胎儿可经产道感染造成新生儿淋病性急性结膜炎。人类对淋病奈瑟菌无自然免疫力,均易感,病后免疫力不强,不能防止再感染。多数病菌携带有耐药质粒,与病菌的耐药性有关。

淋病奈瑟菌对柱状上皮和移行上皮有特别的亲和力。病菌先侵袭前尿道和宫颈黏膜,凭借其具有的多种黏膜相关黏附分子、菌毛结构与黏膜上皮黏附,然后病菌依赖其分泌的 IgA 蛋白酶及外膜蛋白穿透上皮细胞并向深部组织侵入。

二、病理变化及临床病理联系

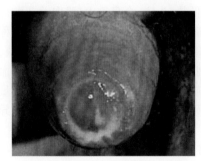

图 12-16 淋病
尿道口充血、水肿,有脓性分泌物溢出

感染后 1~2 天,病菌进入上皮下组织引起急性化脓性炎,病菌也可长期潜伏在深部腺体组织中成为慢性淋病而反复发作。男性的病变从前尿道开始,可逆行蔓延到后尿道,波及前列腺、精囊和附睾。临床表现为尿道口充血、水肿、脓性分泌物溢出(图 12-16),可伴排尿困难。女性的病变累及外阴和阴道腺体、子宫颈内膜、输卵管及尿道。临床可见黏液脓性或脓性分泌物增多。少部分病例可经血行播散引起身体其他部位的病变。慢性者形成以浆细胞为主的慢性炎症,并可反复引起急性发作。

第9节 尖锐湿疣

尖锐湿疣(condyloma acuminatum)是由人乳头瘤病毒(human papilloma virus,HPV)引起的性传播性疾病。主要累及生殖道上皮呈现良性增生性疣状病变。最常发生于 20~40 岁。

一、病因及发病机制

HPV 属乳多空病毒(DNA 病毒),人类是其唯一自然宿主,在尖锐湿疣病变中主要是 HPV6、11 型。患者及无症状的携带者为传染源,主要通过性接触传播,但也可通过非性接触的间接感染而致病。

HPV 在人体温暖潮湿部位易生长繁殖,对人体皮肤黏膜尤其生殖道黏膜有高度亲嗜性,病毒经接触传播到达皮肤黏膜交界处,通过微小糜烂面进入上皮细胞引起感染。病毒复制可诱导上皮细胞增殖、表皮变厚,棘细胞增生和表皮角化而形成皮肤疣状病变。

二、病理变化及临床病理联系

病变好发于黏膜和皮肤交界处。男性常见于阴茎冠状沟、龟头、包皮、包皮系带、尿道口或肛门附近。女性多见于阴蒂、阴唇、会阴部及肛周。可发生于身体的其他部位如腋窝等。

本病初起为小而尖的突起，逐渐扩大。淡红或暗红，质软，表面凹凸不平，呈疣状颗粒，也可增大呈菜花状（图 12-17），表面可有感染溃烂，触之易出血。病变常持续存在，反复发作，临床上局部瘙痒、烧灼感。镜下病变呈乳头瘤样增生。表皮钉突增粗延长，表皮角质层轻度增厚及角化不全，棘层肥厚，可见散在或成群的凹空细胞，其特点为较正常细胞大，核大居中，圆形或不规则形，染色深，核周胞质空泡状，细胞边缘常残存带状胞质，可见双核或多核。真皮层可见毛细血管及淋巴管扩张，大量慢性炎症细胞浸润。

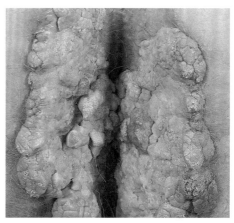

图 12-17　尖锐湿疣
表面凹凸不平，呈菜花状

本病有癌变可能。应用免疫组织化学方法可检测 HPV 抗原，用原位杂交、PCR 和原位 PCR 技术检测 HPV DNA 有助于诊断。

第 10 节　流行性出血热

流行性出血热（epidemic hemorrhagic fever，EHF）是一种由病毒引起的自然疫源性急性传染病，分布在欧亚两洲。临床症状有高热、出血、休克、急性肾损伤。一般经过可分为：发热期、休克期、少尿期、多尿期和恢复期共五期。病程 1~2 个月，死亡率达 10%。

一、病因及感染途径

流行性出血热病毒现统称汉坦病毒，为有膜 RNA 病毒。鼠类是主要传染源。我国主要是黑线姬鼠和褐家鼠，东北林区的主要是大林姬鼠。病毒能通过宿主动物的血及唾液、尿、便排出，鼠向人的直接传播是人类感染的重要途径。主要传播途径是通过伤口、呼吸道、消化道、螨媒和胎盘母婴垂直传播。

二、病理变化

全身小血管广泛性损伤引起的出血性炎，伴有实质细胞的灶状坏死。

（一）血管及心脏

全身小动脉、小静脉及毛细血管扩张充血，内皮细胞肿胀、脱落，伴有广泛的血浆渗出和出血。心脏最明显的病变为右心房及右心耳的内膜下大片状出血，严重时波及心肌及心外膜，但常止于房室沟而不波及心室。心肌细胞有水肿及脂肪变性。

（二）肾脏

肾体积肿大，表面及包膜下可见充血及点状出血。切面肿胀边缘外翻，髓质病变突出，高度充血、出血,呈暗紫红色。镜下:肾小球毛细血管充血,基膜增厚,肾小管上皮变性、坏死,腔内可见红细胞、蛋白管型或颗粒管型,间质高度充血、水肿和弥漫性出血。发病 10 天后,肾小管上皮逐渐再生修复,患者表现为多尿。

(三) 垂体

前叶病变显著,充血、出血明显,最后常出现广泛的片状坏死。

(四) 其他器官

肾上腺髓质充血、出血,皮质变薄,有灶状或片状出血、坏死。肺、肝、消化道黏膜等充血、出血和水肿。浆膜腔常有少量棕黄色或血性积液。腹膜后疏松组织水肿如胶冻样。

三、结　局

多于第四周开始恢复,病程 1~2 个月。主要死亡原因是 DIC、休克、心力衰竭和急性肾功能不全,也可死于继发感染。

第 11 节　血 吸 虫 病

血吸虫病(schistosomiasis)是我国南方流行的主要地方性寄生虫病之一。病原为日本血吸虫。

一、病因及感染途径

日本血吸虫生活史包括虫卵、毛蚴、胞蚴、尾蚴、童虫和成虫等发育阶段。成虫以人体或其他哺乳动物如狗、猫、猪、牛及马等为终宿主,自毛蚴至尾蚴的发育繁殖阶段以钉螺为中间宿主。虫卵随人、畜粪便排入水中,孵出毛蚴,钻入钉螺经胞蚴发育成尾蚴,之后逸出螺体,并游动于水中。当人畜与疫水接触时,尾蚴借其头腺分泌的溶组织酶作用和其肌肉收缩的机械运动,很快钻入皮肤、黏膜,发育为童虫,继而进入小血管或淋巴管内,随血流经右心和肺静脉,进入体循环,一般只有进入肠系膜静脉的童虫才能发育为成虫。通常在感染尾蚴后 3 周即可发育为成虫,成虫雌雄合抱寄生于肠系膜静脉系统中。雌雄交配后产卵,虫卵随门静脉入肝,或逆血流入肠壁发育为成熟虫卵,肠壁内的虫卵可破坏肠黏膜而进入肠腔,并随粪便排出体外,再重演生活周期。

二、病理变化

(一) 尾蚴及童虫引起的病变

1. **尾蚴性皮炎**　尾蚴穿透皮肤时可引起真皮内毛细血管扩张充血、出血,其周围有中性粒细胞和嗜酸性粒细胞浸润。局部皮肤出现红色丘疹。

2. **肺部病变**　童虫循血流移行至肺部,可穿破肺泡壁毛细血管进入肺组织,引起点状出血及炎细胞浸润。

3. **其他病变**　童虫在人体内随血流移行时,如进入门静脉系统以外的部位,因不适宜继续发育而最后死亡,其代谢产物和死亡虫体的分解产物,可引起发热、荨麻疹、血中嗜酸性粒细胞增多等变化。

(二) 成虫及其代谢产物所引起的病变

成虫寄生在肠系膜静脉,可引起局部静脉周围炎或血栓性静脉内膜炎,其代谢产物可引起贫血、血液嗜酸性粒细胞增多、脾肿大、肝 Kupffer 细胞内褐色素沉着。褐色素是成虫吞食红细胞后，将血红蛋白分解而形成的一种血红素样色素。

（三）虫卵沉着于组织内所引起的病变

虫卵在组织内形成虫卵结节，是血吸虫病最重要的病变。按虫卵的成熟程度和病变发展过程可分为急性虫卵结节和慢性虫卵结节。

1. 急性虫卵结节 由成熟虫卵所引起，为粟粒至绿豆大小的灰黄色结节。镜下见结节中央有一至数个成熟虫卵，卵壳上附有一层嗜酸性的棒状体。免疫荧光法证明为抗原-抗体复合物。虫卵周围是一片无结构的颗粒状坏死物质和大量嗜酸性粒细胞浸润，最外为少量新生的肉芽组织，称嗜酸性脓肿。

2. 慢性虫卵结节 急性虫卵结节经 10 余天后，肉芽组织逐渐向虫卵结节中央生长，并出现围绕虫卵成放射状排列的类上皮细胞、异物巨细胞和淋巴细胞，整个虫卵结节类似结核结节的形态结构，称"假结核结节"。最后整个结节发生纤维化。

三、主要器官的病变

1. 肠道 病变常弥漫分布于盲肠至直肠的全部大肠，尤以直肠、乙状结肠和降结肠最明显，主要由虫卵沉着引起。早期肠黏膜红肿，有散在分布的褐色或灰黄色细颗粒状突起的病灶（为堆积的虫卵）。病灶处黏膜常坏死脱落，形成浅表溃疡，溃疡边缘充血。镜下见病灶处充血、水肿明显，有成堆虫卵沉积在黏膜及黏膜下层，形成急性虫卵结节和慢性虫卵结节。晚期肠壁增厚、变硬，并可形成息肉，少数患者可发生结肠癌。

2. 肝脏 虫卵随门静脉血流到达肝脏，由于虫卵直径大于门静脉末梢分支的口径，不能进入肝窦，虫卵引起的病变主要在汇管区。急性期肝脏轻度肿大，表面及切面可见多个大小不等的灰白或灰黄色、粟粒或绿豆大小的小结节。镜下在汇管区附近见许多急性虫卵结节，肝细胞受压萎缩，也可有变性及小灶性坏死。肝窦充血，Kupffer 细胞增生和吞噬血吸虫色素。

慢性期由于慢性虫卵结节和纤维化，使肝脏缩小变硬，形成血吸虫性肝硬化（图 12-18）。肝小叶并未遭受严重破坏，一般不形成假小叶，但汇管区纤维化特别明显，切面上见门静脉周围纤

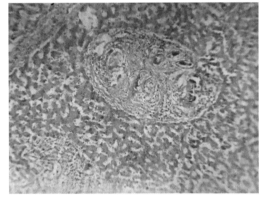

图 12-18 日本血吸虫性肝硬化
肝内可见纤维组织包绕钙化之虫卵结节

维组织呈树枝状分布，故有干线型或管道型肝硬化之称。由于虫卵阻塞在门静脉小分支内，引起血栓形成和机化，造成窦前性阻塞，故门脉高压症较门脉性肝硬化严重，常有腹水生成。

3. 脾脏 由于血吸虫代谢产物的刺激，及晚期的门脉高压症，脾脏可显著增大，临床上可出现脾功能亢进症状。

（杜庆红）

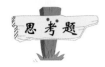

1. 传染病有哪些共同特征?

2. 常见的消化道传染病有哪些? 其病因、病理变化和临床病理联系有什么区别?

3. 试述流行性脑脊髓膜炎和流行性乙型脑炎的病因、病理变化以及临床表现。

4. 试述梅毒的病因、病理变化以及临床表现。

5. 试述血吸虫病的病因、病理变化以及临床表现。

本章课件

下 篇

第13章　细胞信号转导系统与疾病

　　细胞中存在能调节细胞代谢、增殖分化、凋亡和应激反应等的信号转导系统(signal transduction system)，简称信号系统。它们由能接收信号的特定的受体、受体后的信号转导通路以及其作用的终端所组成。不同的信号转导通路间具有相互联系和作用，形成复杂的信号转导网络。信号转导的失控与多种疾病的发生机制相关联，如心血管疾病、肿瘤、糖尿病以及某些神经精神性疾病等。因此，了解信号转导系统的组成及信号转导的机制，对于深入认识生命过程和揭示生命的本质具有重要意义。

第1节　细胞信号转导系统的组成

一、细胞间通讯的方式

　　生物细胞具有极其复杂的生命活动，这些生命活动的调控是通过细胞间信息传递来实现的。多细胞间的连接和信息交流可分为细胞的直接接触和黏合、细胞的通讯连接以及细胞的间接联系等(图13-1)。

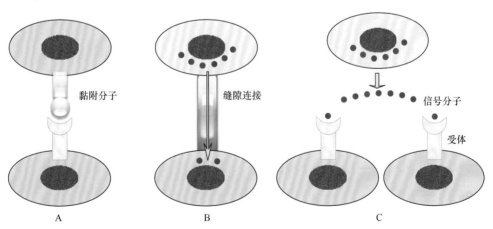

图 13-1　细胞间的通讯方式
A. 细胞的直接接触和黏合；B. 细胞的通讯连接；C. 细胞的间接联系

（一）细胞的直接接触和黏合

细胞的直接接触和黏合是细胞间通过膜结合分子的相互识别与黏合来进行信息的交流,这是细胞通讯的最直接的方式。介导这种作用的有糖蛋白和糖脂,其中细胞黏附分子发挥了重要作用。

（二）细胞的通讯连接

通讯连接又分为缝隙连接和突触连接。

（三）细胞的间接联系

细胞的间接联系是细胞间通讯的最主要方式。这种类型的细胞通讯包括以下几个步骤(图13-2):

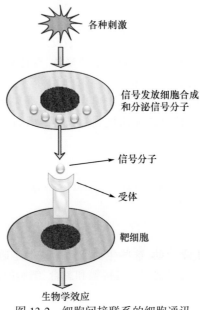

图 13-2　细胞间接联系的细胞通讯步骤示意图

（1）信号发放细胞合成和分泌各种信号分子。
（2）靶细胞上的特定受体接受信号并启动细胞内的信号转导。
（3）信号转导通路调节细胞代谢、功能及基因的表达。
（4）信号的去除及细胞反应的终止。

二、细胞的信号种类

细胞的信号主要为物理信号和化学信号。

（一）物理信号

物理信号包括光信号、电信号、机械信号(如摩擦力、压力、牵张力以及血液在血管中流动所产生的切应力等)。此外,紫外线、热刺激、细胞容积和渗透压改变等刺激也都是物理信号。它们作用于细胞后,能启动细胞内的信号转导。光信号是通过视网膜细胞中的光受体-视紫红质接收和转导的。在神经系统中,信号通过电压敏感性的离子通道以动作电位的方式沿神经纤维传送,到了突触部位,电信号转化成化学信号,即由突触前膜释放神经递质,被突触后膜上的受体接收,再将化学信号转成电信号。机械刺激,如牵拉刺激可通过牵拉敏感的离子通道启动细胞内的信号转导途径,导致细胞形态和功能的改变,由细胞外基质-黏附分子-细胞骨架组成的结构也能感受机械的和细胞运动的刺激信号。由于物理信号种类很多,多数信号的接收和启动细胞内的信号转导的机制尚不清楚。

(二)化学信号

1. 化学信号的种类 ①体液因子,如激素、神经递质和神经肽、细胞生长因子以及局部化学介质,如前列腺素等;②气味分子;③细胞代谢产物,如 ATP、活性氧等;④进入体内的药物、有毒的物质,包括细菌毒素等,都属于化学信号。化学信号主要通过细胞中的受体起作用,因此也被称为配体(ligand)。它们分为水溶性和脂溶性两类,其中绝大多数是水溶性分子,它们一般不能穿过生物膜,作用时需先与生物膜表面的受体结合,通过跨膜信号转导产生效应。脂溶性化学信号分子,如甾体激素能通过弥散作用穿过细胞膜进入细胞,它们的受体存在于细胞内或核内,受体与激素结合后形成的复合物能与特定 DNA 序列结合,通过调节基因表达,产生生物效应。

2. 化学信号的作用方式(图 13-3)

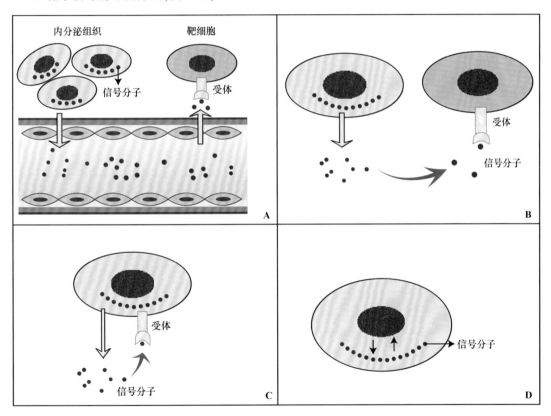

图 13-3　化学信号的作用方式
A. 内分泌;B. 旁分泌;C. 自分泌;D. 内在分泌

　(1)内分泌(endocrine):体内特殊分泌细胞分泌的化学介质,通过血液循环输送到身体的各个部分,被远距离靶细胞上的受体识别并相互结合发挥作用。

　(2)旁分泌(paracrine):由于细胞分泌的一些信号分子很快被吸收破坏,故只能对邻近或周围的靶细胞起作用。采用这种作用方式的有神经递质、一些生长因子及前列腺素等。

　(3)自分泌(autocrine):细胞能对它们自身分泌的信号分子起反应,即分泌细胞和靶细胞为同一细胞。许多生长因子能以这种方式起作用,如血管平滑肌细胞受刺激后表型改变,由收缩型转化为分泌型,能过量分泌生长因子以促进自身的增殖。

(4)内在分泌(intracrine):某些激素在合成后尚未被分泌出细胞之前就与其细胞内的受体结合,并引起效应,这种作用方式主要见于核受体家族的配体。

三、细胞信号的接受和转导

受体(receptor)是指能识别并能与特定信号(配体)结合,引起生物效应的蛋白质。受体分为膜受体和核受体两大类,前者占受体的绝大多数。膜受体一般具有胞外的配体结合区、跨膜区和胞内区。配体与受体结合导致受体的激活,激活的受体一般通过其胞内区转导信号。

(一)膜受体介导的跨膜信号转导

1. 膜受体的类型 膜受体包括离子通道型受体、G 蛋白耦联受体、具有酶活性的受体以及肿瘤坏死因子(TNF)受体超家族等。不同的膜受体被信号激活后通过不同的机制启动细胞内的信号转导系统(图 13-4)。

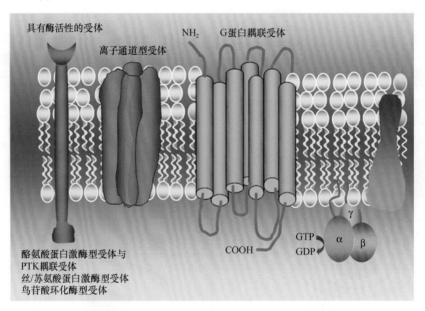

图 13-4 不同膜受体的结构及介导的细胞信号转导

(1)离子通道型受体:这种受体存在于细胞膜(主要是突触后膜和运动终板)和内质网膜。它们由多个亚基组成,具有四个跨膜段,兼具有受体和离子通道双重功能。它们与配体如神经递质结合后,可直接导致通道的开放,通过离子的跨膜流动转导信号。

(2)G 蛋白耦联受体:G 蛋白是鸟苷三磷酸-结合蛋白的简称。7 次跨膜的 G 蛋白耦联受体(G protein coupled receptor,GPCR)是迄今发现的最大的受体超家族。其配体包括多种激素、神经递质、神经肽、趋化因子和前列腺素、光、气味分子等小分子。G 蛋白由 α、β、γ 三个亚基组成,其中 G_{α} 能与 GTP 或 GDP 结合,并具有内在的 GTP 酶活性。G 蛋白与 GTP 结合为激活态,与 GDP 结合是失活态,通过这两种状态的转换导致信号的转导或终止。在跨膜信号转导通路中起分子开关作用,而操纵 G 蛋白这个分子开关的就是受体。受体与配体结合,能使位于膜内侧的 G_{α} 转为与 GTP 结合的激活态,激活的 G 蛋白通过调节效应器(酶和离子通道)的活性介导进一步的信号转导。之

后,结合的 GTP 被 G 蛋白的 GTP 酶水解,G 蛋白又回到静息状态。G 蛋白根据它的 α 亚基分为
G_s、$G_{i/o}$、$G_{q/11}$ 和 $G_{12/13}$ 亚家族。不同的受体可通过一种或同时通过几种 G 蛋白转导信号,导致多种
效应。

（3）一次跨膜的具有酶活性的受体:这种类型的受体包括酪氨酸蛋白激酶型受体（又称受体
酪氨酸激酶,receptor tyrosine kinase,RTK)、与 PTK 耦联的受体（如多种细胞因子受体)、丝/苏氨酸
蛋白激酶型受体（如 TGF-β 受体超家族)。它们在没有与配体结合前是无活性的,与配体结合后,
受体发生同源或异源寡聚化（多为二聚化)导致酶的激活,活化后的酶通过对底物蛋白的作用使信
号进一步转导。此外,鸟苷酸环化酶型受体也属于具有酶活性的受体。

（4）肿瘤坏死因子（TNF)受体家族:这个家族介导细胞增殖分化、细胞保护、细胞毒、抗病毒及
诱导凋亡等多种生物学作用。目前了解较多的是该家族中的死亡受体,如 I 型肿瘤坏死因子受体
（TNFR1)、Fas 和死亡受体 3（DR3)。它们与配体结合后,发生三聚化并与多种接头蛋白相互作用,
激活 Caspase 家族蛋白酶,导致细胞凋亡。它们还能通过一些接头蛋白激活下游的信号转导通路,
如激活 NF-κB 及 JUN N 端激酶（JNK)的信号转导通路等,产生细胞保护作用。

2. 细胞内的信号转导通路　受体接受信号后,通过跨膜信号转导启动细胞内的信号转导通
路,产生一系列胞内信号转导分子和有序的酶促级联反应,从而将信号在细胞内逐级传递并放大,
最终将信号传至终端效应器,导致一系列生物效应。

不同的信号转导通路由不同的信号转导蛋白或分子组成,除少数信号转导通路与特定的受体
连接外,多数具有通用性。

（1）细胞内信使-蛋白激酶介导的信号通路:能产生第二信使的酶一般位于信号通路的上游,
能介导多种受体的信号转导。包括:① 腺苷酸环化酶（AC):能与刺激性 G 蛋白（Gs)和抑制性 G
蛋白（Gi)耦联,Gs 可激活 AC,产生第二信使 cAMP,而 Gi 能抑制 AC 活性。与 G 蛋白耦联的还有
磷酸二酯酶,该酶能分解 cGMP 产生 5'GMP。②磷脂酶:包括磷脂酶 A_2（phospholipase A_2,PLA_2)、磷
脂酶 C（PLC)、磷脂酶 D（PLD)和鞘磷脂酶等,激活后的磷脂酶可以分解膜磷脂,生成花生四烯酸
衍生物以及多种脂质第二信使,如三磷酸肌醇（IP_3)、二酰甘油（DAG)、磷脂酸（PA)、磷酰胆碱和
神经酰胺等,它们再将信号传递给下游的信号转导分子。③磷脂酰肌醇激酶:包括磷脂酰肌醇-3
激酶（PI-3K)、磷脂酰肌醇-4 激酶（PI-4K)和磷脂酰肌醇-5 激酶（PI-5K),它们的产物是肌醇分子中
3 位、4 位或 5 位羟基磷酸化的肌醇,这些磷脂酰肌醇是脂质信使或脂质信使的前体,它们均参与细
胞内的信号转导。

上述酶产生的多种细胞内信使被称为第二信使,如脂质第二信使、多胺、离子信使 Ca^{2+} 和 H^+、
气体信使分子 NO 和 CO 等。它们再激活信使依赖的蛋白激酶,如 cAMP 依赖的蛋白激酶 A（protein
kinase A,PKA)、cGMP 依赖的蛋白激酶 G（PKG)、磷脂和 Ca^{2+} 依赖的蛋白激酶 C（PKC)、PI（3,4,5）
P_3 和 PI（3,4)P_2 参与激活的蛋白激酶 B（PKB)、Ca^{2+} 和钙调素（CaM)依赖性蛋白激酶（CaMK)、
Ca^{2+} 依赖的蛋白激酶（PKCa)以及神经酰胺激活的蛋白激酶（CAPK)等,某些第二信使还能调节离
子通道的开放,由此导致信号的进一步传递,最终引起细胞的生物学效应。

下面以 PLC 为例阐述这一类型的信号转导通路。与 G 蛋白（$G_{q/11}$)耦联的受体（GPCR)能激活
磷脂酶 C-β（PLC-β),而 PTK 型受体（RTK)能激活 PLC-γ（含 SH_2 区),激活的 PLC 产生双信使
DAG 和 IP_3,DAG 可激活蛋白激酶 C（PKC),PKC 可通过多种机制促进基因表达和细胞的增殖。
IP_3 能与内质网/肌质网上作为 IP_3 受体的 Ca^{2+} 通道结合,导致 Ca^{2+} 通道的开放,使细胞内钙库的
Ca^{2+} 释放。PKC 还能使细胞膜电压依赖性的 Ca^{2+} 通道磷酸化,从而使其激活,造成细胞外 Ca^{2+} 内
流。细胞内高浓度的 Ca^{2+} 可与钙调蛋白结合而激活 Ca^{2+} 和钙调蛋白依赖的蛋白激酶,它们参与对
细胞增殖的调节（图 13-5)。

（2）小 G 蛋白介导的信号转导通路：小 G 蛋白主要包括 RAS 家族、Rho 家族和 Rab 家族。它们分子质量小，由一条亚基组成。能与 GDP 或 GTP 结合，并具有 GTP 酶活性，但其活性比三聚体的 G 蛋白低。它们的活性受控于鸟苷酸交换因子/蛋白（GEF/GEP）和 GTP 酶激活蛋白（GAP）。前者促进小 G 蛋白释放 GDP，结合 GTP，是小 G 蛋白的正调控蛋白；后者能提高小 G 蛋白的 GTP 酶活性，促使 GTP 水解为 GDP，是小 G 蛋白的负调控蛋白。多种细胞外信号可使小 G 蛋白从非活性的 GDP 结合形式转为 GTP 结合的活性形式，并导致进一步的信号转导。

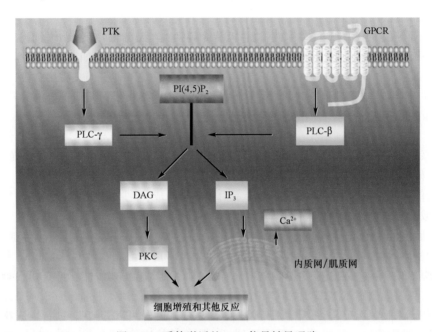

图 13-5　受体激活的 PLC 信号转导通路

小 G 蛋白的主要功能为：RAS 家族通过激活丝裂原激活的蛋白激酶（mitogen activated protein kinase，MAPK）通路，调节细胞的生长和分化；Rho 家族能通过调节细胞的黏附和细胞骨架的活动维持细胞的形态、促进细胞的变形和运动；Rab 家族参与细胞的膜泡运输。以 RAS-MAPK 的信号转导通路为例：生长因子、细胞因子和抗原等能激活受体型的 PTK 或胞内与受体连接的 PTK，激活的 PTK 通过接头蛋白（如 shc 和 Grb2 等）与作为 GEF 的 Sos 形成复合物，GEF 促使 RAS 转为与 GTP 结合的激活形式，从而启动了 RAS→RAF（MAPKKK）→MEK（MAPKK）→ERK（MAPK）信号转导通路，该通路与细胞的增殖分化相连。

3. 直接通路　多数细胞因子受体、淋巴细胞抗原受体和部分细胞黏附分子它们本身并无 PTK 活性，但它们与配体结合后，能通过受体的二聚化激活与它们连接的细胞内的 PTK，如 JAK 家族、Src 家族和 FAK 家族的 PTK 等，通过最初的酪氨酸磷酸化反应启动不同的细胞内信号转导通路，导致信号的转导。如细胞因子受体可通过 JAK 家族的 PTK 磷酸化进而激活信号转导及转录激活因子（signal transducer and activator of trancription，STAT），后者能以二聚体的形式直接进入核内调节基因表达，这就是所谓的 JAK-STAT 通路（图 13-6）。再如 TGF-β 受体被配体激活后可使其底物 Smad 磷酸化，磷酸化的 Smad 以二聚体的方式直接转入核中，调节基因表达。

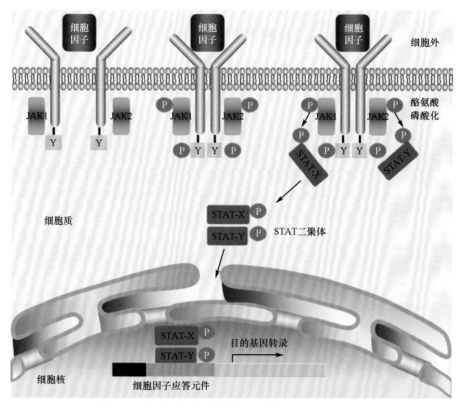

图 13-6　细胞因子与受体结合启动的 JAK-STAT 通路

上述的不同信号转导通路虽然组成不同,但它们在其启动或细胞内信号转导的某一阶段都能激活蛋白激酶,细胞中还有与它们作用相反的蛋白磷酸酶,通过对蛋白质的磷酸化或脱磷酸的共价修饰,控制信号转导途径中其他酶类或蛋白质的活性,导致信号的转导或终止、信号的放大或抑制、信号的发散或整合,并最终引起细胞对胞外信号的反应。蛋白质的磷酸化和脱磷酸构成了不同胞外信号所启动的信号转导过程的共同通路,是细胞代谢、生长、发育、凋亡、癌变的调控中心。

(二) 核受体介导的信号转导

核受体超家族包括甾体激素受体、甲状腺激素受体、维 A 酸受体,它们存在于细胞内或核内,实质上是一类配体依赖的转录调节因子。它们为单亚基,具有 N 端的转录调节区、居中的 DNA 结合区以及 C 端的配体结合区。在没与配体结合前,它们是无活性的。配体与受体结合可诱导受体发生构象变化,使其能与核内靶基因中的激素反应元件结合,之后通过与转导中介因子、基础转导因子和其他转录因子间的相互作用激活或抑制靶基因的表达,调节机体的生长、发育、生殖并参与体内的免疫与炎症反应(图 13-7)。

四、信号转导通路对效应器的调节

信号对其终端或效应器的作用方式主要为:

1. 通过可逆的磷酸化快速调节效应蛋白的活性　信号转导系统通过蛋白激酶或磷酸酶对蛋白质进行可逆的磷酸化修饰,调节各种靶蛋白,如代谢酶、离子通道、离子泵、受体、运输蛋白、收缩蛋白、核内蛋白的活性和功能,导致快速的生物效应,包括神经的兴奋和抑制、肌肉的收缩、腺体的

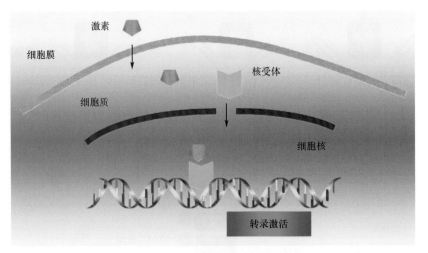

图 13-7　核受体介导的信号转导

分泌、离子的转运和物质代谢等。

2. 通过调控基因表达产生较为缓慢的生物效应 胞外信号调节基因转录有两种方式：①胞外信号启动细胞的信号转导，在信号通路中激活的蛋白激酶首先磷酸化细胞中存在的转录因子，导致它们激活、核转位、与 DNA 的结合力增强，从而调节通常作为原癌基因的即早基因（immediate early gene），如 FOS，JUN 的表达，它们的产物是一些通用的转录因子，这些转录因子又被激活并转入胞核，诱导晚期基因的表达。晚期响应基因的产物使细胞发生分裂或分化，并导致细胞结构和功能的变化。②某些信号如甾体激素可直接进入细胞与细胞内或核内作为转录因子的受体结合，后者激活后通过调节靶基因的表达产生较为缓慢的生物效应。

五、信号转导的终止

信号在产生、传递并导致细胞反应后，必须及时终止，否则可引起细胞信号转导的障碍并导致细胞功能的紊乱，而且在信号转导过程中，多种信号转导分子要被反复使用，所以信号转导分子在被激活后要迅速恢复原来的状态，以接受下一个刺激。信号终止可发生在信号转导的各个环节：①作为第一信使的配体很快被降解失活或被重吸收；②与配体结合的膜受体会被内吞而失去作用；③与 G 蛋白或小 G 蛋白结合的 GTP 可被水解成 GDP 而失活；④被蛋白激酶磷酸化所激活的信号转导蛋白，可在蛋白磷酸酶的作用下去磷酸而失活；⑤生成的第二信使可被降解等。信号的终止是信号转导中的重要环节，由于信号终止障碍导致的信号积累会导致各种疾病的发生。

组成信号转导系统的不同信号通路之间可相互调节、相互协同和相互制约。一个细胞可同时接受多种信号刺激，一种刺激也可同时激活细胞内的数条信号通路，这些信号转导通路间互相作用，形成高度有序的复杂的信号网络。

第2节　信号转导异常与疾病

一、细胞信号转导异常的病理生理学

细胞信号转导异常是指由于信号转导蛋白的量或结构的改变，导致信号转导的过强或过弱，并由此引起细胞增殖、分化、凋亡或功能代谢的变化。表现为：①信号转导通路中某一成分的减少、缺失或结构异常，使与这种信号转导相关的细胞代谢障碍，导致特定信号/配体的抵抗症。目前报道较多的是激素抵抗症,如胰岛素抵抗症、雄激素抵抗症等。②疾病时某些信号转导蛋白的过度表达、基因突变使某一信号蛋白的固有活性限制解除,成为异常的不受控制的激活状态;激活的癌基因产物、自身抗体作为信号蛋白的类似物,能模拟某种信号转导蛋白的作用,从而参与了细胞内的信号转导过程,使细胞内的信号转导失控。

(一) 病因

1. 基因突变　①失活性突变:导致信号转导蛋白功能减弱或丧失。某些失活性突变体除本身无功能外,还能通过竞争性抑制的方式阻断野生型信号转导蛋白的作用,从而阻断该信号转导通路,这种突变体称为显性失活突变体。②激活性突变:生成组成型激活突变体,这种突变的信号转导蛋白呈不受调节的持续性激活状态。

2. 自身免疫反应　多数信号分子或受体为蛋白质,在一定内外因素作用下,可作为抗原,使机体产生相应的自身抗体。自身抗体可使信号分子或受体失活,从而阻断特定的信号转导通路;也可模拟信号分子的作用,激活特定的信号转导通路,最终导致特定的自身免疫性疾病。

3. 继发性异常　信号分子的量的持续性变化,如体内某种激素长时间的分泌过多或过少,或长时间使用某种激素的激动剂或拮抗剂,使细胞特定受体的量或亲和力改变,其中受体数量的增加或减少分别称为上调(up regulation)或下调(down regulation),或使受体后信号转导过程改变,造成细胞对特定信号的反应性减弱或增强,前者称为脱敏,后者称为过敏。例如,当各种原因引起心功能不全时,交感神经活动的代偿性加强,血浆去甲肾上腺素浓度增高,可使心肌细胞上的 β_1 受体减少以及受体与 G 蛋白解耦联,使细胞内 cAMP 生成减少,导致去甲肾上腺素的正性肌力作用减弱,从而可加快心衰的发展。此外,严重感染时,可导致细胞对胰岛素的抵抗,这也属于受体和信号转导通路继发性异常,因为随着感染被控制,这种抵抗的情况可被纠正。

(二) 发病机制

信号转导异常可发生在多个层次:

1. 信号本身的异常　信号的异常是指信号的发放过多或过少,体内某种信号的拮抗因素过多或产生了抗某种蛋白多肽类信号的自身抗体等。如胰岛素生成减少、体内产生抗胰岛素抗体以及应激反应时体内产生的大量应激激素,如儿茶酚胺、胰高血糖素、糖皮质激素等能拮抗胰岛素的作用,这些均可导致血糖升高。

2. 受体异常　受体异常也称为受体病。包括:①受体基因突变使受体数量改变或结构异常所造成的遗传性受体病。如家族性肾性尿崩症患者,是由于肾小管上皮细胞的 2 型 ADH 受体数量减少或功能缺陷,使抗利尿激素不能与受体结合而发挥作用。②抗受体自身抗体生成导致自身免疫性受体病。抗受体抗体有两类:阻断型和刺激型。前者与受体结合后,可干扰受体与配体的结合,从而阻断受体的效应,导致靶细胞功能低下。如体内的抗 N 型乙酰胆碱受体(nAChR)的抗体通过阻断运动终板上的 nAChR 与乙酰胆碱的结合,导致重症肌无力。刺激型抗受体抗体与受体结合后,可模拟配体的作用,使靶细胞功能亢进,典型代表是促甲状腺激素受体的抗体,该抗体可促使甲状腺合成和分泌过多的甲状腺激素,从而引起甲亢。③受体调节性的改变:即受体受自身配体的向上和向下调节。受体数量和亲和力还受其他多种因素的影响,如在炎症时,血液中的内毒素、炎症介质或细胞因子可以上调白细胞和内皮细胞表面的某些黏附分子,导致两种细胞的黏附增强,利于白细胞穿过内皮细胞向炎症部位游走。

3. 受体后信号转导成分异常　包括 G 蛋白 α 亚基(G_α)的异常、某些酪氨酸蛋白激酶的异常以及细胞内离子信使 Ca^{2+} 或气体信使 NO 等量的异常。如甲状旁腺激素的作用是通过其受体→G

蛋白(Gs)→腺苷酸环化酶→cAMP 信号通路介导的,Gs_α 量的减少和或突变使 cAMP 生成减少,靶细胞对甲状旁腺激素不敏感,结果导致 I a 型假性甲状旁腺功能减退症;Ca^{2+} 是重要的细胞内信使,细胞内 Ca^{2+} 的过度增高,可导致细胞的损伤。

受体后信号通路的任何环节都可能发生异常,但这些异常并不一定都和功能异常及疾病有关。因为细胞的信号系统是一个网络,某种信号蛋白的功能丧失后,它的作用可由别的相关信号蛋白取代,或由功能相近的信号转导途径互补,从而不会影响细胞的功能代谢。

二、与细胞信号转导异常有关的疾病

(一) PTK 介导的信号转导异常与胰岛素抵抗性糖尿病

胰岛素抵抗性糖尿病是指胰岛素受体(insulin receptor,IR)或受体后缺陷导致胰岛素在细胞中的信号转导障碍,使靶细胞对胰岛素的反应性降低或不反应(抵抗)所致。临床表现为高胰岛素血症和高血糖症。胰岛素能促进葡萄糖进入组织细胞,特别是肌肉和脂肪细胞,促进糖原、脂肪和蛋白质合成,并有促进细胞增殖的作用,这些作用均通过 IR 介导。

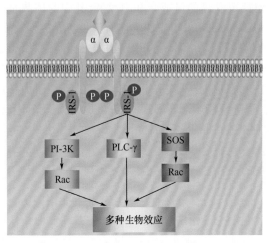

图 13-8　胰岛素与受体结合启动了细胞内的信号转导通路

IR 广泛存在于几乎所有脊椎动物的组织细胞膜上,为 PTK 型受体。胰岛素与 IR 结合后,使受体的 PTK 激活,激活的 PTK 不仅使自身的酪氨酸(Tyr)磷酸化从而提高 PTK 的活性,还能使胰岛素受体底物-1(IRS-1)的酪氨酸残基磷酸化,IRS-1 是一种接头蛋白,它能与多种细胞内含有 SH_2 区的信号转导蛋白结合,具有募集信号转导蛋白到 IR 中的作用,并以此激活细胞内的多条信号转导通路(图 13-8)。

1. 遗传性胰岛素抵抗性糖尿病　IR 的基因突变可使胰岛素的信号转导异常,导致胰岛素抵抗性糖尿病。这类患者多为年轻女性,外貌丑陋,伴有黑色棘皮症、多毛、阴蒂肥大、多囊卵巢、早熟倾向等。实验室检查主要表现为:高胰岛素血症、对外源性胰岛素不敏感和糖耐量异常。

人的 IR 基因位于第 19 号染色体短臂 p13.3~13.2 区带,全长 150kb,由 22 个外显子和 21 个内含子组成。胰岛素信号转导异常目前了解最多的是 IR 异常,它们发生在 IR 的 α 亚基,β 亚基以及受体的合成和前体的加工等过程,以点突变为主。造成的受体异常及其分子机制为:①IR 数量减少,其机制如 IR 的 mRNA 合成减少、加工过程或向膜输送和膜插入障碍等;②IR 结构异常,与胰岛素结合的亲和力降低;③β 亚基的突变使 IR 的 PTK 活性降低。

2. 自身免疫性胰岛素抵抗性糖尿病　该病发病率很低,患者多为女性,有黑皮及多毛症,除糖尿病外,还合并其他自身免疫性疾病,如系统性红斑狼疮等。患者血中可检测到抗胰岛素受体的抗体,以阻断型为主,与受体结合后可阻断胰岛素与受体的结合及效应。

3. 继发性胰岛素抵抗性糖尿病　后天的环境因素或继发性因素包括高血糖、肥胖、运动不足、应激反应、妊娠、感染、药物反应、衰老等均可引起胰岛素抵抗性糖尿病。

(1) 肥胖与糖尿病:由于过食、运动减少等导致的肥胖者中非胰岛素依赖性糖尿病的发病率比较高,而且发病年龄日趋年轻,表现为高胰岛素血症和糖耐量的异常,脂肪细胞表面的 IR 减少。其原因可能是患者血糖浓度过高,进而引起血中胰岛素浓度升高,通过胰岛素对 IR 的向下调节使 IR 减少,导致靶细胞对胰岛素的敏感性降低,从而出现糖尿病症状。

（2）严重创伤、应激、感染等,大量产生的应激激素和细胞因子等可干扰胰岛素受体后的信号转导通路及细胞内的代谢,使组织细胞对胰岛素产生抵抗,造成糖代谢紊乱。

（3）高葡萄糖的毒性作用可使 IR 的 PTK 活性降低、GLUT4 转位障碍及糖原合成酶活性降低,导致靶细胞对胰岛素不敏感,但其机制尚不清楚。

（二）G 蛋白耦联受体介导的信号转导异常与疾病

G 蛋白耦联受体介导的信号转导通路异常常见于遗传病、肿瘤和自身免疫病,通常发生在受体或 G 蛋白水平,以前者更为多见。G 蛋白耦联受体的基因突变或受体抗体的作用使受体功能减退或失活,导致受体介导的功能障碍;或者突变造成受体的组成型激活,或抗体使受体激活,导致受体介导的功能亢进（表 13-1）。

表 13-1　G 蛋白耦联受体异常症

G 蛋白耦联受体异常症	突变的受体	主要临床表现
视网膜色素变性	光受体	夜盲症,进行性视觉和视敏感丢失
家族性肾性尿崩症	V_2R	口渴、多饮、多尿
家族性男性性早熟	LH 受体	男性第二性征提前出现
家族性糖皮质激素缺陷症	ACTH 受体	色素沉着、进行性虚弱、反复感染等
家族性低尿钙高钙血症	Ca^{2+} 敏感性受体	低尿钙和高钙血症
遗传性色素沉着	MSH 受体	色素沉着
甲状腺功能减退或亢进	TSH 受体	甲状腺功能减退或亢进症状
假性甲状旁腺功能低下症	PTH 受体	低钙、高磷及高 PTH 血症,可有 AHO 体征

注:光受体即视紫红质;V_2R:2 型加压素受体;ACTH:促肾上腺皮质激素;LH:促黄体生成激素;TSH:促甲状腺激素;MSH:黑素细胞刺激素;PTH:甲状旁腺激素。

自身免疫性甲状腺病可分为 Graves 病（又称 Basedow 病及毒性弥漫性甲状腺肿）和桥本病（慢性淋巴细胞性甲状腺炎）两种,前者表现为甲状腺功能亢进,后者表现为甲状腺功能低下。90% 以上的 Graves 病及 10%~40% 的甲状腺萎缩黏液水肿型桥本病的发病与促甲状腺激素受体抗体的生成有关。

自身免疫性甲状腺病患者体内至少有 3 种抗体:①甲状腺刺激抗体（TSAb 或 TSI）:该抗体能模拟 TSH 的作用,与甲状腺细胞膜的 TSHR 结合后,激活 AC,使甲状腺激素释放增多,而且 TSAb 的作用不受 T_3、T_4 的负反馈调节,结果因甲状腺激素持续增高引起甲亢;②甲状腺生长刺激免疫球蛋白（TGI）:主要刺激甲状腺腺体的生长,该抗体与患者的甲状腺肿有关;③抑制型抗体:与 TSHR 结合可阻断 TSH 与受体的结合,并抑制甲状腺的功能。

Graves 病患者体内以 TSAb 为主,伴有甲状腺肿大时,可同时存在 TGI;桥本病则以抑制型抗体为主。但在某些 Graves 病患者体内,3 种抗体可同时存在,而在桥本病患者体内也可检测到 TSAb。同一患者体内存在多种抗体具有相互对抗或相互协同的作用,如患者体内的抗体以 TSAb 为主,表现为甲亢;如以 TSAb 为主,则表现为甲低。

（三）核受体介导的信号转导异常与疾病

甾体激素、1,25(OH)_2D_3 及甲状腺激素是一类对细胞的增殖分化及代谢等具有重要调节作用的激素,它们的作用通过核受体介导。核受体的基因突变导致的结构功能异常与特定激素抵抗征和某些激素依赖性肿瘤的发生有关。

1. 激素抵抗征　基因突变使核受体缺失、减少或结构异常,使靶细胞对相应激素不敏感的疾病称为激素抵抗征(表 13-2)。

表 13-2　与核受体异常有关的激素抵抗征

激素抵抗征	突变的核受体
雄激素抵抗征	雄激素受体(AR)
糖皮质激素抵抗征	糖皮质激素受体(GR)
盐皮质激素抵抗征	盐皮质激素受体(MR)
$1,25(OH)_2D_3$ 抵抗征	$1,25(OH)_2D_3$ 受体(VDR)
甲状腺激素抵抗征	甲状腺激素受体(TRβ)

这类疾病有明显的家族史,其特征为患者血中激素浓度正常或增高,但临床上却表现激素减少或缺乏的症状和体征,用相应的激素治疗效果不佳。雄激素抵抗征的代表是睾丸女性化综合征,该病为 X 性联隐性遗传病,患者为 46XY 核型,血中睾酮浓度正常甚至偏高,但患者外生殖器畸形,表现为不同程度的女性化,青春期第二性征发育异常。$1,25(OH)_2D_3$ 抵抗征为常染色体隐性遗传病,主要为 VDR 异常所致,患者表现为早发佝偻伴秃顶,故该病也被称为遗传性维生素 D_3 抵抗性佝偻病(HVDRR)。甲状腺激素抵抗征可分为全身型、垂体型及周围型,以全身型甲状腺激素抵抗症(GRTH)研究最深入,该病为常染色体显性遗传病,主要表现为全身靶细胞对甲状腺激素的反应性降低。甲状腺激素受体有 α、β 两种,目前所发现的基因突变均发生在 TRβ 基因上。

2. 激素依赖性肿瘤　某些器官的肿瘤在其发生发展的全过程或在其发生的初期受激素的控制与调节,这类肿瘤被称为激素依赖性肿瘤。如雌激素依赖性乳腺癌、子宫内膜癌、子宫体腺癌、卵巢癌以及雄激素依赖性的前列腺癌等。由于受体数量或结构异常,导致临床激素治疗产生不同疗效。

(李姝玉)

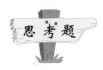

思考题

1. 简答膜受体的主要类型。
2. 以磷脂酶 C(PLC)为例,简述细胞内信使-蛋白激酶介导的信号转导通路。
3. 简答小 G 蛋白的主要功能。
4. 简答受体异常的主要表现。

本章课件

第14章 细胞凋亡与疾病

第1节 细胞凋亡概述

细胞凋亡(apoptosis)或程序性细胞死亡(programmed cell death, PCD),是由基因控制的自主性的有序的死亡。Apoptosis出自希腊语,指细胞的死亡犹如秋天树叶的凋落。凋亡在形态学上表现为细胞皱缩、染色质浓缩和凋亡小体形成。凋亡小体具有完整的膜结构,内含部分胞质、细胞器和破碎的细胞核成分。形成的凋亡小体由邻近的正常细胞或吞噬细胞清除,其内容物不会外泄,因而不引起炎症反应。

在细胞凋亡的最后阶段,核小体连接部的DNA会被核酸内切酶降解成不同倍数的180~200bp的寡核苷酸片段,在琼脂糖凝胶电泳上呈现梯状图谱。在检测细胞凋亡时,TUNEL方法和Caspase酶学检查是较为敏感的方法。

坏死是由于比较强烈的有害刺激或细胞内环境的严重紊乱导致细胞急剧死亡。细胞凋亡与坏死在许多方面有显著差别(表14-1、图14-1及表14-2)。

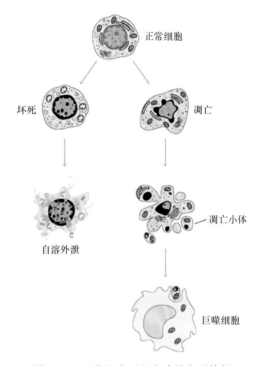

图 14-1　两种细胞死亡方式的主要特征

表 14-1　细胞凋亡和坏死的比较

特征	细胞凋亡	细胞坏死
诱发因素	由基因控制的自主性的有序死亡	由于较强烈的有害刺激或细胞内环境的严重紊乱导致细胞急剧死亡
性质	生理性或病理性	病理性
形态表现		
成泡	有(细胞器呈泡状)	有(无细胞器呈泡状)
质膜完整性	保持	破坏
细胞大小	缩小—细胞皱缩和凋亡小体形成	增大—细胞肿胀并溶解
炎症反应	无	有
细胞内容物释出	无	有

续表

特征	细胞凋亡	细胞坏死
生化表现		
大分子(蛋白)合成	有些情况下必需	非必需
基因表达	有些情况下必需	非必需
DNA 裂解	非随机裂解为 500kb、300kb,然后再裂解为 180bp 的碎片(大小由核小体间决定)	随机裂解
调控	高度受控	不受调控

表 14-2　确认细胞凋亡的常用技术

特征	实验技术	表现
形态表现		
胞质成泡	相差显微镜	细胞皱缩、细胞膜迂曲、小泡形成
	扫描电镜	可发现细胞表面微绒毛消失、胞质小泡形成
染色质浓缩	相差或光学显微镜	染色质浓缩
和 DNA 降解	荧光显微镜	可用 DNA 结合染料检出
	流式细胞仪	定量细胞 DNA 含量,凋亡细胞 DNA 裂解继而大量丢失,在 G_0/G_1 峰下得到一个凋亡峰
细胞显微结构	透射电镜	可鉴定出完整的细胞器、胞质起泡、染色质浓缩和核碎裂
凋亡小体		凋亡小体可因不溶于盐酸胍、表面活性剂和尿素而分离,并用电镜鉴定
生化和分子生物学表现		
DNA 裂解	琼脂糖电泳	经常可鉴定出因核小体间裂解而出现的梯状构型
	末端脱氧核苷酸转移酶介导的脱氧尿苷三磷酸缺口末端标记	可用末端核苷酸转移酶和生物素-或荧光素标记的尿苷酸标记裂解的 DNA 断片的 3'-OH 末端。此法被称为 TUNEL 法
	缺口平移(nick translation)	用 DNA 聚合酶介导的标记核苷酸的掺入
蛋白酶激活	Caspase 酶学检查	在原位鉴定 DNA 单链断裂

第 2 节　细胞凋亡执行器的蛋白酶及其级联反应

　　在基因突变的美丽线虫上,研究其快速繁殖和死亡的细胞,发现了启动或抑制凋亡的专有基因,通过等效基因发现人类细胞的凋亡机制,主要为蛋白酶级联激活。

一、凋亡执行分子

　　凋亡过程的中心环节是胱天蛋白酶类的级联激活。这类蛋白酶是细胞凋亡的执行分子,具有在物种进化过程中高度保守的酶促序列;该序列能特异性结合底物,酶解底物蛋白分子半胱氨酸残基-天冬氨酸残基之间的肽键。这类酶称为胱天蛋白酶,又名凋亡蛋白酶(cysteine aspartate-specific proteinase,Caspase)。按同源序列、功能结构和激活效应,将 Caspase 家族成员划归为 3 类(图 14-2)。

1. 凋亡启动器　是凋亡程序上游的胱天蛋白酶,包括 Caspase-2、8、9、10,其 N 末端的原结构域较长。在 Caspase-2、9 原结构域中有 1 个募集区(Caspase recruitment domain,CARD);在 Caspase-8、10 原结构域中有 2 个串联的死亡效应区(death effector domain,DED);死亡效应区能阻止酶的催化活性。募集区和死亡效应区的结构类似,都能与死亡受体的接头蛋白或凋亡蛋白酶激活因子-1(apoptotic protease activating factor-1,Apaf-1)结合,使 2 个单体酶通过分子变构形成二聚体,并自身催化激活;进而,连续快速激活其他成员而定格整套酶促死亡程序。

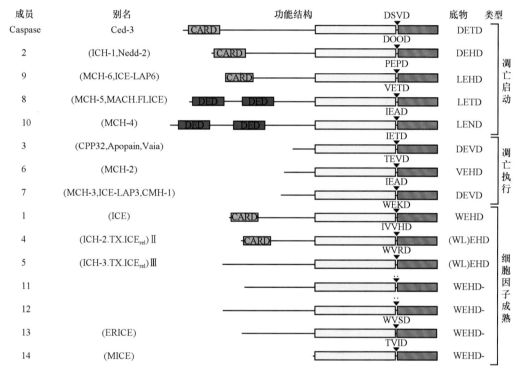

图 14-2　凋亡执行分子家族成员

2. 凋亡效应器　是凋亡程序下游的胱天蛋白酶,包括 Caspase-3、6、7,其 N 末端的原结构域短缺。启动器能够酶解激活下游效应器,活化效应器再作用于下游分子,最终选择性裂解多种细胞结构成分。

3. 细胞因子成熟器　是阻止凋亡程序启动的蛋白酶,包括 Caspase-1、4、5、11、12、13、14,在选择性接头蛋白的配合下,抢占凋亡启动器信号,转而启动炎症通路,导致细胞增殖与分化。例如,Fas 配体与 Fas 结合后,下游变化有 2 条途径可供选择,激活 Caspase-8 导致细胞凋亡,或者激活 Fas相关死亡域样白介素-1β 转化酶抑制蛋白(FLICE-inhibitory proteins,FLIP)最终导致细胞增生与分化(图 14-3)。接头蛋白决定途径的选择,即细胞因子成熟器 FLIP 是一种转换器,将 Fas 信号效应从细胞凋亡切换为细胞增生。FLIP 能竞争性结合 Caspase-8、10 前体并抑制其活化。某些病毒或细胞能产生 FLIP,从而抑制细胞凋亡。

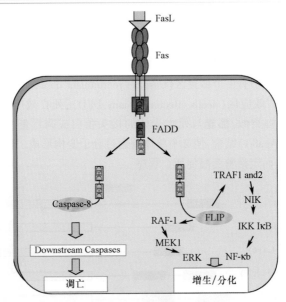

图 14-3　细胞因子成熟器将 Fas 信号效应从
凋亡转化为增生

二、凋亡执行分子的激活方式

一般状态下,酶原形式存在的 Caspases 无催化活性。在特定细胞内外条件下,凋亡执行分子才以专有的方式激活,继而加速自身激活或成员间激活,形成有序多步水解的级联放大,使启动的凋亡过程迅速完成。

Caspases 平时以无活性的酶原形式存在,细胞凋亡信号可触发凋亡的信号转导,如死亡因子与其受体结合后,受体接头蛋白的 DED 区能与 Caspase-8 前体的 DED 结合,这种结合导致后者的催化区暴露,二聚体的 Caspase-8 自身催化激活,激活的 Caspase-8 再激活效应 Caspase,如 Caspase-3、6、7,导致细胞凋亡。不同的启动 Caspase 介导不同类型的凋亡信号,如 Caspase-8 与死亡受体参与的凋亡有关;Caspase-9 则与细胞毒因子诱发的凋亡相关。多种特异性蛋白酶抑制剂,如牛痘病毒编码的 CrmA、杆状病毒(baculovirus)的 P35 蛋白能与 Caspase 形成稳定的复合体而抑制其活性,从而抑制细胞凋亡。

三、凋亡细胞成分的选择性裂解

已知 Caspases 的底物有 IL-1β、核层蛋白(nuclear lamin)、参与 mRNA 剪接的小核糖体蛋白颗粒 UI-70kD(ku)蛋白、参与 DNA 复制的复制因子 c、作为 DNA 损伤修复的传感分子多聚(ADP-核糖)聚合酶[poly(ADP-ribose)polymerase,PARP]、参与 DNA 损伤修复的 DNA 依赖性的蛋白激酶(DNA-PK)、DNA 损伤的传感分子 ATM 以及不均质核糖核蛋白等。Caspase 另一重要底物为 Caspase 激活的脱氧核糖核酸酶(Caspase-activated deoxyribonuclease,CAD)的抑制物 I^{CAD}/DEF45,I^{CAD} 的降解使 CAD 激活,后者可导致 DNA 的断裂。可见,活化的 Caspases 可裂解破坏细胞骨架和 DNA,并通过降解 PARP、DNA-PKs 等来抑制 DNA 的修复能力或 RNA 和蛋白质的合成作用,从而引起 DNA 断裂、染色体浓缩而使细胞凋亡。

凋亡执行器先结合底物并激活水解酶,再选择性裂解细胞成分。由于专有生化修饰,凋亡细胞迅速发生蛋白裂解、DNA 裂解和细胞膜分子转位。

1. 蛋白裂解　Caspase 家族成员最终裂解蛋白质是凋亡专有特征之一。Caspase-6 激活后，使原来沿核膜分布为主的核层蛋白发生裂解，从而散在分布，免疫荧光显示在凋亡细胞核中两者具有相同的定位（图 14-4）。由核层蛋白头尾相接连成多聚体的核层是核膜的骨架结构，保持正常染色质的形态和排列；核层蛋白被裂解后，导致细胞染色质的固缩边聚。Caspases 激活后，能裂解细胞骨架，导致细胞体积缩小和形态变圆（图 14-5）。Caspases 激活后，能裂解核糖体颗粒蛋白，将阻止蛋白质合成；能裂解脱氧核糖核酸酶抑制物，导致核酸内切酶激活，选择性裂解 DNA。Caspases 激活后对蛋白质的裂解，将抑制生物分子合成和修复，促进生物分子损伤和降解。

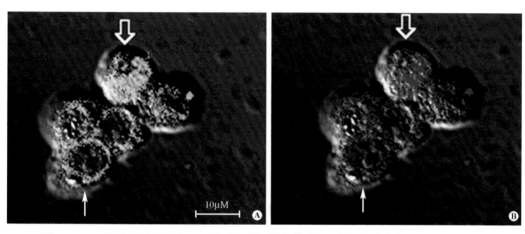

图 14-4　A. 箭头示核层蛋白 B（呈绿色颗粒）散在分布（正常沿核膜分布）；B 示 Caspase-6
激活（呈红色颗粒），核层蛋白 B 与 Caspase-6 表达在同一部位

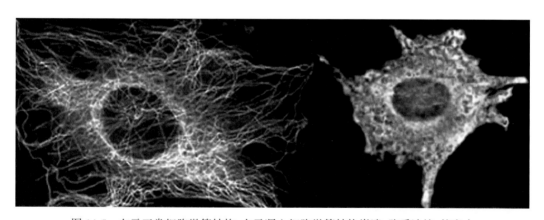

图 14-5　左示正常细胞微管结构，右示凋亡细胞微管结构崩溃、胞质浓缩、核变小

2. DNA 裂解　活细胞核酸酶因有抑制物结合而无活性，Caspases 能裂解这种抑制物而激活核酸酶。CAD 属于 Ca^{2+}/Mg^{2+} 依赖性核酸内切酶，能在核小体连接处选择性降解 DNA，先裂解为 300～500kb 大片段，再形成 180～200bp 不同倍数的寡核苷酸片段（图 14-6）。由于片段的分子质量成倍数关系，在琼脂糖凝胶电泳上呈现出梯状图谱（图 14-7）。因为 DNA 的裂解，使单一细胞内 DNA 总含量低于正常 2 倍体细胞总含量；因此，流式细胞仪可观察到 2 倍体细胞群前出现凋亡细胞群（图 14-8）。TUNEL 法经酶标亲和素显色，能检查出凋亡细胞裂解 DNA 末端的增多（图 14-9）。

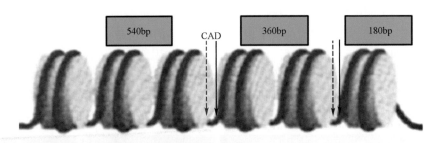

图 14-6 内切酶选择裂解 DNA

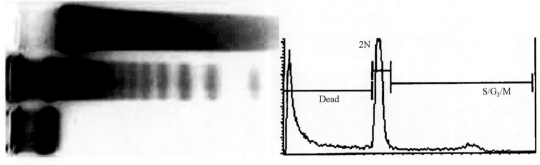

图 14-7 中道凋亡细胞 DNA 电泳   图 14-8 单细胞凋亡 DNA 含量低

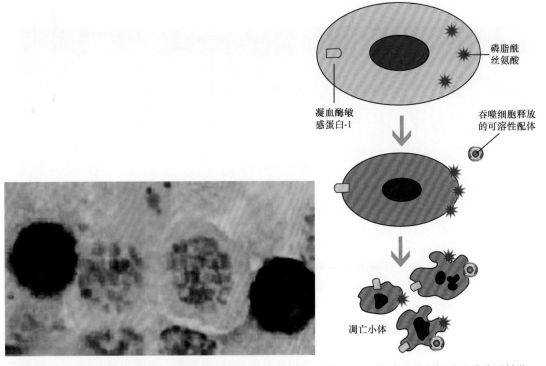

图 14-9 TUNEL 染色显示凋亡精原细胞呈深棕色颗粒表达   图 14-10 膜磷脂酰丝氨酸的膜分子转位

3. 细胞膜分子转位　在凋亡过程中,始终保持细胞膜的完整性;但细胞膜内表面的磷脂酰丝氨酸和凝血酶敏感蛋白-1 等分子能"翻筋斗"弹出到细胞膜外表面;同时,凋亡细胞还主动分泌某些因子,诱导吞噬细胞合成并释放可溶性配体;这些可溶性配体能躲开正常细胞,选择性地与凋亡细胞膜外表面结合。这类弹出分子和结合配体出现在凋亡细胞或凋亡小体的生物膜外表面(图 14-10),与吞噬细胞的受体结合,通过表面调理效应,促进吞噬作用。Ca^{2+} 依赖性磷脂结合蛋白 Annexin V 能与磷脂酰丝氨酸分子发生特异性结合,荧光素标记的 Annexin V 染色后荧光显微镜观察,能识别早期凋亡细胞和正常细胞(图 14-11)。

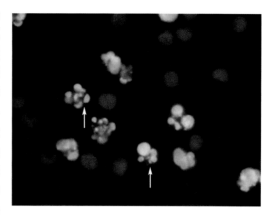

图 14-11　荧光染色示凋亡细胞及凋亡小体
(白色箭头所示)

第 3 节　诱导细胞凋亡的信号转导

能诱导细胞凋亡的信号很多,可分为:①物理性:如放射线、高温等;②化学性:如细胞因子、激素、抗癌药、活性氧等;③生物性:如细菌、病毒等;④细胞的缺血、缺氧,引起细胞代谢障碍,也可导致细胞凋亡。诱导凋亡的信号虽多种多样,但凋亡的生化特征及死亡通路却相当保守。不同的诱导凋亡的因素是如何触发凋亡的信号转导、启动细胞中的凋亡执行器、使细胞自杀的机制,有的还不很清楚,不同的刺激启动死亡之路的最初方式可能不同。已知凋亡相关的信号转导通路有:

一、死亡因子及其受体介导的信号转导

肿瘤坏死因子(TNF)家族中的 TNF、Fas 配体(Fas ligand,FasL)、TNF 相关凋亡诱导性配体(TNF-related apoptosis inducing ligand,TRAIL)和 Apo3L 能诱导细胞凋亡,因此被称为死亡因子。介导它们诱导凋亡作用的受体被称为死亡受体(death receptor,DR)。TNF 是一种主要由激活的巨噬细胞分泌的促炎细胞因子(proinflammatory cytokine),是败血症休克、炎症反应、抗病毒反应和细胞凋亡的内源性介导物。FasL 为与 TNF 相关的 40kD 的膜蛋白,C 端在胞外,N 端在胞内,主要在活化的 T 淋巴细胞中表达,FasL 与 Fas 结合可诱导细胞凋亡。它们的主要作用是参与外周 T 淋巴细胞克隆的清除和活化 T 细胞的凋亡,具有免疫下调的作用。

死亡受体家族成员包括 TNF 受体、Fas/Apo-1/CD95 分子以及死亡受体等,它们的共同特征是其胞质区有一约 80 个氨基酸残基构成的死亡结构域(death domain,DD)。死亡因子以三聚体的形式与靶细胞上的死亡受体结合并诱导受体三聚化,激活的受体通过与多种具有死亡功能域的受体连接蛋白或接头蛋白结合,再激活 Caspase-8。激活的 Caspase-8 启动了 Caspases 家族酶的级联反应,通过执行死亡的蛋白酶 Caspase-3、6、7 等导致细胞凋亡。

TNF 受体家族中的死亡受体被激活后,既能通过激活 NF-κB 和 JNK,产生促进细胞存活的保护作用,又能诱导细胞凋亡。两种作用相互对抗,但前一个过程依赖于蛋白质合成,只有当各种原因引起蛋白质合成障碍使受体介导的细胞保护作用减低时,细胞才发生凋亡(图 14-12)。

二、内质网介导的信号转导

内质网是细胞内蛋白质合成的主要场所,同时也是 Ca^{2+} 的主要贮存库。内质网对细胞凋亡的作用表现在两个方面:①内质网对 Ca^{2+} 的调控;②凋亡酶在内质网上的激活。Ca^{2+} 是真核细胞内重

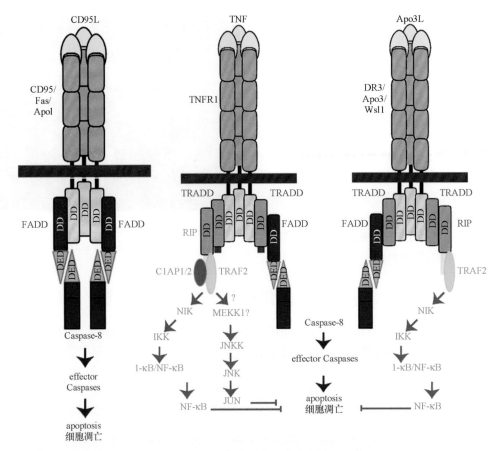

图 14-12 死亡受体及其介导的信号转导通路

要的信号转导因子,它的动态平衡在细胞正常生理活动中起着举足轻重的作用。因此,作为细胞内重要的钙库,内质网对胞质中 Ca^{2+} 浓度的精确调控可影响细胞凋亡的发生。大量实验表明,许多细胞在凋亡早期胞质内 Ca^{2+} 浓度迅速持续升高,即可激活胞质中的钙性蛋白酶,亦可作用于线粒体,影响其通透性和膜电位的改变,从而促进凋亡。但内质网上 BCL-2 家族中抑凋亡蛋白可调节网腔中游离 Ca^{2+} 浓度,使胞质中的 Ca^{2+} 维持在合适的浓度水平,从而起到抗凋亡的作用。研究发现 Caspase 家族中的 Caspase-12 定位于内质网,当内质网钙离子动态平衡破坏或过多蛋白积聚时内质网可激活 Caspase-12,活化的 Caspase-12 可进一步剪切 Caspase-3 而参与内质网途径引起的细胞凋亡,但在线粒体信号途径和死亡受体途径中都没发现有 Caspase-12 的激活和参与。这些都表明内质网途径在凋亡中有独特的作用。研究还发现,内质网应激可激活 CHOP 的转录,CHOP 可激活死亡受体等凋亡反应蛋白,诱导细胞的凋亡。

三、线粒体介导的信号转导

线粒体途径机制的主要过程是细胞凋亡分子细胞色素 c、Smac/Diablo 蛋白、凋亡诱导因子(apoptosisinducing factor, AIF)和核酸内切酶从线粒体中释放,然后产生级联反应使细胞凋亡。

(1)细胞线粒体细胞色素及其他凋亡分子的释放,受 BCL-2 蛋白家族的调控。其中促凋亡亚族(BAX)是 *TP53* 激活转录的产物,可以促进或诱导线粒体凋亡因子的释放从而促进凋亡。正常情况下这些蛋白定位于细胞的非线粒体组分,一旦细胞受到凋亡因子的诱导,它们就以线粒体作为靶细胞器向线粒体转位,对凋亡进行调控。线粒体通透孔道(PT)是位于线粒体内外膜之间的多蛋白复合物,包括多种酶,PT 通过调节线粒体基质中的 Ca^{2+}、酸碱度(pH)和电荷,保证氧化磷酸化道路通畅,对凋亡控制具有重要作用。各种刺激诱导细胞凋亡时,线粒体膜通透性增强,线粒体内的各种蛋白被释放出来,包括细胞色素 c。细胞色素 c 进入细胞质中与凋亡蛋白酶活化因子Ⅰ(apoptotic protease activating factor-1, Apaf-1)及 caspase-9 前体形成凋亡小体,在细胞质中存在的脱氧三磷酸腺苷(dATP)的共同作用下,活化 Caspase-9 前体,被激活的 Caspase-9 能激活其他的 Caspase 如 Caspase-3 等,Caspase-3 又激

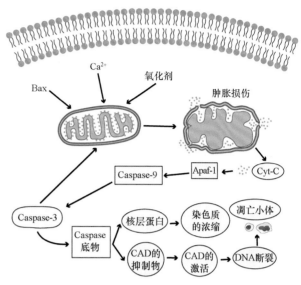

图 14-13　线粒体损伤启动的细胞凋亡信号转导通路

活 DNA 断裂因子,导致静息状态的核酸内切酶激活,最终引起 DNA 断裂(图 14-13)。

(2)AIF 是一种存在于线粒体中的双功能黄素蛋白,具有促进凋亡的作用。细胞凋亡过程中,AIF 从线粒体中释放出来,引起 DNA 片段化和染色质浓缩,使细胞发生凋亡。此外,AIF 还可通过自身放大回路来影响线粒体膜的通透性,使其释放更多的 AIF,最终破坏细胞内线粒体的正常功能。

(3)Smac/Diabo(the second mitochondrial-derived activator of caspase)在细胞凋亡时也被释放出来,它与细胞色素 c 一起释放到胞质,通过与 IAPs(inhibitor-of-apoptosis proteins)、XIAP 作用从而成为线粒体途径的一部分。它本身不能诱发细胞凋亡,只是解除凋亡抑制。

四、经第二信使神经酰胺诱发的凋亡

细胞因子如 TNF-α、IL-1β 等,电离辐射、紫外线、热休克、激素、抗癌药等,都能激活酸性鞘磷脂酶,产生脂质信使神经酰胺(ceramide)并能诱发凋亡。神经酰胺导致凋亡执行器激活的具体转导途径目前不十分清楚,可能与其能激活多条信号转导通路,改变一些关键蛋白的功能有关。也有研究发现神经酰胺可直接激活 Caspase-3,导致细胞凋亡。

五、通过 TP53 基因触发凋亡的信号转导

野生型 TP53 在 DNA 损伤和细胞凋亡过程中起重要作用。在各种类型的 DNA 损伤和修复过程中均有 TP53 的激活,而剔除 TP53 基因后,有些细胞不会发生凋亡。因此,在不同细胞中,TP53 的作用不完全相同。

第 4 节　细胞凋亡的调控

细胞凋亡是级联式基因表达的结果,多种基因编码的产物参与了凋亡的发生与调控。目前认为,细胞内部的基因直接调控凋亡的发生和发展,细胞外部因素通过信号转导通路影响这些基因

的表达,间接调控凋亡(图 14-14)。

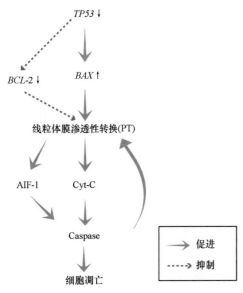

图 14-14 细胞凋亡调控基因与线粒体调控相关图

一、BCL-2 家族

BCL-2 是 B 淋巴细胞瘤/白血病-2(B cell lymphoma/leukemia-2,BCL-2)基因的缩写,在哺乳动物细胞中已发现了 15 种 BCL-2 家族成员,按功能可分为抑制凋亡和促进凋亡两个亚家族。

1. 抑制凋亡的 BCL-2 亚族　包括 BCL-2、BCL-w、BCL-x[50]等。BCL-2 是第一个在哺乳动物细胞中发现的能抑制凋亡的基因,广泛存在于造血细胞、上皮细胞、淋巴细胞、神经细胞中。BCL-2 的高表达能阻断辐射、化学药物等不同刺激诱发的细胞凋亡。

2. 促进凋亡的 BAX 亚族　包括 BAX、BAK、BAD、BID 等,它们过度表达可诱发细胞凋亡。BAX 能与 BCL-2 形成异源二聚体,通过抑制后者的活性,使凋亡易于发生。此外,BAX 和 BAX 样蛋白的通道形成特性与其诱发细胞非 Caspase 依存性死亡功能有关。

3. BCL-2 蛋白家族对细胞凋亡影响的机制　各 BCL-2 家族成员可自身或相互形成二聚体,BCL-2 家族中的抑制性与激活性成员间的比例通过影响二聚体的形成方式可决定细胞凋亡是否发生。

二、PKB/Akt

c-Akt 基因编码的蛋白 Akt 或蛋白激酶 B(PKB)信号转导通路在凋亡调控中有重要作用。激活该酶的主要有 PI-3K 信号转导通路,即 PI-3K→PI(3,4,5)P_3/PI(3,4)P_2→PDK(依赖 PI(3,4)P_2/PI(3,4,5)P_3 的蛋白激酶)→PKB。

三、线粒体在细胞凋亡调控中的作用

Caspase 的活化和调控具有线粒体依赖性,BCL-2 家族成员对凋亡的调控作用也通过线粒体。实验证明 BCL-2 可通过阻止线粒体膜渗透性转换、防止线粒体细胞色素 c 的释放来抑制细胞凋亡;BAX 可诱导 PT 从而促进凋亡。

第 5 节　细胞凋亡的生理和病理意义

细胞凋亡参与体内细胞数量的调节,并清除体内无功能的细胞、对机体有害的细胞、突变的细胞以及受到损伤后不能存活的细胞,在发育和机体的稳态调节中发挥重要作用。细胞凋亡过度或减弱是许多疾病的病理生理基础。细胞凋亡受到抑制,会导致自身免疫性疾病或肿瘤等;若其不恰当的激活,则会发生组织器官的退行性病变或早衰。诱发凋亡也可以作为一种治疗措施用于一些疾病的治疗中。

1. 免疫系统的异常　Fas 在一些组织中有丰富的表达,特别在胸腺、肝、心和肾,FasL 则主要在激活的 T 细胞、自然杀伤细胞和免疫特殊部位的组织中表达。活化 T 细胞表面的 FasL 与靶细胞上的 Fas 结合,能启动靶细胞凋亡的信号转导,导致细胞凋亡。Fas-FasL 和穿孔素/颗粒酶途径是细胞毒 T 细胞杀伤靶细胞的两条主要途径。因此,Fas-FasL 功能异常会出现免疫性疾病。一些自身免疫性疾病如糖尿病、系统性红斑狼疮、类风湿关节炎等都与细胞凋亡受到抑制有关。

2. 神经系统的异常　　在神经系统的发育过程中,通过细胞凋亡可以清除与神经元形成连接不适当或功能有缺陷的细胞以及未能与靶细胞建立突触联系的神经元,以保证精密、高效神经网络的构建。因此,在神经系统发育过程中,如果细胞凋亡的过程有障碍,会导致出生后神经系统的疾病。出生后神经细胞不再发生分裂和增殖,神经细胞一旦发生损伤,很难修复,容易出现细胞凋亡。目前,几乎所有的神经系统器质性疾病都会发生细胞凋亡。神经系统疾病中以特定神经元进行性丧失为其病理特征的疾病,如阿尔茨海默病(Alzheimer's disease, AD)、帕金森病(Parkinson's disease)、多发性硬化症等。其中对 AD 的研究最为广泛,研究发现 AD 造成神经元丧失的主要机制是细胞凋亡。

3. 心血管病与细胞凋亡　　缺血、机械牵拉、病毒感染、NO 或细胞因子刺激都可以导致心肌细胞凋亡。不同因素可能通过不同的机制启动诱导心肌细胞凋亡的信号转导,激活凋亡的执行器从而造成细胞凋亡。组织形态学和生物化学的观测已证明,细胞凋亡在充血性心衰的形成和进展,以及心衰后心肌重塑中发挥重要作用。严重心衰时心肌细胞的凋亡可能与多种因素有关,其中细胞因子特别是 TNF-α 更重要,这是由于:①在心衰患者的血中有高水平的 TNF-α;②心衰患者的心脏存在转导 TNF-α 信号的 TNFR1;③衰竭的心脏过度表达 TNF-α,TNF-α 以及其他的细胞因子可加重心衰。在感染和缺血-再灌流损伤时,活性氧的大量生成也能导致细胞凋亡。

4. 细胞凋亡与肿瘤　　肿瘤特别是恶性肿瘤组织的快速增大不仅有细胞过度增生,还有细胞死亡过低,是细胞增生和死亡调控异常导致的综合性结果。在很多肿瘤细胞中有肿瘤抑制基因 *TP53* 的缺失和突变,*BCL-2* 基因的过度表达,凋亡过程明显减弱。由巨噬细胞、细胞毒性 T 细胞和自然杀伤细胞诱导的肿瘤细胞凋亡是肿瘤患者杀伤肿瘤细胞的重要自卫机制,它是由有关细胞释放的穿孔素/颗粒酶和有关细胞的膜结合及释放的死亡因子经肿瘤的相应死亡因子受体诱发。但有些肿瘤在演进过程中获得了对 Fas 诱导凋亡的抵抗性,这是由于肿瘤细胞出现 FasL 的组成型表达,从而导致细胞毒性 T 细胞自身的凋亡,而成为肿瘤细胞逃避免疫性杀伤的重要机制之一。

5. 细胞凋亡与病毒感染　　病毒感染时宿主细胞的死亡可以是病毒感染的直接作用或是宿主免疫反应的结果。细胞凋亡可伴随于一些病毒如腺病毒、EB 病毒的细胞毒反应。细胞凋亡是宿主对病毒感染的一种防御机制,被感染细胞通过死亡阻止病毒的复制和扩散。有些病毒具有消除这种宿主反应和延缓细胞凋亡发生的能力。

6. 细胞凋亡与细胞的物理、化学损伤　　有些物理和化学因子可诱发细胞凋亡。DNA 损伤是很多 DNA 损伤性化合物、离子辐射和紫外辐射诱发细胞凋亡的触发机制。活性氧形成的细胞应激也是理化因子诱发细胞凋亡的重要触发机制。在生理性氧分压下,细胞内活性氧主要在线粒体中形成,导致线粒体 DNA 的广泛缺失而形成线粒体微环。另一方面,在细胞凋亡过程中有重要调节作用的原癌基因 *BCL-2* 的编码产物定位于线粒体膜上,证实线粒体与细胞凋亡有关。

(周晓红)

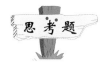

1. 试述细胞凋亡与细胞坏死的区别。
2. 回答 *BCL-2* 抗凋亡的可能机制。
3. 氧化应激导致细胞凋亡的机制有哪些?
4. 肿瘤细胞凋亡有什么生物学意义?

本章课件

第15章 细胞黏附分子与疾病

机体的组织是由细胞和细胞以及细胞与细胞外基质连接而形成的。细胞黏附分子(cell adhesion molecule, CAM)是介导细胞、以及细胞与细胞外基质连接的重要大分子(图 15-1)。细胞黏附分子和细胞外基质除参与组织的构成外,还在细胞的识别、信号转导、细胞生长分化、运动游走及炎症、创伤修复、肿瘤转移等生理和病理过程中发挥重要作用。

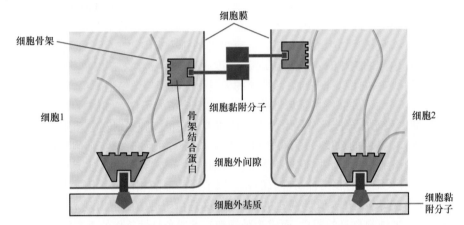

图 15-1 细胞黏附分子介导的细胞与细胞以及细胞与基质的黏附反应

第1节 细胞黏附分子

一、细胞黏附分子

黏附分子是一大类膜蛋白,它们介导细胞与细胞、细胞与细胞外基质以及某些血浆蛋白间的识别与结合,并参与细胞内外的信号转导,在胚胎分化发育、正常组织结构的维持、细胞的运动游走、免疫调节、炎症反应、血栓形成、损伤修复等生理和病理过程中发挥重要作用。

(一) 细胞黏附分子的结构、分类

绝大多数黏附分子是存在于膜上的整合糖蛋白,由较长的细胞外区、跨膜区和较短的细胞内区组成。配体结合部位位于胞外区,多数细胞黏附分子的胞内区通过骨架结合蛋白与细胞骨架成分结合。少数黏附分子通过糖基磷脂酰甘油锚定在细胞膜上。根据编码黏附分子的基因及其产物的结构功能特点,细胞黏附分子可分为 5 大家族,即钙黏着蛋白(cadherin)家族、整合素(integrin)家族、选择素(selectin)家族、免疫球蛋白超家族和 CD44 家族(图 15-2)。此外,还有一些尚未归类的黏附分子。

黏附分子还能以溶解或循环形式存在于血清和其他体液中,被称为可溶性黏附分子,它们是黏附分子细胞外区脱落后形成的,其数量变化和某些病理过程,如炎症、自身免疫性损害、肿瘤转移等有关。可溶性黏附分子能与膜型相应的黏附分子竞争结合配体,抑制由膜型黏附分子介导的多种生理过程,参与免疫调节及炎症反应。

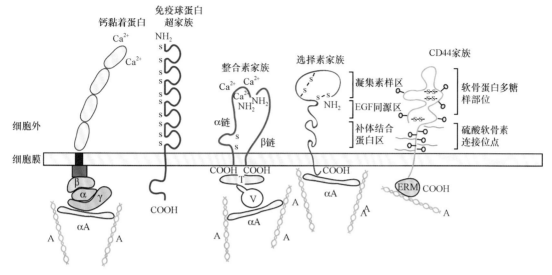

图 15-2　细胞黏附分子的结构、分类模式图

（二）细胞黏附分子的配体

1. 同种或异种黏附分子的胞外区　相邻两细胞通过同种或异种的黏附分子介导相互结合,如钙黏着蛋白家族介导的钙依赖的同种细胞间的黏附,称为同种亲和性结合;由免疫球蛋白超家族成员 NCAM 介导 Ca^{2+} 非依赖性的细胞-细胞黏附,称为异种亲和性结合。介导结合作用的两种不同的黏附分子,一个作为配体,另一个作为受体。

2. 细胞外基质　细胞外基质成分是一些黏附分子的重要配体,如胶原、纤维连接蛋白是整合素家族部分成员的配体。它们分子中含有能与整合素家族成员相互作用的识别位点,典型的有三肽序列 Arg-Gly-Asp,简称 RGD 序列。含有 RGD 序列的合成肽可抑制整合素与细胞外基质的结合,从而阻断由整合素介导的血小板聚集、感染、炎症反应以及肿瘤的转移等过程。

3. 细胞表面的寡糖　有些黏附分子如选择素家族的配体是细胞膜上的寡糖分子。

4. 血浆中的可溶性蛋白　如血浆中的纤维蛋白原和无活性的补体。纤维蛋白原的表面有多个 RGD 序列,它可作为连接分子,与多个血小板膜上的整合素结合,介导血小板之间的黏附反应。细胞表面的黏附分子通过与一个可溶性的配体结合介导细胞间的黏附,是细胞间黏附的又一方式。

（三）细胞黏附分子与细胞骨架的联系及信号转导

多种黏附分子的胞内区通过肌动蛋白结合蛋白(actin binding protein, ABP)与肌动蛋白组成的细肌丝相连。这种结合不仅加强了黏附的力度,还参与细胞的信号转导。迄今已发现 60 多种肌动蛋白结合蛋白,其中部分是细胞黏附分子与肌动蛋白之间的连接成分,如介导钙黏着蛋白与肌动蛋白结合的联蛋白(catenin);介导整合素与肌动蛋白结合的踝蛋白(talin)、黏附斑蛋白(vinculin)、锚蛋白(ankyrin)以及与其结合的桩蛋白(paxillin)、张力蛋白(tensin)等。多种信号转导蛋白,如酪氨酸蛋白激酶(tyrosine protein kinase, TPK)、酪氨酸蛋白磷酸酶(protein tyrosine phosphatase, PTP)等通过对黏附分子胞内和与其结合的 ABP 的可逆磷酸化反应,调节肌动蛋白依赖的多种细胞功能,如细胞黏附、细胞的变形和运动。配体-黏附分子-细胞骨架途径被认为是感受和转导细胞外信号的又一途径。

(四) 细胞黏附分子的调节

在正常细胞中,黏附分子的表达及活性都受到严格的调控。细菌脂多糖(lipopolysaccharide, LPS)、IL-1、TNF 等细胞因子、炎症介质以及补体都对黏附分子有调节作用,这些细胞外信号与细胞表面的受体结合后能激活细胞内的多条信号转导通路,在这些通路中激活的细胞内 PTK 和丝/苏氨酸蛋白激酶可磷酸化黏附分子的胞内区使其活化,活化的黏附分子与配体结合的亲和力增高。黏附分子与其配体结合后,能激活多条细胞内的信号转导途径,导致细胞内骨架蛋白重组,造成细胞形态的变化以及细胞增生、分化、凋亡等变化。

二、黏附分子的结构与功能

(一) 钙黏着蛋白家族

钙黏着蛋白家族是一类依赖钙的跨膜单链糖蛋白,在钙存在条件下,通过同种亲和性结合介导细胞间的黏附反应。参与构建细胞间的连接装置——黏合连接(adherence junction)。该家族成员有 30 多种,主要有上皮-钙黏着蛋白(E-cadherin)、胎盘-钙黏着蛋白(P-cadherin)、神经-钙黏着蛋白(N-cadherin)。不同钙黏着蛋白分子结构相似,由 723~748 个氨基酸残基组成,有胞外区、跨膜区和胞内区。钙黏着蛋白的配体是其自身,不同种类的钙黏着蛋白彼此间有很高的特异性。表达同种钙黏着蛋白的细胞之间的特异性识别对胚胎发育期组织的构建、组织结构的完整性和细胞极性的维持都有重要意义。

(二) 整合素家族

整合素是一组二价阳离子依赖性的跨膜细胞表面糖蛋白,它们介导细胞与细胞及细胞与细胞外基质之间的黏附反应。整合素家族的黏附分子是由 α 亚基和 β 亚基以非共价键结合形成的异二聚体。目前已发现 16 种 α 亚基和 β 亚基,它们可相互结合形成 20 多种整合素。α 亚基和 β 亚基都有一个较大的球形的细胞外区、一个跨膜区和一个较短的细胞内区。其细胞外区有 3~4 个二价阳离子位点,α 和 β 亚基的氨基末端共同组成配体结合区。胞质区通过踝蛋白、α-肌动蛋白以及与它们相连的黏附斑蛋白和张力蛋白与骨架蛋白中的肌动蛋白细肌丝连接。$β_2$ 亚基的酪氨酸磷酸化可增强其与细胞内骨架蛋白的连接,导致该种黏附分子的聚集,该过程称为整合素的活化。

整合素的配体可分为两类:一类是细胞外基质成分,整合素识别这类配体上特定氨基酸序列;另一类配体属于免疫球蛋白家族的黏附分子如细胞间黏附分子(intercellular adhesion molecule, ICAM)、血管细胞黏附分子(vascular cell adhesion molecule, VCAM),它们参与细胞与细胞间的黏附。一些整合素只是在特定时间、特定部位、特定条件下被激活,活化的整合素能与配体结合并转导不同的信号。

黏附斑(focal adhesion, FA)为细胞与细胞外基质通过整合素介导黏附的一种结构。该结构以整合素为中心,整合素的细胞外区与细胞外基质结合,其 β 亚基的胞内区直接通过 α-辅肌动蛋白和踝蛋白与肌动蛋白细肌丝相连。α-辅肌动蛋白和踝蛋白能与黏附斑蛋白结合,黏附斑蛋白也与肌动蛋白细肌丝结合。这样,通过整合素就把细胞外基质与细胞骨架蛋白耦联起来。

黏附斑在细胞与细胞外基质的黏附和细胞的游走中发挥作用。当整合素 α 亚基的胞外区与细胞外基质结合后,整合素发生聚集,导致整合素 β 亚基的胞内区直接或间接相连的黏附斑激酶(focal adhesion kinase, FAK)激活,该酶是整合素信号转导通路中的关键酶,激活后又可进一步激活多条细胞内的信号转导途径,使细胞骨架蛋白重排。整合素除介导细胞与细胞外基质及细胞间的相互识别和作用外,还是一类广泛存在于各种细胞表面的能转导信号的受体。它们所介导的信号转导通路控制细胞的黏附识别和运动性,决定了组织器官的结构形成和空间定位,与细胞分化和停泊依赖性生长也有关系。

整合素各亚族的功能:

(1) 整合素的 β_1 亚族:又称 VLA(very late antigen)亚族,是淋巴细胞受到有丝分裂原刺激后 2~4 周表达的新抗原。目前已发现 9 种属于 β_1 亚族的黏附分子,其中有 6 种是 VLA 抗原,它们都具有共同的 β_1 亚单位,而 α 亚单位各不相同。VLA 分布广泛,它们主要介导细胞与细胞外基质成分的结合。该家族的黏附分子还参与细胞与细胞间的黏附,介导淋巴细胞的归巢、白细胞与激活的血管内皮细胞的黏附反应。

(2) 整合素的 β_2 亚族:也称白细胞黏附分子,由 3 种白细胞表面的黏附分子组成,即:①淋巴细胞功能相关抗原-1(lymphocyte function related antigen-1,LFA-1),其配基是属于免疫球蛋白超家族的 ICAM-1,2,参与白细胞之间及白细胞与内皮细胞之间的黏附;②巨噬细胞分化抗原-1(macrophage differentiation antigen,Mac-1),主要存在于中性粒细胞和单核细胞,有多种配体;③糖蛋白 150/95(GP150/95)主要存在于组织中的巨噬细胞膜上,血中的单核细胞和一些激活的淋巴细胞也可表达少量 GP150/95,GP150/95 还参与细胞毒性 T 淋巴细胞与靶细胞的黏附。

(3) 整合素的 β_3 亚族:由血小板膜糖蛋白 Ⅱb/Ⅲa(GPⅡb/Ⅲa)复合物和玻连蛋白受体(vitronectin receptor,VNR)组成。黏附分子 GPⅡb/Ⅲa 是血小板中含量最丰富的跨膜糖蛋白,介导激活的血小板与基膜的黏附以及血小板聚集反应。血小板被凝血酶、胶原及其他血小板活化剂激活后,其膜上的 GPⅡb/Ⅲa 转为活化形式,与配体纤维蛋白原结合的亲和力增高。VNR 分布广泛,存在于大多数来源于间胚层的细胞表面。它可与多种配体结合,介导细胞与基质成分之间的黏附。

(三) 免疫球蛋白超家族

免疫球蛋白超家族的黏附分子是一类细胞表面与免疫球蛋白结构相似的跨膜蛋白质,多数介导 Ca^{2+} 非依赖性同种和异种细胞之间的黏附反应。其主要成员有淋巴细胞功能相关抗原-2,3(lymphocyte function associated antigen-2,3,LFA-2,3)、CD28、杀伤性 T 细胞相关抗原-4、ICAM-1,2,3、VCAM-1、神经细胞黏附分子(neural cell adhesion molecule,NCAM)、神经元-胶质细胞黏附分子等。它们主要表达于血管内皮细胞以及免疫和神经系统,在组织发生、免疫调节和炎症反应中具有重要作用。

(四) 选择素家族

选择素为跨膜糖蛋白,介导细胞与细胞之间的黏附,具有高度选择性。它们的配体是位于细胞膜上的寡糖。

目前了解最多的有 L-选择素、E-选择素和 P-选择素。三种选择素的细胞外区结构相似,可分为三部分,从 N 端起依次为凝集素样区、表皮生长因子样区和数个补体结合区。凝集素样区是主要识别和结合配体的部位,表皮生长因子样区有协同作用,两者共同作用对配体进行最佳识别。

L-选择素:在各型白细胞表面表达。内皮细胞膜上有选择素的配体,能与 L-选择素快速结合,但这种结合亲和力低,而且白细胞活化后,L-选择素的细胞外区域即脱落,使白细胞失去了和内皮细胞黏附的能力。因此,白细胞与内皮细胞的黏附表现为滚动的黏附。

E-选择素:主要存在于毛细血管、后微静脉的内皮细胞膜上。它们在未活化的内皮细胞不表达,当内皮细胞受到内毒素及炎性细胞因子作用后开始表达,因此,它在炎症部位的血管内皮细胞与中性粒细胞的黏附作用中发挥重要作用。

P-选择素:主要集中在血小板 α 颗粒和小静脉、微静脉内皮细胞。当血小板和内皮细胞分别被凝血因子和炎症介质激活后,可介导血小板或内皮细胞与中性粒细胞和单核细胞的黏附,参与凝血、血栓形成和炎症反应。

(五) CD44 家族

CD44 是多种细胞外基质成分的受体,具有调节细胞移动和细胞形态的作用。它们的胞外区能与多种细胞外基质成分如透明质酸、硫酸软骨素、纤连蛋白和胶原结合,胞内区通过 ERM 家族与肌动蛋白细肌丝结合。CD44 在血细胞、内皮细胞、上皮细胞、软骨细胞、成纤维细胞以及多种肿瘤细胞上表达。另外,经抗原刺激的巨噬细胞和 T、B 淋巴细胞可短暂表达 CD44 分子。CD44 参与淋巴细胞的分化和发育,介导淋巴细胞的活化、成熟和归巢。

第 2 节 细胞外基质概述

细胞外基质(extracellular matrix,ECM)是由一系列生物大分子组成的复杂的动态网络结构,为细胞提供细胞外支架,决定组织的物理和机械特性,在组织中起连接、支持和填充作用,从而维持多细胞生物结构的完整性。并通过与细胞表面受体之间的时空分布和双向调控等多种相互作用,直接或间接地影响细胞的生长、代谢、分化、黏附、迁移、增殖和凋亡等行为,介导多种疾病或病理过程的进展。

一、细胞外基质的组成

ECM 由纤维性蛋白质以及氨基多糖和蛋白聚糖组成的非细胞三维高分子网络。

(一) 纤维性蛋白质

纤维性蛋白质又可分为结构性纤维蛋白和粘连性纤维蛋白。

1. 结构性纤维蛋白

(1) 胶原(collagen):是细胞外基质中含量最高、抗张力强度最大的骨架结构。构成胶原的基本单位是由甘-X-Y 重复顺序构成的肽链,形成左手 α-螺旋,称为 α 链。胶原分子是由三条链构成的三股螺旋。α 链富含羟脯氨酸和羟赖氨酸,它们具有协调稳定三股螺旋构型的重要作用。目前已发现有 15 型胶原,最主要的是 Ⅰ、Ⅱ、Ⅲ 和Ⅳ型。前三种呈纤维状,广泛分布于细胞外基质中,其中 Ⅰ、Ⅲ 型分布在疏松结缔组织中,Ⅱ 型分布在软骨组织中。Ⅳ 型胶原不能形成三股螺旋,而是以分子头对头相接形成三聚体,再相互交联成网络层结构,成为各种上皮基底层的基膜。

(2) 弹性蛋白(elastin):是弹性纤维的主要成分,为高度疏水性蛋白质,分子间通过赖氨酸残基相交联形成富有弹性的网状结构,在皮肤结缔组织中含量特别丰富。

2. 粘连性纤维蛋白

(1) 纤维连接蛋白:纤维连接蛋白(fibronectin,FN)有血浆型和细胞型,后者又有 20 多种同种型(isotype),系纤维连接蛋白转录后剪接不同形成的。纤维连接蛋白是异二聚体,具有肝素和纤维蛋白原结合区、胶原结合区以及含有 RGD 序列的整合素结合区。

(2) 层粘连蛋白:层粘连蛋白(laminin,LN)是基底层中主要的粘连性糖蛋白,LN 分子为由 A、B_1 和 B_2 三条肽链形成的异三聚体,形状犹如十字架。在组织中装配成丝,并进一步形成网络。三条肽链中都有类似表皮生长因子(epidermal growth factor,EGF)的重复序列。

粘连性纤维蛋白的特点是既可以和细胞结合,又可以与细胞外基质中其他大分子结合,在细胞与细胞外基质的黏附中发挥重要作用,故又统称为黏着因子或黏附性糖蛋白。

(二) 氨基多糖和蛋白聚糖

1. 氨基多糖　氨基多糖包括透明质酸(hyaluronic acid,HA)、硫酸软骨素(chondroitin sulfate,CS)、硫酸皮肤素(dermatan sulfate,DS)、硫酸角质素(keratan sulfate,KS)和硫酸乙酰肝素(heparan sulfate,HS)等。它们的基本单位是两个单糖。其中必有一个糖是氨基糖。双糖单位重复上百次形成氨基多糖链。

2. 蛋白聚糖(proteoglycan,PG)　由分子质量相对较小的核心蛋白和氨基多糖共价结合而成。在合成过程中,先合成核心蛋白,然后加上多糖链。

基板(basal lamina)是一种特殊的 ECM,是由不同成分形成的纤细网络。在电镜下看是一层"无定形"的组织结构,由内、外透明层和中间的致密层组成。内外透明层的主要成分是由硫酸乙酰肝素和核心蛋白构成的蛋白聚糖,致密层含有胶原(以Ⅳ型为主)、粘连性糖蛋白,包括 LN 和网蛋白(plectin)/巢蛋白(entactin)以及串珠素(perlecan)/硫酸乙酰肝素蛋白聚糖。基底层能将固定在它上面的细胞与结缔组织分隔开来。

ECM 是一种动态网络结构,能通过经常不断的重构(remodeling),保持与其功能匹配的最佳结构。如上述,ECM 中的很多成分是细胞黏附分子的重要配体。

二、细胞外基质的降解

ECM 都根据功能的需要不断地降解和合成以达到重构的目的,妊娠子宫分娩后的复旧、断奶乳腺的复旧都依赖于 ECM 的降解;ECM 的降解还在胚胎植入、细胞分裂、组织再生、细胞移行,如肿瘤浸润转移等过程中发挥重要作用。能分解 ECM 的酶包括:

1. 金属蛋白酶　这些酶的活性依赖于 Zn^{2+} 和 Cu^{2+} 故得名,金属蛋白酶(metalloproteinase,MP)家族中最重要的是胶原酶,胶原酶有几种类型,不同型胶原酶分解胶原有一定特异性,如Ⅰ型胶原酶只能分解Ⅰ、Ⅱ、Ⅲ型胶原,而Ⅳ型胶原酶分解Ⅳ、Ⅴ、Ⅶ型。

2. 丝氨酸蛋白酶　该家族酶的活性依赖于酶分子中的丝氨酸。其中最重要的是具有广泛底物特异性的纤溶酶,该酶不仅能分解纤维蛋白,还能分解 FN、LN 和胶原片段。纤溶酶原激活物(plasminogen activator,PA)分为尿激酶型(uPA)和组织型(tPA),它们能将纤溶酶原转为活性的纤溶酶。tPA 主要介导血凝块的溶解;uPA 则在组织重建中起作用,并与肿瘤转移有关。

3. 其他　如属于脱天蛋白酶的组织蛋白酶、属于内切糖苷酶的类肝素酶等。

第 3 节　黏附分子和细胞外基质的生理和病理生理

一、在生长发育中的作用

钙黏着蛋白、免疫球蛋白超家族和整合素家族的黏附分子以及细胞外基质在细胞的生长、分化和组织构建中具有极为重要的作用。

细胞黏附分子可与多种生长调控因子协同作用,共同参与对细胞生长分化的调节。多种类型的正常细胞生长具有停泊依赖性,当这种黏附被阻断时,细胞便停止生长,甚至发生凋亡。黏附分子如整合素,与作为配体的细胞外基质结合后,可通过激活 FAK 和 Src 家族的酪氨酸蛋白激酶以及小 G 蛋白,启动多条信号转导通路,特别是 RAS-RAF-MAPK 通路,导致细胞的增殖。个体发育成熟后,黏附反应有维持上皮细胞的极性和组织形态结构的作用。细胞黏附分子与基质配体的结合还可改变基质中胶原、FN 和 LN 等纤维状分子的排列,促进细胞的固着和组织器官的形成。

ECM 对细胞的生长分化也有重要的调节作用,可结合、释放生长因子,使其暂时失活,并在必要时恢复其活性;ECM 还能促进细胞的分化;在细胞分裂、组织再生等过程中也需要细胞外基质的降解,以便为增生的细胞提供必要的空间。

二、参与免疫反应的调节

黏附分子在免疫反应的过程中发挥重要作用。抗原特异的 T 细胞(CD4+T)的激活是免疫反应的开始,其激活过程需要两个刺激信号,一是细胞接受抗原刺激所产生的信号;二是共刺激信号(costimulatory signal),也称第二信号,由抗原提呈细胞、CD4+T 细胞表面的相互对应的黏附分子以及细胞因子与其受体所提供(图 15-3)。第二信号是非抗原特异性的,但是 CD4+T 细胞的抗原特异性激活所必需,没有第二信号的协同,T 细胞与抗原的结合将导致无反应或耐受。诱导 B 细胞的免疫应答需要 T 细胞的协同作用,激活的 T 细胞表达的黏附分子可与 B 细胞表面的配体结合,这种 T-B 细胞间的相互作用和由此引发的信号转导,可促进 B 细胞的增殖和分化。此外,黏附分子还参与淋巴细胞的归巢和再循环。淋巴细胞的归巢和再循环对于它捕捉抗原和执行免疫监视功能具有重要意义。

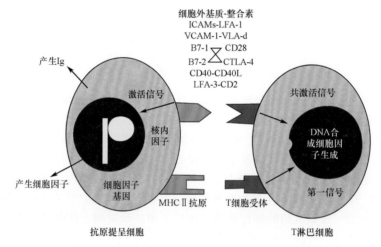

图 15-3　细胞黏附分子参与的 T 淋巴细胞的激活

三、在感染、炎症和组织损伤修复中的作用

一些黏附分子可介导某些细菌、病毒和原虫的感染,如某些细菌、病毒存在类似 ECM 中的 RGD,整合素可介导这些细菌、病毒入侵哺乳动物细胞。免疫球蛋白超家族可作为感冒时大部分人类鼻病毒的受体。

毒素、炎症介质和炎性细胞因子等可活化单核巨噬细胞、中性粒细胞、内皮细胞和血小板,被激活的细胞能表达多种黏附分子。在炎症中这些细胞在炎症介质的作用下以及细胞黏附分子介导下相互作用,促进白细胞的黏附聚集和穿过内皮细胞向炎症部位游走。因此,细胞黏附分子在急慢性炎症性疾病的形成中发挥重要作用(图 15-4)。

组织创伤的修复是一个与凝血止血和炎症反应密切相关的过程。组织的创伤造成血管破裂、血液成分与创伤组织的接触、血小板激活和凝血系统的启动。激活的血小板通过黏附分子介导发生黏附和聚集,与凝血过程中形成的纤维蛋白网一起封闭创面,并构成肉芽组织生长的支架。组织创伤引起的炎症反应使创伤部位的血管内皮细胞和白细胞被激活,细胞表面的黏附分子表达增多,白细胞与内皮细胞的黏附加强,通过趋化游走,进入损伤部位,清除坏死组织细胞,以利于组织的再生修复。

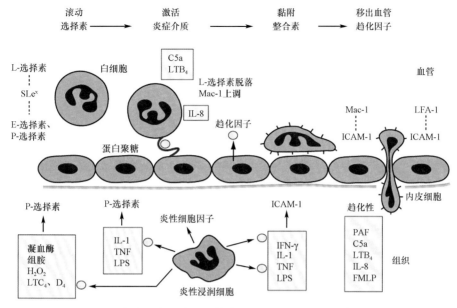

图 15-4　炎症时白细胞和血管内皮细胞黏附及移出血管的过程

LPS：细菌脂多糖；FMLP：具有趋化作用的细菌分解的寡肽产物

四、在肿瘤转移中的作用

肿瘤的侵袭转移是一种高度选择性的过程，这个过程是一个复杂的多步骤的连续过程。肿瘤细胞转移的第一步是从原位脱离，这与其细胞表面的钙黏着蛋白表达减少、细胞之间的黏附性下降有关。肿瘤细胞从原位脱离后，在细胞黏附分子的介导下与基膜及细胞外基质黏附，释放蛋白酶降解细胞外基质，破坏血管基膜进入血液循环。进入血液循环后，由于肿瘤细胞 ICAM-1 表达减少，血中可溶性 ICAM-1 增多，可溶性 ICAM-1 可与循环中的淋巴细胞及自然杀伤细胞结合，使淋巴细胞和自然杀伤细胞识别癌细胞的能力降低。因此，血中肿瘤细胞自身黏附或与纤维蛋白沉积物结合形成瘤栓，或通过整合素家族的介导与血小板黏附，促进肿瘤血行转移。肿瘤细胞与血管内皮细胞黏附可引起内皮细胞收缩或暴露内皮下基膜。肿瘤细胞与基膜成分黏附，分泌特定的酶降解基膜，再经细胞移动穿过血管壁进入异位组织。转移后的肿瘤细胞分裂增生形成转移灶（图 15-5）。

五、细胞外基质的非酶糖基化与糖尿病并发症

糖尿病并发症是影响患者生活质量和导致患者死亡的主要因素，高血糖是引起糖尿病并发症的主要原因。高血糖可使蛋白质发生非酶糖基化作用，形成复杂的晚期糖基化终末产物（advanced glycosylation end product，AGE）。AGE 在微血管病变的早期即显著升高。各种蛋白质非酶促糖基化及其终产物不易被降解，其积聚导致血浆和组织蛋白结构和功能受损，在糖尿病慢性并发症的发生发展过程中具有重要作用。AGE 与受体结合后，在不同细胞产生不同的病理生理改变，如可导致 ECM 合成增多、基膜增厚、血管收缩、血栓形成等，与糖尿病血管病变密切相关；AGE 还能引起 ECM 的分子结构及组成改变，使肾小球基膜通透性增高，导致蛋白尿。

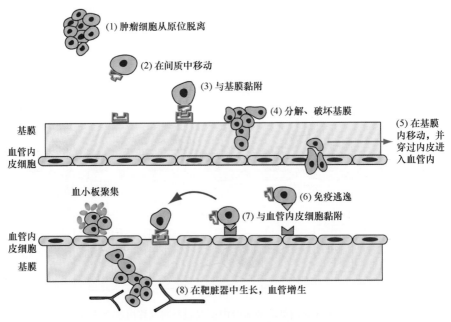

(1) 肿瘤细胞从原位脱离

(2) 在间质中移动

(3) 与基膜黏附

(4) 分解、破坏基膜

基膜

血管内皮细胞

(5) 在基膜内移动，并穿过内皮进入血管内

血小板聚集

血管内皮细胞

基膜

(6) 免疫逃逸

(7) 与血管内皮细胞黏附

(8) 在靶脏器中生长，血管增生

图 15-5　恶性肿瘤细胞血道转移的过程

（高维娟）

1. 细胞黏附分子的配体有哪些？
2. 试述黏附分子的类型。
3. 回答细胞外基质的组成。

本章课件

第16章 水、电解质代谢紊乱

正常机体的水和电解质在神经-体液的调节下处于动态平衡。水和电解质紊乱可导致机体代谢紊乱、器官功能障碍和各种疾病。水、钠代谢关系密切,根据血钠浓度变化可分成低钠血症和高钠血症;根据渗透压和体液容量变化又可分为低渗性脱水、高渗性脱水、等渗性脱水、水中毒、盐中毒和水肿。体内钾摄入与排出量以及钾在细胞内外分布情况决定钾的代谢,钾代谢异常可分为高钾血症和低钾血症,钾代谢异常影响心肌、骨骼肌及酸碱平衡。镁代谢异常可分为高镁血症和低镁血症,其对神经肌肉兴奋性、心脏和平滑肌均有影响。钙代谢障碍包括高钙血症和低钙血症,对肌肉兴奋-收缩耦联、神经-肌肉兴奋性、细胞信号转导、体温中枢介质调控、酶活性调节、骨代谢与功能均有影响。磷代谢障碍包括高磷血症和低磷血症,均可使机体发生骨代谢和功能紊乱等异常变化。

第1节 水、电解质的正常代谢

(一) 体液的组成、分布与平衡

体液是由水和溶解在其中的电解质、低分子有机化合物和蛋白质组成的。体液中主要的电解质有 Na^+、K^+、Ca^{2+}、Mg^{2+}、Cl^-、HCO_3^-、HPO_4^{2-}、SO_4^{2-} 等。

成人体液总量约占体重的60%:细胞膜将体液分成细胞内液(占体重的40%)和细胞外液(占体重的20%)。细胞外液又分成血浆(占体重的5%)和组织间液(占体重的15%)。多数组织间液分布在细胞周围,极少量组织间液分布在腔隙中(占体重的2%),又称跨细胞液(transcellular fluid)或第三间隙液,如脑脊液、泪液、胸腹腔液、关节腔液、胃肠道消化液等(图16-1)。

细胞内、外液的电解质分布有很大的差异:细胞外液的主要阳离子是 Na^+,主要阴离子是 Cl^-、HCO_3^-;细胞内液的主要阳离子是 K^+,主要阴离子是 HPO_4^{2-}。各部分体液中阴、阳离子所带电荷总数相等,故保持电中性;血浆中的蛋白质比组织间液中多,其余电解质含量几乎相同(图16-2)。

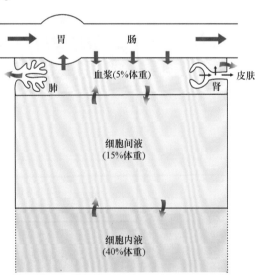

图 16-1 体液的含量和分布

正常机体每日水的摄入与排出量基本相等,保持动态平衡,总量约 2000~2500mL。水的来源主要为饮水、食物中含水及代谢生水;水的排出途径主要是肾、肺、皮肤和消化道(表16-1)。正常机体每日钠的摄入与排出几乎相等,成人每日饮食摄入钠 100~200mmol。钠的摄入主要来自食盐,由小肠吸收,主要经肾随尿排出,摄入多排出也多,摄入少排出也少。少量钠经汗液排出。

表 16-1 正常成人每日水的摄入与排出(mL)

摄入		排出	
饮水	1000~1500	尿	1000~1500
食物含水	700	皮肤蒸发	500
代谢生水	300	呼吸蒸发	350
		粪便	150
合计	2000~2500	合计	2000~2500

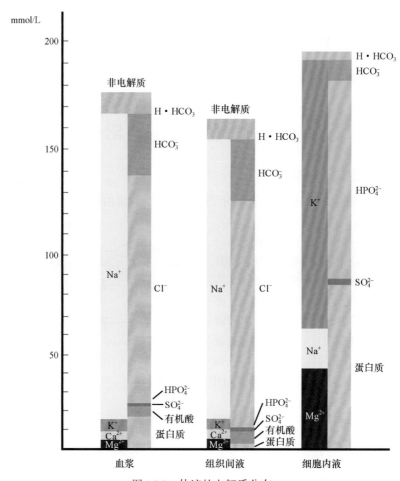

图 16-2 体液的电解质分布

(二) 体液的功能与渗透压

水的生理功能是:①溶解代谢物质、参与生化反应;②具有流动性,有利于物质的吸收、运输、排泄;③比热大,便于吸收和蒸发热能,维持体温恒定;④泪液、唾液等能滑润组织,减少摩擦;⑤与蛋白质等结合的结合水使组织具有适当的坚韧度。

Na^+ 等电解质的生理功能是:①维持体液容量、渗透压和酸碱平衡;②维持神经肌肉兴奋性;③参与新陈代谢和生理活动。

体液的渗透压主要取决于电解质的含量。血浆渗透压由两部分组成:血浆晶体渗透压占90%~95%,主要由 Na^+、Cl^-、HCO_3^- 所致;血浆胶体渗透压占 0.5%,由血浆蛋白质产生。组织间液的渗透压与血浆渗透压基本相等,主要区别在于血浆内有较多的不容易透过毛细血管壁的蛋白质。细胞内液的渗透压与细胞外液基本相等,主要由 K^+、HPO_4^{2-} 维持。正常血浆渗透压为 280~310mmol/L,称为等渗;高于 310mmol/L 为高渗,低于 280mmol/L 为低渗。

(三) 体液的调节

机体通过神经-内分泌调节保持体液容量和渗透压的相对恒定。

1. 口渴中枢的调节　口渴中枢位于下丘脑外侧区。当血浆晶体渗透压升高、有效循环血量下降、血管紧张素Ⅱ增多时,刺激口渴中枢使其发生兴奋,机体口渴思饮喝水,从而调节水的代谢。

2. 抗利尿激素(antidiuretic hormone,ADH)的调节　当血浆晶体渗透压升高、有效循环血量下降、血管紧张素Ⅱ增多时,刺激位于下丘脑的神经细胞,视上核和室旁核分泌 ADH,作用于肾远曲小管和集合管,重吸收水增多。

3. 醛固酮(aldosterone)的调节　当有效循环血量不足或血压下降时,使肾血流量减少,刺激肾球旁细胞分泌肾素,肾素激活肾素-血管紧张素系统,生成血管紧张素Ⅱ和Ⅲ,刺激肾上腺皮质球状带分泌醛固酮增多,再作用于肾远曲小管,使 Na^+ 的重吸收增加,伴有水重吸收增加,从而调节水、钠代谢。

4. 心房钠尿肽(atrial natriuretic peptide,ANP)的调节　心房钠尿肽又称心房肽(atriopeptin)或心钠素,是 1984 年发现的由心房肌细胞分泌的激素。当血容量增加、心房扩张、血浆晶体渗透压增高、血管紧张素增多时,刺激 ANP 分泌,作用于 ANP 特异受体,发挥强大的利钠、利尿、扩血管、降血压的作用,同时拮抗肾素-血管紧张素-醛固酮系统和 ADH 的分泌。在水、钠代谢的调节中起重要作用。

第 2 节　水、钠代谢紊乱

一、水、钠代谢紊乱的分类

水、钠代谢障碍包括低容量性和高容量性,低容量性即为临床上常见的脱水,高容量性临床上常见的是水中毒和水肿。根据体液容量、血钠浓度和渗透压不同,水、钠代谢障碍分类见图 16-3。

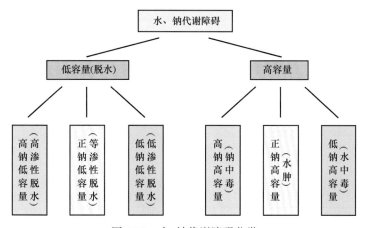

图 16-3　水、钠代谢障碍分类

二、脱 水

各种原因引起的体液容量的明显减少(体液丢失量至少超过体重2%)称为脱水(dehydration)。脱水时常伴有钠的丢失,由于水和钠的丢失比例不同,根据细胞外液渗透压的变化,可将脱水分为三种类型,即高渗性脱水、低渗性脱水和等渗性脱水。

(一)高渗性脱水

高渗性脱水(hypertonic dehydration)系指 Na^+、水同时丢失,失水多于失 Na^+,血清 Na^+ 浓度高于145mmol/L,血浆渗透压高于310mmol/L,伴有细胞内、外液容量减少,故又称低容量性高钠血症(hypovolemic hypernatremia)。

1. 原因和机制 失水大于失钠,又不能及时补水而发生。

(1)摄入水减少:因口渴中枢障碍缺乏渴感;因疾病不能进食或饮水;因水源断绝无水可喝。

(2)丢失水过多:高热大汗或甲状腺功能亢进时经皮肤蒸发水过多;癔症或代谢性酸中毒时经呼吸道蒸发水过多;中枢性尿崩症(ADH 分泌减少)和肾性尿崩症(肾小管对 ADH 反应性降低)时,肾重吸收水减少、尿排出增多;呕吐、腹泻、胃肠引流时丢失低钠消化液。

2. 对机体的影响(图 16-4,图 16-5)

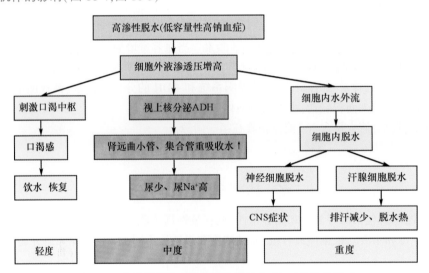

图 16-4 高渗性脱水(低容量性高钠血症)对机体的影响

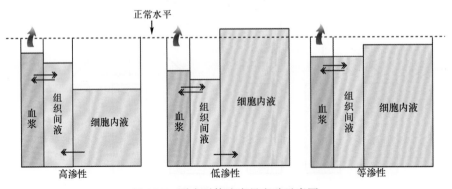

图 16-5 脱水时体液容量变动示意图

（1）口渴：由于细胞外液渗透压增高，刺激口渴中枢（渴感障碍者除外），产生口渴感，患者主动饮水，从而补充部分体液容量。

（2）尿量减少，尿 Na^+ 升高：细胞外液渗透压增高，刺激下丘脑渗透压感受器，使 ADH 释放增多，肾小管对水重吸收增加，尿量减少，尿比重增高。早期或轻症患者，血容量减少不明显，醛固酮分泌无明显变化，加之尿量减少，故尿 Na^+ 增加。晚期或重症患者，血容量明显减少，醛固酮分泌增多，尿 Na^+ 含量减少。

（3）细胞内液向细胞外转移：由于细胞外液处于高渗状态，为了平衡细胞内外渗透压，细胞内水转移到细胞外。这种变化有助于循环血量恢复，同时也引起细胞脱水。如神经细胞脱水，可引起嗜睡、肌肉抽搐、昏迷、死亡等一系列中枢神经系统功能障碍表现。

（4）脱水热：严重高渗性脱水患者可导致汗腺细胞明显脱水，皮肤蒸发水分减少，机体散热减少，引起体温升高，称为脱水热。

3. 防治原则　治疗原发病，去除病因，补充水分，不能口服者可由静脉输入 5% 葡萄糖溶液，因高渗性脱水也有钠的丢失，故应适当补充钠盐，以免细胞外液量恢复时发生低渗状态。

（二）低渗性脱水

低渗性脱水（hypotonic dehydration）时 Na^+、水均丢失，失 Na^+ 多于失水，血清 Na^+ 浓度低于 135mmol/L，血浆渗透压低于 280mmol/L，伴细胞外液减少，又称低容量性低钠血症（hypovolemic hyponatremia）。

1. 原因和机制　失液后只补充水而未补充 Na^+ 所致。

（1）尿排 Na^+ 过多：①长期使用呋塞米等高效利尿药；②肾疾病使 Na^+ 排出增多；③醛固酮分泌减少使肾小管重吸收 Na^+ 减少；④肾小管酸中毒使肾 H^+-Na^+ 交换减少、排 Na^+ 增多。

（2）严重呕吐、腹泻：使大量含 Na^+ 消化液丢失。

（3）大汗淋漓或大面积烧伤：丢失大量液体和 Na^+。

（4）胸水、腹水：使大量含 Na^+ 液体积聚在第三间隙。

2. 对机体的影响（图 16-6）

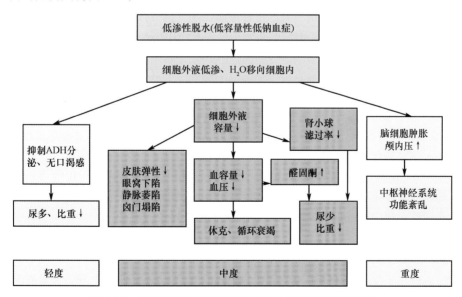

图 16-6　低渗性脱水（低容量性低钠血症）对机体的影响

（1）无口渴感：由于细胞外液渗透压降低，抑制口渴中枢，减少患者主动饮水。

（2）尿量变化：细胞外液渗透压降低，抑制下丘脑渗透压感受器，使 ADH 释放减少，肾小管对水重吸收减少，故患者早期尿量一般不减少。但严重脱水患者，由于血容量明显减少，可使 ADH 释放增多，肾小管对水重吸收增多，尿量减少。

（3）细胞外液向细胞内转移：由于细胞外液处于低渗状态，为了平衡细胞内外渗透压，细胞外水转移到细胞内。这种变化将使细胞外液进一步减少，低血容量进一步加重。因此，低渗性脱水患者更容易引起休克。

（4）脱水征明显：低渗性脱水患者可导致细胞外液减少，同时血容量也减少，血液浓缩，血浆胶体渗透压升高，致使组织间液进入血管，因此低渗性脱水时组织间液减少最明显。患者出现明显的皮肤弹性减退，眼窝凹陷，婴幼儿囟门凹陷的脱水征。

（5）神经细胞水肿：由于细胞外液向细胞内转移，导致细胞内液量增多，引起细胞水肿，最严重的变化是中枢神经系统神经细胞的水肿，引起颅内压增高，脑脊液压力增大，引起头痛、恶心、呕吐、记忆力下降、视神经乳头水肿等中枢神经系统受压症状，严重时可引起枕骨大孔疝或小脑幕裂孔疝甚至呼吸心跳停止。

3. 防治原则　治疗原发病，去除病因，补充生理盐水恢复细胞外液容量和渗透压。对休克患者做相应积极抢救。

（三）等渗性脱水

等渗性脱水（isotonic dehydration）是指水钠等比例丢失，血钠浓度 $135 \sim 145 \mathrm{mmol/L}$，血浆渗透压 $280 \sim 310 \mathrm{mmol/L}$ 的脱水。

1. 原因和机制　任何等渗液体在短时间内大量丢失引起的脱水均属等渗性脱水。例如肠液、胆汁和胰液的钠浓度是 $140 \mathrm{mmol/L}$，因此，腹泻、肠梗阻、肠引流等肠液丢失都可引起等渗性脱水；大量抽放胸水或腹水，大面积烧伤创面大量血浆渗出，均可引起等渗性脱水。

2. 对机体的影响

（1）渴感不明显，只有重症晚期患者因血容量明显减少，可有口渴感。

（2）尿液的改变：因细胞外液容量减少，可刺激醛固酮、ADH 分泌增加，促进肾远曲小管和集合管对钠和水的重吸收增加，对细胞外液容量不足进行代偿，使患者尿量减少，尿钠含量降低，尿比重增高。

（3）细胞外液容量减少：等渗性液体丢失使细胞外液容量减少，血浆容量及组织间液量均减少，但渗透压正常，对细胞内液含量影响不大。

若等渗性脱水不进行处理，可通过皮肤蒸发丢失水分，使等渗性脱水转变为高渗性脱水；若补给过多的水分，则可转化为低渗性脱水。因此，单纯性的等渗性脱水临床少见。

3. 防治原则　防治原发病，补充水、钠，补液以偏低渗性为宜，其渗透压以等渗透压的 1/2～2/3 为宜。如果脱水性质不能肯定，一般按等渗性脱水处理。体液疗法的量应包括：①累积损失量的补充；②在治疗过程中继续损失量的补充；③每天生理需要量的供给。

三、水　中　毒

水中毒（water intoxication）是指由于肾排水能力降低，而摄水或输液过多，导致大量低渗性液体在细胞内外潴留的病理过程。其特点是血清 Na^+ 浓度低于 $135 \mathrm{mmol/L}$，血浆渗透压低于 $280 \mathrm{mmol/L}$，体内总钠量可正常或增多，伴有体液量明显增多，又称高容量性低钠血症（hypervolemic hyponatremia）。

1. 原因和机制　肾功能良好时不易发生。

（1）水摄入过多：短时间大量饮水、无盐液灌肠、静脉过多过快输入含盐不足的液体。

（2）水排出过少：急性肾损伤少尿期又输入或摄入过多液体。

2. 对机体的影响 细胞外液增多使血液稀释、出现凹陷性水肿；细胞内液增多引起细胞水肿，产生相应的临床表现（图 16-7）。最严重的影响是引起脑水肿、颅内压升高，引起神经系统症状、脑疝，危及生命。

3. 防治原则 防治原发病，对于有水潴留倾向的患者应严格限制水的输入量，轻症水中毒患者通过停止或限制水分输入可自行恢复；重症或

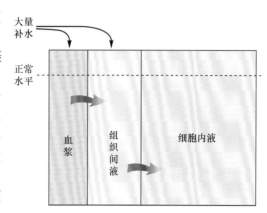

图 16-7 水中毒时体液容量变动示意图

急症患者除限水外，立即静脉内输注甘露醇或山梨醇等渗透性利尿剂，以减轻神经细胞水肿和促进体内水分的排出。也可给予强利尿剂促进水排出，或给予少量高渗盐水促进外移和缓解体液的低渗状态，纠正神经细胞水肿。

四、水　　肿

内容见第 17 章。

第 3 节　正常钾代谢及钾代谢障碍

一、正常钾代谢

（一）钾的分布、平衡与功能

钾是细胞内最主要的阳离子，正常成人体钾总量约 $50 \sim 55 \text{mmol/kg}$ 体重，其中 98% 存在于细胞内，2% 分布于细胞外，正常血清 K^+ 浓度为 $3.5 \sim 5.5 \text{mmol/L}$。食物含钾丰富，摄入的钾 90% 从尿排出，其余随粪便或汗液排出。肾排钾为多吃多排、少吃少排、不吃也排。钾摄入减少很快发生低钾血症；排钾障碍使钾在体内潴留，可很快发生危及生命的高钾血症。

钾的生理功能是：

（1）维持细胞静息膜电位：K^+ 顺浓度差从细胞内向细胞外扩散，使细胞膜外带正电荷、膜内带负电荷，产生静息膜电位。膜电位取决于细胞膜对 K^+ 的通透性和膜内外 K^+ 浓度差。

（2）参与蛋白质、糖原合成等细胞新陈代谢。

（3）调节体液渗透压和酸碱平衡。

（二）钾的调节

1. 细胞内外 K^+ 交换 细胞内外 K^+ 交换的基本机制称为泵-漏机制（pump-leak mechanism）。泵就是 Na^+-K^+ 泵，即 Na^+，K^+-ATP 酶，可将 K^+ 逆浓度差泵入细胞内；漏是指 K^+ 顺浓度差从细胞内移至细胞外。细胞外液 K^+ 浓度增高、碱中毒等使 K^+ 泵入细胞内；酸中毒等使 K^+ 从细胞内移到细胞外。

2. 肾脏对 K^+ 的排泄 机体摄入的钾 90% 从肾脏排出。肾远曲小管和集合管对 K^+ 的分泌和重吸收是调节机体钾平衡的另一重要机制。血清 K^+ 浓度升高、醛固酮分泌增多、急性碱中毒

时,K^+排出增多。

3. 结肠、汗液的排 K^+ 作用 机体摄入的钾 10% 从结肠排出。当肾衰竭排 K^+ 减少时,肠道成为重要的排 K^+ 途径(可达 34%),但尚不足以替代肾的排 K^+ 作用。大汗时也可经皮肤丢失相当量的钾。

二、钾代谢障碍

根据血 K^+ 浓度的变化(正常范围为 3.5~5.5mmol/L)将钾代谢障碍分为低钾血症和高钾血症。

(一) 低钾血症

1. 特点 血清 K^+ 浓度低于 3.5mmol/L 称为低钾血症(hypokalemia)。

机体总钾量和细胞外钾缺失统称为缺钾。低钾血症和缺钾可同时发生,也可分别发生。

2. 原因和机制

(1) 钾进入细胞内过多:碱中毒时 H^+ 移出细胞而 K^+ 移入细胞内,治疗糖尿病时使用胰岛素使 K^+ 移入细胞内,家族性低钾性周期性麻痹发作时 K^+ 移入细胞内,均引起低钾血症。

(2) 钾排出过多:长期使用呋塞米等排钾利尿药、肾小管性酸中毒、醛固酮增多症时钾经肾排出过多;腹泻、呕吐、胃肠减压使经胃肠道排钾过多;大量出汗经皮肤排钾过多。

(3) 钾摄入不足:禁食或厌食者可使钾摄入不足,发生低钾血症。

3. 对机体的影响 K^+ 与细胞静息膜电位密切相关,故低钾血症可引起细胞膜静息电位异常,影响可兴奋细胞如神经肌肉和心肌的兴奋性,主要表现为细胞膜电位和细胞膜离子通透性异常。K^+ 参与细胞新陈代谢以及调节体液渗透压和酸碱平衡,故低钾血症也可引起与细胞代谢异常相关的损害及酸碱平衡紊乱等(图 16-8)。

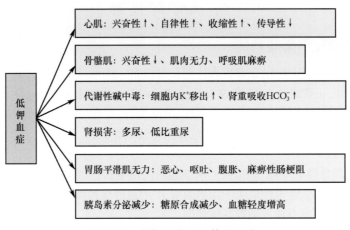

图 16-8　低钾血症对机体的影响

(1) 对心肌的影响:

1) 兴奋性增高:低钾血症时,心肌细胞膜对 K^+ 的通透性降低,细胞内 K^+ 外流减少,静息膜电位的绝对值减小,使静息电位与阈电位的差距减小,兴奋性升高。

2) 传导性降低:由于心肌静息膜电位绝对值减小,导致去极化时 Na^+ 内流速度减慢,幅度减小,故兴奋扩散速度减慢,因而心肌传导性下降。

3) 自律性升高:由于心肌细胞膜对钾的通透性下降,故 4 期复极时 K^+ 外流减小,相对的内向电流增大,因此自动除极化速度加快,自律性升高。

4) 收缩性增强:急性低钾血症时,心肌细胞膜对 Ca^{2+} 的通透性升高, Ca^{2+} 内流加速,导致细胞内 Ca^{2+} 升高,使兴奋-收缩耦联增强,收缩性升高。但在严重缺钾时,由于缺钾所导致的细胞代谢障碍,引起心肌细胞变性、坏死,故收缩性降低。

(2) 对骨骼肌的影响:急性低钾血症时,细胞外 K^+ 减少,使细胞内 K^+ 外流增加,静息电位与阈电位的距离加大,使骨骼肌处于超极化阻滞状态,细胞的兴奋性降低。因此出现肌肉无力、呼吸肌麻痹。慢性低钾血症时,由于 K^+ 从细胞内转移到细胞外而降低细胞内外 K^+ 浓度差,静息电位可正常,兴奋性变化不大,也无明显临床表现。

(3) 对胃肠道平滑肌的影响:胃肠道平滑肌细胞静息电位及兴奋性变化与骨骼肌细胞相同,因此也出现平滑肌活动减弱、无力甚至麻痹,表现为食欲下降、恶心、呕吐、腹胀等,严重者可出现麻痹性肠梗阻。

(4) 对肾脏的影响:形态上主要表现为远端小管和集合管上皮受损。肾功能上主要表现为肾小管对尿的浓缩功能降低而致多尿和低比重尿。

(5) 对酸碱平衡的影响:低钾血症时由于细胞外 K^+ 减少,细胞内 K^+ 移到细胞外进行补充,故细胞外 H^+ 向细胞内转移,引起代谢性碱中毒。

(6) 对细胞代谢的影响:低钾血症可引起胰岛素分泌减少,糖原合成减少,表现为血糖轻度升高。

(二) 高钾血症

1. 特点　血清 K^+ 浓度高于 5.5mmol/L 称为高钾血症(hyperkalemia)。

2. 原因和机制

(1) 钾从细胞内移出过多:酸中毒时 H^+ 进入细胞内而 K^+ 移到细胞外;糖尿病高血糖、胰岛素缺乏时 K^+ 移到细胞外;家族性高钾性周期性麻痹发作时 K^+ 移到细胞外。

(2) 钾经肾排出减少:急性肾损伤少尿期和慢性肾衰竭晚期导致肾排钾减少;醛固酮合成障碍、分泌不足或肾小管对醛固酮反应性降低使肾排钾减少。

(3) 钾摄入过多:经静脉输入钾过多过快可致高钾血症。

3. 对机体的影响(图 16-9)

(1) 对心肌的影响:

1) 兴奋性先增高后下降:轻度高钾血症(血清 K^+ 5~7mmol/L)时,细胞内外的 K^+ 浓度差变小,静息电位绝对值变小,与阈电位之间的差距缩小,兴奋性升高。重度高钾血症(血清 K^+ 大于 7mmol/L)时,静息电位绝对值等于或者小于阈电位绝对值时,快 Na^+ 通道失活,兴奋性下降。

2) 传导性降低:由于静息膜电位的绝对值减小,0 期去极化的速度降低,幅度变小,故传导性下降。

3) 自律性降低:细胞外液 K^+ 浓度升高使心肌细胞膜对 K^+ 的通透性升高,4 期 K^+ 外向电流增大,相对的内向电流减慢,因而自动除极化减慢,自律性降低。

4) 收缩性下降:细胞外液 K^+ 浓度升高抑制 Ca^{2+} 内流,导致细胞内 Ca^{2+} 减少,使兴奋-收缩耦联活动减弱,心肌收缩性下降。

(2) 对骨骼肌的影响:高钾血症时骨骼肌兴奋性与心肌兴奋性一样,随血 K^+ 逐步升高经历先升高后下降的过程,轻度高钾血症时表现为肢体的刺痛、感觉异常及肌肉轻度震颤等。重度高钾血症时,可出现四肢软弱无力,甚至发生弛缓性麻痹。

(3) 对酸碱平衡的影响:高钾血症可导致代谢性酸中毒。

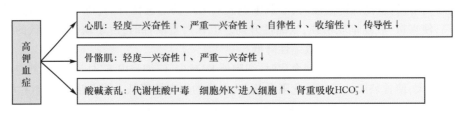

图 16-9　高钾血症对机体的影响

第 4 节　镁代谢及镁代谢障碍

一、镁的正常代谢

镁在体内的含量仅次于 Na^+、K^+、Ca^{2+}。成人体内 Mg^{2+} 总量约为 $20 \sim 28g$。$60\% \sim 65\%$ 存在于骨骼中、27% 在骨骼肌、$6\% \sim 7\%$ 在其他细胞中。正常血清 Mg^{2+} 浓度为 $0.75 \sim 1.25mmol/L$。人体每日需要镁约 $200 \sim 250mg$，主要来自食物，由小肠吸收，多数由粪便排出，少量由尿、汗液排出。肾脏是调节镁平衡的主要器官。

镁的功能是：

（1）维持酶活性：是 300 多种酶的辅酶或激动剂，参与糖、脂肪、蛋白质与核酸的代谢。

（2）抑制可兴奋细胞的兴奋性：镁对心肌、神经肌肉、中枢神经系统均起抑制作用。

（3）维持细胞的遗传稳定性：维持细胞膜完整性；调节细胞增殖、分化和凋亡；维持 DNA 结构，参与 DNA 复制与修复。

二、镁代谢障碍

（一）低镁血症

1. 特点　血清 Mg^{2+} 浓度低于 $0.75mmol/L$ 称为低镁血症（hypomagnesemia）。

2. 原因和机制

（1）摄入不足：长期禁食、厌食或静脉高营养未补充镁。

（2）吸收不良：广泛小肠切除、胃肠道瘘、吸收不良综合征使镁在小肠吸收减少。

（3）排出过多：某些因素可引起肾小管重吸收镁减少，肾排镁增多。如某些利尿剂、庆大霉素、高钙血症、甲状腺功能亢进、甲状旁腺功能减退、醛固酮增多、酸中毒、乙醇中毒、洋地黄类药物、糖皮质激素等。

3. 对机体的影响　见表 16-2。

表 16-2　镁代谢障碍对机体的影响

低镁血症	高镁血症
神经-肌肉兴奋性增高：肌肉震颤、手足搐搦	抑制中枢神经系统：腱反射减弱、嗜睡昏迷
心律失常、血压升高：心动过速、心室颤动	神经-肌肉兴奋性↓：肌无力、吞咽呼吸困难
低钙血症：PTH 分泌减少、肾重吸收钙减少	抑制平滑肌：血压下降；便秘、腹泻
低钾血症：肾排钾增多所致	心肌抑制：兴奋性和传导性下降、心动过缓

(二) 高镁血症

1. 特点 血清 Mg^{2+} 浓度高于 1.25mmol/L 称为高镁血症(hypermagnesemia)。

2. 原因和机制

(1) 镁排出减少:肾排镁减少是高镁血症的主要原因。肾衰竭伴少尿或无尿时,肾脏排镁减少;醛固酮分泌减少或甲状腺功能减退时肾小管重吸收镁增多,镁从尿中排出减少;以上均可发生高镁血症。

(2) 镁摄入增多:静脉补充镁过多过快,同时肾排镁功能受损时可引起高镁血症。

3. 对机体影响 见表 16-2。

第 5 节 钙磷代谢及钙磷代谢障碍

一、钙和磷的正常代谢

(一) 钙磷的分布、平衡和功能

人体内 99% 钙和 86% 磷存在于骨与牙齿中,其余部分以溶解状态分布于体液与软组织中。血钙是血清中所含的总钙量,血钙包括血浆蛋白结合的钙与游离 Ca^{2+},发挥生理作用的主要是游离 Ca^{2+}。正常成人血清钙为 2.25~2.75 mmol/L、血清磷为 0.8~1.61 mmol/L。血浆钙、磷乘积([Ca]×[P])为 30~40。人体的钙、磷由食物中摄取,儿童和孕妇对钙磷的需求增加。钙磷由肠道吸收。钙有 20% 经肾排出,80% 经粪便排出;磷有 70% 经肾排出,30% 经粪便排出;肾小球滤过的钙磷约有 95% 被肾小管重吸收。钙和磷的生理功能见表 16-3。

表 16-3 钙和磷的生理功能

钙的生理功能	磷的生理功能
成骨作用	成骨作用
凝血作用	凝血作用:Ⅲ因子和血小板因子 3 的成分
信使作用:参与信号转导、兴奋-收缩耦联	代谢作用:ATP 的重要组分参与能量代谢
代谢作用:钙是多种酶的激动剂	生命物质的重要组分:核酸、蛋白质等
维持神经-肌肉兴奋性	调控生物大分子活性、调控细胞分化与增殖

(二) 钙磷的调节

钙磷代谢密切相关,相互影响、制约,影响钙代谢的因素也影响磷的代谢。

1. 体内外钙稳态的维持 受甲状旁腺激素(parathyroid hormone,PTH)、1,25-$(OH)_2 D_3$、降钙素三种激素调控。

(1) 甲状旁腺激素:当血钙降低时刺激甲状旁腺分泌 PTH。PTH 可升高血钙和降低血磷、成骨和溶骨、促进 1,25-$(OH)_2 D_3$ 合成。

(2) 1,25-$(OH)_2 D_3$:是一种生理活性比维生素 D 高 10~15 倍的激素。可促进小肠吸收和转运钙磷;促进肾小管重吸收钙磷;溶骨和成骨双重作用:当钙磷多时促进成骨,当血钙降低时促进溶骨,使血钙升高。

(3) 降钙素:是血钙升高时刺激甲状腺滤泡旁细胞分泌的一种激素。可抑制肾小管重吸收钙磷,使尿排出钙磷增多;抑制破骨细胞生成、增强成骨作用,降低血钙血磷浓度;间接抑制小肠对钙磷的吸收。

2. 细胞内外钙稳态的维持 正常细胞外钙浓度是 10^{-3}~10^{-2} mol/L,细胞内钙浓度为 10^{-8}~10^{-7} mol/L。细胞内钙中有 44% 存在于胞内钙库内质网和线粒体中;细胞内钙仅有 0.005% 是游离钙。

（1）Ca^{2+}进入细胞质：这是顺浓度梯度的被动过程。①Ca^{2+}通过细胞膜上电压依赖性钙通道和受体操纵性钙通道，从细胞外进入细胞质；②Ca^{2+}通过钙库钙释放通道，从内质网和线粒体释放到细胞质。

（2）Ca^{2+}离开细胞质：是逆浓度梯度的、耗能的主动过程。①通过钙泵：即 Ca^{2+}-Mg^{2+}-ATP 酶。当细胞内 Ca^{2+}升高到一定程度时，细胞膜、内质网膜和线粒体膜上的钙泵被激活，水解 ATP 供能，将 Ca^{2+}泵出细胞或泵入钙库，离开细胞质；②通过 Na^+-Ca^{2+}交换：细胞膜上有 Na^+-Ca^{2+}交换蛋白，受跨膜 Na^+梯度调节；③通过 Ca^{2+}-H^+交换：细胞内 Ca^{2+}增多时，线粒体排出 H^+，摄取 Ca^{2+}，使 Ca^{2+}离开细胞质。

二、钙代谢障碍

（一）低钙血症

1. 特点 血清蛋白正常时，血清钙低于 2.2 mmol/L 称为低钙血症（hypocalcemia）。

2. 原因和机制

（1）因从食物中摄入维生素 D 不足、肠道吸收维生素 D 障碍、维生素 D 羟化障碍，使活性维生素 D 减少，导致肠道吸收钙减少，发生低钙血症。

（2）因甲状旁腺功能减退生成 PTH 减少，或因 PTH 靶器官受体异常，导致破骨减少、成骨增加，钙在骨骼中增多，发生低钙血症。

（3）慢性肾衰竭时：①肾排磷减少，使血磷升高、血钙降低；②肾实质破坏，生成 1,25-$(OH)_2$ D_3 减少，影响肠道吸收钙；③血磷升高时肠道内磷酸盐与钙结合生成不溶性的磷酸钙沉淀，使钙难以吸收。

3. 对机体的影响

（1）神经-肌肉兴奋性增高：低钙血症时可发生肌肉痉挛、手足搐搦、惊厥。

（2）影响骨骼：小儿可发生佝偻病，表现为囟门闭合晚、方颅、鸡胸、串珠肋、O 型腿或 X 型腿等；成人可发生骨质软化、骨质疏松、纤维性骨炎等。

（3）心肌兴奋性和传导性升高：因低血钙对 Na^+内流的膜屏障作用减小。

（二）高钙血症

1. 特点 血清蛋白正常时，血清钙大于 2.75 mmol/L 称为高钙血症（hypercalcemia）。

2. 原因和机制

（1）甲状旁腺功能亢进生成 PTH 过多，促进溶骨作用、肾重吸收钙、维生素 D 活化。

（2）甲状腺功能亢进时，甲状腺激素起溶骨作用。

（3）恶性肿瘤发生骨转移时，破骨作用增强。

（4）长期服用大量维生素 D 发生中毒。

3. 对机体的影响

（1）神经-肌肉兴奋性降低：表现为乏力、腱反射减弱、表情淡漠、木僵、昏迷。

（2）心肌兴奋性、传导性降低：高血钙时，Ca^{2+}对心肌细胞 Na^+内流的竞争抑制作用（膜屏障作用）增强。

（3）损害肾脏：高钙血症可损害肾小管，发生水肿、坏死、基膜钙化，晚期发生肾小管纤维化、肾钙化、肾结石，导致肾衰竭。

（4）异位钙化灶形成：关节、血管壁、软骨、鼓膜等可有钙化灶，影响相应的功能。

（5）血钙大于 4.5 mmol/L 时可发生高钙血症危象，表现为高热、严重脱水、意识不清，机体可能死于心搏骤停、肾衰竭、坏死性胰腺炎等。

三、磷代谢障碍

(一) 低磷血症

1. 特点 血清磷小于 0.8 mmol/L 称为低磷血症(hypophosphatemia)。

2. 原因与机制

(1) 肠道吸收磷减少:饥饿、呕吐、腹泻、吸收不良综合征、1,25-$(OH)_2D_3$ 不足,可致小肠吸收磷减少。

(2) 肾排磷增加:因甲状旁腺功能亢进生成 PTH 过多、急性乙醇中毒、肾小管性酸中毒、代谢性酸中毒等,磷从尿中排出增多。

(3) 磷移向细胞内:应用促进合成代谢的胰岛素等使磷移向细胞内,使血磷降低。

3. 对机体的影响 轻度低磷血症无症状。严重时因低磷所致 ATP 合成不足而发生肌无力、感觉异常、骨痛、病理性骨折、抽搐、昏迷。

(二) 高磷血症

1. 特点 成人血清磷大于 1.61 mmol/L,儿童大于 1.90 mmol/L 称为高磷血症(hyperphosphatemia)。

2. 原因与机制

(1) 肾衰竭及甲状旁腺功能低下时,肾排磷减少,血磷升高。

(2) 维生素 D 中毒时,肾及小肠重吸收磷增多。

(3) 高热、急性酸中毒、骨骼肌破坏时,磷从细胞内移出细胞外。

(4) 甲状腺功能亢进时促进溶骨,使血磷增加。

3. 对机体的影响 抑制肾脏生成 1,25-$(OH)_2D_3$,抑制 Ca^{2+} 的重吸收。

(王 哲)

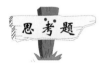

1. 三种类型脱水哪种更容易引起休克? 为什么?

2. 试比较三种类型脱水对机体的影响。

3. 试比较高钾血症和低钾血症对机体的影响。

本章课件

第17章 水 肿

人体组织间隙或体腔内液体积聚过多,称为水肿(edema)。过多液体积聚在体腔,称为积水或积液(hydrops)。通常认为,过多液体积聚于细胞内引起的细胞水肿,不属于水肿范畴。

水肿不是一个独立的疾病,而是许多疾病的一种重要病理过程和体征。根据水肿的分布范围,可分为全身性水肿(如心性水肿、肾性水肿等)和局限性水肿(如炎性水肿、变态反应性水肿等)。按水肿发生的原因,可分为心性水肿、肝性水肿、肾性水肿、营养不良性水肿等。按水肿发生的部位,可分为皮下水肿(如眼睑、阴囊、足踝部的水肿等)和组织器官水肿(如肺水肿、脑水肿等)。

第1节 水肿发生的机制

生理状况下,组织间液总量保持在体重的15%左右,其恒定的维持,有赖于血管内外液体交换平衡和体内外液体交换平衡。任一平衡发生紊乱,均可导致组织间液增多而发生水肿。

一、血管内外液体交换失衡——组织液生成大于回流

生理状态下,血管内外的血浆和组织间液之间,发生着液体交换,即组织液的生成与回流。组织液的生成与回流,与下面几个压力因素有关:①毛细血管内的平均流体静压与间质内的流体静压之差,为平均有效流体静压,约30mmHg。驱使血管内液体向外滤出,是组织液生成的动力。②毛细血管内的胶体渗透压与间质内的胶体渗透压之差,为有效胶体渗透压,约25mmHg。促进液体回流至毛细血管,是组织液回流的直接动力。

正常情况下,平均有效流体静压的绝对值大于有效胶体渗透压的绝对值,使组织液的生成略大于回流。剩下的液体,经过淋巴管回流最终进入血液循环。淋巴管回流虽属于间接回流,但具有强大代偿能力,当组织液生成增多时,淋巴管回流可相应增多。生成的组织液通过直接回流和间接回流两种形式,使组织液的生成与回流保持着动态平衡(图17-1)。这种平衡的调控因素一旦失常并超过其代偿范围,就会导致血管内外液体交换障碍,引起组织液生成过多,或回流过少,或两者兼有,均可导致组织间过多液体积聚而形成水肿。常见的原因主要有:

(一)毛细血管内流体静压升高

毛细血管内流体静压升高,可使平均有效流体静压增加,组织液生成增多,当超过淋巴回流代偿时,即可发生水肿。

毛细血管内流体静压升高见于各种原因引起的静脉回流受阻。局部静脉回流受阻引起相应部位的组织水肿或积水,如慢性上腔静脉阻塞综合征,形成面、颈、上肢及上胸部的"披肩状"水肿;下肢静脉曲张患者发生踝部及足背的水肿;肝硬化引起胃肠壁水肿和腹水等。右心衰竭时的腔静脉回流障碍则引起全身性水肿。

(二)血浆胶体渗透压下降

血浆胶体渗透压的维持主要取决于血浆蛋白,尤其是白蛋白的浓度。一般认为,当血浆白蛋白的浓度低于20g/L时,血浆胶体渗透压下降,有效胶体渗透压下降,使组织液生成增多回流减少,

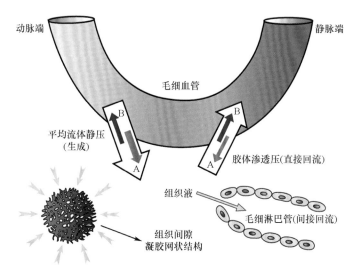

图 17-1　组织液生成与回流示意图

A 代表有效流体静压；B 代表有效胶体渗透压

组织液除从毛细血管静脉端回流外，还有部分从淋巴管回流入血。组织间隙凝胶网状物（透明质酸、胶原及黏多糖等）
膨胀性强，对液体有很大的吸附能力

当液体聚积超过淋巴回流代偿能力时，则可形成水肿。这种水肿一般是全身性的，水肿液蛋白含量较低（一般低于 10g/L），称为漏出液（transudate）。

引起血浆白蛋白减少的原因主要有：①蛋白质摄入不足或合成障碍：见于食管癌、慢性胃肠道疾病及肝硬化等。②蛋白质消耗或丢失过多：见于慢性感染、恶性肿瘤、肾炎或肾病综合征等。③稀释性低蛋白血症：见于大量水钠滞留或输入大量非胶体溶液时，使血浆蛋白稀释。

（三）毛细血管壁通透性增高

正常毛细血管只容许微量血浆蛋白滤出，其他微血管则完全不容许蛋白滤过，因而毛细血管内外胶体渗透压梯度很大。当毛细血管壁受损或其他原因导致其通透性增高时，大量血浆蛋白渗出到组织间隙中，导致毛细血管内胶体渗透压下降，组织间液胶体渗透压升高，有效胶体渗透压下降，液体回流动力减小，甚至促进液体从血管流向组织间隙，超过淋巴回流代偿能力时，则导致水肿。此型水肿的水肿液，蛋白含量较多（一般高于 25g/L），并且含有大分子的纤维蛋白原，称为渗出液（exudate）。

引起毛细血管壁通透性增高的原因很多，主要见于各种炎症，包括感染、烧伤、冻伤、化学伤以及缺氧、酸中毒等。这些因素可直接损伤毛细血管壁或通过组胺、肽类等炎性介质的作用而使毛细血管壁的通透性增高。

（四）淋巴回流受阻

正常情况下，淋巴管不仅在组织液生成增多时，能代偿地加强回流，而且能把组织液中所含的少量蛋白质输送回血液循环中。当淋巴循环障碍时，含蛋白

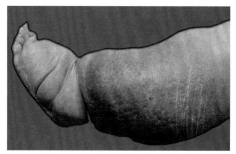

图 17-2　下肢象皮样水肿（丝虫病）

质的液体可在组织间隙中积聚而形成水肿，称为淋巴性水肿（图 17-2）。由于此型水肿的水肿液中

非蛋白液体可逐渐由毛细血管回吸收,因而水肿液蛋白含量很高,可达 30~50g/L,发生在皮下者触之质硬,按之不凹陷。

常见原因有淋巴管受压、阻塞或回流不畅。如丝虫病时由于下肢及腹股沟部的慢性淋巴管炎和淋巴结炎导致淋巴循环障碍,引起下肢和阴囊的慢性水肿,严重时称"象皮肿"。乳腺癌根治术腋窝淋巴结摘除后引起的上臂水肿。肿瘤或慢性炎症导致胸腔或腹腔的主要淋巴旁道受阻,引起的胸腔或腹腔内乳糜样积液等。

二、机体内外液体交换失衡——水钠潴留

人体每天水、钠的摄入和排出处于动态平衡,以维持体液量的相对恒定。生理状况下,肾脏在水、钠平衡的调节中起关键作用。

肾脏对排出水、钠的调节,依靠肾小球的滤过和肾小管的重吸收。生理情况下,从肾小球(肾小体毛细血管球)中滤出到肾球囊的原尿,流经肾小管,其中约 99% 的水、钠会经由肾小管重吸收,回到血管中;余下 1% 以终尿形式排出体外。肾小球滤出的少,肾小管重吸收的少;肾小球滤出的多,肾小管重吸收的就多,表现为球-管平衡。机体通过球-管平衡机制,调节体液量,使之维持在恒定水平。当某些因素使肾小球滤过率下降或(和)肾小管对水钠重吸收增加时,球-管平衡失调,水、钠潴留,成为水肿发生的重要因素。

(一)肾小球滤过率降低

1. 肾血流量减少 如充血性心力衰竭、肝硬化腹水形成、肾病综合征等,由于有效循环血量减少,肾血流量亦随之减少,以及继发的交感-肾上腺髓质系统、肾素-血管紧张素系统兴奋,入球小动脉收缩,肾血流量进一步减少,使肾小球滤过率降低,导致水钠潴留。

2. 肾小球广泛受损 如急性和慢性肾小球肾炎,由于大量肾小球发生功能障碍和结构破坏,使肾小球有效滤过面积减少,导致滤过率降低,引起水钠潴留。

3. 肾小球囊内压升高 肾小球的有效滤过压涉及肾小球毛细血管血压、肾小球囊内压及血浆胶体渗透压三种力量。毛细血管血压是推动滤出的主要力量,与肾小球毛细血管血压相对抗的肾小球囊内压直接影响着有效滤过压。在双侧尿路结石、盆腔肿瘤及其他原因引起的尿路梗阻时,由于尿液积聚而使肾盂内压力增高,继而使肾小球囊内压力升高,肾小球的有效滤过率降低。

(二)肾小管和集合管对水钠重吸收增加

这是大多数全身性水肿时引起水钠潴留的重要环节。概括起来主要有几个方面。

1. 调节激素分泌异常 肾小管和集合管重吸收水钠受醛固酮、抗利尿激素(ADH)、心房钠尿肽(ANP)等激素调控。其中醛固酮能促进肾远曲小管对钠的重吸收;抗利尿激素有促进肾远曲小管和集合管重吸收水的作用;而心房钠尿肽却相反,有拮抗醛固酮、抗利尿激素等的生物学作用,并直接抑制近曲小管、髓襻和集合管对钠离子和水的重吸收。因此,在某些病理因素的作用下,醛固酮、ADH 分泌增多或灭活减少,或出现 ANP 分泌减少,就可引起水钠潴留。

当有效循环血量减少或其他原因引起肾血流量下降时,肾入球小动脉压力降低和肾小球滤过率下降,刺激肾入球小动脉的牵张感受器,使球旁细胞分泌肾素增多;同时,致密斑也因流经的钠量减少而受到刺激,可使肾素分泌增多。上述改变激活了肾素-血管紧张素系统,进而使醛固酮分泌增多,促进肾远曲小管对钠的重吸收增多,引起钠潴留。同时有效循环血量减少,还可刺激左心房壁和胸腔大血管壁的容量感受器,引起 ADH 释放增多,从而使肾远曲小管和集合管对水的重吸收增加。另外,有效循环血量的减少,心房牵张感受器兴奋性降低,也致使血容量的负调节因素

ANP 分泌减少进一步加剧水钠重吸收。

肝功能障碍时,肝灭活醛固酮、ADH 减少,也可使体内的醛固酮和 ADH 增加,致肾远曲小管和集合管对钠、水的重吸收增强,引起水钠潴留。

2. 肾内血流重新分布　靠近肾皮质外 2/3 的肾单位称为皮质肾单位,其肾小管髓襻较短,不进入髓质高渗区,对水钠的重吸收功能较弱;靠近髓质的内 1/3 肾单位称为髓旁肾单位,其髓襻较长,深入髓质高渗区,重吸收水钠功能较强。生理情况下,肾血流 90% 以上通过皮质肾单位,只有小部分通过髓旁肾单位,这有利于钠、水的排泄。

在病理情况下,如心力衰竭时有效循环血量下降,皮质肾单位的血管收缩,更多血液流向髓旁肾单位,因而水钠重吸收增多,造成水钠潴留。

3. 肾小管周围毛细血管回收组织液力量增强　肾小管周围毛细血管内的有效滤过压对肾小管的重吸收功能也有明显的影响。当心力衰竭、肾病综合征等使有效循环血量减少引起肾血流量减少时,出球小动脉收缩比入球小动脉收缩更为显著,使肾小球滤过压相对升高,滤过率增加,血浆中非胶体成分滤出相对增多,滤过分数(肾小球滤过率和肾血浆流量比值的百分数)升高。因此,通过肾小球的血液在流至肾小管周围毛细血管中时,其血浆胶体渗透压升高,且血流量减小,流体静压下降,促进血管周围组织间液回流力量增强,致使近曲小管重吸收水钠增加,导致水钠潴留(图 17-3)。

以上是水肿发病机制中的一些基本因素。临床上,水肿通常是多种因素共同或相继作用的结果。不同类型的水肿,起主导作用的因素不同。即使在同一类型水肿的发展过程中,各种因素所起的作用也有所差异,这种情况特别在一些全身性水肿发生上更为明显。

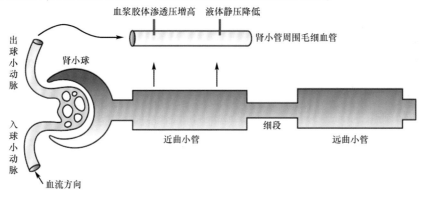

图 17-3　肾小管周围毛细血管回收组织液力量增强示意图

第 2 节　水肿的病理特点和对机体的影响

一、水肿的病理特点

(一) 组织器官特点

水肿的器官体积增大,重量增加,包膜紧张,颜色苍白,质地柔软,切面湿润或挤压时有液体溢出,有时呈胶冻样。

镜下水肿液积聚于细胞和纤维结缔组织之间或腔隙内,HE 染色为透亮空白区或淡红染均质样,细胞外基质成分被水肿液分隔。若水肿液内蛋白质含量多时,可呈同质性微粒状红染。

(二)水肿液的性状

水肿液的成分来自血浆液体成分,含有蛋白质、无机盐、葡萄糖、肌酐、尿素、氨基酸及其他可溶性物质。其中蛋白质的含量主要取决于毛细血管壁的通透性。通透性越高,蛋白质渗出越多,水肿液的蛋白含量高,比重越大。相反,当通透性不高时,水肿液蛋白含量少,比重也较低。临床上习惯把比重低于 1.018 的水肿液称为漏出液,比重高于 1.018 的水肿液称为渗出液。但也有例外,淋巴性水肿时,微血管通透性不增高,但蛋白含量较高。

(三)水肿的主要体征

1. 体重变化　健康成人在正常饮食情况下,体重在一天中的不同时间有一定的波动,一般在 0.5~1.4kg 之内。由于机体的生理代谢活动,体重在短期内是比较恒定的。因此当全身性水肿时,体重能敏感地反映细胞外液容量的变化。动态检测体重的增减,是观察全身性水肿消长有价值的指标。

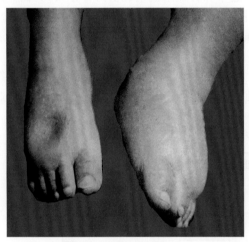

图 17-4　足背凹陷性水肿

2. 皮肤肿胀或压痕　皮下水肿是全身或局部水肿的重要特征,也称为浮肿。当皮下组织间隙液体积聚过多时,可出现局部皮肤肿胀、光亮,皱纹变浅,皮温降低,弹性变差。

早期,水肿区域的液体可被局部组织间隙的凝胶网状物(透明质酸、胶原及黏多糖等)结合吸附,皮肤外观可无明显变化,称为隐性水肿(recessive edema)。此时若为全身性水肿,检测体重可发现,增重可达 10%。

若水肿继续进展,积聚的液体超过凝胶网状物的吸附能力,呈游离状。此时在颧、踝、胫骨等部位按压,可产生局部凹陷或出现压痕,称为凹陷性水肿(pitting edema),也称为显性水肿(frank edema)(图 17-4)。

此外,甲状腺功能低下等所致的黏液性水肿(myxedema)和淋巴回流受阻引起的"象皮肿",因水肿液蛋白含量高、游离液体少,局部可见肿胀但按压后不凹陷,称为非凹陷性水肿(non-pitting edema)。

(四)全身性水肿的分布特点

全身性水肿由于发病原因和发病机制的不同,其水肿液分布的部位、出现的早晚、显露的程度也各有特点。如右心衰竭所致全身性水肿,一般先发生于身体低垂部位踝部;肾性水肿首先出现在组织结构疏松部位面部,尤其以眼睑最为明显;肝性水肿则以腹水为特征等。这些不同的分布特征与以下因素有关:

1. 组织结构特点　疏松及伸展性较大的组织(如眼睑部),水肿液较易积聚,因此在不受重力影响尤其是平卧时,水肿较早在这些部位显露而易被发觉,故肾性水肿患者晨起时眼睑水肿比较明显。相反,皮肤较致密的部位(手掌)不易有水肿液的积聚。

2. 重力和体位　由于毛细血管流体静压受重力的影响,离心脏越远的低垂部位毛细血管内压越高,坐位或立位时下肢位置最低,仰卧位时骶部位置最低。因此,心力衰竭患者,身体低垂部位(足踝部或骶部)比较容易且较早出现水肿。

3. 局部血流动力学因素 在某些部位或器官,由于病理因素的影响,导致局部毛细血管流体静压明显高于其他部位,则该部水肿液的积聚更早、更明显。

二、水肿对机体的影响

水肿对机体的影响取决于水肿的类型、部位、程度、发展速度和持续时间等因素。大多数情况下水肿对机体有不同程度的不利影响,但有时也有某些有利效应。

(一) 水肿的不利效应

1. 影响组织细胞的代谢 水肿液大量积聚使组织间隙扩大,可致细胞与毛细血管的距离加大,血液与组织、细胞之间的物质交换发生障碍。而且水肿液还可以压迫毛细血管,引起局部微循环障碍和缺氧等,加重组织及细胞营养障碍。因此水肿组织对感染的抵抗力减弱,修复能力降低,创伤不易愈合。

2. 引起重要器官的功能障碍 过量的液体在重要器官积聚,可使该器官功能发生障碍,如肺水肿可导致急性呼吸功能障碍;肠黏膜水肿引起消化吸收障碍和腹泻;心包积液妨碍心脏舒缩功能等。某些情况下水肿甚至危及生命,如急性喉头水肿可立刻发生窒息;严重脑水肿可因脑疝而致呼吸、心跳骤停等。

(二) 水肿的有利效应

在血容量明显增加时,水肿的发生使大量液体转移到组织间隙中,可防止循环系统压力急剧上升,从而降低引起血管破裂和急性心力衰竭的危险。

炎性水肿时,水肿液中含有抗体,可增加局部抵抗力;稀释毒素;通过水肿液中的蛋白质吸附有害物质,可防止其吸收入血;渗出液中的纤维蛋白凝固成网状,可限制病原微生物扩散并有利于吞噬细胞的游走等。

第 3 节　水肿类型及其特点

根据水肿分布的范围,可分为全身性水肿和局限性水肿。当身体内各部分(主要是皮下组织)的血管外组织间隙有体液积聚时,称为全身性水肿。体液积聚在局部组织间隙中或局限在某一器官时,称为局限性水肿。以下仅对其中常见的一些类型加以简单介绍。

一、常见的全身性水肿

(一) 心性水肿

各种心脏病发展至右心衰竭,引起全身性水肿,称为心性水肿(cardiac edema)。心性水肿常表现为典型的皮下水肿。轻度心性水肿时,往往表现为体重迅速增加,或由于重力的影响而发生低垂部位的水肿;重度心性水肿时,可波及肝、胃肠道和肾等内脏,甚至发生腹水、胸水和心包积液等,水肿液为漏出液。其发生机制主要有两方面(图 17-5)。

1. 静脉回流障碍 右心衰竭时,心收缩力减弱,致体循环淤血;加之心输出量减少,引起水钠潴留使血容量增多等作用,导致毛细血管流体静压升高及淋巴回流受阻,引起组织水肿。右心衰竭患者由于胃肠道淤血和肝淤血,使蛋白质摄入减少,消化吸收障碍和血浆蛋白合成减少,引起血浆胶体渗透压降低;此外,淤血可致组织细胞缺氧,继而引起毛细血管壁通透性增高,致水、盐和少量蛋白漏出,二者均可进一步加重水肿。

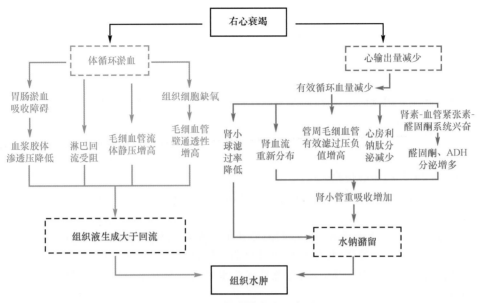

图 17-5 心性水肿发生示意图

2. 心输出量减少 右心衰竭时,心输出量减少,使全身有效循环血量减少,进而引起:①肾血流量减少,肾小球滤过率下降使原尿生成减少。②肾血流减少通过肾素-血管紧张素系统作用使醛固酮分泌增多,远曲小管对钠的重吸收加强。③通过血容量感受器反射性地引起抗利尿激素分泌增多。④心房钠尿肽分泌减少。⑤肾血流重新分布和肾小管周围毛细血管有效滤过压降低,使肾小管重吸收增加。这些因素均可导致球-管失衡,引起水钠潴留。

(二) 肾性水肿

由肾脏原发性疾病引起的全身性水肿,称为肾性水肿(renal edema)。多见于肾病综合征、急性肾小球肾炎和慢性肾小球肾炎的晚期。肾性水肿的特点:疾病早期仅于晨起时出现眼睑或颜面水肿,以后可发展为全身性水肿,严重时也可产生胸水、腹水,水肿液为漏出液。根据其发病机制不同可分为两类。

1. 肾病性水肿 肾病综合征常以重度全身性水肿、重度蛋白尿、低蛋白血症与血清胆固醇增高等为特征;其水肿的分布与体位关系不大,发生机制主要是:

(1)血浆胶体渗透压降低:肾病综合征的主要病变是肾小球基膜损伤,导致其通透性增高,大量血浆蛋白漏出并随尿排出,引起严重低蛋白血症使血浆胶体渗透压降低,导致组织间液生成增多、回流减少,此为肾病性水肿的主要环节。

(2)水钠潴留:由于大量液体渗出到组织间隙,有效循环血量减少,一方面导致肾小球滤过率降低;另一方面引起醛固酮、抗利尿激素分泌增加,导致球-管失衡,引起水钠潴留。

2. 肾炎性水肿 急性肾小球肾炎主要病变为系膜细胞及内皮细胞增生,使肾单位血流量下降、肾小球滤过面积减少。慢性肾小球肾炎晚期的主要病变为肾单位进行性破坏,致肾小球滤过面积极度减少。故肾炎性水肿主要机制是病理因素导致肾小球滤过率降低引起水钠潴留。

(三) 肝性水肿

由肝脏疾病引起的全身性水肿称为肝性水肿(hepatic edema)。常见于肝硬化、急性重型肝炎

等疾病。肝性水肿往往以腹水为主要表现,也可出现胸水,但下肢及皮下水肿不明显,水肿液为漏出液。其主要机制是:

1. 静脉回流受阻　肝硬化引起肝静脉回流受阻,使肝窦内压增高,大量液体从血管滤出到窦周间隙,使肝淋巴液生成增多,当超过淋巴回流的代偿能力时,液体可经肝脏表面或肝门部溢入腹腔,形成腹水。

同时,肝硬化也可引起门静脉高压,使肠系膜区及肠壁的毛细血管流体静压升高,淋巴液生成增多,当超过淋巴回流代偿能力时,液体可经肠系膜表面及肠浆膜面溢入腹腔,参与腹水的形成。

2. 水钠潴留　腹水形成后,有效循环血量减少,导致肾小球滤过率降低,加之醛固酮、抗利尿激素因灭活减少等因素又使肾小管重吸收增多,肾之球-管失衡,引起水钠潴留。

此外,肝硬化时白蛋白合成减少,消化吸收障碍,以及蛋白质的大量丢失,使血浆胶体渗透压降低,但由于生理情况下消化道毛细血管壁、肝窦壁通透性高,该区组织液的蛋白含量相当高,而在病理情况下可随肝硬化的低蛋白血症而下降。因此有效胶体渗透压受组织液蛋白含量的影响较大,对腹水的形成可能作用很小。总之,肝性腹水的形成是多因素综合作用的结果。

二、常见的局限性水肿

(一)肺水肿

肺间质有过多液体积聚或(和)溢入肺泡腔内,称为肺水肿(pulmonary edema)。与其他组织相比,肺组织抗水肿能力较强,因此一旦出现肺水肿,后果一般比较严重。一般水肿液先在肺组织间隙中积聚,称为间质性肺水肿(pulmonary interstitial edema);继之液体可进入肺泡腔,引起肺泡水肿(alveolar edema)(图 17-6)。临床上表现为进行性呼吸困难、咯粉红色泡沫痰、双肺闻及湿啰音。不同疾病引起肺水肿的机制不尽相同,主要与以下因素有关:

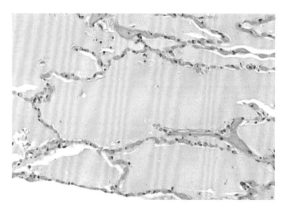

图 17-6　肺水肿(镜下)
肺泡腔内充盈红染浆液性水肿液

1. 肺毛细血管内压升高　如左心衰竭时,肺静脉回流受阻可导致肺静脉淤血,使肺毛细血管流体静压增高,严重时即可发生肺水肿。休克或炎症时,炎症介质增多,可引起肺小血管收缩,毛细血管内压随之升高,导致肺组织间液回流减少而生成增多。这类原因引起的肺水肿一般称为流体静压性肺水肿,也称为血液动力性肺水肿。

2. 肺泡壁毛细血管通透性增高　缺氧、炎症、中毒以及弥散性血管内凝血等,可导致肺毛细血管通透性增高,血浆蛋白渗出而形成水肿。这类原因引起的肺水肿一般称为通透性肺水肿,也称为肺泡中毒性肺水肿,是许多疾病过程中发生肺水肿的主要机制。

3. 血浆胶体渗透压降低　大量输液造成的血液稀释,使血浆胶体渗透压降低,此时肺毛细血管内压轻度上升,可形成肺水肿。

4. 淋巴循环受阻　肺淋巴回流是一种重要的抗水肿因素。矽肺等慢性肺部病变引起肺淋巴管闭塞、肺癌淋巴转移、肺淋巴管痉挛等使淋巴回流代偿受限,常易发生肺水肿。

(二) 脑水肿

凡脑组织细胞内外或脑室内液体增多,引起脑体积增大,称为脑水肿(brain edema)。脑室内液体增多,又称为脑积水(hydrocephalus)。脑水肿轻者可无明显的症状和体征,重者可出现颅内高压综合征(表现为头痛、呕吐、视盘水肿等),或出现半身轻瘫、一时性麻痹等局灶性脑体征,严重者可引起脑疝,甚至死亡。根据原因和发病机制的不同,可分为三类。

1. 血管源性脑水肿(vasogenic brain edema) 多见于化脓性脑膜炎、脑肿瘤、脑外伤、严重脑缺氧等。主要是由于脑毛细血管壁通透性增高和血-脑屏障功能下降,含血浆蛋白的液体渗入组织间隙而形成水肿。发生部位主要在大脑白质区,其特点为脑白质的细胞间隙及血管周围有大量液体积聚,灰质主要是血管和神经元周围胶质成分的肿胀(胶质细胞水肿)。

2. 细胞毒性脑水肿(cytotoxic brain edema) 这类脑水肿多由严重脑缺氧(心搏骤停、窒息、脑血液循环中断等引起),或因某些内源性中毒(尿毒症、糖尿病等)、急性低钠血症(水中毒)、化脓性脑膜炎等引起。其主要机制是因为疾病过程中产生的代谢抑制物及急性缺氧可使神经细胞 ATP 生成减少,导致依赖于 ATP 提供能量的钠泵活动衰减,钠离子在细胞内蓄积,继而水进入细胞内,出现神经细胞内水钠潴留;或者是由于细胞外低渗(如水中毒等),大量水进入神经细胞内所致。主要特点是神经元、胶质细胞、血管内皮细胞均可出现肿胀(细胞水肿),细胞外间隙由于细胞肿胀的挤压而缩小。

3. 间质性脑水肿(interstitial brain edema) 当脑室孔道或大脑导水管因肿瘤压迫或炎症阻塞时,引起脑脊液循环通路受阻,脑脊液在脑室中积聚,引起脑积水。脑积水导致脑室内压增高,使脑脊液溢入周围白质中,发生间质性脑水肿。

上述三类脑水肿可同时或先后发生。如脑缺血缺氧时,一般先出现细胞毒性脑水肿,继之发生血管源性脑水肿。化脓性脑膜炎严重时,三种类型的脑水肿可同时存在。三种类型脑水肿的比较见表 17-1。

表 17-1 三种类型脑水肿的比较

	血管源性 脑水肿	细胞毒性 脑水肿	间质性 脑水肿
发病机制	毛细血管通透性增高	神经细胞膜钠泵功能降低或细胞外	脑脊液循环受阻
水肿部位	主要在白质	白质及灰质	脑室及其周围的白质
水肿液成分	血浆滤液	细胞内水钠潴留	脑脊液
细胞外液容量	增加	减少	增加
微血管通透性	升高	正常	正常

(方 艳)

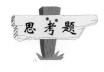

1. 血管内外液体交换障碍的常见影响因素有哪些?
2. 何谓球-管失衡?引起球-管失衡的因素有哪些?
3. 试述左心衰竭所致肺水肿的发生机制及其水肿液的特点。
4. 肝癌可引起腹水形成吗?试述其发生机制。

本章课件

第18章 酸碱平衡和酸碱平衡紊乱

机体的正常代谢过程和生理活动,必须在适宜的体液酸碱度(动脉血 pH 7.35~7.45)的环境中进行。在生理条件下,机体代谢过程中不断有乳酸、酮体、硫酸和碳酸等酸性物质生成;外源性酸性或碱性物质也经常随食物进入机体,机体可通过体液的缓冲系统、肺和肾的调节作用,使体液的 pH 仍维持在正常范围内。此种维持体液酸碱度相对稳定的过程称为酸碱平衡(acid-base balance)。酸碱平衡本质上是指血液中氢离子浓度的相对恒定,血液 pH 保持在 7.35~7.45。

酸碱平衡紊乱(acid-base disturbance)是指因酸碱负荷过度、不足或调节机制障碍导致体液酸碱度稳定性失衡的病理过程。在许多疾病发生过程中,可产生体内酸碱物质的过度增减,或存在肺、肾对酸碱平衡调节功能发生障碍,以致超过机体调节代偿能力,常常引起酸碱平衡紊乱,并能显著影响疾病的发展和预后。

第1节 酸碱平衡的稳态

一、体液酸碱物质

正常人体在代谢过程中,不断产生酸性物质,如含量最多的碳酸(挥发酸)及乳酸、酮体、硫酸等固定酸(非挥发酸);也可产生碱性物质,如氨基酸脱氨基所产生的氨。食物中也含有少量酸性或碱性物质,在普通膳食条件下,酸性物质产生量远远超过碱性物质。胃液为酸性,胆、胰液为碱性。不同消化液大量丢失可影响体内酸碱性物质总量。

二、酸碱平衡调节

机体不断生成或摄取酸碱物质,但血液的 pH 却不发生明显变化。

(一)血液的缓冲作用

血液缓冲系统是由一种弱酸和它的弱酸盐构成的具有缓冲酸或碱能力的缓冲对。

1. 碳酸氢盐缓冲系统 这是血浆中缓冲能力最高的缓冲对,正常比值为 20/1。但只能缓冲碱和固定酸,不能缓冲挥发酸。其缓冲固定酸的能力占全血缓冲总量的 53%。还可以进行开放性调节,将缓冲过程产生的 CO_2 由肺的呼吸运动进行调节,HCO_3^- 则由肾脏进行调节。实现血液缓冲系统与肺、肾调节连为一体。

2. 磷酸盐缓冲系统 由 $HPO_4^{2-}/H_2PO_4^-$ 构成,主要在细胞内发挥作用。

3. 血浆蛋白缓冲系统 由 Pr^-/HPr 构成,在正常弱碱性体液环境中,血浆蛋白可接受 H^+ 或释放 H^+ 而起缓冲作用;

4. 血红蛋白缓冲系统 由 $HbO_2^-/HHbO_2$ 及 Hb^-/HHb 构成,主要起缓冲挥发酸的作用。

(二)组织细胞在酸碱平衡中的调节作用

组织细胞的缓冲作用主要通过细胞内外的离子交换来实现:最常见通过 H^+-K^+ 或 H^+-Na^+ 交换,因此酸中毒时可伴随高钾血症,碱中毒常伴随低钾血症;Cl-HCO_3^- 交换,实现对 HCO_3^- 的调节,在急性呼吸性酸碱平衡紊乱中发挥重要调节作用。

(三) 肺的调节作用

肺脏通过呼吸作用控制 CO_2 的排出量来调节血浆中 H_2CO_3 的含量,维持血浆 HCO_3^-/H_2CO_3 的正常比值。

1. 呼吸运动的中枢调节 延髓呼吸中枢对动脉血中 $PaCO_2$ 的变化很敏感,当 $PaCO_2$ 升高、脑脊液中 H^+ 浓度增加时可刺激中枢化学感受器(位于延髓腹侧第四脑室的侧壁)而引起呼吸中枢兴奋,使肺的通气量增加;但当 $PaCO_2$ 过高(80mmHg 以上)呼吸中枢反受到抑制,称为 CO_2 麻醉。

2. 呼吸运动的外周调节 当血液中 H^+ 含量增高或 PaO_2 下降时,均可刺激颈动脉体和主动脉体的外周化学感受器,而引起呼吸中枢兴奋,使呼吸运动增强。严重低氧对呼吸中枢的直接抑制效应占主体,呼吸将由兴奋转为抑制。

呼吸运动加速加深,可使血液中的 CO_2 呼出量显著增加,从而降低血液中的 H_2CO_3 浓度。如果血液中 $PaCO_2$ 降低或 pH 升高时,因呼吸中枢的兴奋性减弱可引起呼吸运动变浅变慢,使肺的通气量和 CO_2 排出量减少,则能增加血液中 H_2CO_3 含量,使 HCO_3^-/H_2CO_3 的比值维持正常。

(四) 肾的调节作用

肾主要调节固定酸,是通过排酸或保碱作用调节体液 HCO_3^- 浓度,以维持体液的酸碱平衡。其主要的作用机制是:

1. 肾小管泌 H^+ 和重吸收 HCO_3^- 每天从肾小球滤过的 $NaHCO_3$ 85%～90% 从近曲小管重吸收(图 18-1),其余部分在远曲小管和集合管被重吸收。肾小管细胞内含有碳酸酐酶(carbonic anhydrase,CA),参与近曲小管重吸收碳酸氢盐。肾小管上皮细胞分泌 H^+ 替换肾小管腔尿液中的 Na^+,回到肾小管细胞中的 Na^+ 与 HCO_3^- 结合成 $NaHCO_3$,重新回到血循环。进入管腔中的 H^+ 与肾小球滤过的 HCO_3^- 结合成碳酸,后者又分解成 H_2O 和 CO_2。其中 H_2O 随尿排出,CO_2 迅速扩散回到细胞内,

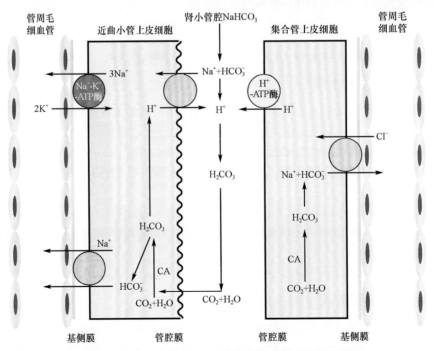

图 18-1　肾小管分泌 H^+ 和碳酸氢钠的重吸收作用示意图

在碳酸酐酶催化下水化成碳酸,又解离成 H^+ 和 HCO_3^-,H^+ 又可泌入肾小管内与 Na^+ 进行交换,HCO_3^- 与 Na^+ 合成 $NaHCO_3$ 而返回血浆。如此,肾脏可以源源不断地分泌 H^+ 而重吸收 $NaHCO_3$。

2. 磷酸盐的酸化 体液中存在着磷酸盐缓冲系统,正常人血浆中 Na_2HPO_4/ NaH_2PO_4 的浓度比为 4∶1,远端肾单位泌 H^+ 交换 Na^+ 的作用,可将管腔滤液中的碱性 HPO_4^{2-} 变为酸性 $H_2PO_4^-$,使尿液酸化;同时,交换回肾小管细胞内的 Na^+ 与 HCO_3^- 合成新的 $NaHCO_3$ 而回到血浆(图 18-2)。

3. 肾排 NH_4^+ 肾小管上皮细胞内含有碳酸酐酶和谷氨酰胺酶,能产生 H^+ 和 NH_3 并分泌到肾小管腔的原尿中;同时重吸收 Na^+ 并保留 HCO_3^-。体内过多的固定酸可从尿中排出,并使血浆中的 HCO_3^- 得到补充;如果体内的碱

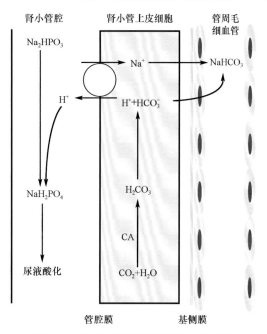

图 18-2 远曲小管磷酸盐的酸化示意图

性物质过多,则 H^+ 及 NH_3 的生成减少,使酸性物质的排出减少(图 18-3)。通过肾脏这种完善的调节作用,可使血液 pH 维持稳定。

综上所述,肾脏调节酸碱平衡的主要任务是排酸保碱。肾小管上皮细胞分泌 H^+ 与肾小球滤过的 Na^+ 交换,使 $NaHCO_3$ 重吸收入血,防止细胞外液的 $NaHCO_3$ 丢失。肾通过磷酸盐酸化和泌 NH_4^+

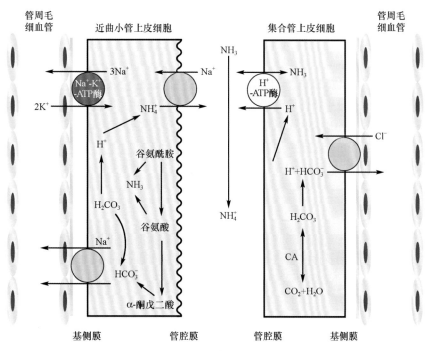

图 18-3 肾小管分泌 NH_4^+ 示意图

作用,生成新的 NaHCO$_3$,以补充机体的消耗,从而维持血液 HCO$_3^-$浓度的相对恒定。当体内 HCO$_3^-$超负荷时,肾脏可减少 NaHCO$_3$ 的生成和重吸收,增加 NaHCO$_3$ 的排泄,使血浆 NaHCO$_3$ 浓度降低,从而维持血液 NaHCO$_3$ 浓度的相对恒定。

第 2 节 酸碱平衡状态的常用指标及其意义

(一) 氢离子(H$^+$)浓度和血液酸碱度(pH)

1. 概念 pH 指溶液中 H$^+$ 浓度的负对数值,是反映溶液内 H$^+$ 浓度的简明指标,即 pH = $-\lg[H^+] = -\lg(0.4 \times 10^{-7}) = 7.40$。正常人动脉血或动脉化毛细血管血 pH 参考值为 7.35 ~ 7.45。

2. 意义 血液的 pH 是由呼吸性因素和代谢性因素共同决定的。pH 小于 7.35 为失代偿性酸中毒;大于 7.45 为失代偿性碱中毒,pH 正常可以表示酸碱平衡正常,也可能是代偿性酸碱平衡紊乱或酸碱中毒相互抵消的混合型酸碱平衡紊乱。但 pH 的变化不能区分引起酸碱平衡紊乱的原因是呼吸性的还是代谢性的,还需要结合其他血气指标和病史综合分析。

(二) 动脉血二氧化碳分压(PaCO$_2$)

1. 概念 是指血浆中呈物理溶解状态的 CO$_2$ 分子所产生的张力。其大小与血浆中 H$_2$CO$_3$ 的浓度呈正相关。正常时动脉血中 PaCO$_2$ 为 33~46mmHg,平均为 40mmHg。

2. 意义 动脉二氧化碳分压(PaCO$_2$)与肺泡气的 PCO$_2$ 基本相等,因此 PaCO$_2$ 是反映呼吸性因素的重要指标。PaCO$_2$ 增高表示肺通气不足,有 CO$_2$ 潴留,见于呼吸性酸中毒或代偿后的代谢性碱中毒。PaCO$_2$ 降低,表示肺通气过度、CO$_2$ 排出过多,见于呼吸性碱中毒或代偿后的代谢性酸中毒。

(三) 标准碳酸氢盐和实际碳酸氢盐

1. 概念 标准碳酸氢盐(standard bicarbonate,SB)是指血液标本,在 38℃ 和血红蛋白完全氧合的条件下,用 PaCO$_2$ 为 40mmHg 的气体平衡后测得的 HCO$_3^-$ 含量。SB 排除了呼吸性因素对 HCO$_3^-$影响,其增减反映代谢性因素改变。实际碳酸氢盐(actual bicarbonate,AB)是指隔绝空气的血液标本,在实际 PaCO$_2$ 和血氧饱和条件下测得的血浆中 HCO$_3^-$ 的含量。与 SB 不同,AB 受代谢和呼吸两方面因素的影响。正常人 AB=SB,正常值为 22~27mmol/L,平均为 24mmol/L。

2. 意义 AB 与 SB 的差值反映了呼吸性因素对酸碱平衡的影响。正常时两者相等。AB>SB,表明有 CO$_2$ 潴留;AB<SB,表明有 CO$_2$ 呼出过多。如二者相等但数值均低,表明有代谢性酸中毒,反之,两者相等但数值均高,表明有代谢性碱中毒。

(四) 缓冲碱

1. 概念 缓冲碱(buffer base,BB)是指血液中全部有缓冲作用的阴离子碱总和,包括碳酸氢盐及其他碱质(磷酸盐、血浆蛋白及血红蛋白等)。BB 的正常值为(50±5)mmol/L。

2. 意义 在标准条件下,BB 不受呼吸因素影响,是反映代谢性因素的指标;在代谢性酸中毒时,BB 减少;在代谢性碱中毒时,BB 增加。

(五) 碱剩余

1. 概念 碱剩余(base excess,BE)是指在 38℃、PaCO$_2$ 为 40mmHg 和 Hb 完全氧合条件下,将 1 升全血酸滴定至 pH7.40 时所需的酸或碱的量(mmol/L)。BE 的正常值为(0±3)mmol/L。

2. 意义 BE 不受呼吸性因素影响,是反映代谢性酸碱平衡紊乱的重要指标。代谢性碱中毒时,需用酸滴定才能使 pH 达正常范围,说明有碱过剩,用正值表示;代谢性酸中毒时,需用碱滴定才能使 pH 达正常范围,说明有碱缺失,用负值表示。比较真实地反映了 BB 的含量,故 BE 增减量可为治疗提供数据。

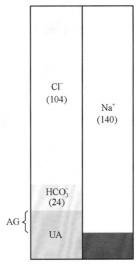

图 18-4 血浆阴离子间隙图解
(单位 mmol/L)

(六) 阴离子间隙

1. 概念 阴离子间隙(anion gap,AG)是指血浆中未测定阴离子(undetermined anion,UA)和未测定阳离子(undetermined cation,UC)的浓度差,即 AG = UA−UC。血浆中阴、阳离子总量相等,以维持电荷平衡。血浆总阳离子量为已测定阳离子量加上未测定阳离子量,即 $Na^+ + K^+ + UC$,由于 K^+ 量很少,可以忽略不计,Na^+ 占全部阳离子的 90%,为可测定阳离子。总阴离子量为已测定阴离子量加上未测定阴离子量,即 $Cl^- + HCO_3^- + UA$,Cl^- 和 HCO_3^- 占全部阴离子的 85%,为可测定阴离子。由于细胞外液阴离子总当量数相等(图 18-4),故 AG 可用血浆中常规可测定的阳离子与可测定的阴离子的差算出。这样就可以列出下列等式:

$$Na^+ + UC = Cl^- + HCO_3^- + UA$$
$$Na^+ - (HCO_3^- + Cl^-) = UA - UC = AG [1]$$

血清中正常情况下离子 $Na^+ = 140mmol/L$,$Cl^- = 104mmol/L$,$HCO_3^- = 24mmol/L$,代入上式[1]:AG = 140−(104+24)= 12mmol/L。AG 的正常值范围为 12±2mmol/L。

2. 意义 AG 可以反映血浆中固定酸含量的变化。当磷酸盐、硫酸盐和有机酸阴离子(乙酰乙酸、β-羟基丁酸、丙酮酸、乳酸等)增加时,AG 增大,目前多以 AG>16mmol/L 作为判断 AG 增高型代谢性酸中毒,因而可以根据 AG 值区分不同类型代谢性酸中毒和诊断混合型酸碱平衡紊乱。

第3节 单纯性酸碱平衡紊乱

在病理情况下,由于器官功能障碍或细胞代谢障碍,使酸碱的平衡状态发生变化,超过了机体调节能力的范围,必然伴有血液 pH、代谢性指标和呼吸性指标的变化,酸碱平衡紊乱可以分为单纯型酸碱平衡紊乱和混合型酸碱平衡紊乱。单纯型酸碱平衡紊乱又可分为四种类型:①代谢性酸中毒;②呼吸性酸中毒;③代谢性碱中毒;④呼吸性碱中毒。

一、代谢性酸中毒

由于体内固定酸过多和(或)碳酸氢钠丧失过多,而使血浆中 HCO_3^- 原发性减少产生的一种酸中毒为代谢性酸中毒(metabolic acidosis),是临床上各型酸中毒中为最常见的一种类型。

(一) 原因与机制

1. HCO_3^- 丢失过多 常见于严重腹泻、小肠和胆道瘘管、肠道引流等,可引起 HCO_3^- 大量丢失。肾小管酸中毒和大量使用碳酸酐酶抑制剂时,肾小管 H^+ 排泌和 HCO_3^- 的重吸收减少,使 HCO_3^- 从尿中排出。

2. 固定酸产生过多 HCO_3^- 被消耗而减少,常见于:

(1)乳酸酸中毒:任何原因所致的缺氧,均可以使细胞内无氧酵解增强而引起乳酸生成增多。

临床常见于休克、心搏骤停、心力衰竭、严重贫血、肺水肿、严重肝病等。

（2）酮症酸中毒：常见于糖尿病、饥饿等。糖尿病时，由于胰岛素绝对或相对不足，使葡萄糖利用减少，而脂肪分解加速，大量脂肪酸在肝内生成过多的酮体，其中 β-羟基丁酸和乙酰乙酸是固定酸，当生成量超过外周组织的氧化能力及肾脏的排泄能力，就可以发生酮症酸中毒。长期饥饿或禁食，体内糖原耗尽，能量来源于脂肪分解，可引起酮症酸中毒。

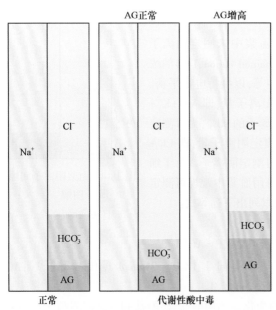

图 18-5　正常和代谢性酸中毒时阴离子间隙示意图

3. 肾脏排酸减少　多见于急、慢性肾功能不全，由于肾小球滤过率降低，尿液生成减少，体内固定酸代谢产物，如硫酸、磷酸等不能从肾脏排出，在体内蓄积，同时受损的肾小管上皮细胞分泌 H^+ 和 NH_4^+ 能力减退。

4. 外源性酸性物质摄入过多　如水杨酸类等药物服用过量，HCO_3^- 发挥缓冲作用而被消耗。

5. 高钾血症　各种原因引起细胞外液高 K^+，可发生细胞内外 H^+-K^+ 交换，导致代谢性酸中毒。这种酸中毒，体内 H^+ 离子总量并未增加，只是 H^+ 从细胞内逸出，造成细胞外酸中毒。

（二）类型

1. AG 增高型代谢性酸中毒　特点是 AG 增大，但血氯正常（图 18-5）。产生机制是体内固定酸过多，HCO_3^- 被消耗而低于正常，故 AG 升高；由于固定酸阴离子补偿 HCO_3^- 的消耗，阴离子总量无变化，体液维持电中性，所以血氯正常。

产生此类酸中毒的原因有尿毒症性酸中毒、乳酸性酸中毒、酮症性酸中毒、水杨酸性酸中毒等。

2. AG 正常型代谢性酸中毒　其特点是 AG 正常，血氯增高（图 18-6），又称为高血氯性酸中毒。产生机制是由于体内 HCO_3^- 减少或 Cl^- 过多，HCO_3^- 减少可使肾脏吸收 Cl^- 增多，由于 HCO_3^- 和 Cl^- 总量无变化，故 AG 正常。

产生此类酸中毒的原因有，胃肠道大量丧失 HCO_3^-，如腹泻、胰瘘、肠引流等，肾小管性酸中毒或应用碳酸酐酶抑制剂时回吸收 HCO_3^- 减少；摄入含氯药物过多，如 NH_4Cl、稀盐酸、盐酸精氨酸、生理盐水过多。

（三）机体的代偿调节

1. 血液的缓冲作用　代谢性酸中毒时，血液中的 H^+ 浓度增加，立即与血液缓冲系统（主要是血浆 HCO_3^-）进行缓冲，$H^+ + HCO_3^- \rightarrow H_2CO_3$，反映代谢性因素的酸碱指标发生变化。

2. 肺的代偿调节　血液中的 H^+ 浓度升高，刺激外周化学感受器，反射性引起呼吸中枢兴奋，呼吸加深加快，CO_2 排出增多，$PaCO_2$ 降低，使血浆 H_2CO_3 含量减少，而调整 HCO_3^- / H_2CO_3 比值趋于正常。呼吸系统代偿反应产生迅速，一般几分钟就出现明显的呼吸增强，因此，深大呼吸常为代谢性酸中毒的重要临床表现。

3. 肾脏的代偿调节　肾排酸保碱能力加强。pH 降低时，肾小管上皮细胞中的碳酸酐酶和谷氨酰胺酶活性增强,增加 H^+ 和 NH_4^+ 的排泌,HCO_3^- 回收增多,血中碱性物质得到补充。但尿液 pH 较低,呈酸性。由于肾小管上皮细胞排泌 H^+ 增多,排 K^+ 减少,可引起血清 K^+ 浓度升高。肾代偿一般在酸中毒持续数小时候开始,3~5 天达高峰。但在高钾血症导致的酸中毒时,由于细胞内碱中毒,肾小管上皮细胞排泌 H^+ 减少,尿液反而呈碱性(反常性碱性尿)。

4. 细胞内外离子交换　代谢性酸中毒时,细胞外的 H^+ 向细胞内转移,并被细胞内的缓冲对所缓冲。如与蛋白质、磷酸盐及血红白等发生缓冲反应:$H^+ + Pr^- \rightarrow HPr$;$H^+ + HPO_4^{2-} \rightarrow H_2PO_4^-$;$H^+ + Hb^- \rightarrow HHb$。

细胞内外离子交换开始于酸中毒后 2~4 小时,H^+ 进入细胞内,细胞内 K^+ 向细胞外转移,维持细胞内外的电平衡,但可引起高钾血症。

在一定范围内,通过上述代偿调节,可维持血浆 HCO_3^-/H_2CO_3 的正常比值,使血液 pH 维持在正常范围内,此为代偿性代谢性酸中毒。如果体内固定酸不断增多或碱性物质继续丧失,超过了机体的代偿能力,或因代谢障碍引起肺、肾功能不全时,不能维持血浆中 HCO_3^-/H_2CO_3 的正常 20:1 比值,血浆 pH 低于 7.35,称为失代偿性代谢性酸中毒。

代谢性酸中毒的血气分析参数变化特点为:AB、SB、BB 均降低,BE 负值增大;代偿性 $PaCO_2$ 降低,AB< SB。失代偿时,血液 pH 降低。

(四) 对机体的影响

代谢性酸中毒主要引起心血管系统和中枢神经系统的功能障碍。

1. 对中枢神经系统的影响　主要引起中枢神经系统的代谢障碍病人常表现为乏力、头晕、迟钝,严重时可发生意识障碍、嗜睡、昏迷等,最后可出现呼吸中枢和血管运动中枢麻痹而死亡。这是由于酸中毒时氧化酶活性受抑制,氧化磷酸化过程减弱,能量产生减少,脑组织能量供应不足;pH 降低,脑组织内谷氨酸脱羧酶活性增强,γ-氨基丁酸生成增多,γ-氨基丁酸对中枢神经系统有抑制作用。严重的中枢神经系统抑制、呼吸中枢或血管运动中枢麻痹都是致死的原因。

2. 对心血管系统的影响　主要表现为心肌收缩力减弱,心输出量减少,严重的酸中毒可引起心室颤动、房室传导阻滞,甚至死于急性心力衰竭。这是由于酸中毒时 H^+ 影响 Ca^{2+} 内流、抑制肌浆网 Ca^{2+} 的释放及竞争性地抑制 Ca^{2+} 和肌钙蛋白结合,从而抑制心肌的兴奋-收缩耦联。酸中毒又可降低心肌和外周血管对儿茶酚胺的反应性,从而使小动脉扩张、血压下降,酸中毒又能引起肺血管收缩而造成肺动脉高压。

3. 高钾血症　酸中毒时往往伴有血钾增高,这是由于细胞外液 H^+ 进入细胞内与 K^+ 交换,使 K^+ 转移到细胞外;酸中毒时,肾小管上皮细胞排 H^+ 增多和排 K^+ 减少,也可引起血钾增高。

(五) 防治原则

首先治疗原发疾病,积极去除引起代谢性酸中毒的原因。对轻症病人可口服碳酸氢钠;急、重症病人可静脉输入碳酸氢钠、乳酸钠。碳酸氢钠因直接补充血浆缓冲碱,作用迅速,为临床治疗所常用。乳酸钠经肝脏代谢生成乳酸和 $NaHCO_3$,是作用较为缓慢的碱性药物,但对肝脏疾患和乳酸酸中毒患者慎用。

二、呼吸性酸中毒

由于 CO_2 排除障碍或吸入过多引起 $PaCO_2$ 升高,pH 降低,以血浆 H_2CO_3 浓度原发性增高为特征,称为呼吸性酸中毒(respiratory acidosis)。

(一) 病因与机制

1. 呼吸中枢抑制　吗啡、巴比妥类呼吸中枢抑制剂及麻醉剂过量,颅脑外伤、肿瘤、脑炎及脑膜炎、脑血管意外等,都能使呼吸中枢受到抑制而导致通气不足或呼吸停止,从而使 CO_2 在体内潴留,引起急性呼吸性酸中毒。

2. 呼吸器官疾病 呼吸肌麻痹、呼吸道阻塞及胸部疾病、肺部疾患使肺泡通气量减少,CO_2 排出障碍,而出现呼吸性酸中毒。

3. 其他 因通风不良、闭式吸入麻醉时通气量过少、过度肥胖、人工呼吸机管理不当等导致 CO_2 吸入过多。

(二) 机体的代偿调节

由于呼吸障碍是呼吸性酸中毒的原发病因,因此呼吸系统很难发挥代偿作用,主要靠细胞内缓冲作用和肾脏调节代偿。

1. 细胞内外离子交换 除了细胞内 K^+ 与细胞外 H^+ 交换外,还通过血浆中的 Cl^- 与红细胞内的 HCO_3^- 交换加强,使血浆中 HCO_3^- 代偿性增加(图 18-6),这是急性呼吸性酸中毒的主要代偿方式。

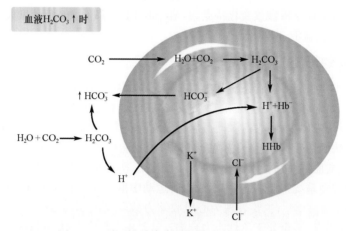

图 18-6　呼吸性酸中毒时细胞内外离子交换及
细胞内缓冲示意图

2. 肾的代偿调节 是慢性呼吸性酸中毒的主要代偿方式。当 H_2CO_3 浓度增加使体液偏向酸性时,肾小管上皮细胞的泌 H^+、泌 NH_4^+ 增加,同时从管腔中重吸收 HCO_3^- 的能力明显增强,使血液中 HCO_3^- 增加,维持 HCO_3^-／H_2CO_3 的比值接近正常。

酸碱平衡测定指标变化特点为:$PaCO_2$ 升高,AB、SB、BB 均代偿性增高,BE 正值增高,AB>SB,血浆 Cl^- 浓度可降低。失代偿时,血液 pH 降低。

(三) 对机体的损伤作用

呼吸性酸中毒对机体的影响与代谢性酸中毒基本相似。亦可引起室性心律失常、心肌收缩力减弱、外周血管扩张和血钾升高等。所不同的是呼吸性酸中毒有高碳酸血症,高浓度的 CO_2 可引起脑血管明显扩张,脑血流量增加,导致颅内压和脑脊液压升高,患者表现为头疼,进一步发展可出现震颤、精神错乱、嗜睡、甚至昏迷,临床称为肺性脑病(pulmonary encephalopathy)。

(四) 防治原则

(1) 迅速去除引起通气障碍的原因,改善通气功能,使积蓄的 CO_2 尽快排出。

(2) 对 pH 降低较为明显或出现严重并发症如高钾血症,可适当给予碱性药物。由于 HCO_3^- 与

H^+ 结合后生成的 H_2CO_3 必须经肺排出体外,在通气障碍时,CO_2 不能及时排出,甚至可能引起 $PaCO_2$ 进一步升高,对于呼吸性酸中毒患者使用碱性药物时应比代谢性酸中毒患者更为慎重。

三、代谢性碱中毒

由于细胞外液 H^+ 丢失和(或) HCO_3^- 增多,使血液中 HCO_3^- 原发性增多,导致 pH 升高,称为代谢性碱中毒(metabolic alkalosis)。

(一) 病因与机制

1. 消化道丢失 H^+ 过多　常见于幽门梗阻和高位肠梗阻,因剧烈呕吐而使胃酸丢失。

2. 经肾脏丢失 H^+ 过多　①低氯性碱中毒:某些利尿剂如呋塞米、利尿酸钠等抑制髓襻升支对 Cl^-、Na^+、H_2O 的重吸收,而远曲小管内 Na^+ 与 H^+ 交换过程仍在进行,Na^+ 被重吸收,Cl^- 比 Na^+ 从尿中排出更多,Cl^- 与 HCO_3^- 同为阴离子,Cl^- 丢失后,肾回吸收 HCO_3^- 相应增加,引起低氯性碱中毒。②低钾性碱中毒:各种原因引起的低钾血症往往伴有代谢性碱中毒。其机制为:低血钾时 K^+ 从细胞出来,而 H^+ 进入细胞;以及肾小管内 K^+ 浓度降低,H^+-Na^+ 交换增强,$NaHCO_3$ 的重吸收增多。③肾上腺皮质激素增多:原发性醛固酮增多症、有效循环血量不足导致的继发性醛固酮增多,通过保 Na^+ 和排 K^+,促使 H^+ 排泌、重吸收水和 $NaHCO_3$,引起低钾性代谢性碱中毒。

3. 碱性物质摄入过多　超过肾的 HCO_3^- 排出能力,可出现代谢性碱中毒。常见于溃疡病患者长期过量服用 $NaHCO_3$,或纠正代谢性酸中毒输入过量的 $NaHCO_3$ 后,特别是在并发有肾功能不全时。

4. 其他　低钾血症及肝功能衰竭也可引起代谢性碱中毒。

(二) 机体的代偿调节

1. 肺的代偿调节　由于 H^+ 减少,呼吸中枢的刺激减弱,呼吸变浅变慢,通气量降低。血中 CO_2 排出减少,$PaCO_2$ 升高,以维持 HCO_3^-/H_2CO_3 的比值接近 20∶1。

2. 细胞内外离子交换　碱中毒时,细胞内的 H^+ 与细胞外的 K^+ 互相交换,使血浆 H^+ 增加和 K^+ 减少,使血钾浓度降低。故碱中毒常伴有低钾血症。

3. 肾的代偿调节　由于 pH 升高,肾小管上皮内的碳酸酐酶和谷氨酰胺酶活性减弱,故泌 H^+ 和产 NH_3 减少,因而与管腔中交换降低,HCO_3^- 重吸收也减少,所以尿液呈碱性。但在低钾性碱中毒时,由于细胞内酸中毒,泌 H^+ 增多,尿液反而呈酸性(反常性酸性尿)。

在一定限度内,通过上述代偿变化,调整 HCO_3^-/ H_2CO_3 比值,可以使血液 pH 维持在正常范围内,称为代偿性代谢性碱中毒。如果病因未能及时解除,病情继续发展超过代偿能力,则不能维持血浆中 HCO_3^-/ H_2CO_3 的正常比值,出现血液 pH 增高,称为失代偿性代谢性碱中毒。

代谢性碱中毒时,酸碱平衡测定指标的变化特点为:AB、SB、BB 均升高,BE 正值升高;因代偿性 $PaCO_2$ 升高,AB>SB。失代偿时血 pH 升高。

(三) 对机体的影响

1. 对中枢神经系统的影响　严重碱中毒可引起中枢神经系统功能障碍,病人可出现烦躁不安、精神错乱、谵妄,甚至昏迷。这是由于碱中毒时,血液 pH 增高,γ-氨基丁酸转氨酶的活性增高,而谷氨酸脱羧酶的活性降低,γ-氨基丁酸对中枢神经系统有抑制作用,γ-氨基丁酸减少,对中枢神经系统的抑制作用减弱而产生兴奋现象。

2. 对神经肌肉的影响　可引起神经肌肉应激性增高,表现为口周面部麻木、手足搐搦、惊厥等,但不如呼吸性碱中毒多见。其发生原理为血液 pH 升高,血浆中结合钙增多而游离钙减少,游离钙浓度下降,可出现手足搐搦等症状。

3. 低钾血症 碱中毒时往往并发低钾血症。可引起神经肌肉应激性减退,出现肌无力、肠麻痹等表现,严重时可引起心律失常。其发生机制为,碱中毒时细胞内 H^+ 逸出,细胞外 K^+ 向细胞内转移,同时肾小管上皮细胞排 H^+ 降低而排 K^+ 增多,从而引起血钾降低,但此时体内总钾不一定缺乏。

4. 组织细胞缺氧 碱中毒时氧合血红蛋白解离曲线左移,氧合血红蛋白不易释放氧。

(四) 防治原则

1. 预防和治疗原发病 消除引起代谢性碱中毒的原因。

2. 给予生理盐水 轻症患者给予生理盐水或葡萄糖生理盐水滴注。生理盐水中含 Cl^- 量较血浆高,有利于纠正低氯性碱中毒。临床采用口服或静注等张(0.9%)或半张(0.45%)的盐水即可恢复血浆 HCO_3^- 浓度。

3. 给予含氯酸性药物 严重患者可直接给予含氯酸性药物治疗,例如,HCl、$NaCl$、KCl。

四、呼吸性碱中毒

各种原因引起通气过度,使 CO_2 排出过多,血液中 H_2CO_3($PaCO_2$)原发性降低,导致 pH 升高,称为呼吸性碱中毒(respiratory alkalosis)。

(一) 原因与机制

肺通气过度是各种原因引起呼吸性碱中毒的基本发生机制。

1. 呼吸中枢受到刺激引起通气过度 癔症发作、低氧血症、中枢神经系统疾病如脑炎、脑外伤及脑肿瘤等、革兰阴性细菌败血症、水杨酸中毒、强烈疼痛刺激等,因呼吸中枢受刺激而兴奋,通气增加,使 CO_2 排出过多。

2. 肺部疾患伴发通气过度 如肺炎、肺梗死、间质性肺疾病等,可引起过度通气,但机制尚未阐明。

人工呼吸机使用不当而通气过度,也可造成呼吸性碱中毒。

(二) 机体的代偿调节

在呼吸性碱中毒时,由于 CO_2 排出过多,$PaCO_2$ 降低,可以抑制呼吸中枢,使呼吸减慢;肾小管上皮细胞碳酸酐酶活性降低,H^+ 形成减少,使原尿中的 HCO_3^- 重吸收减少,$PaCO_2$ 下降,血浆中 HCO_3^- 转移入红细胞与 Cl^- 交换增多,细胞内 H^+ 与细胞外 K^+ 交换也增多,使血浆 $NaHCO_3$ 含量代偿性减少(图18-7)。因此,急性呼吸性碱中毒主要代偿方式是:细胞内外离子交换和细胞内缓冲调节。慢性呼吸性碱中毒代偿的主要方式是:肾脏的代偿调节。

酸碱平衡测定指标特点为:急性呼吸性碱中毒时,pH 升高,$PaCO_2$ 降低,AB<SB,BB 与 BE 基本不变。慢性呼吸性碱中毒时,血液 pH 可正常,$PaCO_2$ 持续降低,AB、SB、BB、CO_2CP 降低,BE 呈负值,AB<SB。

(三) 对机体的影响

呼吸性碱中毒对机体的影响和代谢性碱中毒基本相同,其引起中枢神经系统功能障碍往往比代谢性碱中毒更加明显。所不同的是还存在低碳酸血症,由于 $PaCO_2$ 降低引起脑血管收缩,使脑血流量减少而有头晕、头痛,此外还可出现手足搐搦等。

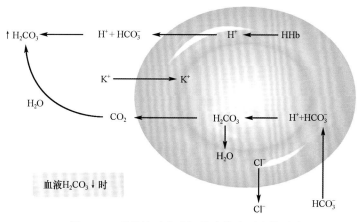

图 18-7　呼吸性碱中毒细胞内外离子交换示意图

（四）防治原则

及时消除造成呼吸过度的原因,对于情绪激动者给予安定剂或镇静剂,有抽搐者可静脉内缓慢滴注钙剂。

五、判断单纯性酸碱平衡紊乱的病理生理学基础

临床判断酸碱平衡紊乱类型时,要综合患者的病史、临床表现、血气分析检测结果、血清电解质检查等进行分析,主要具有以下规律:

(1) 根据 pH 变化,判断是酸中毒还是碱中毒。凡 pH<7.35 则为酸中毒;凡 pH>7.45,则为碱中毒。

(2) 根据病史和原发性失衡可判断为呼吸性还是代谢性失衡(表 18-1)。

(3) 根据代偿情况判断是否为单纯性酸碱平衡紊乱。

表 18-1　单纯性酸碱平衡紊乱特点

	pH	$PaCO_2$	SB	AB	BB	BE
代谢性酸中毒	↓	↓	↓	↓	↓	负值加大
呼吸性酸中毒	↓	↑	↑	↑	↑	正值加大
代谢性碱中毒	↑	↑	↑	↑	↑	正值加大
呼吸性碱中毒	↑	↓	↓	↓	↓	负值加大

注:↓降低,↑升高。

第 4 节　混合性酸碱平衡紊乱

除上述四种单纯性酸碱平衡紊乱外,临床上常遇到混合性酸碱平衡紊乱(表 18-2)。

表 18-2 混合性酸碱平衡紊乱特点

类 型	pH	HCO_3^-	H_2CO_3
呼吸性酸中毒合并代谢性酸中毒	↓↓	↓	↑
呼吸性碱中毒合并代谢性碱中毒	↑↑	↑	↓
呼吸性酸中毒合并代谢性碱中毒	不定	↑	↑
代谢性酸中毒合并代谢性碱中毒	不定	不定	不定

1. 呼吸性酸中毒合并代谢性酸中毒 肺功能严重障碍时,既有 CO_2 在体内潴留而导致的呼吸性酸中毒,又有缺氧引起的代谢性酸中毒。此型的特点是 H^+ 增多,血液 pH 显著下降;HCO_3^- 减少,SB、AB 及 BB 均降低,BE 负值增大,$PaCO_2$ 增大。固定酸增多,AG 增大。

2. 呼吸性碱中毒合并代谢性碱中毒 高热患者合并剧烈呕吐时,丢失大量固定酸而发生代谢性碱中毒,同时高热引起过度通气而发生呼吸性碱中毒。此型的特点是 H^+ 浓度降低,血液 pH 显著升高;HCO_3^- 增多,SB、AB 及 BB 均增高,BE 正值增大,$PaCO_2$ 减小。

3. 呼吸性酸中毒合并代谢性碱中毒 肺源性心脏病患者原发性呼吸性酸中毒,其血液 pH 下降,但因多次应用碱化利尿剂而发生代谢性碱中毒。此型的特点是呼吸性酸中毒使 H^+ 浓度增高,而代谢性碱中毒使 H^+ 浓度降低,故血液 pH 变动不大,略偏高或偏低,也可以在正常范围内。$PaCO_2$ 和血浆 HCO_3^- 浓度均升高并超出正常代偿范围,AB、SB、BB 升高,BE 正值加大。

4. 代谢性酸中毒合并代谢性碱中毒 常见于肾功能不全、糖尿病酸中毒患者,伴有严重呕吐或用过量的碳酸氢盐治疗时,在代谢性酸中毒的基础上又合并代谢性碱中毒。此型的特点是酸碱中毒均为代谢性因素所引起。反映酸碱平衡的指标,可因酸碱中毒相互抵消的程度不同,而表现为正常、增高或减小。

由于在同一病人体内不可能同时发生 CO_2 过多和过少,所以不会发生呼吸性酸中毒合并呼吸性碱中毒。

此外,还有多种复杂的酸碱平衡紊乱,不一一列举。在判断混合型酸碱平衡紊乱,除实验室检查指标外,应特别注意原发病,然后进行综合性的动态分析,如仅依靠各项酸碱指标分析,往往不能得出确切的结论,可以通过表 18-3,预计代偿公式进行判断。

表 18-3 常用单纯型酸碱平衡紊乱的预计代偿公式

原发失衡	原发性改变	继发性改变	预计代偿公式	代偿时限	代偿极限
代谢性酸中毒	$[HCO_3^-]$↓	$PaCO_2$↓	$\triangle PaCO_2 ↓ = 1.2 \times \triangle[HCO_3^-] \pm 2$	12~24 小时	10mmHg
代谢性碱中毒	$[HCO_3^-]$↑	$PaCO_2$↑	$\triangle PaCO_2 ↑ = 0.7 \times \triangle[HCO_3^-] \pm 5$	12~24 小时	55mmHg
呼吸性酸中毒	$PaCO_2$↑	$[HCO_3^-]$↑			
急性			$\triangle[HCO_3^-] ↑ = 0.1 \times \triangle PaCO_2 \pm 1.5$	几分钟	30mmol/L
慢性			$\triangle[HCO_3^-] ↑ = 0.35 \times \triangle PaCO_2 \pm 3$	3~5 天	42~45mmol/L
呼吸性碱中毒	$PaCO_2$↓	$[HCO_3^-]$↓			
急性			$\triangle[HCO_3^-] ↓ = 0.2 \times \triangle PaCO_2 \pm 2.5$	几分钟	18mmol/L
慢性			$\triangle[HCO_3^-] ↓ = 0.5 \times \triangle PaCO_2 \pm 2.5$	3~5 天	12~15mmol/L

注:有"△"者为变化值;代偿极限:指单纯型酸碱平衡紊乱所能达到的最大值或最小值;代偿时限:指体内达到最大代偿反应所需要的时间。

(郭茂娟)

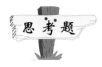

1. 试述假设患者 pH 7.4 时,是否有酸碱平衡紊乱存在? 如果有,推测可能有哪些类型? 为什么?

2. 某患者发生剧烈呕吐,易引起何种类型酸碱平衡紊乱? 试分析其发生机制。

3. 某患者处于急性肾损伤少尿期,可发生什么类型酸碱平衡紊乱? 酸碱平衡的指标会有哪些变化? 为什么?

4. 试述钾代谢障碍与酸碱平衡紊乱的关系,并说明尿液的变化特点。

5. 试分析急慢性酸碱平衡紊乱时,机体的主要代偿方式有何不同?

6. 试分析呼吸性酸碱平衡紊乱与代谢性酸碱平衡紊乱对机体的影响有何异同?

7. 结合本章节所学内容,试阐述如何准确判断酸碱平衡紊乱类型?

本章课件

第19章 缺 氧

当组织和细胞供氧减少或用氧障碍时,机体的代谢、功能,甚至形态结构都可能发生异常变化,这一病理过程称为缺氧(hypoxia)。

缺氧在临床上极为常见,是多种疾病引起死亡最重要的直接因素。成年人需氧量约为250mL/min,而正常机体内氧的贮备却仅约1500mL,一旦呼吸、心跳停止,数分钟内就可能死于缺氧。

氧的获得和利用是个复杂过程,包括外呼吸、气体的运输和内呼吸。组织的供氧量=动脉血氧含量×组织血流量;组织的耗氧量=(动脉血氧含量-静脉血氧含量)×组织血流量。故血氧是反映组织的供氧量与耗氧量的重要指标。

常用的血氧指标有:

1. 血氧分压(partial pressure of oxygen,PO_2) 指以物理状态溶解于血液的氧(约0.3mL/dL)所产生的张力。正常人动脉血氧分压(PaO_2)约为100mmHg,受吸入气的氧分压、肺的呼吸功能及静脉血掺杂的影响;静脉血氧分压(PvO_2)约为40mmHg,主要受内呼吸状况的影响。

2. 血氧容量(oxygen binding capacity,CO_2max) 指氧分压为150mmHg,二氧化碳分压为40mmHg,温度38℃时,每100mL血液中的最大带氧量,包括物理溶解的氧和化学结合的氧。因物理溶解的量很少,所以在数值上,血氧容量≈血红蛋白(Hb)氧容量(Hb被氧充分饱和时的最大带氧量),等于1.34(mL/g)×Hb(g/dL)。血氧容量大小反映血液携氧的能力,主要取决于Hb的质和量。血氧容量正常值约为20mL/dL。

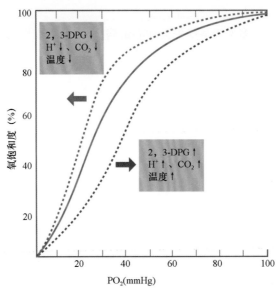

图19-1 氧解离曲线及其影响因素

3. 血氧含量(oxygen content,CO_2) 为每100mL血液中的实际带氧量,≈血红蛋白实际结合的氧量。正常人动脉血氧含量(CaO_2)约为19mL/dL,静脉血氧含量(CvO_2)约为14mL/dL,受血氧分压和血氧容量的影响。动-静脉血氧含量差主要取决于组织细胞从单位容积血液中的摄氧能力,正常时约为 5mL/dL。

4. **血氧饱和度**(oxygen saturation, SO_2)　为血氧含量与血氧容量的百分比值,即 SO_2=血氧含量/氧容量×100%,约等于血红蛋白氧饱和度(血液中氧合血红蛋白占总血红蛋白的百分比),主要取决于氧分压。正常人动脉血氧饱和度(SaO_2)约为 95%~98%,静脉血氧饱和度(SvO_2)约为 70%~75%。

氧解离曲线指血氧分压与血氧饱和度之间的关系曲线,大致呈 S 形。红细胞中 2,3-二磷酸甘油酸(2,3-DPG)升高、酸中毒、二氧化碳增多及血温增高时,血红蛋白与 O_2 的亲和力降低,以致在相同氧分压下血氧饱和度降低,氧解离曲线右移,反之则左移(图 19-1)。

第 1 节　缺氧的原因和类型

氧的获得和利用是个复杂过程,是由许多系统(如呼吸、循环、血液等)共同协调完成的。其中任何一个环节发生障碍均会引起缺氧。一般将缺氧分为四种类型。

一、低张性缺氧

由于动脉血氧分压降低引起的缺氧,为低张性缺氧(hypotonic hypoxia),又称乏氧性缺氧(hypoxic hypoxia)。

(一)原因

1. **吸入气氧分压过低**　多发生于海拔 3000m 以上的高原、高空,或通风不良的矿井、坑道中。因吸入气含氧不足,氧分压过低导致氧气弥散入血减少,引发组织缺氧,又称大气性缺氧(atmospheric hypoxia)。

2. **外呼吸功能障碍**　由肺的通气和(或)换气功能障碍引起。常见于呼吸道狭窄或阻塞、胸腔或肺部疾病等,又称为呼吸性缺氧(respiratory hypoxia)。

3. **静脉血分流入动脉**　多见于某些先天性心脏病,如室间隔或房间隔缺损伴肺动脉狭窄时,出现右向左分流,静脉血掺杂入左心的动脉血中,造成动脉血氧分压降低。

(二)特点

因动脉血氧分压降低,所以氧含量、氧饱和度降低,且内呼吸的动力减小,故动-静脉血氧含量差减小;如果组织细胞长期轻度缺氧,由于其利用氧能力加强,所以动-静脉血氧含量差亦可正常。血氧容量一般正常;但慢性缺氧时,由于红细胞和血红蛋白代偿性增多,故血氧容量升高。由于动脉与静脉血的氧合血红蛋白浓度均降低,脱氧血红蛋白浓度则增加,如≥5g/dL 时可使皮肤黏膜呈青紫色,称为发绀(cyanosis)。

二、血液性缺氧

由于血红蛋白数量减少或性质改变,血液携氧能力降低或 Hb 结合的氧不易释出所引起的缺氧称为血液性缺氧(hemic hypoxia)。此型缺氧的动脉血氧含量降低而血氧分压正常,故又称等张性低氧血症(isotonic hypoxemia)。

(一)原因

1. **贫血**　各种原因引起的严重贫血,使血红蛋白数量减少,血液携氧减少而发生缺氧,又称为贫血性缺氧(anemic hypoxia)。

2. **一氧化碳中毒**　CO 与 Hb 结合形成碳氧血红蛋白(HbCO),从而失去运氧功能。CO 与 Hb

的亲和力是氧的 210 倍,当吸入气中有 0.1% 的 CO 时,血液中的 Hb 就可能有 50% 为 HbCO,而失去携氧能力。此外,CO 还能抑制红细胞内糖酵解,使 2,3-DPG 生成减少,氧解离曲线左移,氧合血红蛋白中的氧不易释出,从而加重组织缺氧。患者皮肤黏膜呈樱桃红色。

3. 高铁血红蛋白血症 血红蛋白中的二价铁在氧化剂的作用下可氧化成三价铁,形成高铁血红蛋白($HbFe^{3+}+OH$,也称变性 Hb 或羟化 Hb)。某些化学物质(如亚硝酸盐、过氯酸盐、磺胺等)中毒时,可形成过多的高铁血红蛋白,其三价铁与羟基牢固结合而丧失携带氧的能力,使组织缺氧。如食用大量含有硝酸盐的腌菜或变质蔬菜时,肠道细菌将硝酸盐还原为亚硝酸盐,吸收后导致高铁血红蛋白血症,患者皮肤黏膜因血中含高铁血红蛋白呈咖啡色或青石板色,称为"肠源性发绀"。

4. Hb 与氧的亲和力异常升高 如大量输入库存血或碱性液体。

(二)特点

动脉血氧分压和血氧饱和度正常,但因 Hb 数量减少或性质改变,使血氧容量和血氧含量降低或正常;由于贫血患者血液流经毛细血管时,血氧分压降低较快,氧向组织弥散的速度也很快减慢,导致动-静脉血氧含量差减小。如果仅因血红蛋白与氧亲和力增强而血红蛋白含量正常,其血氧容量和血氧含量可不降低。

三、循环性缺氧

由于组织血流量减少,导致组织供氧量不足所引起的组织缺氧称为循环性缺氧(circulatory hypoxia),又称低动力性缺氧(hypokinetic hypoxia)。

(一)原因

1. 全身性循环障碍 见于心力衰竭、休克及大出血时,由于心输出量减少或静脉回流不畅导致组织缺氧。患者可死于因心、脑、肾等重要脏器严重缺氧而发生的功能衰竭。

2. 局部性循环障碍 见于血管病变如脉管炎、动脉粥样硬化、血栓形成以及各种栓塞等。其后果主要取决于血液循环障碍发生的部位,心肌梗死及脑血管意外是常见的致死原因。

(二)特点

动脉血氧分压、血氧容量、血氧含量及血氧饱和度均为正常。因血流缓慢,血液流经毛细血管的时间过长,组织细胞从血液中摄取的氧量增加,故静脉血氧含量明显降低,动-静脉血氧含量差加大,同时毛细血管内还原血红蛋白量增多,如≥5g/dL,患者可出现发绀。

四、组织性缺氧

由于组织细胞利用氧异常所引起的缺氧称为组织性缺氧(histogenous hypoxia)。

(一)原因

1. 组织中毒 不少毒物如氰化物、硫化氢、磷等可引起组织中毒性缺氧,最典型的是氰化物中毒,如 0.06g 的 HCN 即可使人死亡。HCN、KCN、NaCN、NH_3CN 等各种氰化物可通过消化道、呼吸道或皮肤进入体内,迅速与氧化型细胞色素氧化酶的三价铁结合为氰化高铁细胞色素氧化酶,使之不能还原成还原型细胞色素氧化酶,以致呼吸链中断,组织不能利用氧。此外,细菌毒素、放射线等也可能损伤线粒体的呼吸功能而引起氧的利用障碍。

2. 维生素缺乏 某些维生素如核黄素($VitB_2$)、烟酰胺和尼克酸等是呼吸链中许多脱氢酶辅酶的成分,当这些维生素严重缺乏时,生物氧化过程不能正常进行,导致氧的利用障碍。

3. 线粒体损伤　严重缺氧、高温、大剂量放射线照射、细菌毒素等,可损伤线粒体,使线粒体功能障碍及结构破坏,致细胞生物氧化障碍,ATP 生成减少。

(二)特点

动脉血氧分压、血氧容量、血氧含量及血氧饱和度一般正常。由于组织不能利用氧,故静脉血氧含量和血氧分压较高,动-静脉氧含量差减小。由于毛细血管内氧合血红蛋白量高于正常,患者皮肤黏膜多呈玫瑰红色。

临床所见的缺氧往往是两种或两种以上的缺氧同时存在或者相继发生,即混合性缺氧。例如,心力衰竭时,由于循环障碍可引起循环性缺氧;如伴有肺淤血与肺水肿,则又可引起低张性缺氧;随着缺氧的加重,如果有线粒体损伤,可引起组织性缺氧。各型缺氧的血气变化特点见表 19-1。

表 19-1　各型缺氧血气变化特点

缺氧类型	动脉血氧分压	动脉血氧含量	动脉血氧容量	动脉血氧饱和度	动-静脉氧差
低张性缺氧	降低	降低	正常/升高	降低	正常/降低
血液性缺氧	正常	降低/正常	降低/正常	正常	降低
循环性缺氧	正常	正常	正常	正常	升高
组织性缺氧	正常	正常	正常	正常	降低

第 2 节　缺氧时机体的功能和代谢变化

缺氧时机体的功能和代谢变化是机体对缺氧的代偿适应和损伤性改变的综合反应。轻度缺氧主要引起代偿性反应。严重缺氧而机体代偿不全时,出现的变化是以功能和代谢障碍为主,甚至可发生组织细胞坏死或机体死亡。

一、代偿性反应

(一)呼吸系统的代偿反应

缺氧时呼吸运动增强,呼吸加深加快,从而增加每分钟肺通气量,使肺泡表面积显著扩大,有利于氧从肺泡弥散入血。同时胸廓运动增强,胸腔负压增大,静脉回心血量增多,使单位时间内流过肺脏的血量增多,加速了氧的运输。呼吸加深加快是由于动脉血氧分压降低,刺激了颈动脉体和主动脉体化学感受器,反射性地引起呼吸中枢兴奋所致。缺氧时如伴有动脉血二氧化碳分压增高,或酸性代谢产物增多,均可刺激外周和(或)中枢化学感受器引起呼吸运动加强。但是过度通气可排出较多二氧化碳,导致呼吸性碱中毒,后者在一定程度上可以抑制呼吸,起到抵消缺氧兴奋呼吸的作用。

(二)循环系统的代偿反应

1. 心输出量增加　缺氧时可引起交感-肾上腺髓质系统兴奋,作用于心脏 β-肾上腺素受体,使心肌收缩性增强;由于通气增加,肺泡膨胀对肺牵张感受器的刺激,反射性地通过交感神经而使心率加快;同时,心脏活动及胸廓呼吸运动增强,可导致静脉回流量增多,均使心输出量增加。

2. 血流分布改变　因皮肤和腹腔脏器有较密集的交感缩血管纤维,急性缺氧时,交感神经兴奋,缩血管作用占优势,使血管收缩;而心、脑血管则以腺苷等局部组织代谢产物的扩血管作用为主,故缺氧时血管扩张,血流增加。这种血流重新分布可以保证生命重要器官氧的供应。

3. 肺血管收缩　肺泡缺氧及动脉血氧分压降低都可引起肺小动脉收缩,从而使缺氧的肺泡血流量减少,有利于维持肺泡通气与血流的适当比例,使流经这部分肺泡的血液仍能获得较充分的氧,从而维持较高的动脉氧分压。缺氧引起肺血管收缩的机制可能与交感神经兴奋作用于肺血管的 α 受体,以及缺氧使肺血管内皮细胞、肺组织内肥大细胞、肺泡巨噬细胞等释放血管紧张素 Ⅱ 、血栓素、内皮素等引起血管收缩有关。另外,肺动脉血管壁的平滑肌细胞膜对 Ca^{2+} 的通透性增加,Ca^{2+} 内流增多引起肺血管收缩。

4. 毛细血管增生　长期慢性缺氧可促使血管内皮生长因子(VEGF)等基因表达增强,使毛细血管增生。尤其是心脏、脑和骨骼肌的毛细血管增生更明显。毛细血管的密度增加可缩短血氧弥散至细胞的距离,增加对细胞的供氧量。

(三) 血液系统的代偿反应

1. 红细胞增多　急性缺氧时,可反射性地使肝、脾等贮血器官收缩,将平时不参与循环的血液释放入体循环中,以增加循环血量及红细胞数量;慢性缺氧时,低氧血流能刺激肾脏球旁细胞,生成并释放促红细胞生成素,后者刺激骨髓干细胞,加速红细胞成熟并释放入血循环。红细胞及血红蛋白的增多,可增加血液的血氧容量和血氧含量,从而增加组织供氧量。但红细胞过多,又可增加血液黏稠度,使血流速度减慢,影响氧气的运输。

2. 氧合血红蛋白解离曲线右移　缺氧时,红细胞内 2,3-DPG 形成增多,导致氧解离曲线右移。2,3-DPG 是红细胞内糖酵解支路的正常产物,易与红细胞中的还原血红蛋白结合,而使后者分子结构趋向稳定而不易与氧结合。2,3-DPG 本身又是一种有机酸,其增加可降低红细胞内 pH。通过上述双重作用,降低了血红蛋白与氧的亲和力,从而促进氧合血红蛋白的解离,释出更多的氧供组织利用。但红细胞中 2,3-DPG 过多时,又可使血液通过肺部时结合的氧减少而失去代偿作用。

(四) 组织细胞的适应

1. 组织细胞利用氧的能力增强　慢性缺氧时,细胞内线粒体数目和膜的表面积均增加,呼吸链中的酶如琥珀酸脱氢酶、细胞色素氧化酶可增加,使细胞的内呼吸功能增强。

2. 无氧酵解增强　严重缺氧时,ATP 生成减少,ATP/ADP 比值下降,以致磷酸果糖激酶活性增强。该酶是控制糖酵解过程中最主要的限速酶,其活性增强可促使糖酵解过程增强,在一定程度上可补偿能量的不足。

3. 携氧蛋白增多　如慢性缺氧时,肌红蛋白、脑红蛋白、胞红蛋白增多,组织细胞对氧的摄取、贮存能力增强,使其对缺氧的耐受力有所提升。

4. 组织细胞低代谢状态　目前机制不完全清楚,可能与多种缺氧相关基因表达的改变有关。

二、缺氧时机体的功能和代谢障碍

严重缺氧,如低张性缺氧患者动脉血氧分压低于 30mmHg 时,组织细胞可发生严重缺氧性损伤,器官可发生功能障碍甚至功能衰竭。

(一) 缺氧性细胞损伤

严重缺氧使线粒体呼吸功能降低,ATP 生成减少,以致 Na^+-K^+ 泵不能充分运转,使 Na^+ 内流,进一步促使水进入细胞,导致细胞水肿;K^+ 是蛋白质包括酶等合成代谢所必需,细胞内 K^+ 外流,使细胞内缺 K^+,从而导致合成代谢障碍,酶的生成减少,进一步影响 ATP 的生成和离子泵功能;严重缺氧可使细胞膜对 Ca^{2+} 的通透性增高,Ca^{2+} 内流增加,Ca^{2+} 增多一方面可抑制线粒体呼吸功能,另一方面又可激活磷脂酶,引起溶酶体损伤及其水解酶释出等,并可增加自由基形成,加重细胞损伤。形态学上可见细胞线粒体肿胀,嵴崩解,进而导致细胞变性坏死。

(二)中枢神经系统功能障碍

脑重仅为体重的 2% 左右,而脑血流量约占心输出量的 15%,脑耗氧量约为总耗氧量的 23%,所以脑对缺氧十分敏感,对缺氧耐受性更差。急性缺氧可引起头痛、情绪激动、思维能力、记忆力、判断力降低或丧失以及运动不协调等。慢性缺氧时则有易疲劳、嗜睡、注意力不集中、精神抑郁等症状。严重缺氧可导致烦躁不安、惊厥、昏迷甚至死亡。缺氧引起脑组织学变化主要是神经细胞肿胀、坏死、脑间质水肿。脑水肿使颅内压升高,并压迫脑血管影响血液循环,使脑缺氧进一步加重,形成恶性循环。

(三)外呼吸功能障碍

快速登上 2500m 以上的高原时(尤其是 4000m 以上高原),可在 1~4 天内因急性低张性缺氧发生急性肺水肿,表现为呼吸困难、咳嗽、咳血性泡沫痰、肺部有湿啰音、皮肤黏膜发绀等。其机制尚不清楚,可能是由于缺氧所致外周血管收缩使回心血量增加和肺血量增多,加上缺氧性肺血管收缩反应使肺血流阻力增加,导致肺动脉高压;同时缺氧时肺微血管通透性增加,故发生肺水肿。肺水肿影响肺的换气功能,可使 PaO_2 进一步下降,从而直接抑制呼吸中枢,使呼吸抑制,肺通气量减少,导致中枢性呼吸衰竭。

(四)循环功能障碍

严重缺氧可累及心脏,如高原性心脏病、肺源性心脏病、贫血性心脏病等,甚至发生心力衰竭。缺氧引起循环障碍的机制有:

(1)严重缺氧时心肌能量产生不足,Na^+-K^+ 泵不能正常运转,使心肌的舒缩功能减低,甚至变性、坏死。

(2)PaO_2 明显降低经颈动脉化学感受器反射性地兴奋迷走神经,可引起心率变慢、期前收缩,甚至发生心室颤动而死亡。严重的心肌受损可致完全性传导阻滞。

(3)肺泡缺氧所致肺血管收缩,可增加肺循环阻力,导致肺动脉高压,进而引起右心肥厚,甚至右心衰竭。

(4)全身性严重缺氧使体内产生大量乳酸、腺苷等代谢产物,对外周血管有直接扩张作用,大量血液淤积在外周静脉内,回心血量减少。

第 3 节　影响机体对缺氧耐受性的因素

一、代谢耗氧率

体力活动、情绪激动以及发热、甲状腺功能亢进等机体的基础代谢率增高时,均可增加耗氧量,使机体对缺氧耐受性降低。而低温、神经系统抑制则降低机体耗氧量,对缺氧耐受性增高。

二、机体的代偿能力

(一)个体差异

1. 年龄　年龄大小与缺氧的耐受性关系密切。初生或生后 20 天的动物对缺氧的耐受性高。

临床上,胎儿降生过程中对缺氧的耐受性也相当高。这可能与体内酵解过程较强和心肌内糖原含量较多有关。老年人对缺氧的耐受性低,可能与老年人的肺泡通气量及气体弥散量减少,使动脉氧分压降低,以及外周血液红细胞数减少、血管阻力大、血流缓慢、单位时间内组织摄氧量减少等因素有关。

2. 疾病 呼吸、循环、血液系统对缺氧有代偿作用能增加组织供氧。如果有心、肺疾病和血液疾病就会影响机体对缺氧的代偿,这类患者对缺氧耐受性差。此外慢性贫血患者即使 Hb 很低,仍能维持正常的生命活动,而急性失血在 Hb 同样低的情况下就有可能引起严重的代谢功能障碍。

(二)适应性锻炼

有计划地加强对缺氧的适应性锻炼,可使肺通气、心输出量、血红蛋白量增加,骨骼肌、心肌毛细血管密度增加,组织内氧化酶系统活性增强,机体对缺氧耐受性增强。轻度缺氧刺激可调动机体的代偿能力。如登高山者采取缓慢的阶梯性上升要比快速上升者能更好地适应。久居高原地区的居民,其血中红细胞与血红蛋白含量升高,组织氧化酶的活性增强,故能适应在低氧环境中生活。

第 4 节 氧疗与氧中毒

一、氧 疗

去除病因并给氧对各类缺氧都有一定的疗效,但氧疗的效果因缺氧的类型而异。

氧疗对低张性缺氧的效果最好。吸氧可通过增高肺泡气氧分压,使 PaO_2、SaO_2 及血氧含量增多,从而增加对组织的供氧量。若是由静脉血分流入动脉引起的低张性缺氧,由于分流的血液未经过肺泡而直接掺入动脉血,故吸氧对改善缺氧的作用较小。

血液性缺氧、循环性缺氧和组织性缺氧者 PaO_2 和 SaO_2 正常,因为可结合氧的血红蛋白已达95%左右的饱和度,故吸氧虽然可明显提高 PaO_2,而 SaO_2 的增加却很有限,但吸氧可增加血浆内溶解的氧。通常在海平面吸入空气时,100mL 血液中血浆内溶解的氧仅 0.3mL/dL;吸入纯氧时,可达1.7mL/dL;吸入 3 个大气压的纯氧时,溶解的氧可增至 6mL/dL。而通常组织从 100mL 血液中摄氧量平均约为 5mL,故吸入高浓度氧或高压氧使血浆中溶解氧量增加能改善组织的供氧。组织性缺氧时,供氧一般虽无障碍,但是组织利用氧的能力降低,通过氧疗提高血浆与组织之间的氧分压梯度以促进氧的弥散,也可能有一定治疗作用。一氧化碳中毒者吸入纯氧,使血液的氧分压升高,氧可与 CO 竞争与血红蛋白结合,从而加速 HbCO 的解离,促进 CO 的排出,故氧疗效果更好。

二、氧 中 毒

氧虽为生命活动所必需,但 0.5 个大气压以上的氧却对任何细胞都有毒性作用,可引起氧中毒(oxygen intoxication)。氧中毒时细胞受损的机制与活性氧的毒性作用有关。氧中毒的发生取决于氧分压而不是氧浓度。当吸入气的氧分压过高时,因肺泡气和动脉血的氧分压随着增高,使血液与组织细胞之间的氧分压差增大,氧的弥散加速,组织细胞因获得过多氧而中毒。人类氧中毒有以下两型:

1. 肺型氧中毒 发生于吸入一个大气压左右的氧 8 小时以后,出现胸骨后疼痛、咳嗽、呼吸困难、肺活量减少、PaO_2 下降。肺部呈炎性病变,表现为炎细胞浸润、充血、水肿、出血和肺不张。氧疗时如发生氧中毒,可使 PaO_2 下降,从而加重缺氧,造成难以调和的治疗矛盾,故氧疗时应控制氧的浓度和时间,严防氧中毒的发生。

2. 脑型氧中毒 吸入 2 个大气压以上的氧,可在短时间内引起脑型氧中毒(6 个大气压的氧数分钟;4 个大气压氧数十分钟),病人主要出现视觉和听觉障碍、恶心、抽搐、晕厥等神经症状,严重者可昏迷、死亡。高压氧疗时,病人出现神经症状,应区分脑型氧中毒与由缺氧引起的缺氧性脑病。前者患者是在清醒的状态下抽搐,以后才昏迷,治疗应控制吸氧;后者则先昏迷后抽搐,治疗应加强氧疗。

(周晓红)

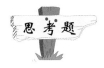

1. 缺氧可分为几种类型? 各型的血氧变化特点是什么?
2. 试述 CO 中毒引起缺氧的机制。
3. 缺氧时中枢神经系统会出现哪些变化?
4. 急性和慢性缺氧时红细胞增多的机制是什么?
5. 试述低张性缺氧时血压的可能变化及其机制。
6. 试述循环性缺氧的常见原因。
7. 低张性缺氧时呼吸系统代偿反应的机制及意义是什么?
8. 试述缺氧时循环系统的代偿反应。
9. 急性缺氧时心输出量增加的原因是什么?
10. 影响机体对缺氧耐受性的因素有哪些?

本章课件

第20章 弥散性血管内凝血

弥散性血管内凝血(disseminated intravascular coagulation,DIC)是一种继发于某些基础疾病或病理过程的,以凝血系统和纤溶系统相继激活,并导致广泛微血栓形成和止血、凝血功能障碍为病理特征的临床综合征。在 DIC 的形成过程中,首先是血液处于高凝状态,在微循环内广泛形成以纤维蛋白(fibrin)为主要成分的微血栓;随后,由于大量凝血因子和血小板被消耗,并继发纤维蛋白溶解(纤溶)过程加强,使血液由高凝状态转变为低凝状态而引起出血倾向。临床上主要表现为出血、休克、器官功能障碍和溶血性贫血等。DIC 并非独立的疾病,它是在某些原发疾病的基础上,经一定的诱发因素作用而发生的全身性病理过程,有时也局限于某一器官。

中医学中无 DIC 的名词,但急性 DIC 患者常有出血、紫斑、皮肤青紫、呕血、尿血等症状,舌诊观察常有舌质发暗或瘀斑,故认为 DIC 似属于中医瘀血证范畴。

第1节 弥散性血管内凝血的病因与发病机制

一、病 因

临床遇到容易发生 DIC 的疾病,且存在无法以现有临床证据解释的出血症状时,应考虑是否存在 DIC 的可能。引起 DIC 的基础疾病几乎遍及临床各科,以感染、恶性肿瘤、产科意外、大手术、严重创伤、烧伤等并发 DIC 者为常见(表 20-1)。

表 20-1 引起 DIC 的原发疾病

分 类	主要临床疾病或病理过程
感染性疾病	革兰阴性或阳性菌感染性疾病、败血症等;病毒性肝炎、病毒性心肌炎、流行性出血热等
创伤性疾病	大手术、严重软组织创伤、大面积挫伤或烧伤、挤压伤综合征、器官移植术等
妇产科疾病	流产、羊水栓塞、胎盘早期剥离、宫内死胎滞留、腹腔妊娠、子宫破裂等
恶性实体瘤	胰腺癌、结肠癌、肝癌、胃癌、前列腺癌、肾癌、膀胱癌、宫颈癌、绒毛膜上皮癌、恶性葡萄胎、白血病等,尤其在转移性癌多见
休克	失血失液性、过敏性、内毒素性休克等
其他	类风湿关节炎、硬皮病、糖尿病、高脂血症、急性心肌梗死、大动脉瘤、不适输血、肝硬化及肾小球肾炎等

二、发 病 机 制

关于 DIC 的发病机制目前尚未完全清楚。正常机体血液保持着液体流动状态,而不发生凝固,这是由于机体的凝血系统和抗凝血、纤维蛋白溶解系统处于动态平衡(图 20-1)。各种病因可通过激活内源性和(或)外源性凝血系统使动态平衡破坏,引起 DIC。

(一)血管内皮细胞损伤

血管内皮细胞损伤,可激活凝血因子,启动内、外源性凝血系统。严重感染、抗原-抗体复合物、内毒素、持续性缺氧和酸中毒等,均可损伤血管内皮细胞。内皮细胞损伤后,使基膜和胶原纤维暴露,凝血因子Ⅻ被激活,形成具有活性的Ⅻa,启动内源性凝血系统。目前认为,内皮细胞损伤能表达大量组织因子(TF),激活外源性凝血系统是血管内皮损伤引起 DIC 的主要机制。另外,胶原纤维暴露引起血小板黏附、聚集和释放反应,加剧凝血反应和微血栓形成,Ⅻa 和Ⅻf 还可相继激活纤溶、激肽和补体系统,进一步促进 DIC 发展。

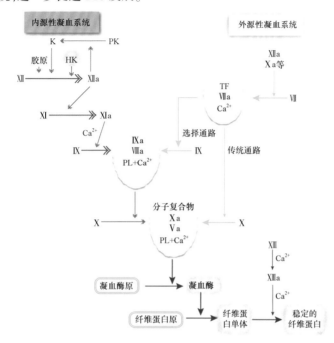

图 20-1　血液凝固机制示意图

TF:组织因子;PK:激肽释放酶原;K:激肽释放酶;HK:高分子激肽原;PL:细胞膜磷脂

(二) 组织严重破坏

大量组织因子入血,可启动外源性凝血系统。正常组织,尤其是脑、肺、胎盘组织和恶性肿瘤细胞的内质网中含有组织因子,能与血浆中的钙离子和凝血因子Ⅶ连接形成复合体,使凝血因子 X 活化为 X a,并与钙离子、凝血因子 V 和血小板的磷脂相互作用形成凝血酶原激活物,完成凝血过程。在严重创伤、烧伤、产科疾病(如胎盘早期剥离、宫内死胎)、恶性肿瘤(如肺癌、胰腺癌)、急性或亚急性重型肝炎时,受损组织可释放大量组织因子入血,启动外源性凝血系统而引起凝血。另一方面,少量的组织因子和因子Ⅶ的复合物也能使因子Ⅸ活化,经内源性凝血途径形成 X a 并生成凝血酶原激活物,启动内源性凝血系统。

(三) 血细胞大量破坏

红细胞、血小板与白细胞均含有促凝物质及与凝血有关的因子。当上述血细胞大量破坏时,可致血液凝固性增高。

1. 血小板损伤　血小板在 DIC 的发生发展中起着重要作用。除了血管内皮细胞损伤造成血小板黏附、活化外,内毒素、免疫复合物、凝血酶等都可直接损伤血小板,促进其聚集。血小板含有磷脂胶粒,为凝血酶生成提供反应场所;而且还含有多种与凝血过程有关的血小板因子(platelet factor,PF)。现已知血小板内含有多种促凝物质,如血小板因子 3(PF_3) 能加速凝血酶原的激活和凝血因子 X 的激活;血小板因子 4(PF_4) 能中和肝素并使可溶性纤维蛋白多聚体沉淀;血小板因子

2(PF_2)可促进纤维蛋白原转变成纤维蛋白。血小板内的血管活性物质如血栓素 A_2、ADP 和 5-羟色胺等进一步激活血小板形成微聚体。血小板的黏附、聚集和释放可直接形成血小板团块堵塞微血管,还可进一步激活血小板的凝血活性,促进 DIC 的形成。但在不同病因所引起的 DIC 中,血小板所发挥的作用不同,如在血栓性血小板减少性紫癜,可起原发作用;但在一般 DIC 发病中,血小板多起继发作用;在外源性凝血系统被激活所致的 DIC 中,血小板不起主要作用;在内毒素引起的 DIC 中,血小板对白细胞的促凝机制有促进作用。

2. 红细胞损伤 在大量(>50ml)异型输血、溶血性贫血、短期内输入大量库存血和恶性疟疾时,红细胞大量破坏,红细胞释放的 ADP 和红细胞素可触发血小板释放反应,使大量 PF_3 入血,促进凝血过程。另外,红细胞数量增多和聚集性增加,使血黏度增高、阻力增大,流速缓慢,也易引起血管内皮和组织损伤,导致 DIC 的发生。

3. 白细胞损伤 实验研究证明,中性粒细胞和单核细胞内有促凝物质。内毒素或败血症引起 DIC 时,内毒素可使中性粒细胞合成并释放组织因子增加。凝血因子Ⅶ和Ⅶa 对内毒素激活的单核细胞具有较大的亲和力,当有组织因子、凝血因子Ⅶa 和 Ca^{2+} 存在时,激活凝血因子Ⅹ,加速凝血过程。另外,急性白血病的患者,常有大量异常白细胞死亡,也可释放组织因子,促进凝血过程。

(四) 其他促凝物质进入血液

细菌、病毒、羊水、恶性肿瘤细胞、抗原-抗体复合物及蛇毒等异物颗粒进入血液,可以通过其他凝血激活途径促进凝血过程。某些恶性肿瘤细胞不但能表达组织因子,而且能分泌恶性表型特有的促凝蛋白质,可直接激活因子Ⅹ。蜂毒和蛇毒含有凝血酶样物质,可使纤维蛋白原转变为纤维蛋白,另一些蛇毒则含有凝血酶原激活物样的蛋白水解酶,可使凝血酶原形成凝血酶。急性胰腺炎时,大量胰蛋白酶进入血液,可促进凝血酶原转变为凝血酶。此外,补体的激活在 DIC 的发生发

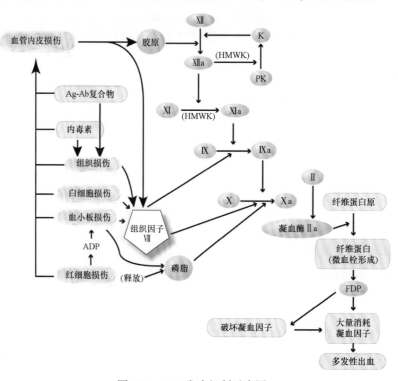

图 20-2 DIC 发病机制示意图

展中也起重要作用,它能直接或间接促进血小板释放 PF_3,C3b 可使凝血因子Ⅲ的释放增多。

以上各种因素都是通过内、外源性凝血系统同时或相继被激活而触发 DIC 的,是多种因素综合或相继作用的结果。早期血液处于高凝状态,有微血栓形成,大量凝血因子消耗、血小板减少,后期血液由高凝状态转入低凝状态,呈现多部位出血(图 20-2)。

第 2 节　影响弥散性血管内凝血发生发展的因素

很多因素可以影响 DIC 的发生及其发展速度和严重程度,在临床上应尽可能及早加以防治。

一、单核吞噬细胞系统功能受损

单核吞噬细胞系统在正常情况下具有吞噬清除血液中的凝血酶、纤维蛋白、纤维蛋白降解产物以及其他促凝物质的作用。因此,单核吞噬细胞系统有防止凝血和避免纤溶亢进的双重作用。当其功能降低时,可促使 DIC 发生。如长期服用大量肾上腺皮质激素时,可使单核吞噬细胞系统功能明显降低,则凝血物质在血液内增多,促使 DIC 发生或使其加重。又如在中毒性休克时,由于单核吞噬细胞系统吞噬大量坏死组织、细菌或内毒素,或在严重酮症酸中毒时,单核吞噬细胞系统吞噬大量脂质,均可使其功能处于"封闭"状态而易发生 DIC。

二、肝功能严重障碍

正常情况下肝细胞既能合成某些凝血因子,又能合成抗凝血酶、纤溶酶原等抗凝或促纤溶作用的物质,且还具有灭活凝血因子Ⅻa 和 Xa 的作用。当重型病毒性肝炎或肝硬化时,凝血和纤溶作用严重紊乱,易促进 DIC 的发生。另外,肝细胞坏死本身也释放组织因子,肝功能障碍处理乳酸的能力降低,又可损伤血管内皮细胞和促进血小板聚集等,均可启动凝血过程。

三、血液的高凝状态

血液中凝血物质增多或纤溶系统功能降低,可破坏凝血和纤溶的平衡,促使 DIC 发生。临床上妊娠期妇女,血中血小板和多种凝血因子均增高,而具有抗凝作用和纤溶活性的物质均降低,故在妊娠后期及产科意外时,容易发生 DIC。在严重酸中毒的患者,由于微血管内皮细胞受到损伤,启动内源性凝血系统,同时酸化的血液凝固性升高,血小板的聚集性加强,使血液处于高凝状态。此外,肾病综合征、恶性肿瘤等继发高凝状态,易于发生 DIC。

四、微循环障碍及其他

休克可引起严重微循环障碍,常有血流缓慢、血液黏度增高、血流淤滞,这些均有促进凝血的作用,有利于 DIC 的发生。低血容量时,由于肝、肾等脏器处于低灌流状态,不能及时清除某些凝血或纤溶产物,也可促进 DIC 形成。临床上不恰当地使用纤溶抑制剂,在过度抑制纤溶功能的情况下,若发生感染、创伤等事件时,也容易引起 DIC。

第 3 节　弥散性血管内凝血的分期和分型

一、分　　期

根据其发展过程和临床特点,典型的 DIC 可分为三期。

（一）高凝期

由于各种病因使大量促凝物质入血和凝血因子被激活，血液呈高凝状态，各脏器微循环中有不同程度的微血栓形成。此期实验室检查有凝血时间缩短、血小板黏附性增加。

（二）消耗性低凝期

由于微循环中大量微血栓形成，消耗了凝血因子和血小板，血液处于低凝状态，同时纤溶系统被继发性激活，临床上患者可出现出血症状。此期实验室检查血小板计数减少，凝血酶原时间延长和纤维蛋白原含量减少。

（三）继发性纤溶亢进期

在凝血酶和Ⅻf的作用下，纤溶酶原激活物被释放，使大量纤溶酶原变成纤溶酶；同时又有纤维蛋白降解产物（fibrin degradation products，FDP）的形成，它们均能增强纤溶和抗凝作用，临床出血明显。严重病人可有休克和多器官功能障碍。此期实验室检查血小板减少，凝血酶原时间延长，纤维蛋白原含量下降，FDP增加。

DIC发展过程的分期并不一定都清楚地分为上述三期，临床上各期可相互交叉。如急性DIC时，由于病情发展迅速，高凝期短暂，很快就进入消耗性低凝期和继发性纤溶亢进期；而亚急性与慢性DIC则病程较长，高凝期易被发现。

二、分 型

（一）按DIC发生的速度分型

1. **急性DIC** 常见于严重感染、严重创伤、羊水栓塞、异型输血和急性移植排异反应等。DIC可在数小时或1~2天内发生。有以休克、出血为主的临床表现，实验室检查明显异常。病情进展迅猛，分期不明显。

2. **亚急性DIC** 常见于恶性肿瘤转移、胎盘早期剥离和宫内死胎等患者，DIC可在数天内逐渐发生，病情进展速度及临床表现介于急性和慢性DIC之间。

3. **慢性DIC** 常见于恶性肿瘤、胶原病和慢性溶血性贫血等。DIC发病缓慢，病程较长，临床表现不明显或较轻，可有某脏器功能不全的表现。有些病例只在尸检中才发现或证实存在慢性DIC。

（二）按DIC的代偿情况分型

DIC发生、发展过程中，血浆凝血因子和血小板不断消耗，同时存在一定的代偿性反应，如骨髓生成和释放血小板，肝脏产生纤维蛋白原和其他凝血因子等。根据代偿状况不同，DIC分为以下三型。

1. **失代偿型** 主要见于急性DIC。凝血因子和血小板迅速大量消耗超过生成。实验室检查血浆纤维蛋白原含量明显降低，血小板计数明显减少。临床表现为出血和休克。

2. **代偿型** 主要见于轻症DIC。凝血因子和血小板的消耗与代偿性生成之间呈平衡状态。实验室检查常无明显异常，临床表现不明显或仅有轻度出血或血栓形成的症状。

3. **过度代偿型** 主要见于慢性DIC或DIC的恢复期。患者机体代偿功能较好，代偿性凝血因子和血小板的生成迅速，有时可多于消耗。实验室检查血浆纤维蛋白原浓度有暂时性增高，血小板计数减少有时并不明显。患者的临床症状不明显。

第 4 节　弥散性血管内凝血时机体的病理变化

一、凝血功能障碍——出血

出血是 DIC 患者最常见的症状,是且诊断 DIC 的重要依据之一。临床表现有轻重不等的多部位出血倾向,轻者仅在皮肤、黏膜有小出血点,重者有大片出血及内脏出血,如咯血、呕血、便血和血尿等。引起出血的机制有以下四方面:

1. 凝血物质大量消耗　广泛的微血栓形成使大量血小板和凝血因子被消耗,因代偿不足,血液转入低凝状态。

2. 纤溶系统激活　主要由于Ⅻa 使激肽释放酶原转变为激肽释放酶,后者使纤溶酶原转变为纤溶酶。一些富含纤溶酶原激活物的器官,如子宫、前列腺、肺等,因血管内凝血而发生缺血缺氧、变性坏死时,激活物便大量释放入血而激活纤溶系统,引起纤溶酶增多。纤溶酶能使纤维蛋白(原)被降解,还可水解凝血因子Ⅴ、Ⅷ、Ⅻa 和凝血酶。

3. FDP 的形成　纤溶酶产生后,可水解纤维蛋白原和纤维蛋白而产生纤维肽 A、纤维肽 B 和 X、Y、D、E 及二聚体、多聚体等各种片段。FDP 的各种片段具有强烈的抗凝作用,而且这些片段大多能与血小板膜结合,降低血小板的黏附、聚集、释放功能,引起出血。

4. 血管壁损伤　各种原始病因和继发性因素引起的缺氧、酸中毒、细胞因子和自由基等因素的作用,可使毛细血管壁受损,通透性增高,发生出血。

二、循环功能障碍——休克

急性 DIC 常伴有休克。休克难治期又易发生和促进 DIC 的形成。两者往往互为因果,形成恶性循环。DIC 引起休克的发生机制是:

(1) DIC 时微循环内广泛微血栓形成,阻塞了微循环的通路,使回心血量减少;心肌损伤,使心输出量减少;广泛出血引起的血容量减少等因素,致有效循环血量严重下降,出现全身微循环障碍。

(2) 在 DIC 形成过程中,由于因子Ⅻ被激活和继发性纤溶系统的启动,使循环血中Ⅻf、凝血酶和纤溶酶增多,从而激活激肽和补体系统,产生一些血管活性物质,其中缓激肽具有使微动脉及毛细血管前括约肌舒张和血管壁通透性增强的作用,从而使外周阻力降低和回心血量减少,同时 C3a、C5a 等可使肥大细胞和嗜碱性粒细胞脱颗粒释放组胺、5-羟色胺,发挥与激肽类似的作用,导致动脉血压下降。凝血、纤溶、激肽、补体间不仅有恶性循环,而且还有一定的放大作用(图 20-3)。

(3) 纤维蛋白降解产物(FDP)增多,FDP 中多肽的 A、B 碎片能增强组胺及激肽作用,进一步引起微血管扩张和通透性增高,血浆外渗,导致有效循环血量减少,更易发生休克。

(4) DIC 时冠状动脉内有微血栓形成,可致心肌缺血缺氧,心肌收缩力降低;酸中毒时,心肌舒缩功能障碍,致心输出量减少,微循环灌流不足和血压降低(图 20-4)。

三、微血栓形成——器官功能不全

DIC 早期,在一个或多个器官的微循环内可形成微血栓,常以心、肾、肺、脑、肾上腺及皮下的微循环血管多见。随着纤溶过程的发展,纤维蛋白可被溶解,因此,尸检时也可能看不到微血栓。

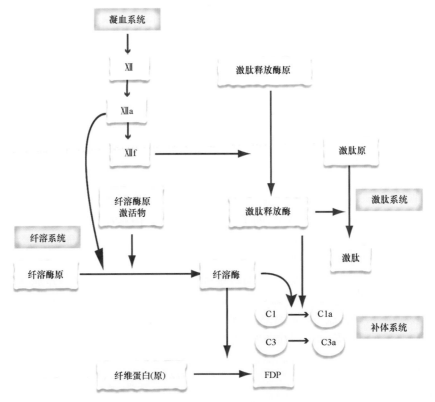

图 20-3 凝血、纤溶、补体和激肽系统间的关系

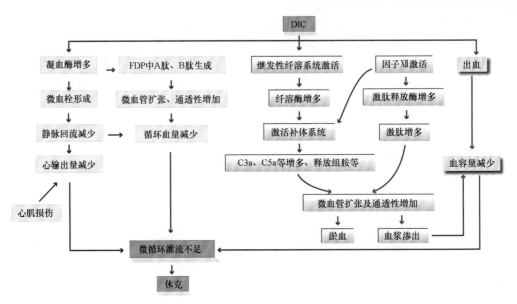

图 20-4 DIC 时休克发生的机制

广泛微血栓形成,阻塞局部的微循环,受累脏器可发生缺血、缺氧,造成组织细胞坏死,严重时可致器官功能衰竭,甚至同时或相继出现两种或两种以上器官功能衰竭。如微血栓主要在肾脏形成,可出现急性肾损伤,临床表现为少尿、蛋白尿、血尿等;肺脏受累,可引起呼吸困难、肺水肿和肺出血,严重时可发生呼吸衰竭;心脏受累,可表现为心律失常、传导阻滞,严重者可引起心力衰竭或心源性休克;脑受累,可引起脑组织多发性小灶性坏死,临床上出现谵妄、惊厥,严重时可因脑出血、昏迷而死亡;肝脏受累,可引起黄疸及肝功能衰竭;胃肠道受累,可表现为恶心、呕吐、腹泻和消化道出血;肾上腺皮质受累时,可引起肾上腺皮质出血、坏死,造成肾上腺皮质功能衰竭,称为沃-弗综合征(Waterhause Friderichsen syndrome)。DIC 时引起多器官功能障碍(MOD)的机制,与微循环灌流障碍、缺血-再灌注损伤、白细胞激活和炎症介质的损伤作用等有关。MOD 常是 DIC 引起死亡的重要原因。

四、微血管病性溶血性贫血

DIC 时可出现一种特殊类型的贫血,即微血管病性溶血性贫血(micro-angiopathic hemolytic ane-mia,MHA)。其特征是外周血涂片中可见形态特殊的变形红细胞,呈盔甲形、星形、新月形等,统称为红细胞碎片或裂体细胞。这些碎片由于脆性高,故容易发生溶血。产生红细胞碎片的主要因素是 DIC。其发生机制是在微血栓形成的早期,纤维蛋白丝在微血管腔内形成细网,当红细胞随血流通过纤维蛋白网孔时,常会被挤压变形或破坏而发生血管内溶血。同时红细胞也可被纤维蛋白网孔黏着、滞留或挂在纤维蛋白丝上。上述这些机械性损伤可使红细胞扭曲、变形和碎裂,从而形成各种变形的红细胞碎片(图 20-5,图 20-6)。临床表现为进行性贫血、不同程度发热、黄疸、血红蛋白尿、血内红细胞计数减少、网织红细胞多等。

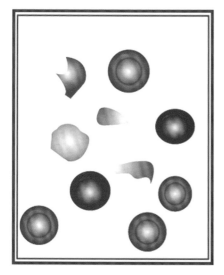

图 20-5　微血管病性溶血性贫血
血涂片中的裂体细胞

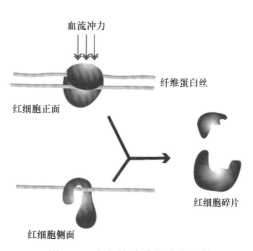

图 20-6　红细胞碎片的形成机制

将 DIC 的病理变化归纳如下(图 20-7)。

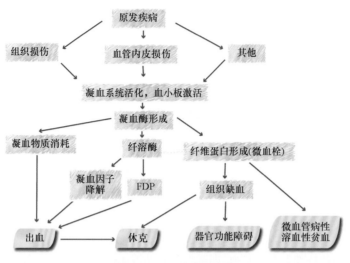

图 20-7　DIC 的病理变化

第 5 节　弥散性血管内凝血的防治原则

DIC 的防治必须采取综合措施,主要原则如下。

(一) 防治原发病

DIC 大多继发于其他疾病,因此预防和及时消除原始病因是防治 DIC 的首要措施。如有效控制感染、切除肿瘤、取出死胎、纠正酸中毒、及时抢救休克等,对 DIC 的预防和治疗具有非常重要的作用。

(二) 改善微循环

疏通微循环,增加重要器官和组织的血液灌流量,如补充血容量,解除血管痉挛,适当应用舒血管药物等。当血液处于高凝状态时,应使用抗血小板黏附和聚集的药物,以减少血小板和红细胞的凝集。

(三) 脏器功能的维持和保护

严重 DIC 所致死亡常与发生多器官功能障碍综合征有关,需注意主要脏器功能的保护。明显的器官功能障碍应当采用适当的人工辅助装置。

(四) 建立新的凝血和纤溶间的动态平衡

主要通过使用肝素进行抗凝治疗,但肝素应用过量可引起出血,必须慎用。在病情得到控制或使用肝素治疗后,可酌情输入新鲜全血或冰冻血浆,以补充 DIC 时消耗的凝血因子和血小板,重建凝血、纤溶间新的平衡。

(五) 中医中药对 DIC 的治疗作用

活血化瘀中药对改善微循环障碍的疗效已通过临床和动物实验得到证实。如丹参在体外可抑制家兔血栓形成,同时有抑制凝血、促进纤溶而改善微循环的作用。川芎嗪对血小板有解聚作用,有促进或增强纤维蛋白溶解作用等。

(于兰英)

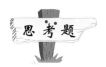

1. 简述严重感染引起 DIC 的发生机制。
2. 为什么急性 DIC 会引起休克?
3. 什么是红细胞碎片,简述其发生机制?

本章课件

第21章 休 克

休克(shock)是机体在受到各种有害因子作用后出现的以组织微循环灌流量急剧减少为主要特征的急性血液循环障碍,致使各重要器官功能代谢发生严重障碍和结构损害的一个全身性病理过程。它是临床各科(内科、外科、妇产科、儿科等)许多疾病常见的严重威胁生命的并发症。其主要临床表现:面色苍白、皮肤湿冷、血压下降、脉压差减小、心率加快、脉搏细数、尿量减少、神志烦躁不安或表情淡漠甚至昏迷等。根据休克的临床表现目前认为休克属中医"厥证"、"脱证"范畴。

第1节 休克的原因和分类

引起休克的常见原因有失血、失液、创伤、感染、过敏、心力衰竭等。

一、按病因分类

1. **失血、失液性休克** 各种原因造成的血液、血浆或水分大量丢失,又未能及时补充,结果使血容量不足(失血量超过总血量的20%以上)、回心血量减少、心输出量减少而引起休克,故又称低血容量性休克(hypovolemic shock)。常见于急性大出血(外伤性出血、上消化道出血、宫外孕破裂、大咯血等)或大量液体丢失(腹泻、呕吐、大面积烧伤等)。

2. **创伤性休克**(traumatic shock) 见于各种严重的创伤(如骨折、挤压伤、大手术等)。此种休克的发生与疼痛和失血有关。

3. **感染性休克**(infectious shock) 严重感染,无论是革兰阳性菌(如肺炎链球菌、葡萄球菌等)或革兰阴性菌(如痢疾杆菌、大肠杆菌等)均可引起感染性休克,也称为败血症休克(septic shock),特别是革兰阴性细菌感染,如细菌性痢疾、流脑引起的败血症等,其中内毒素(endotoxin,ET)起着重要的作用,故又称内毒素性休克(endotoxic shock)。

4. **心源性休克**(cardiogenic shock) 见于大面积心肌梗死、急性心包填塞、急性心肌炎、严重心律紊乱等。由于心肌收缩减弱,致使心输出量减少而引起休克。

5. **过敏性休克**(anaphylactic shock) 由于药物过敏等原因,造成外周血管紧张度不足,静脉内滞留大量血液,致有效循环血量减少而引起休克。如注射青霉素、血清制剂或疫苗引起的过敏性休克。

6. **神经源性休克**(neurogenic shock) 剧烈疼痛、创伤、高位脊髓麻醉意外等引起的休克叫神经源性休克。

二、按休克时血流动力学的特点分类

1. **低排高阻型休克(低动力型休克)** 这是临床最常见的一型,其特点是心输出量降低而外周血管阻力高。由于皮肤血管收缩,皮肤温度降低,又称"冷休克"。失血、失液性、心源性、创伤性和大多数感染性休克均属此型。

2. **高排低阻型休克(高动力型休克)** 此型较为少见。其特征是外周血管阻力低,心输出量高。由于皮肤血管扩张,血流量增多,皮肤温度可增高,故亦称"暖休克"。部分感染性休克早期属

此型。当然,高排低阻型休克发展到一定阶段,也可以转为低排高阻型休克。

以上二型的区别见表 21-1。

表 21-1 高排低阻型和低排高阻型休克异同点比较

	高排低阻型休克	低排高阻型休克
心输出量	高	低
外周阻力	低	高
中心静脉压	正常或升高	低
脉搏	慢、有力	细数
皮肤温度	温暖、干燥	湿冷或冷汗
皮肤色泽	淡红或潮红	苍白或发绀
脉压差	较大	较小
预后	好	差

第 2 节 休克的发展过程及发生机制

一、休克发生的始动环节

虽然引起休克的原因很多,但休克发生的始动环节主要是血容量减少、心输出量急剧减少和外周血管容量的扩大,其中任何一个环节发生改变均可使有效循环血量减少,从而直接引起微循环血液灌流量不足而导致休克(图 21-1)。

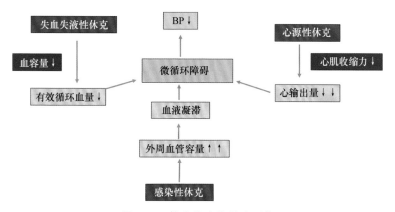

图 21-1 休克发生的始动环节

1. **血容量减少** 是失血、失液性休克的始动环节,由于各种原因引起血容量急剧减少,使有效循环血量、回心血量和心输出量减少,微循环灌流量急剧降低。

2. **心输出量急剧减少** 是心源性休克的始动环节,由各种心脏疾患引起心泵功能衰竭,使心输出量急剧减少与有效循环血量严重不足而致微循环灌流量不足。

3. **外周血管容量的扩大** 是过敏性休克和神经源性休克的始动环节。正常情况下,血管容量与全血量处于相对平衡状态,过敏时由于有大量血管活性物质(如组胺、5-羟色胺)释放,可引起外周血管扩张,血液淤滞在微循环内,从而引起有效循环血量急剧减少而发生休克。

二、微循环障碍是休克发生、发展的共同发病环节

尽管各类休克发生的始动环节不同,但在其发展过程中都将引起微循环障碍。因此,微循环障碍是各类休克发生的共同发病环节。根据休克时血流动力学和微循环变化的规律,可将休克的过程分为以下三期。

(一) 微循环缺血期

微循环缺血期也称休克早期或代偿期(compensatory stage)。

1. 微循环变化的特点 在原始病因作用下,皮肤与内脏的微动脉、后微动脉、毛细血管前括约肌和微静脉、小静脉均持续痉挛,其中后微动脉和毛细血管前括约肌收缩更显著。毛细血管前阻力明显增加,真毛细血管网大量关闭,出现少灌少流、灌少于流。动静脉吻合支开放。血液经直捷通路和动静脉吻合支直接流回小静脉,使微循环灌流量急剧减少,组织缺血、缺氧(图 21-2)。

2. 微循环变化机制

(1)交感-肾上腺髓质系统兴奋是引起微循环缺血的主要因素,且不同类型的休克可通过不同的机制引起交感-肾上腺髓质系统的兴奋。例如,创伤性休克时的疼痛和失血刺激可引起交感-肾上腺髓质系统兴奋;低血容量性休克和心源性休克时,由于心输出量减少和动脉血压降低可通过窦弓反射使交感-肾上腺髓质系统兴奋;内毒素性休克时,内毒素可直接刺激交感-肾上腺髓质系统,使之发生强烈兴奋。交感-肾上腺髓质系统的强烈兴奋,使儿茶酚胺大量释放,由于皮肤、腹腔内脏的血管具有丰富的交感缩血管纤维,且 α 受体又占优势,故其微循环血管发生持续痉挛收缩。

(2)交感神经兴奋、儿茶酚胺释放和血容量减少,均可使肾素-血管紧张素-醛固酮系统激活,其中血管紧张素 II 有较强的缩血管作用。此外,在失血和低血容量时,可通过左心房容量感受器,对下丘脑合成和释放加压素的反射性抑制减弱,使垂体加压素(抗利尿激素)分泌增多,导致内脏小血管收缩。

(3)血栓素(TXA_2)增多:由于儿茶酚胺增多、缺氧、ADP 等,可刺激血小板生成和释放 TXA_2 增多。TXA_2 是强缩血管物质,它的增多可促使小血管进一步收缩。

3. 微循环变化对机体的代偿意义 主要表现在:

(1)血液重新分布保证心、脑等重要器官的血液供应:休克早期,交感-肾上腺髓质系统兴奋,儿茶酚胺释放增多,引起全身血管痉挛。但由于全身各器官末梢血管受体的密度不同,其血管收缩的情况也不完全一样。如脑血管交感缩血管纤维分布较稀少,受体密度也低,故收缩不明显;冠状动脉虽有 α 及 β 受体双重支配,但以 β 受体为主,且在交感兴奋心脏活动增强时,代谢产物中扩血管物质(如腺苷)增多,故可不收缩反而扩张。上述血液的重新分布,使心、脑血液供应暂时得到保证,对机体具有重要代偿意义。

(2)动脉血压的维持:本期动脉血压可以略降或骤降,也因代偿作用维持正常或轻度升高,但脉压差会明显缩小,其机制是:

1)回心血流量增加:静脉系统为容量血管,它可容纳循环总血量的 60%~70%。因此,当儿茶酚胺等缩血管物质使毛细血管后微静脉、小静脉收缩时,可使回心血量快速增加,此即所谓"自身输血"。

2)血容量增加:肾素-血管紧张素-醛固酮系统的激活,可使肾小管对钠、水重吸收增加,有助于血容量的恢复。

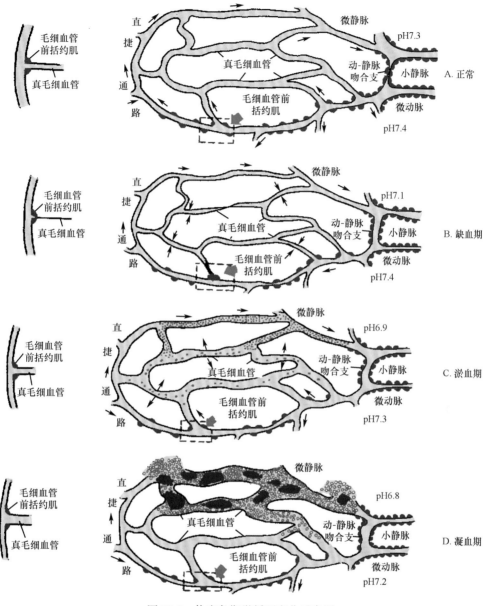

图 21-2　休克各期微循环变化示意图

左侧小图为中央图方框处的放大,显示毛细血管前括约肌功能状态

3) 动-静脉吻合支开放:在休克早期,某些器官微循环中的动-静脉吻合支开放,部分动脉血可直接由微动脉流入微静脉,增加了静脉回心血流量。

4) 心肌收缩增强,心输出量增加:由于交感神经兴奋、儿茶酚胺释放增多以及静脉回流量增多,可使心跳加快,心肌收缩增强(心源性休克除外),心输出量增加。

5) 外周阻力增高:交感神经兴奋使周围血管收缩所致,从而提升血压水平。

上述各种代偿途径,使休克早期动脉血压保持相对恒定,心、脑血供也基本得到保证。此期如能及时治疗,患者可恢复健康,否则将进入休克进展期。

4. 休克早期临床表现及其产生的机制　本期主要临床表现为:面色苍白,四肢厥冷,心率加快,脉搏细数,脉压差减小,少尿或无尿,烦躁不安。其临床表现产生的机制见图21-3。

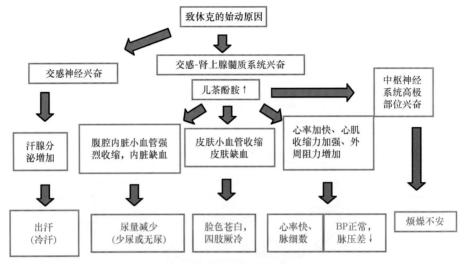

图 21-3　休克早期临床症状产生机制示意图

(二) 微循环淤血期

微循环淤血期也称为休克进展期或失代偿期(decompensatory stage)。

1. 微循环变化的特点　本期微循环变化的特点是:微动脉、后微动脉及毛细血管前括约肌由收缩转为舒张,而此时血流缓慢,细胞嵌塞,致使毛细血管后阻力增加,微循环内出现灌而少流,灌多于流,大量血液淤积在微循环中,回心血量急剧减少,有效循环血量无法维持,动脉血压显著下降。

2. 微循环变化的机制

(1) 毛细血管前阻力降低:在酸性环境下,微动脉、毛细血管前括约肌对儿茶酚胺的反应性降低,发生松弛、舒张;而微静脉、小静脉虽也变为舒张,但在缺氧、酸中毒、感染等因素刺激下,白细胞黏附于微静脉,血浆外渗,血液浓缩,可致血流缓慢,细胞嵌塞。因此,毛细血管前阻力小于后阻力,微循环内出现血液灌入多,流出少,大量血液淤积于微循环内。

(2) 组胺等扩血管因素的作用:组织缺氧可使毛细血管周围肥大细胞释放过多的组胺,组胺通过 H_2 受体可使微血管舒张,这样就使毛细血管前阻力降低而后阻力降低不明显,结果使大量血液淤积在毛细血管中。同时,组胺又可使毛细血管壁通透性升高,大量血浆渗出,致使血液浓缩、血浆黏度增高等血液流变学的改变发生,进一步加重微循环障碍。

(3) 内毒素的作用:除感染性休克时机体内存在内毒素外,其他类型休克时肠道菌丛产生的内毒素,也可通过缺血的肠黏膜吸收入血。内毒素可与血液中白细胞发生反应,使之产生并释放扩血管的多肽类活性物质;内毒素还可激活凝血因子Ⅻ或补体系统,释放激肽类物质、组胺等,使毛细血管扩张,通透性升高。

综上可见,微血管反应性下降,血液大量淤滞在微循环内,此时回心血量急剧减少,自身输液停止,心脑血液灌流量减少,导致整个循环系统功能恶化,形成恶性循环。休克发展到此阶段,患者则由代偿期进入失代偿期。

3. 临床表现及其产生的机制　临床上可出现典型休克症状,主要表现为:由于有效循环血量和回心血量减少,引起静脉充盈不良和静脉压下降;由于心输出量减少,引起脉搏细速和动脉压进行性下降,脉压差小;并随着血压下降,血流变慢,动脉血灌流量更减少,可致心、脑供血不足,患者出现抑制状态,表现为表情淡漠,反应迟钝,皮肤由苍白转为发绀,并出现花斑(周围循环衰竭),尿量进一步减少或无尿(图 21-4)。如不及时抢救,将转入微循环凝血期。

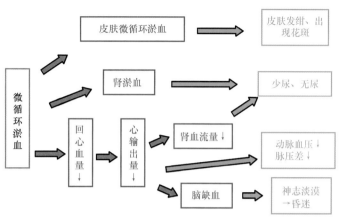

图 21-4　休克进展期临床症状产生的机制示意图

(三) 微循环凝血期

微循环凝血期也称为休克难治期(refractory stage)。

1. 微循环变化的特点　在微循环淤血的基础上,微血管出现麻痹性扩张,毛细血管大量开放,经常在微循环内(特别是毛细血管静脉端、微静脉、小静脉)有广泛纤维蛋白性微血栓形成,并常有局灶性或弥漫性出血。微循环处于"不灌不流"的状态。

2. 促使 DIC 发生的机制

(1)血液黏稠度加大,红细胞和血小板易于凝集:休克难治期由于缺氧和酸中毒进一步加重,微血管对血管收缩物质失去反应而呈麻痹扩张,微血管淤血继续加重,血流缓慢、血液淤滞,导致血浆渗出、血液黏稠度加大,红细胞和血小板易于凝集,有利于微血栓的形成。

(2)凝血因子的释放和激活,启动内源性凝血系统:缺氧和酸中毒损伤毛细血管壁,使血管内皮细胞损伤、内皮下胶原暴露,从而促使血小板黏着、激活因子Ⅻ,启动内源性凝血系统,促进 DIC 形成。

(3)启动外源性凝血系统:由于内皮细胞损伤脱落,组织因子释放入血,启动外源性凝血系统,加速 DIC 形成。

(4)TXA_2/PGI_2 平衡失调:缺氧可使血小板产生 TXA_2 增多,血管内皮损伤可使 PGI_2 生成减少,使 TXA_2/PGI_2 平衡失调,促使血小板凝集,加速 DIC 形成。

(5)单核吞噬细胞系统功能低下:缺氧使单核吞噬细胞系统清除凝血酶原、凝血酶和纤维蛋白功能降低,从而促进 DIC 的发生。

不同类型的休克,DIC 形成的早晚不一,如感染性休克,早期即可出现 DIC;其他类型休克,一般都发生在难治期。由于 DIC 的发生和微循环淤血的不断加重以及血管活性物质的积聚,使毛细血管容积被动地扩大,有效循环血量显著减少,全身微循环灌流量严重不足,缺氧和酸中毒更加严重。严重缺氧和酸中毒可使许多酶系统活性降低或丧失,并可使细胞内的溶酶体膜破裂,释出溶酶体酶(如蛋白水解酶等),使生命重要器官的细胞发生严重乃至不可逆的损害,从而导致生命重要器官(心、脑等)功能、代谢障碍,使休克更趋恶化。

3. 临床表现　休克难治期,临床表现为血压进一步下降,甚至测不出,全身多部位出血,微血管病性溶血性贫血,各重要器官实质细胞坏死、功能衰竭,病情迅速恶化甚至死亡(图 21-5)。

休克的发病机制如图21-6。

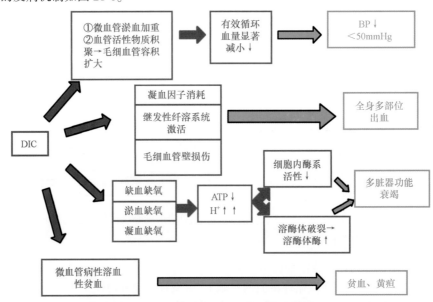

图 21-5　休克难治期临床症状产生机制示意图

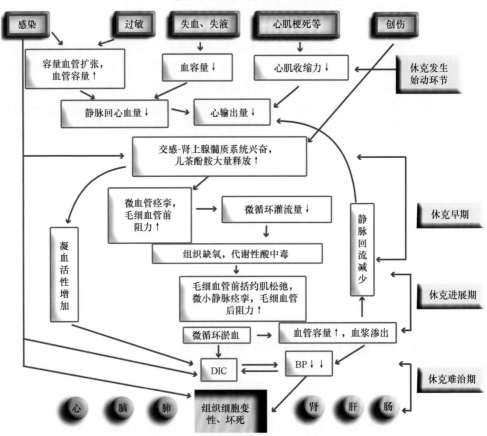

图 21-6　休克发生、发展机制示意图解

第 3 节　休克时机体的病理变化

一、血液流变学的变化

血液流变学(hemorheology)是研究血液成分在血管内流动和变形规律的科学。休克时微循环灌流量的不足不但取决于灌流压的降低和微血管口径的改变,而且与血液黏度的增高密切有关,后者是由血液流变学改变引起的。休克时血液流变学改变的主要表现如下。

(一) 红细胞聚集力加强

这是休克时血液流变学的重要改变之一,导致红细胞聚集的原因是:

(1) 血流速度变慢,切变率(shear rate)降低:正常时由于血流速度快和切变率高,一般不发生红细胞聚集,并能促使聚集的红细胞解聚。休克时由于血压下降,血液流速可减慢,切变率也降低,红细胞就易发生聚集。

(2) 红细胞表面电荷减少:正常红细胞表面带负电荷,休克时,尤其是感染性休克时,红细胞表面负电荷减少(可能由于血浆带正电荷的蛋白质增多,被红细胞吸附所致),从而使红细胞彼此靠拢而发生聚集。

(3) 血细胞比容增加:休克时,由于微循环淤血,微血管内流体静压和血管壁通透性均升高,血浆渗出,血液浓缩,使红细胞比容增加,促进红细胞聚集。

(4) 纤维蛋白原浓度增高:纤维蛋白原覆盖在红细胞表面,在红细胞间形成有互相聚集作用的"桥力"。休克时由于纤维蛋白原浓度增高,可致"桥力"增加,超过负电荷的排斥力,从而导致红细胞聚集。红细胞聚集可增加血液黏度和血流阻力,严重时红细胞可淤滞并阻塞微循环,甚至形成微血栓。

(二) 白细胞黏着和嵌塞

1. 白细胞附壁黏着　正常微循环血流的血液有形成分在轴流中流动,仅有少量白细胞贴壁滚动,但不发生黏着。当休克时,血流变慢,轴、边流紊乱,白细胞进入边流,滚动、贴壁、黏附于内皮细胞上,这种黏附是受细胞黏附分子(cell adhesion molecules, CAMs)所介导。常参与的黏附分子(CAMs)如下:

(1) 白细胞黏附分子(leukocyte adhesion molecule, leu-CAMs),即 CD11/CD18。

(2) 细胞间黏附分子-1(intercellular adhesion molecule-1, ICAM-1)。

(3) 内皮细胞-白细胞黏附分子(endothelial leukocyte adhesion molecule, ELAM)。

休克时,当白细胞被炎性介质血小板活化因子(PAF)、白三烯 B_4(LTB$_4$)、C3a、TXA$_2$ 激活,其细胞膜表达 CD11/CD18 分子,肿瘤坏死因子-α(TNF-α)、白细胞介素-1(IL-1)、脂多糖(LPS)激活内皮细胞使其细胞膜表达 ICAM-1 和 ELAM 分子,白细胞上的 CD11/CD18 与内皮细胞膜上的 ICAM-1、ELAM 彼此互为配体和受体紧密结合,白细

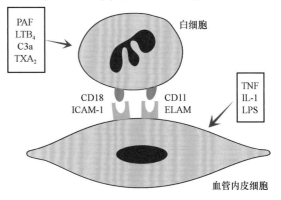

图 21-7　炎性介质激活白细胞黏附分子引起
白细胞与内皮细胞黏附

胞牢固黏着在血管内皮上(图 21-7),使血流阻力增高和静脉回流障碍。

2. 白细胞嵌塞　在休克时,由于驱动压低及白细胞变形能力降低,白细胞可嵌塞于血管内皮细胞核的隆起处或毛细血管分叉处,这一方面可增加血流阻力并加重微循环障碍,另一方面嵌塞的白细胞可释放自由基和溶酶体酶类物质,导致生物膜破坏和细胞坏死。

(三) 血小板黏附和聚集

血小板黏附是指血小板聚集和血小板以外的物质相互黏附的现象,血小板聚集则是血小板之间相互发生反应并形成聚集物的过程。黏附一旦开始,聚集过程也随之发生。在感染性、创伤性和失血失液性休克时,由于血管内皮细胞损伤,释放 ADP,同时内膜下胶原纤维暴露,导致血液中的聚集型血小板数目增多,且在微血管中有血小板黏附、聚集和血小板微血栓形成。这种聚集的血小板除能阻塞微血管外,还释放儿茶酚胺、TXA_2、5-羟色胺等多种生物活性物质,引起微血管收缩、通透性增高,而且还可释放血小板因子,加速凝血过程,形成 DIC。

(四) 血浆黏度增大

血浆黏度取决于血浆蛋白质的分子质量、浓度以及蛋白质分子的形状和对称性。一般分子质量越大、浓度越高则黏度越大,呈条索状分子构形者比球形者黏度大,分子越不对称者黏度越大。故当血浆中分子质量较大且分子结构不对称的纤维蛋白原浓度增高时,血浆黏度增大。休克早期,由于交感神经兴奋、儿茶酚胺大量分泌,促使血管收缩,尤其毛细血管前阻力比后阻力升高更为明显,使毛细血管中流体静压下降,组织液进入血管,血液黏度降低。但休克进展期,机体发生应激可使体内合成纤维蛋白原增多,同时由于血液浓缩,血浆纤维蛋白原浓度增高,导致血浆黏度增大。这不但可直接影响组织血液流量,而且还可促进红细胞聚集。

以上变化,构成休克时血液流变学改变为高黏、高凝、高聚的特点,既可加重微循环障碍和组织的缺血缺氧,又能促进 DIC 的形成导致休克的发展。

二、休克时细胞的代谢变化和结构损伤

休克时细胞的代谢障碍和功能、结构损伤既是组织低灌流、微循环血液流变学改变和(或)各种毒性物质作用的结果,又是引起各重要器官功能衰竭和造成不可逆性休克的原因。

(一) 休克时细胞的代谢变化

休克时细胞的代谢变化较复杂。在不同的休克类型、发展阶段及组织器官,其代谢改变特点和程度都有所不同,其共同的主要改变如下:

1. 糖酵解加强　休克时,由于组织的低灌流和细胞供氧减少,可引起有氧氧化不能进行,无氧酵解过程加强,乳酸产生增多而导致酸中毒。严重酸中毒可抑制糖酵解限速酶的活性,使糖酵解从加强转入抑制。

2. 脂肪代谢障碍　休克时,由于组织细胞的缺血缺氧和酸中毒,使脂肪酰辅酶 A 合成酶和肉毒碱脂酰转移酶的活性降低,因而脂肪酸的活化和转移发生障碍;另外因线粒体获氧不足和(或)某些休克动因(如内毒素、酸中毒等)的直接作用,使线粒体呼吸功能被抑制,使转入线粒体内的脂肪酰辅酶 A 不能被氧化分解,导致脂肪酸和(或)脂肪酰辅酶 A 在细胞内蓄积,从而加重细胞的损害。

（二）细胞的损伤

休克时,细胞的损伤可以是继发于微循环障碍,由于缺氧和酸中毒造成;也可以是由于休克的原始动因(如内毒素)直接损伤引起;也可能是休克时由于细胞溶酶体膜破裂,释放大量蛋白水解酶,引起组织细胞变性、坏死。由此可见,休克时细胞的损伤可能是多种因素综合作用的结果。休克时细胞的损伤首先是生物膜发生损害。生物膜包括细胞膜、线粒体膜和溶酶体膜等。现分述如下:

1. 细胞膜的变化 由于缺氧、ATP 生成不足等,致使细胞膜上的钠泵、钙泵失灵。钠泵失灵可引起细胞内水、Na^+增多,细胞外 K^+增多,导致细胞内水肿和高钾血症。钙泵失灵可使大量 Ca^{2+}进入细胞内,在线粒体内堆积与其中的磷酸结合,产生的 H^+致细胞酸中毒。此外,并有大量氧自由基产生引起脂质过氧化。

2. 线粒体的变化 线粒体是细胞进行有氧氧化和氧化磷酸化的场所,是能量产生的动力站。因此,缺氧时首先发生变化的细胞器是线粒体。在休克时,线粒体可出现不同程度肿胀,较重时可见嵴崩解、线粒体膜断裂等病理变化。

3. 溶酶体的变化 休克时由于内毒素和细胞内各种代谢产物的作用,可刺激溶酶体数目增多。随着病情发展,溶酶体肿胀、体积增大,并在溶酶体内有空泡形成。溶酶体膜破裂后,溶酶体酶释放,可引起组织细胞变性、坏死。

总之,休克时生物膜的损伤是细胞发生损伤的开始,而细胞的损伤又是各脏器功能衰竭的共同机制。

三、各器官功能的改变

休克早期机体主要表现为应激反应,休克进展、难治期则表现为全身主要器官功能不全。

（一）急性心功能不全

休克患者常伴有心功能不全。在心源性休克中,心肌收缩力减弱是休克的原因;其他类型休克,由于心肌长时间缺血、缺氧,也可发生心功能不全。心功能不全是休克恶化的重要因素,可使微循环障碍进一步加重。

休克时心功能不全的发生机制主要是:

（1）休克时血压进行性下降,特别是舒张期血压下降,或心跳加快使舒张期缩短,导致冠状动脉血流量减少。

（2）缺氧、酸中毒使心肌代谢发生障碍,ATP 生成减少,导致心肌收缩力减弱和心输出量减少。

（3）冠状血管内 DIC 形成,引起局灶性心肌坏死,致使心肌收缩力减弱。

（4）酸中毒、高钾血症使心肌收缩力减弱。

（5）休克进展期肠屏障功能损害,发生内源性内毒素血症,内毒素可直接损伤心肌。

（二）急性肾功能不全

休克时肾脏是最早受损害的器官。故休克患者常伴有急性肾功能不全。临床表现有少尿或无尿、氮质血症、高钾血症和代谢性酸中毒等。临床上尿量的变化,是判断休克患者内脏微循环灌流状况的重要指标,一般尿量每小时<20ml,提示有肾及内脏微循环灌流不足。引起急性肾功能不全的发生机制是:

1. 交感-肾上腺髓质系统兴奋 可引起肾血管痉挛,肾血流量减少,肾小球滤过率降低。同时,肾血流重新分布,肾皮质外层由于交感缩血管神经丰富,血管收缩更甚,使皮质外层血流明显减少(由正常90%减至10%),肾小球滤过率降低,导致肾功能不全。

2. 肾素-血管紧张素系统的作用 由于肾缺血,使球旁细胞分泌肾素增多,通过肾素-血管紧张素-醛固酮系统的激活,使肾小球入球动脉收缩加剧,肾小球滤过率降低,导致肾功能不全。

3. 肾内微血栓形成及急性肾小管坏死 肾血管内广泛微血栓形成以及由于长期血管痉挛引起的急性肾小管坏死,使原尿漏入肾间质,可导致肾功能不全。此外,在挤压伤或严重溶血时,由于大量肌红蛋白和血红蛋白经肾小球滤出,在肾小管中浓缩凝固而阻塞肾小管,也可加重肾功能不全。

(三) 急性肺功能不全(急性呼吸窘迫综合征,ARDS)

严重休克病人(尤其感染性休克病人)可出现进行性缺氧和呼吸困难,造成低氧血症性呼吸衰竭,称为ARDS。休克患者并发ARDS,其死亡率高达60%~90%。

ARDS的主要形态变化为:严重间质性肺水肿和肺泡水肿(肺湿重为正常肺的3~4倍),肺淤血、出血、局部肺不张、微血栓及肺泡内透明膜形成(透明膜是指由毛细血管逸出的蛋白和细胞碎片等凝成的一层膜样物,覆盖在肺泡膜表面)。

ARDS的病理生理变化为:气体弥散障碍、通气血流比例失调、动脉血氧分压和血氧含量降低。

1. ARDS的发病机制可能与下列因素有关

(1) 肺微血管痉挛,毛细血管通透性升高:休克时,交感-肾上腺髓质系统兴奋,儿茶酚胺、组胺、5-羟色胺等物质释放增多,可使肺微血管痉挛、毛细血管壁通透性增高。肺微血管持续痉挛所致的缺氧又可加重毛细血管壁通透性的增高,从而导致肺水肿和肺出血。

(2) 肺内DIC形成:广泛肺微血栓形成并阻塞肺毛细血管,加重肺组织的缺氧;聚集的血小板、白细胞等又可释放5-羟色胺、缓激肽、组胺等,引起终末支气管及微血管痉挛、毛细血管通透性增高,造成肺不张、肺水肿和出血。

(3) 肺泡表面活性物质生成减少,破坏增多:休克时的缺血缺氧使Ⅱ型肺泡上皮细胞分泌的表面活性物质减少,肺泡内水肿液增多又可破坏表面活性物质,从而造成肺泡表面张力增高,导致肺不张。肺不张又可进一步降低肺泡内压对抗肺泡毛细血管流体静压的作用,导致肺水肿的发生。

(4) 目前认为,中性粒细胞和巨噬细胞在肺内聚集、激活、释放大量自由基和蛋白酶以及脂类代谢产物(如白三烯、TXA_2)和蛋白类物质如TNF-α及白细胞介素-1(IL-1),引起肺泡-毛细血管膜的损伤和通透性增高,导致肺水肿,成为ARDS的主要发病机制。

2. ARDS的临床表现 患者呼吸困难进行性加重,动脉血氧分压、血氧含量均降低,有明显发绀,可出现呼吸性酸中毒,肺部可闻干、湿啰音。

(四) 脑功能障碍

休克早期,由于血液重新分布,脑血流量得到相对保证,脑功能改变不明显,患者仅有烦躁不安。随着休克的发展,动脉血压下降,脑血管灌流量减少,由于DIC的发生,更加重脑微循环障碍。由于脑耗氧量高,对缺血缺氧极为敏感,随着缺氧加重,患者可出现表情淡漠、神志不清甚至昏迷。有时由于脑组织缺氧和毛细血管通透性增高,可发生脑水肿。

(五) 肝和胃肠功能的改变

休克时,由于血压下降及有效循环血量减少,引起肝及胃肠道缺血缺氧,继之发生淤血、出血及微血栓形成,导致肝功能障碍和胃肠运动减弱,消化液分泌减少。此时肠道内细菌大量繁殖,一方面可引起中毒性肠麻痹,另一方面由于肝、肠屏障功能降低,肠道细菌的内毒素甚至革兰阴性细菌可侵入血液,导致内毒素血症,加重休克的恶化。

第 4 节 休克的防治原则

一、及早预防

（1）积极防治各种容易引起感染性休克的疾病（如泌尿道、胆道感染，大叶性肺炎，细菌性痢疾，败血症等）；对创伤患者及时做好包扎、止血、固定、止痛和保暖；失血失液过多患者及时做好补液或输血、纠正酸中毒和电解质平衡失调，以消除一切可能促进休克发生发展的因素。

（2）在应用可能引起过敏性休克的药物（如青霉素）或血清制剂（如破伤风、白喉抗毒素）前，要认真做好皮试，发现阳性者禁用；输血应严格检查供、受者血型是否相符。

二、积极治疗

不同类型的休克，需采用不同的治疗方法。主要包括以下几方面：

（一）改善微循环

治疗包括补充血容量、纠正酸中毒以及应用血管活性药物和预防 DIC。

1. 补充血容量　休克时有效循环血量明显减少，故抢救休克的首要问题是恢复有效循环血量，尤其是低血容量性休克时。为此，应根据心、肺功能状况，采取补足、快补的方法，以尽快恢复有效循环血量。

2. 纠正酸中毒　微循环障碍引起酸中毒，酸中毒可促进 DIC 发生，并抑制心肌收缩力，同时还可使溶酶体膜破裂释放蛋白水解酶，使组织细胞变性、坏死，从而促使休克恶化。因此，及时纠正酸中毒是抗休克治疗的重要措施。

3. 应用血管活性药物　在补充血容量的基础上，如微循环障碍仍不能改善，可考虑应用血管扩张药物，以解除微静脉、小静脉的痉挛，改善微循环灌流。在过敏性休克、神经源性休克及高排低阻性休克时，则应使用缩血管药物，如去甲肾上腺素，能起到升高血压的作用。

4. 防治 DIC　DIC 可促进休克恶化，故在微循环淤血时应预防 DIC 的发生。

（二）改善细胞代谢

1. 应用自由基清除剂　①超氧化物歧化酶（SOD）：可防止休克时细胞的损害。它能催化超氧阴离子生成过氧化氢，后者再经过氧化氢酶（CAT）的作用变为水和氧，从而起到清除氧自由基的作用。②亚硒酸钠和谷胱甘肽过氧化物酶（GSHPX）：GSHPX 可在谷胱甘肽的参与下，催化过氧化物，使之变为无毒物质。而硒又是本酶的重要组成成分，故亚硒酸钠也具有抗细胞损害的作用。

2. 溶酶体稳定剂和钙拮抗剂　要防止溶酶体酶释放和破坏，除了消除破坏溶酶体膜的因素（如纠正酸中毒、缺氧和清除自由基等）外，常用的溶酶体膜稳定剂有：糖皮质激素、前列腺素（PGI_2、PGE_1）和组织蛋白酶抑制剂等。另外，由于钙拮抗剂能抑制 Ca^{2+} 的内流和在胞质中蓄积，从而降低生物膜的磷脂酶活性，故也能保护溶酶体膜。

（三）治疗器官功能衰竭

除采取一般治疗措施外，应针对不同器官衰竭采取不同治疗措施。如心衰，除停止或减慢补液外，还应强心、利尿并降低前、后负荷；呼衰则应给氧，改善呼吸功能；肾衰则应考虑利尿和透析等治疗措施。

(四) 中医对休克的治疗

(1) 针刺人中、内关等穴位,提高血压,改善血液循环。

(2) 应用中药改善微循环以增强循环系统功能,目前临床应用生脉散、独参汤、参附汤、四逆汤治疗休克取得较好疗效。实验证明上述方剂在升压、改善微循环和心肌营养方面有较好作用。

(张宇忠)

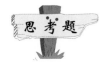

1. 试述休克微循环缺血期组织器官血液重新分布的变化及其机制。
2. 试述休克微循环缺血期微循环变化的特征及其机制。
3. 试述休克微循环缺血期微循环变化的代偿意义。
4. 试述休克微循环淤血期微循环变化的特征及其机制。
5. 试述休克微循环凝血期微循环变化的特征及 DIC 形成的机制。
6. 试述休克治疗时采取"需多少,补多少"补液原则的病理生理基础。

本章课件

第22章 应激与疾病

第1节 概　述

一、应激的概念

应激(stress)是指机体在受到各种内外环境因素刺激时所出现的非特异性全身反应。任何躯体的或心理的刺激,只要达到一定的强度,除了引起与刺激因素直接相关的特异性变化外,都可以引起一组与刺激因素的性质无直接关系的全身性非特异性反应。例如,创伤、烧伤、冻伤、感染、中毒、发热、放射线、出血、缺氧、环境过冷或过热、手术、疼痛、体力消耗、饥饿、疲劳、情绪紧张、忧虑、恐惧、盛怒、激动等等,除了引起原发因素的直接效应外,还出现以交感神经兴奋和垂体-肾上腺皮质分泌增多为主的一系列神经-内分泌反应以及由此而引起的各种功能和代谢的变化,不管刺激因素的性质如何,这一组反应都大致相似。

应激是一切生命为了生存和发展所必需的,它是机体整个适应、保护机制的一个重要组成部分。应激反应可提高机体的准备状态,有利于在内、外环境中维持机体的稳态,增强机体的适应能力;而过强和(或)持久的应激反应可导致疾病,甚至死亡。

二、应　激　原

凡是能引起应激反应的各种内外因素皆可成为应激原(stressor)。大致可分为三大类。

1. 外环境因素　包括机械性损伤(如骨折、挫伤、挤压伤等)、物理性因素(高温、寒冷、放射、噪声、强光等)、化学性因素(如强酸、强碱、化学毒物等)、生物性因素(如病毒、细菌等病原微生物引起的感染)。

2. 内环境因素　稳态失衡也是一类重要的应激原,如贫血、低血糖、缺氧、休克、器官功能衰竭及酸碱平衡紊乱等。

3. 心理、社会环境因素　如紧张的工作压力、不良的人际关系、孤独、突发的生活事件等打击所致的愤怒、焦虑及恐怖等情绪反应等。

应该指出,由于在遗传素质、个性特点、神经类型及既往经验方面存在千差万别,不同个体对同样的应激原存在不同的敏感性及耐受性,因而强度相同的应激原可在不同个体引起强度不同的应激反应(图 22-1)。

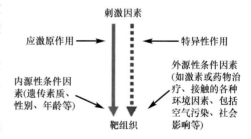

图 22-1　影响个体对应激原反应的因素

三、全身适应综合征

全身适应综合征(general adaptation syndrome,GAS)是应激学说的奠基人 Selye 于 1946 年提出的。GAS 是指应激原持续作用于机体,应激表现为动态的连续过程,并最终导致内环境紊乱和疾病。GAS 可分为三期:

1. 警觉期（alarm stage） 此期在应激原作用后立即出现,为机体防御机制的快速动员期。其神经-内分泌改变以交感-肾上腺髓质系统兴奋为主,并伴有肾上腺皮质激素的增多。这些变化的病理生理学意义在于使机体处于最佳动员状态,有利于机体增强抵抗或回避损伤的能力。本期持续时间较短,如应激原持续存在,且机体依靠自身的防御代偿能力渡过了此期,则进入第二阶段抵抗期。

2. 抵抗期（resistance stage） 此期以交感-肾上腺髓质系统兴奋为主的一些警觉期反应将逐步消退,而表现出以肾上腺皮质激素分泌增多为主的适应反应。机体的代谢率升高,炎症、免疫反应减弱,胸腺、淋巴组织缩小。机体在表现出对特定应激原的抵抗程度增强的同时,也伴有防御贮备能力消耗,因而对其他应激原的非特异性抵抗力下降。

3. 衰竭期（exhaustion stage） 持续强烈的有害刺激将耗竭机体的抵抗能力,警觉期的反应可再次出现,肾上腺皮质激素持续增高,但糖皮质激素受体的数量和亲和力下降,机体内环境明显失衡,应激反应的负效应如应激相关疾病、器官功能衰竭甚至死亡都可在此期出现。

需注意的是,上述三个阶段并不一定都依次出现,多数应激只引起第一、二期的变化,只有少数严重的应激反应才进入第三期。

第2节　应激反应的主要表现

应激反应是一种非特异的、相当泛化的反应,从基因到整体水平都会出现相应的变化。这些变化主要表现为两个方面。

一、应激时的神经-内分泌反应

当机体受到强烈刺激时,应激反应的主要神经内分泌改变为蓝斑-交感-肾上腺髓质系统和下丘脑-垂体-肾上腺皮质系统(hypothalamus pituitary adrenal cortex,HPA)的强烈兴奋,多数应激反应的生理生化变化与外部表现皆与这两个系统的强烈兴奋有关(图22-2)。

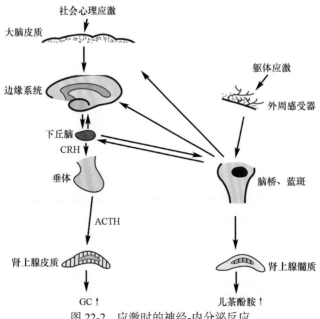

图 22-2　应激时的神经-内分泌反应

（一）蓝斑-交感-肾上腺髓质系统

1. 基本组成单元　该系统的基本组成单元为脑干的去甲肾上腺素能神经元（主要位于蓝斑）及交感-肾上腺髓质系统。蓝斑作为该系统的中枢位点，上行主要与边缘系统的杏仁复合体、海马结构和边缘皮层有密切的往返联系，成为应激时情绪、认知、行为功能变化的结构基础。下行则主要至脊髓侧角，行使调节交感神经系统和肾上腺髓质系统的功能。

2. 应激时的基本效应

（1）中枢效应：该系统的主要中枢效应与应激时的兴奋、警觉有关，并可引起紧张、焦虑的情绪反应。脑干的去甲肾上腺素能神经元还与室旁核分泌促肾上腺皮质激素释放激素（CRH）的神经原有直接的纤维联系，该通路可能是应激启动 HPA 系统的关键结构之一。

（2）外周效应：该系统的外周效应主要表现为血浆肾上腺素、去甲肾上腺素浓度迅速升高。交感神经兴奋主要释放去甲肾上腺素，肾上腺髓质兴奋主要释放肾上腺素。应激时表现为血浆儿茶酚胺（肾上腺素、去甲肾上腺素）浓度迅速升高，参与调控机体对应激的急性反应，促使机体紧急动员，使机体处于一种唤起（arousal）状态，有利于应付各种变化的环境。但是，过度强烈的交感-肾上腺髓质系统兴奋也会带来一些消极的影响（图 22-3）。

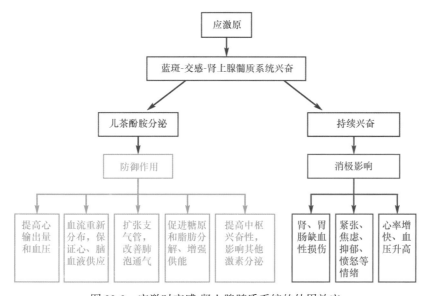

图 22-3　应激时交感-肾上腺髓质系统的外周效应

（二）HPA 系统

1. HPA 轴的基本组成单元　HPA 轴的基本组成单元为下丘脑的室旁核（PVN）、腺垂体和肾上腺皮质。室旁核作为该神经内分泌轴的中枢位点，上行主要与杏仁复合体、海马结构、边缘皮层有广泛的往返联系，特别与杏仁复合体有致密的神经纤维联系。下行则主要通过 CRH 与腺垂体和肾上腺皮质进行往返联系和调控。

2. 应激时的基本效应

（1）中枢效应：HPA 轴兴奋的中枢介质为 CRH 和促肾上腺皮质激素（ACTH），特别是 CRH，它可能是应激时最核心的神经内分泌反应。CRH 神经元散布于从大脑皮质到脊髓的广泛脑区，但主要位于 PVN。CRH 的功能如下：

1）刺激 ACTH 的分泌进而增加糖皮质激素（GC）的分泌，这是 CRH 最主要的功能，是 HPA 轴激活的关键环节。

2）调控应激时的情绪行为反应：目前认为，适量的 CRH 增多可促进适应，使机体兴奋或有愉快感。但大量 CRH 的增加，特别是慢性应激时 CRH 的持续增加则会造成适应机制的障碍，出现焦虑、抑郁、食欲及性欲减退等，这是慢性重症病人几乎都会出现的共同表现。

3）促进内啡肽释放：应激时内啡肽升高与 CRH 增加相关。CRH 也促进蓝斑-去甲肾上腺素能神经元的活性，与蓝斑-交感-肾上腺髓质系统也会交互影响。

（2）外周效应：GC 分泌增多是应激最重要的一个反应，对机体抵抗有害刺激起着极为重要的作用（图 22-4）。应激时 GC 增加对机体有广泛的保护作用，表现为：

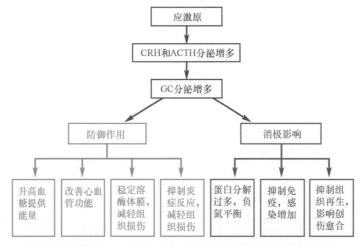

图 22-4　应激时下丘脑-垂体-肾上腺皮质系统的基本效应

1）升高血糖：GC 具有促进蛋白质分解和糖异生的作用，并对儿茶酚胺、胰高血糖素等的脂肪动员起协同作用。

2）GC 对许多炎性介质，细胞因子的生成、释放和激活具有抑制作用，稳定溶酶体膜，减少这些因子和溶酶体酶对细胞的损伤。

3）GC 还是维持循环系统对儿茶酚胺正常反应性的必需因素，GC 不足时，心血管系统对儿茶酚胺的反应性明显降低，可出现心肌收缩力降低、心输出量下降、外周血管扩张、血压下降，严重时可致循环衰竭。

但是慢性应激时，GC 的持续增加也对机体产生一系列不利影响，表现为：

1）免疫反应受抑制：在各种严重应激时，动物的胸腺细胞凋亡，胸腺萎缩，淋巴结缩小。多种细胞因子、炎症介质的生成受抑制，机体的免疫力下降，易发生感染。

2）生长发育迟缓：慢性应激时由于 CRH 的作用使生长激素分泌减少，由于 GC 增高而使靶细胞对胰岛素样生长因子产生抵抗，从而导致生长发育迟缓，创伤的修复、愈合受阻。

3）抑制性腺轴：GC 可抑制促性腺素释放激素（GnRH）及黄体生成素（LH）的分泌，并使性细胞对上述激素产生抵抗，因而导致性功能减退，月经不调或停经，哺乳期妇女泌乳减少等。

4）抑制甲状腺轴：GC 可抑制 TRH、TSH 的分泌，并阻碍 T_4 在外周组织转化为活性更高的 T_3。

5）引起一系列代谢变化：如负氮平衡、血脂升高、血糖升高。

6）行为改变：如抑郁症、异食癖及自杀倾向等。

二、应激的细胞反应

（一）急性期反应蛋白

感染、炎症、组织损伤等原因引起应激时,血浆中某些蛋白质浓度迅速增高,这种反应称为急性期反应(acute phase response,APR),这些蛋白质被称为急性期反应蛋白(acute phase protein,APP),属分泌型蛋白质。最早发现的APP是C-反应蛋白(C-reactive protein),它能与肺炎链球菌的荚膜成分C-多糖起反应,故起名为C-反应蛋白。

1. 主要构成 急性期反应时血浆中浓度增加的APP种类繁多,可分为五类,即参与抑制蛋白酶作用的APP(如α_1-抗胰蛋白酶等);参与凝血和纤溶的APP(如纤维蛋白原、纤溶酶原等);属于补体成分的APP;参与转运的APP(如血浆铜蓝蛋白等);其他多种APP(如C-反应蛋白、纤维连接蛋白、血清淀粉样A蛋白等)。急性期反应时血浆蛋白浓度也有减少的,称为负性APP(如白蛋白、转铁蛋白等)。

2. 主要来源 肝是APP的主要来源,肝细胞能合成大多数的APP。少数APP来源于巨噬细胞、内皮细胞、成纤维细胞等。

3. 生物学功能 APP的种类很多,功能也相当广泛。但总体来看,它是一种启动迅速的机体防御机制。机体对感染、组织损伤的反应可大致分为两个时期:一为急性反应时相,APP浓度的迅速升高为其特征之一;另一为迟缓相或免疫时相,其重要特征为免疫球蛋白的大量生成。两个时相的总和构成了机体对外界刺激的保护性系统。

（1）抑制蛋白酶的作用:创伤、感染等引起的应激时,体内蛋白水解酶增多,过多的蛋白水解酶可引起组织的损害。APP中有蛋白酶抑制剂,例如α_1-抗胰蛋白酶、α_1-抗糜蛋白酶、α_2-巨球蛋白等,可抑制这些蛋白酶活性,减轻组织损伤。

（2）清除异物和坏死组织:某些APP具有迅速的非特异性的清除异物和坏死组织的作用。例如C-反应蛋白容易与细菌细胞壁结合,又可激活补体经典途经,促进吞噬细胞的功能。这就使得与C-反应蛋白结合的细菌迅速地被清除。

（3）抗感染、抗损伤:C-反应蛋白、补体成分的增多可增强机体的抗感染能力;凝血蛋白类的增加可增强机体的抗出血能力;铜蓝蛋白能活化超氧化物歧化酶(superoxide dismutase,SOD),故有清除氧自由基,抗过氧化损伤的作用。

（4）结合、运输功能:结合珠蛋白、铜蓝蛋白、血红素结合蛋白等可与相应的物质结合,避免过多的游离Cu^{2+}、血红素等对机体的危害,并可调节它们的体内代谢过程和生理功能。

（5）其他:如血清淀粉样蛋白A有促使损伤细胞修复的作用;纤维连接蛋白则能促进单核细胞、巨噬细胞和成纤维细胞的趋化性,促进单核细胞膜上Fc受体和C3b受体的表达,并激活补体旁路,从而促进单核细胞的吞噬功能。

（二）热休克蛋白

热休克蛋白(heat shock protein,HSP)是指细胞在应激原,特别是环境高温诱导下重新生成或生成增加的一组蛋白质。HSP最初是从经受热应激(25℃提高到30℃,30分钟)的果蝇唾液腺中发现的,故取名热休克蛋白。除环境高温以外,其他应激原如缺氧、寒冷、感染、饥饿、创伤、中毒等也能诱导细胞生成HSP。因此,HSP又称应激蛋白(stress protein,SP)。HSP在细胞内发挥作用,属非分泌型蛋白质。

1. HSP的基本组成 HSP是一组在进化上十分保守的蛋白质,这提示它对于维持细胞的生命十分重要。从原核细胞到真核细胞的各种生物体,其同类型HSP的基因序列有高度的同源性。

HSP 分子质量为 18~110kD,人类以 70kD 的一组 HSP(HSP70)为主。HSP70 可分为结构性 HSP70(为细胞的结构蛋白,正常时即存在于细胞内)和诱导性 HSP70(由各种应激原如缺氧、感染等诱导生成)。

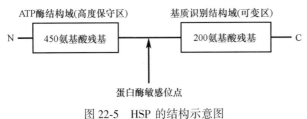

图 22-5　HSP 的结构示意图

2. HSP 的基本功能　HSP 在细胞内含量相当高,约占细胞总蛋白的 5%,其功能涉及细胞的结构维持、更新、修复、免疫等,但其基本功能为帮助蛋白质的正确折叠、移位、维持和降解,被人形象地称之为"分子伴侣"(molecular chaperone)。其结构为 N 端的一个具有 ATP酶活性的高度保守序列和 C 端的一个相对可变的基质识别序列(图 22-5)。后者易与蛋白质的疏水结构区结合,而这些结构区在天然蛋白质中通常被折叠隐藏于内部而无法接近,即 HSP 倾向于与尚未折叠或因有害因素破坏了其折叠结构的肽链结合,并靠其 N 端的 ATP 酶活性,利用 ATP 促成这些肽链的正确折叠(或再折叠)、移位、修复或降解。

一个新生蛋白质要形成正确的三维结构和正确定位,必须有精确的时空控制,目前认为该功能主要由各种"分子伴侣"完成,结构性 HSP 即是一类重要的"分子伴侣"。

诱导性 HSP 主要与应激时受损蛋白质的修复、清除有关。正常时这些 HSP 与一种细胞固有表达的因子——热休克转录因子(HSF)相结合。多种应激原如热、炎症等常会引起蛋白质结构的损伤,从而暴露出与 HSP 的结合部位,HSP 与受损蛋白结合后释放出游离的 HSF,游离的 HSF 倾向于聚合成三聚体,后者则具有向核内移位并与热休克基因上游的启动序列相结合的功能,从而启动HSP 的转录合成,使 HSP 增多。增多的 HSP 可在蛋白质水平起防御、保护作用。

此外,HSP 可增强机体对热、内毒素、病毒感染、心肌缺血等多种应激原的耐受、抵抗能力,在分子水平上起保护作用。

(三) 细胞应激反应的信号转导过程

细胞能对各种应激原起反应,细胞的应激反应包括一系列高度有序事件,表现为应激原诱发的细胞内信号转导和促进应激基因的快速表达,合成多种特异性和非特异性的对细胞具有保护作用的应激蛋白质,使细胞免受过度的损害,并进行损伤修复。如应激原过强,对细胞的损伤过重,则细胞坏死,或启动细胞凋亡机制,使细胞凋亡,以细胞的自杀行为保护整体利益。说明在长期的进化过程中,细胞已形成了应付各种应激状况的特殊反应装置。

1. 应激激活的信号转导通路

(1) 导致细胞应激反应的应激原

1) 物理因素:如渗透压的变化、热休克、放射线、紫外线(UV)以及某些机械刺激,如由于容量负荷过重所致的心肌被过度牵拉等。

2) 化学因素:如活性氧、培养液中去除血清、致癌剂、蛋白质和 RNA 合成抑制剂、重金属以及促炎细胞因子,如 TNF、IL-1 等。

3) 生物因素:病原体及其产物,如细菌、病毒及内毒素等。

(2) 应激激活的信号转导通路的组成:参与应激反应的细胞内蛋白激酶是分裂原激活的蛋白激酶(mitogen activated protein kinase,MAPK)家族。该家族有细胞外信号调节的蛋白激酶(extracellular signal regulated kinase,ERK)、应激激活的蛋白激酶(stress activated protein kinase,SAPK)/JUN N 端激酶(JNK)以及 p38MAPK 途径,它们激活的级联反应相似,都是 MAPKKK→MAPKK→MAPK,激活后都能激活转录因子,调节特定的基因表达。不同之处在于激活 MAPK/ERK 的信号转导通路的主要激活原为多种生长因子、细胞因子及促分裂剂，它主要介导促进细胞增殖和分化的信号转导，但也能被应激原所激活，而 SAPK 和 p38MAPK 能被多种应激原所启动的信号转导通路所激活。激活后的 MAPK 家族成员通过激活转录因子诱导保护性蛋白质的生成，增强细胞对应激原的抵抗力，并能介导细胞凋亡的信号转导(图 22-6)。

MAPK 的几条信号途径既有分工，又有联系，表现在通路中多个环节成分的作用具有交叉性，如生长因子受体和多种应激原都可激活 MAPK/ERK 通路；能激活 JNK 的上游酶也能激活 p38；而 JNK 和 p38 均可激活转录因子 ATF2 等。这些通路导致的效应也具有相互协同和拮抗的作用。如在炎症反应时，细菌内毒素、促

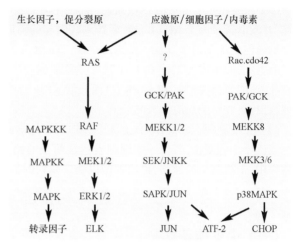

图 22-6　MAPK 家族的信号转导通路

Rac 和 cdo42：小 G 蛋白 Rho 家族成员；GCK：生发中心激酶；PAK：p21-activated kinase；MEKK：MAPK/ERK 激酶的激酶；SEK/SAPK：SAPK 激酶；MKK：MAPK 激酶；MEK：MAPK/ERK 激酶

炎细胞因子以及由吞噬细胞产生的活性氧等能同时或顺次激活 MAPK 家族的几乎所有的信号通路，其中应激激活的 SAPK 和 p38 能相互协同，导致对细胞的保护。ERK 也能促进细胞的增殖，有利于损伤的修复和细胞的再生，也具有细胞保护作用。

2. 应激激活的信号转导通路的靶蛋白　MAPK 家族具有广泛的催化活性，它们能磷酸化一些重要的胞质蛋白，并能转入核内，磷酸化转录因子从而调节它们的转录活性。

(1) 胞质蛋白：如 MAPK 能磷酸化 PLCγ、胞质磷脂酶 A2 等并导致它们激活。MAPK 的另一类底物是其上游的信号转导蛋白，如表皮生长因子(EGF)受体、Sos、RAF 和 MKK 等。

(2) 转录因子：MAPK 家族的靶蛋白包括多种转录因子，如 JUN、ATF2、Elk 等。

3. 应激激活的信号转导通路的效应

(1) 产生非特异性的防御反应：多种细胞应激，如氧化应激，基因毒应激以及炎症反应等能快速诱导热休克蛋白的生成，这是细胞抵抗不利环境因素的一个普遍机制。

(2) 促进细胞的增殖分化：分裂原和一些应激原激活的 MAPK/ERK 信号通路具有促进细胞生长分化的作用。已证实多种应激原能激活 MAPK/ERK 通路，导致细胞的增殖。近年来发现 JNK 也有促细胞增殖的作用，在非分裂的细胞，如心肌细胞，由血管紧张素 II 受体以及负荷过重造成的心肌细胞的机械牵拉所激活 MAPK 家族多条通路与心肌肥大的发生有关。在肾脏和心脏的缺血再灌流损伤时也有该家族激酶，包括 JNK 的激活，因此 JNK 可能通过使损伤细胞修复和再生长促进细胞的存活。

(3) 产生特异性的防御反应：不同的应激原能诱导不同的基因表达，产生特异性的细胞保护作用，如氧化应激可诱导含锰离子的超氧化物歧化酶、过氧化氢酶(catalase)和谷胱甘肽过氧化物酶等氧化应激基因的表达。诱导的这些基因产物能清除 O_2，产生对细胞特异性的保护作用。炎症和氧化应激诱导生成的 TNF 也能通过诱导 Mn^{2+}-SOD 保护细胞免于氧化应激的损伤。UV 激活的信号转导通路能调节 AP-l 和 ATF 反应基因的表达，诱导 *TP53* 的表达，使细胞周期暂时停滞在 G_1 期，延缓的细胞周期为 DNA 修复赢得了时间。DNA 损伤尚可引发细胞凋亡程序，由此去除损伤严重修复无望的细胞，这是防止突变固定和传播的另一种保护机制。

LPS 和炎症介质可激活吞噬细胞(单核吞噬细胞与白细胞),启动激活 p38MAPK 的信号转导通路,并激活转录因子 NF-κB。后者转入核内与编码促炎细胞因子基因启动子中的 κB 序列结合,从而诱导促炎细胞因子以及一些酶的生成。除激活 NF-κB 外,p38 还可在翻译水平促进促炎细胞因子的生成,而生成的 TNF 和 IL-1 等与巨噬细胞和中性粒细胞膜上的受体结合后,除可激活 p38 通路外,还能激活 MAPK 和 SAPK,进而激活 NF-κB。由于过多的炎性细胞因子的释放可导致严重的细胞损伤,并影响组织器官的功能。

(4) 在细胞凋亡中的作用:上述多种物理和化学的应激均可激活 SAPK 和 p38,而这些刺激又同时能诱导细胞凋亡,若使一些细胞表达这两条通路中失去活性的酶,利用这些突变的酶的显性失活作用,干扰其信号通路,再给细胞以诱导凋亡的信号,则细胞的凋亡被抑制。

三、应激时机体的功能代谢变化

(一) 中枢神经系统

中枢神经系统是应激反应的调控中心,对刺激起整合调控作用。与应激密切相关的中枢神经系统部位包括:大脑皮质边缘系统、下丘脑及脑桥的蓝斑等。这些部位在应激时可出现活跃的神经传导、神经递质和神经内分泌变化,并出现相应的功能改变。如应激时蓝斑区去甲肾上腺素(NE)能神经元激活和反应性增高,持续应激还使该脑区的酪氨酸羟化酶合成限速酶活性升高。蓝斑投射区(下丘脑、海马、杏仁体)的 NE 水平升高,机体出现紧张、专注程度的升高;NE 水平过高时,则会产生焦虑、愤怒、害怕等情绪反应。PVN 与边缘系统的皮质、杏仁体、海马结构有丰富的交互联系,与蓝斑也有丰富的交互联系,其分泌的 CRH 是应激反应的核心神经内分泌因素之一。HPA 轴的适度兴奋有助于神经系统的发育,增强认知能力,但 HPA 轴兴奋过度或不足都可以引起中枢神经系统的功能障碍,出现抑郁、厌食、甚至自杀倾向等。

(二) 免疫系统

免疫系统变化是应激反应的一个重要组成部分。由于免疫细胞上有参与应激反应的大部分激素及神经递质的受体,故免疫系统受应激时的神经内分泌的调控。急性应激时,外周血吞噬细胞数目增多、活性增强,补体、C-反应蛋白等非特异性抗感染的 APP 升高等。但持续强烈的应激则由于 GC 和儿茶酚胺的大量分泌而造成免疫功能的抑制,甚至功能障碍,诱发自身免疫性疾病。

免疫系统也参与了对应激时神经内分泌的调控。各种应激原引起应激反应通常需要神经系统的感知功能,但细菌、病毒、毒素、抗原等刺激却不能为一般意义上的感觉系统所感知,而免疫系统对此类刺激却极为敏感。当免疫系统接受这些刺激后,通过产生抗体、细胞因子等免疫防御反应以清除有害刺激,同时免疫细胞还可产生各种神经内分泌激素和细胞因子,使神经内分泌系统得以感知这些非识别刺激。由于免疫细胞的游走性,这些神经内分泌激素和细胞因子除可在局部产生较为显著的生理或病理作用外,亦可进入循环系统产生相应的内分泌激素样作用。

免疫系统对非识别刺激(细菌、病毒等)的感受及其产生的神经内分泌样反应和细胞因子已成为应激反应非常重要的一个领域,尤其是在炎症、感染、组织损伤等伤害性刺激的应激反应中发挥重要作用。

(三) 心血管系统

心血管系统在应激时的基本变化为心率加快,心肌收缩力增加,心输出量增加,血压升高,总外周阻力视应激的具体情况不同,在某些应激状态下(如与运动、战斗有关的应激),交感兴奋引起骨骼肌血管的明显扩张,可抵消交感兴奋所引起的其他部位血管收缩导致的外周阻力上升,表现为总外周阻力下降。但在某些应激情况下,如失血、心源性休克,或某些精神应激刺激下(如需高度警惕专注的环境),外周总阻力可升高。心血管系统的上述反应主要由交感-肾上腺髓质系统介导。

冠状动脉血流量在应激时通常是增加的。动物实验表明,冠状动脉血流量在夜晚熟睡时最低,白天应激时最高,一日之中波动可达 5 倍。但精神应激在某些情况下可引起冠状动脉痉挛,特别在已有冠状动脉病变的基础上,从而导致心肌缺血。

应激使心率增加,主要通过儿茶酚胺兴奋 β 受体引起。但交感-肾上腺髓质的强烈兴奋也可使心室颤动的阈值降低,在冠状动脉和心肌已有损害的基础上,强烈的精神应激有时可诱发心室颤动,导致猝死。

(四) 消化系统

慢性应激时,消化功能的典型变化为食欲降低,严重时甚至可诱发神经性厌食症。食欲减退可能与 CRH 的分泌增加有关。但也有部分人出现进食的增加并成为某些肥胖症的诱因,这可能与应激时内啡肽和单胺类(NE、多巴胺、5-HT)递质在下丘脑的水平升高有关。胃酸分泌在应激时可升高、正常或降低,但胃黏液蛋白的分泌通常是降低的。此外,应激还能引发应激性溃疡(stress ulcer)。

(五) 血液系统

急性应激时,外周血中可见白细胞数目增多、核左移,血小板数增多、黏附力增强,纤维蛋白原浓度升高,凝血因子 V、Ⅷ、血浆纤溶酶原、抗凝血酶Ⅲ等浓度升高。血液表现出非特异性抗感染能力和凝血能力的增强,全血和血浆黏度升高,红细胞沉降率增快等。骨髓检查可见髓系和巨核细胞系的增生。上述改变既有抗感染、抗损伤出血的有利方面,也有促进血栓、DIC 发生的不利方面。

慢性应激时,特别是在各种慢性疾病状态下,病人常出现贫血,贫血常呈低色素性,血清铁降低,类似于缺铁性贫血。但是与缺铁性贫血不同,其骨髓中的铁(含铁血黄素)含量正常甚或增高,补铁治疗无效,红细胞寿命常缩短至 80 天左右,其机制可能与单核吞噬细胞系统对红细胞的破坏加速有关。

(六) 泌尿生殖系统

应激时交感-肾上腺髓质的兴奋使肾血管收缩,肾小球滤过率(GFR)降低,尿量减少;肾素-血管紧张素-醛固酮系统的激活亦引起肾血管收缩,GFR 降低,水钠排出减少,ADH 的分泌增多更促进水的重吸收,减少尿量。因此应激时,泌尿功能的主要变化表现为尿少,尿比重升高,水钠排泄减少。

应激对生殖功能常产生不利影响,下丘脑分泌的促性腺激素释放激素(GnRH)在应激,特别是精神心理应激时降低,或者分泌的规律性被扰乱,表现为某些女性在遭受丧失亲人、过度的工作压力、惊吓等心理刺激后出现月经紊乱或闭经,哺乳期妇女乳汁明显减少或泌乳停止等。但催乳素的分泌在应激时通常是增高的,且其消长与 ACTH 的消长常相平行,何以在催乳素增加的情况下会出现泌乳的减少或停止,其机制尚不清。

第 3 节　应激与疾病

应激在许多疾病的发生发展上都起着重要的作用。约 50%~70% 的就诊病人所患的疾病可被应激所诱发,或是被应激所恶化。应激与疾病的关系随着城市化的加剧越来越受到医学界的关注。

各种致病因素在引起特定疾病的同时,也激起了机体的非特异性全身反应,因此各种疾病都或多或少地含应激的成分。但应激性疾病目前无明确的概念和界限,习惯上将那些应激起主要致病作用的疾病称为应激性疾病,如应激性溃疡。还有一些疾病暂称为应激相关疾病,如原发性高血压、动脉粥样硬化、冠心病、溃疡性结肠炎、支气管哮喘等,应激在其发生发展中是一个重要的原因和诱因。

与应激相关的疾病可粗略地分为两大类,一类是应激诱发或加剧的躯体疾病,另一类则是应激诱发的心理、精神障碍。

一、应激与躯体疾病——心身疾病

心身疾病泛指与心理社会因素关系密切的躯体疾病。其界定并不十分严格,但通常多见于心血管系统(如原发性高血压、冠心病)、消化系统(如应激性溃疡、神经性呕吐、溃疡性结肠炎等)、免疫系统(如多种自身免疫性疾病,如系统性红斑狼疮、类风湿关节炎、哮喘等)和内分泌系统(如甲亢、糖尿病、月经紊乱、发育迟缓等)。心身疾病发病或发作前通常都有明显的情绪因素或心理应激,患者所产生的生理变化比正常人经受同样应激的变化常更为强烈而持久,且受累脏器常明显受自主神经-内分泌系统的调控。

(一) 应激性溃疡

1. 概念 应激性溃疡是指病人在遭受各类重伤、重病和其他应激情况下,出现胃、十二指肠黏膜的糜烂、浅溃疡、渗血等急性病变。少数溃疡可穿孔。当溃疡发展侵蚀大血管时,可引起大出血。据内镜检查,重伤、重病时应激性溃疡发病率相当高,一般估计为 75%~100%。但造成威胁的通常是应激性溃疡发生大出血,它的发病率在危重病人中一般不超过 5%。

2. 发病机制

(1) 胃黏膜缺血:这是应激性溃疡形成的最基本条件。由于应激时儿茶酚胺增多,内脏血流量减少,胃肠黏膜缺血,使上皮细胞能量不足,不能产生足量的碳酸氢盐和黏液,使胃黏膜屏障遭到破坏,胃腔内的 H^+ 就顺浓度差进入黏膜。在胃黏膜血流灌注良好的情况下,反向弥散至黏膜内的 H^+ 可被血流中的 HCO_3^- 所中和或被携走,从而防止 H^+ 对细胞的损害,而黏膜血流量的减少又不能将侵入黏膜的 H^+ 及时运走,使 H^+ 在黏膜内积聚而造成损伤。

(2) 胃腔内 H^+ 向黏膜内的反向弥散:这是应激性溃疡形成的必要条件。胃腔内 H^+ 浓度越高,黏膜病变通常越重。黏膜内 pH 的下降程度主要取决于胃腔内 H^+ 向黏膜内反向弥散的量与黏膜血流量之比。在创伤、休克等应激状态下,胃黏膜血流量减少,即使反向弥散至黏膜内的 H^+ 量不多,也将使黏膜内 pH 明显下降,从而造成细胞损害。

(3) 其他:酸中毒时血流对黏膜内 H^+ 的缓冲能力降低,可促进应激性溃疡的发生。胆汁逆流可损害黏膜的屏障功能,使黏膜通透性升高,H^+ 反向逆流入黏膜增多等。

(二) 应激与免疫功能障碍

应激可导致免疫功能障碍,主要表现为自身免疫和免疫抑制两个方面。

1. 自身免疫 许多自身免疫性疾病都可以追溯出精神创伤史或明显的心理应激因素,如类风湿关节炎,系统性红斑狼疮。严重的心理应激常可诱发自身免疫性疾病的急性发作。但应激在自身免疫和超敏反应性疾病发生发展中的具体作用机制尚不清楚。

2. 免疫抑制 慢性应激时免疫功能低下已如前述。患者对感染的抵抗力下降,特别易遭受呼吸道的感染,如感冒、结核等。临床研究也发现遭受严重精神创伤后一段时间内有明显的免疫功能低下,其主要机制可能是 HPA 轴的持续兴奋,糖皮质激素过多所致。

(三) 应激与心血管疾病

在心血管急性事件的发生中,心理情绪应激已被认定为是一个"扳机"(trigger),成为触发急性心肌梗死、心源性猝死(常因致死性心律不齐)的重要诱因。情绪心理应激因素与原发性高血压、冠心病和心律失常等心血管疾病关系密切。

持续的负性情绪因素,特别是敌意情绪已证实可促进高血压和冠心病的发生。交感-肾上腺髓质的激活以及 HPA 激活都参与血压的升高;GC 的持续升高还引起代谢的改变,使血胆固醇升高。GC 可使血管平滑肌细胞内钠水潴留,使平滑肌细胞对升压因素更敏感。此外,情绪心理应激引起高血压的遗传易感因素激活。上述因素都可能促进高血压和动脉粥样硬化的发生。

心律失常与情绪心理应激的关系也有广泛的实验和临床证据。应激诱发心律失常通常在冠脉已有病变的基础上,致死性心律失常主要为心室颤动。其发生机制可能与以下因素有关。①交感-肾上腺髓质激活通过 β 受体兴奋降低心室颤动的阈值;②引起心肌电活动异常;③通过 α 受体引起冠状动脉收缩痉挛。同时,交感激活引起的急性期反应还使血液黏度升高,凝固性升高,促进病损血管处(粥样斑块)的血栓形成,引起急性心肌缺血,心肌梗死。

(四) 应激与内分泌功能障碍

应激可引起神经-内分泌功能的广泛变化,而持续应激则与多种内分泌功能的紊乱有关。

1. 生长　慢性应激可引起儿童生长发育的延迟,特别是失去父母或受到父母粗暴对待、亲子关系紧张家庭中的儿童,可出现生长缓慢,青春期延迟,并常伴有行为异常,如抑郁、异食癖等,被称为心理社会呆小状态或心因性侏儒。

急性应激时 GH 升高,慢性心理应激时 GH 分泌却减少,且靶组织对 IGF-1 出现抵抗。GC 可使靶组织对 IGF-1 产生抵抗。而 GH 减少则是由 CRH 诱导的生长抑素的增多所引起。

此外,慢性应激时甲状腺轴受 HPA 轴的抑制,生长抑素和 GC 都抑制促甲状腺激素的分泌,且 GC 还抑制甲状腺激素(T_4)在外周转化为活性更高的 T_3,使甲状腺功能低下。上述因素皆可导致儿童的生长发育障碍。在解除应激状态后,儿童血浆中 GH 浓度会很快回升,生长发育亦随之加速。

2. 应激与性腺轴　应激对性腺轴的抑制不仅表现在慢性应激,急性应激有时也可引起性腺轴的明显紊乱。前者如过度训练比赛的运动员、芭蕾舞演员,可出现性欲减退、月经紊乱或停经。后者如一些突发的生活事件、精神打击(如丧失亲人)等,可使妇女突然绝经或哺乳期妇女突然断乳。

二、应激与心理、精神障碍

(一) 应激的中枢调控机制

应激的非特异性和泛化性显示出中枢神经系统深刻地参与到各种应激原所诱发的反应之中,所以一个单纯的局部刺激可以引出全身性的多层次的反应,直至心理情绪上的变化。若阻断应激原至 CNS 的上行传入通路,则可抑制大多数应激反应。该现象实际上在外科麻醉领域早已得到了广泛的应用。疼痛是一个劣性应激原,剧烈疼痛可引起强烈的应激反应,引起内环境的明显紊乱,以麻醉手段阻断疼痛的上行通路(如局麻、阻滞麻醉等)或直接抑制 CNS 的疼痛感受机制则可基本消除疼痛所引起的应激反应。

应激反应的两个主要神经-内分泌轴的中枢位点分别是 HPA 轴 CRH 神经元,主要位于下丘脑室旁核;交感-肾上腺髓质轴的去甲肾上腺素能神经元,主要位于脑干的蓝斑。这两个中枢位点下行通过其外周支分别产生应激时的糖皮质激素和肾上腺素、去甲肾上腺素反应。上行与边缘系统的杏仁复合体、海马结构、边缘中脑区和边缘皮层有密切的往返联系。边缘皮层进一步投射到额叶前部皮质,该区与认知和预测功能相关;边缘中脑则与端脑底部的伏隔核等有密切的神经联络,而该结构可能与动机/奖惩等行为功能相关。边缘系统则是 CNS 的情绪调控中心。因此,应激在引起广泛的外周效应时,也常常引起情绪/认知/行为功能的变化。

当然,并不是所有的应激原都要通过边缘系统和新皮质的整合才引起应激反应。有些应激原可能经过较为直接的通路,简单的换元,即进入室旁核或蓝斑,启动应激反应。而另一些应激原则可能需要较高级的中枢整合,再启动蓝斑和室旁核。据此,有人将应激原分为两类:一类为"系统应激原"(systemic stressor),这类应激原不需要较高级中枢的"认知"或"解释"过程,通常是一些对机体生命或内环境稳定构成直接损害的因素,如血氧浓度的降低、血压降低等经颈动脉体或颈动脉窦的感受器感知后,通常经延髓一次换元(如孤束核)后即进入室旁核;另一类应激原称为"整合应激原"(processive stressor),这些应激原被机体各种感觉器官感知后,需经过高级中枢的整合加工才启动应激反应。它们不直接损害到机体内环境的稳态,但却可能是一个潜在威胁和损害,高级中枢通常将它们与以前的经验进行比较后以确定其是应激的或非应激的,启动或不启动应激反应,如第一次打针的小孩,"白大褂"这个视觉形象在未打针前并不构成威胁,也不会启动应激反应。但经历了注射的痛苦后,"白大褂"这个视觉刺激就会在高级中枢与第一次痛苦的经历做出比较而被整合成"潜在的痛苦",并启动应激反应,小孩紧张、啼哭,能走的小孩则会出现逃避的行为反应。

室旁核和蓝斑除了上、下行广泛的神经-内分泌联络外,相互之间还有交互强化的直接神经联系。并与下丘脑弓状核的内啡肽能神经元(主要为抑制效应)或脑干多个部位的 GABA 能神经元、胆碱能神经元、5-HT 能神经元等有广泛的神经联络。这些结构都是应激反应的重要中枢组分并参与应激反应的调控。

(二) 心理性应激反应及其异常

由于应激反应涉及 CNS 的许多结构,特别与边缘系统有非常紧密的联系,因此绝大多数应激都包含有心理、情绪上的反应。目前心理性应激反应可大致归类于以下三个方面。

1. 应激的认识功能改变 一定程度的应激反应,特别是良性应激有利于神经系统的发育,它可使机体保持一定的"唤起"状态,对外环境保持积极的反应,可增强认知功能。但持续的劣性应激可损害认知功能。

2. 应激的情绪反应 在很大程度上,情绪是一种主观感受。但情绪也有相应的客观表现,如情绪性表情(喜悦、愤怒、焦虑等)、情绪性动作(反抗、追求、坐立不安等)和一系列生理功能变化(如心率、血压、呼吸等的变化)。在心理、社会因素的应激反应中,情绪反应有时会成为左右整个应激反应非常关键的因素之一。如在激烈对抗的体育竞技项目中,常可见到运动员的失控行为。

3. 应激的社会行为反应 应激的社会行为反应是一个更复杂的受高级中枢调控的过程,有大量的谜团尚未解决。但总体来看,应激常常改变人们相互之间的社会行为方式,如产生忿怒情绪的应激容易导致敌意的、或自私的、或攻击性的行为反应,动物则表现出明显的争斗攻击倾向。在地震灾害面前,人们常可以表现出增强的互助(helping behavior)行为倾向,但焦虑不安的情绪也会使人变得冷漠、互助行为倾向减弱等。

(三) 创伤后应激障碍

创伤后应激障碍(psychotraumatic stress disorder,PTSD)是美国精神病学会 1987 年定义的一个应激造成的精神障碍类疾病,该病名的确定与越南战争有一定的关系,即经历了残酷的战争、严重的创伤、恐怖之后,有些老兵出现一系列的心理、精神障碍。当初 PTSD 是指创伤后应激病(post traumatic stress disorder)。但现在倾向于采用创伤后应激障碍,因为精神创伤在和平时期也是一个常见的事实。如人质遭劫持、残酷对待、在被解救后，女孩被强暴后，都会在部分人中发现 PTSD。已发现 PTSD 有许多神经、精神方面的改变，这些变化被归纳为双因子模式(图 22-7)。

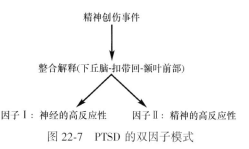

图 22-7 PTSD 的双因子模式

因子 I：神经的高反应性。患者通常有较明显的中枢和外周的去甲肾上腺素和交感系统活性的升高，HPA 轴的活性报道不一，但较多报道认为该轴的活性亦升高，有的男性病人还出现睾丸激素的升高。CNS 的 NE 能神经元通常出现高反应性，病人对各种应激原的反应强度都可能加大，并易遭受惊吓，学习、记忆、集中精力方面可能出现困难。

因子 II：精神的高反应性。对创伤事件无法转移的记忆，使病人一直处于创伤事件的强烈感受的折磨之中，病人无法将该事件融入到现存的世界观中，病人对现实世界变得麻木，无动于衷，倾向于酗酒、吸毒等，并易出现惊恐发作(panic attack)。

神经的高反应性主要由皮质下中枢引起，而精神高反应性的原因可能主要位于皮质。目前有研究认为，创伤事件对 CNS 的强烈兴奋，有可能通过兴奋性神经毒性作用机制引起 CNS 的损伤，但尚有待进一步证实。

对 PTSD，严重的精神、心理应激作为该病的病因已十分明确，但由于大脑功能的复杂性，其精确的发生机制尚不清楚。但作为一种应激引发的精神、心理障碍已得到广泛的认可，将其同其他精神障碍病人区分开并施以适当的心理治疗已被证明是行之有效的。

(杜庆红)

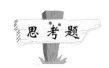

1. 何为应激？为什么说应激是非特异性全身反应？
2. 简述应激时的神经-内分泌反应。
3. 什么是急性期反应？急性期反应蛋白的生物学功能有哪些？
4. 试述应激时机体的功能代谢变化。
5. 简述应激性溃疡的发病机制。

本章课件

第23章 发 热

第1节 概 述

人和哺乳动物都具有相对稳定的体温,以适应正常生命活动的需要。体温的相对稳定是在体温调节中枢的调控下实现的。体温调节的高级中枢位于视前区下丘脑前部(preoptic anterior hypothalamus,POAH),而延髓、脊髓等部位对体温信息也有一定程度的整合功能,是体温调节的次级中枢。体温中枢的调节方式,目前以"调定点(set point)"学说来解释。

正常人体温度维持在37℃左右,昼夜波动范围不超过1℃。体温升高包括生理性体温升高和病理性体温升高。在某些生理情况下,如剧烈运动、月经前期及妊娠期,体温升高属于生理反应,故称之为生理性体温升高。病理性体温升高分为发热(fever)和过热(hyperthermia)。由于致热原的作用使体温调定点上移而引起调节性体温升高(超过0.5℃),称为发热。其本质特征是体温调定点上移,机体产热增加而散热减少,使体温升高至与调定点相适应的水平。但少数病理性体温升高体温调定点并未发生移动,而是由于体温调节障碍或是散热障碍或是产热器官功能异常导致非调节性体温升高,称为过热,如甲状腺功能亢进造成异常产热、环境高温引起的中暑等(图23-1)。

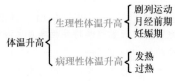

图 23-1 体温升高的分类

发热不是独立的疾病,但与体内病变有着内在的依赖关系。患者体温曲线的变化往往反映着病情的进展。因此,体温曲线对诊断疾病、评价疗效和估计预后都有重要的参考意义。

中医把发热分为外感热病和内伤发热两大类,它是建立在温病学和伤寒学的基础上。外感热病是指外感阳邪,阳盛则热;内伤发热是指久病伤阴,虚阳亢盛而热。感受邪毒、阴阳失衡是引起发热的主要病因,其临床表现为热证,主要病理核心是热毒为患,其热由毒出,毒不除则热不去,变必生。由此可见,近年提出由毒致热重要病机的新认识,支持了热是由毒而生的观点。

第2节 发热的原因和发生机制

一、发热激活物

发热激活物是能够激活产内生致热原细胞使之产生和释放内生致热原(endogenous pyrogen,EP)的物质,包括外致热原和某些体内产物。

（一）外致热原

革兰氏阴性细菌（大肠杆菌、伤寒杆菌、淋球菌、脑膜炎球菌等）细胞壁的内毒素（endotoxin，ET）是一种有代表性的外致热原。其活性成分是脂多糖（lipopolysaccharide，LPS），有明显的耐热性，干热160℃2h才能灭活，临床上输血或输液产生的发热反应多由ET污染所致。革兰氏阳性细菌（肺炎球菌、葡萄球菌、溶血性链球菌等）感染也是常见的发热原因，其全菌体和外毒素具有较强的致热性。

此外，分枝杆菌、病毒、真菌、螺旋体、疟原虫感染亦可引起发热。

（二）体内产物

1. 抗原抗体复合物 可激活机体产内生致热原细胞产生和释放内生致热原，使超敏反应性疾病或自身免疫性疾病出现发热反应。

2. 类固醇 某些类固醇产物，如睾酮的中间产物苯胆烷醇酮可激活白细胞释放内生致热原，引起机体周期性发热。

3. 其他 组织坏死产物、尿酸盐、硅酸盐结晶等对产EP细胞也有一定的活化作用。

二、内生致热原

在发热激活物作用下，产内生致热原细胞产生和释放的具有致热活性的细胞因子，称为内生致热原。

（一）内生致热原的种类和性质

1. 白细胞介素-1（interleukin-1，IL-1） IL-1是在发热激活物作用下，由单核细胞、巨噬细胞、内皮细胞、星形胶质细胞及肿瘤细胞等所产生的多肽类物质。目前发现IL-1具有两种亚型：IL-1α和IL-1β。二者虽然仅有26%的氨基酸序列同源性，但都作用于相同的受体，有相同的生物学活性。IL-1受体广泛分布于脑内，密度最大的区域位于最靠近体温调节中枢的下丘脑外侧。在ET引起发热的动物，循环血内有大量IL-l。动物静脉注射小剂量IL-1就可引起明显发热，大剂量注射可引起双相热。这些反应可被水杨酸钠（解热药）阻断。IL-1不耐热，70℃30min可丧失活性。

2. 肿瘤坏死因子（tumor necrosis factor，TNF） 葡萄球菌、链球菌、内毒素等外致热原可诱导巨噬细胞、淋巴细胞等产生和释放TNF。TNF有两种亚型：TNFα和TNFβ。TNFα由157个氨基酸组成，分子量为17kD；TNFβ由171个氨基酸组成，分子量为25kD。两者有相似的致热活性。静脉或脑室内注射TNF可以引起明显的发热反应，大剂量注射可引起双相热。这些反应可被环加氧酶抑制剂布洛芬阻断。另外，TNF在体内和体外都能刺激IL-1的产生。TNF不耐热，70℃30min可丧失活性。

3. 干扰素（interferon，IFN） IFN是一种具有抗病毒、抗肿瘤作用的蛋白质，主要由单核细胞和淋巴细胞产生，有IFNα、IFNβ、IFNγ三种亚型。三种亚型均具有致热性，但作用方式可能不同。IFNα、IFNβ引起的发热反应有剂量依赖性，可被PG合成抑制剂阻断。与IL-1和TNF不同的是，IFN反复注射可产生耐受性。IFN不耐热，60℃40min可丧失活性。

4. 白细胞介素-6（interleukin-6，IL-6） 病毒、IL-1、TNF、血小板生长因子等都可诱导单核细胞、成纤维细胞和内皮细胞等产生和释放IL-6。IL-6是由184个氨基酸组成的蛋白质，分子量为21kD。IL-6引起发热反应作用弱于IL-1和TNF，并且这些反应可被布洛芬或吲哚美辛阻断。

5. 其他 近年的研究表明，白细胞介素-2（interleukin-2，IL-2）、巨噬细胞炎症蛋白-1（macrophage inflammatory protein-1，MIP-1）、睫状神经营养因子（ciliary neurotrophic factor，CNTF）、白

细胞介素-8(interleukin-8,IL-8)以及内皮素(endothelin)等被认为与发热有一定的关系,但还缺乏较系统的研究。

(二)内生致热原的产生和释放

内生致热原的产生和释放是一个复杂的细胞信息传递和基因表达调控的过程,这一过程包括产 EP 细胞的激活、EP 的产生与释放。

所有能够产生和释放 EP 的细胞都称之为产 EP 细胞,包括单核细胞、巨噬细胞、内皮细胞、淋巴细胞、星形细胞以及肿瘤细胞等。当这些细胞与发热激活物如 LPS 结合后,即被激活,从而启动 EP 的合成。目前的研究认为,LPS 激活细胞有两种方式:在上皮细胞和内皮细胞首先是 LPS 与血清中 LPS 结合蛋白(1ipopolysaccharide binding protein,LBP)结合,形成复合物,然后 LBP 将 LPS 转移给可溶性 CDl4(sCDl4),LPS-sCDl4 复合物再作用于细胞受体,使细胞活化。而在单核巨噬细胞则 LPS 与 LBP 形成复合物后,再与细胞表面膜结合型 CDl4(mCDl4)结合,形成三重复合物,继而激活细胞。

LPS 信号转入细胞内可能尚需另外一种跨膜蛋白 Toll 样受体(Toll-like receptors,TLR)参与。TLR 将信号通过类似 IL-1 受体活化的信号转导途径,激活核转录因子(nuclear factor kappa B,NF-κB),启动 IL-1、TNF、IL-6 等细胞因子的基因表达,合成内生致热原。

三、发热时的体温调节机制

(一)体温调节中枢

体温调节中枢位于 POAH,该区含有温度敏感神经元,对来自外周和深部温度信息起整合作用。损伤该区可导致体温调节障碍。将致热原或发热介质微量注射于 POAH 可引起明显的发热反应,并可测到显著升高的发热介质。而另外一些部位,如腹中隔(ventral septal area,VSA)、中杏仁核(medial amydaloid nucleus,MAN)和弓状核则对发热时的体温产生负向影响。目前认为,发热时参与体温调控的中枢应当包括两个部分,一是以 POAH 为代表的体温正调节中枢,二是以 VSA 为代表的体温负调节中枢。当外周致热信号传入中枢后,启动体温正负调节机制,一方面通过正调节介质使体温上升,另一方面通过负调节介质限制体温升高,正负调节相互作用的结果决定调定点上移的水平及发热的幅度和时程。

(二)致热信号传入中枢的途径

EP 通过三种途径从血液中进入脑内到达体温调节中枢引起发热。

1. 通过血脑屏障　在血脑屏障的毛细血管部位分别有 IL-1、IL-6、TNF 的可饱和转运机制,推测其可将相应的 EP 特异性地转运入脑。另外,作为细胞因子的 EP 也可能从脉络丛部位渗入或者扩散入脑,通过脑脊液循环分布到 POAH。

2. 通过终板血管器　终板血管器(organum vasculosum laminae terminalis,OVLT)位于第三脑室视上隐窝上方,紧靠 POAH,该处存在有孔毛细血管,对大分子物质有较高的通透性,EP 可能由此入脑。但也有人认为,EP 并不直接进入脑,而是被分布在此处的巨噬细胞、神经胶质细胞等膜受体识别结合,产生新的信息(发热介质等),将致热原的信息传入 POAH。

3. 通过迷走神经　研究发现,细胞因子 IL-1 可刺激肝巨噬细胞周围的迷走神经将信息传入中枢引起发热。切断膈下迷走神经(或切断迷走神经肝支)后腹腔注射 IL-1 或静脉注射 LPS 不再引起发热。

(三)发热中枢调节介质

进入脑内的 EP 不是引起调定点上移的最终物质。EP 可能是首先作用于体温调节中枢,引起发热中枢介质的释放,继而导致调定点的改变。发热中枢介质可分为正调节介质和负调节介质。

1. 正调节介质

(1)前列腺素 E(Prostaglandin E,PGE):将 PGE 注入动物脑室内引起明显的发热反应,体温升高的潜伏期比 EP 短,其致热敏感点在 POAH;EP 诱导的发热期间,动物脑脊液(CSF)中 PGE 水平也明显升高;如果给予 PGE 合成抑制剂如阿司匹林、布洛芬等都具有解热作用,并且在降低体温的同时,也降低了 CSF 中 PGE 的浓度。在体外实验中,ET 和 EP 都能刺激下丘脑组织合成和释放 PGE。

(2)环磷酸腺苷(cAMP):cAMP 是脑内多种介质的第二信使,在发热反应中为重要的发热介质。研究发现:①二丁酰 cAMP 注入动物脑室内迅速引起发热,潜伏期明显短于 EP 性发热。②Db-cAMP 的中枢致热作用可被磷酸二酯酶抑制剂(减少 cAMP 分解)增强,或被磷酸二酯酶激活剂(加速 cAMP 分解)减弱。腺苷酸环化酶抑制剂(抑制 cAMP 生成)对外源性 cAMP 引起的发热没有影响,但能减弱致热原和 PGE 引起的发热。③在 ET、葡萄球菌、病毒、EP 以及 PGE 诱导的发热期间,动物 CSF 中 cAMP 明显增高,后者与发热效应呈明显正相关。④ET 和 EP 双相热期间,CSF 中 cAMP 含量与体温呈同步性双相变化,下丘脑组织中的 cAMP 含量也在两个高峰期明显增多。因此,cAMP 可能是更接近终末环节的发热介质。

(3)Na^+/Ca^{2+} 比值:给动物脑室内灌注 Na^+ 可使体温升高;灌注 Ca^{2+} 则使体温下降;脑室内灌注降钙剂也引起体温升高。这些研究资料表明:Na^+/Ca^{2+} 比值改变在发热机制中可能担负着重要的中介作用。EP 可能先引起体温中枢内 Na^+/Ca^{2+} 比值的升高,再通过其他环节促使调定点上移。最近研究表明,Na^+/Ca^{2+} 比值改变不直接引起调定点上移,而是通过 cAMP 起作用。因此提出:EP→下丘脑 Na^+/Ca^{2+}↑→cAMP↑→调定点上移,可能是多种致热原引起发热的重要途径。

(4)促肾上腺皮质激素释放素(corticotrophin releasing hormone,CRH):CRH 是一种 41 肽的神经激素,主要分布于室旁核和杏仁核,在下丘脑-垂体-肾上腺皮质轴中发挥重要作用。中枢注入 CRH 可引起动物脑温和结肠温度明显升高。用 CRH 抗体中和 CRH 或用 CRH 受体拮抗剂可阻断 IL-18、IL-6 等 EP 的致热性。

(5)一氧化氮(nitric oxide,NO):NO 是新发现的信息传递分子、新型神经递质,广泛分布于中枢神经系统。其引起发热的作用机制:通过作用于 POAH、OVLT 使体温升高;使棕色脂肪组织的代谢旺盛导致产热增高;抑制发热负调节介质的合成和释放。

2. 负调节介质 临床和实验研究均表明,发热时的体温升高很少超过 41℃,即使加大致热原的剂量也难越此界限。发热时体温上升的幅度被限制在特定范围内的现象称为热限。这就意味着体内必然存在限制发热的因素。现已证实,体内确实存在一些对抗体温升高或降低体温的物质,主要有:

(1)精氨酸加压素(arginine vasopressin,AVP):AVP 是由下丘脑神经元合成,神经垂体释放的一种具有血管调节、抗利尿、解热、记忆等多种功能的神经垂体激素。其解热作用依据:①脑内微量注射 AVP 或经其他途径注射具有解热作用;②VSA 区 AVP 含量与发热幅度呈负相关;③AVP 拮抗剂或受体阻断剂能阻断 AVP 的解热作用或加强致热原的发热效应;④在不同的环境温度中,AVP 的解热方式不同:在 25℃ 中,AVP 的解热效应主要表现在加强散热,而在 4℃ 中,则主要表现在减少产热,说明 AVP 是通过中枢机制来影响体温的。

(2)黑素细胞刺激素(α-Melanocyte stimulating hormone,α-MSH):α-MSH 是由腺垂体分泌的 13 肽激素。解热作用依据:①将 α-MSH 注入实验动物 VSA 等部位可产生明显的解热效应;②以增强散热方式来发挥解热作用:给家兔使用 α-MSH 解热时,可使兔耳朵皮肤温度增高,散热增强;③内源性 α-MSH 可限制发热的高度和持续时间:如预先给家兔注射 α-MSH 抗血清(阻断 α-MSH 的解热作用),再以 IL-1 致热时,发热效应明显增强,持续时间显著延长。

(3)脂皮质蛋白-1(1ipocortin-1):脂皮质蛋白-1 是 20 世纪 80 年代发现的一种钙依赖性磷脂结合蛋白。它分布十分广泛,但主要存在于脑、肺等器官之中。目前的研究发现糖皮质激素发挥解热作用依赖于脑内脂皮质蛋白-1 的释放。

四、发热的时相过程

发热的发生机制比较复杂,但基本的环节可概括如下:①发热激活物的作用;②EP 的产生和释放;③中枢介质的作用;④体温调定点重置;⑤体温改变。来源于中枢和外周的体温信息与重置后体温调定点比较,通过传出神经系统对产热和散热进行调整,使体温上升至调定点水平(图 23-2)。这个过程大致分为三个时相(图 23-3)。

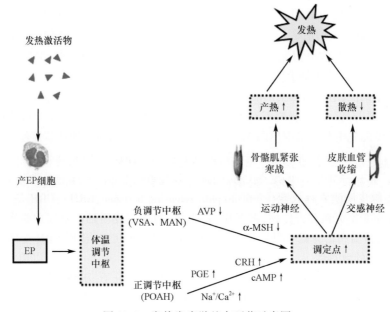

图 23-2　发热发病学基本环节示意图

(一)体温上升期

体温调定点上移后,传出神经系统控制产热增加、散热减少,体温升高至新调定点水平,称为体温上升期。

此期交感神经兴奋,肾上腺素分泌增多,使肝糖原分解增多而致产热增加。寒战是另一重要产热方式。它是骨骼肌不随意的节律性收缩,由于屈肌和伸肌同时收缩,肢体不发生伸屈运动,但产热率比正常增加 4~5 倍。寒战是由寒战中枢的兴奋引起的。正常时被来自于 POAH 的热敏神经元的神经冲动所抑制,当 POAH 受冷刺激时,抑制作用解除而寒战中枢兴奋;皮温下降也可刺激冷感受器通过传入途径兴奋寒战中枢。中枢发出的冲动首先达到红核,经脑干下降至脊髓侧索,通过运动神经到达运动终板引起骨骼肌收缩。

另外,此期由于调定点上移,原来的正常体温变成了"冷刺激",经体温调节中枢整合,通过交感神经引起皮肤血管收缩而减少散热。由于浅层血流减少,皮温下降并刺激冷感受器,信息传入

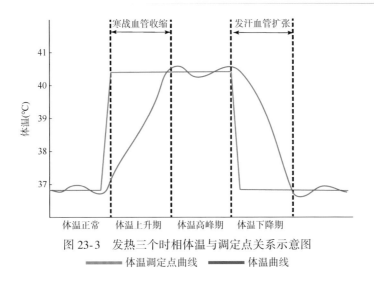

图 23-3 发热三个时相体温与调定点关系示意图

中枢而自感发冷甚至恶寒。因立毛肌收缩,皮肤可出现"鸡皮疙瘩"。

(二)高温持续期(高峰期)

当体温升高到调定点的新水平时,便不再继续上升,而是在这个与新调定点相适应的高水平上波动,机体产热和散热在高水平保持相对平衡,称为高温持续期,也称高峰期或稽留期(fastigium)。

由于此期体温已与调定点相适应,所以寒战停止并开始出现散热反应。此时体温调节中枢以与正常相同的方式来调节产热和散热,所不同的是在一个较高的水平上进行调节。因散热反应使皮肤血管扩张、血流量增加,皮肤温度上升而有酷热的感觉。此外,皮肤温度的升高加强了皮肤水分的蒸发,因而皮肤和口唇比较干燥。此期持续时间因病因不同而异,从几小时(如疟疾)、几天(如大叶性肺炎)到1周以上(如伤寒)。

(三)体温下降期(退热期)

由于发热激活物、EP及发热介质的消除,体温调节中枢的调定点返回到正常水平,机体产热减少、散热增加,称为体温下降期,又称退热期。由于调定点水平低于血温,故从下丘脑发出降温指令,引起皮肤血管舒张和大量出汗,使体温下降至调定点水平。由于大量出汗,严重者可致脱水。

第3节 发热时机体代谢与功能的变化

一、物质代谢变化

体温升高时物质代谢加快。一般认为,体温每升高1℃,基础代谢率提高13%,所以发热病人的物质消耗明显增多。如果持久发热,营养物质没有得到相应的补充,病人就会消耗自身的物质,导致消瘦和体重下降。

(一)糖和脂肪代谢

发热时糖代谢增强,肝糖原和肌糖原分解增多,因而血糖升高,糖原贮备减少。由于葡萄糖的无氧酵解也增强,组织内乳酸增加,患者有疲乏和肌肉酸痛感。由于糖代谢加强使糖原贮备不足,同时因为食欲不振摄入相对减少,机体动员贮备脂肪提供热量。长期发热则使脂肪大量消耗而致消瘦,由于脂肪分解加强和氧化不全,有的患者可出现酮症和酮尿。

(二)蛋白质代谢

发热时蛋白质分解代谢增强,血液中非蛋白氮升高。又由于消化功能减弱,蛋白质的摄入、消化和吸收均减少,可引起负氮平衡。

(三)维生素代谢

发热时代谢增强,维生素消耗显著增加。加之患者食欲不振、消化液分泌减少,可致维生素摄入和吸收不足。长期发热或高热患者易出现维生素 C 和维生素 B 的缺乏。

(四)水和电解质代谢

在体温上升期由于肾血流量的减少,尿量明显减少,Na^+ 和 Cl^- 的排泄也减少。但在退热期因尿量的恢复和大量出汗,Na^+、Cl^- 排出增加。高温持续期的皮肤和呼吸道水分蒸发的增加及退热期的大量出汗均可导致水分的大量丢失,严重者可引起脱水。

此外,由于发热时的代谢紊乱,酸性代谢产物(乳酸、酮体)在体内蓄积,可引起代谢性酸中毒。因此,高热病人退热期应及时补充水分和适量的电解质。尤其是长期发热病人,由于糖、脂肪和蛋白质分解代谢加强,各种维生素消耗的增多,应注意及时补充。

二、各系统功能的变化

(一)中枢神经系统

发热对中枢神经系统影响较大,可引起头痛、头昏、失眠和烦躁不安。特别是高热(40~41℃)时可出现幻觉与谵妄。小儿由于中枢神经系统发育不够健全,易引起抽搐(热惊厥)。若高热持续过久,中枢神经系统从兴奋转向抑制,患者表现为淡漠、嗜睡甚至昏迷。

(二)循环系统

体温上升1℃,心率约增加18次/min(1 ℉,增加10次/min),儿童可增加得更快。这是血温升高刺激窦房结及交感神经兴奋增强所致。心率加快一般使心输出量增多,但对心肌劳损或心肌有潜在病变的患者,则加重了心肌的负担,可诱发心力衰竭。体温骤退,特别是用解热药引起体温骤退时,可因大量出汗而导致虚脱甚至休克。

(三)消化系统

发热时,由于交感神经兴奋增强,引起消化液分泌减少和胃肠运动减弱。唾液分泌减少,可致口腔干燥,并出现口臭和黄干舌苔。胃液分泌减少,胃蠕动减弱,可使患者食欲不振。胃内食物潴留、发酵分解而引起恶心呕吐。肠液、胆汁、胰液分泌减少,使食物消化吸收障碍,肠内发酵腐败过程加强,产气增多,引起鼓肠;且因肠蠕动减弱,肠内容物停留时间较长,水分被吸收,易发生便秘。

(四)呼吸系统

发热时呼吸加深加快,是由血温上升和酸性代谢产物刺激呼吸中枢以及提高呼吸中枢对 CO_2 的敏感性所致。深而快的呼吸虽有加强散热的作用,但由于通气过度,CO_2 排出过多,PCO_2 下降,可能发生呼吸性碱中毒。持续高热时,由于大脑皮质抑制和酸中毒,可导致呼吸中枢抑制而出现呼吸浅、慢或不规则。

(五)泌尿系统

发热早期,因交感神经兴奋,肾小血管收缩,肾血流量减少,加之肾小管对水钠重吸收增加,故尿量减少,尿比重增加。高热患者,肾小管可发生细胞水肿而产生轻度蛋白尿。

中医学对热证的描写极为生动:实热证者,面目红赤,烦渴欲饮,登高而歌,弃衣而走。虚热证者,五心烦热,面颊红赤,口干而不欲饮。充分反映了患热证时各系统功能的变化。

第4节 发热的防治原则

发热的生物学意义应从两方面来看。一方面,一定程度的发热,可增强吞噬细胞的吞噬功能,有利于淋巴细胞增殖和抗体形成增多;促进干扰素产生,有抗病毒、抗细菌和抗癌效应,并可促进急性期蛋白的合成增多。发热时心率、呼吸加快,可保证人体组织在单位时间内得到更充分的氧气和营养物质;肝脏解毒功能增强有助于消除病因,皆有利于人体与疾病作斗争。但另一方面,持续高热可引起代谢障碍和各系统功能紊乱,如脱水、谵妄、心肺负荷增加、负营养平衡等,造成能量大量消耗、机体功能失调,甚至衰竭。因此,发热的生物学意义,存在着相互矛盾的两个方面,只能具体情况具体分析和判断。

对发热的防治原则是:

(一)治疗原发病

治疗原发病是防治发热的关键。

(二)发热的一般处理原则

(1)对于不过高的发热又不伴有其他严重疾病者,一般可不急于解热,而是尽快查明原因,并针对病因积极治疗。疾病一经确诊且治疗奏效,则热自退。由于热程和热型变化,可反映病情变化,并可作为诊断、评价疗效和估计预后的重要参考。如急于解热,则影响诊断及正确治疗,且药效一过,体温易反跳。

(2)但当体温过高(>40℃),患者有明显症状(如头痛、惊厥和意识障碍)时,应在控制热邪传变的过程中,要迅速解热降温防止病情恶化。因此选用适宜的解热措施,针对发热病因进行治疗尤为重要,如感染引起的发热,解热药可与抗感染疗法合并使用。也可针对发热机制的中心环节,如干扰或阻止 EP 的合成和释放或阻断发热介质的合成等,使上升的调定点下降而退热。

(3)发热患者饮食应充分保证易消化且富含维生素的营养食物;注意水盐代谢平衡,补足水分;监护心血管功能,在退热期或用解热药大量出汗时,要防止虚脱的发生。

(4)中医对热证的治疗积累了丰富的经验。实热证者,热邪炽盛,治以清热泻火;虚热证者,阴液亏耗,虚热内生,治以养阴清热。此外针刺大椎、曲池等穴位也有一定的退热效果。

(三)解热措施

1. 物理降温 在高热或病情危重时,可采用物理方法降温。如用冰帽或冰袋冷敷头部、四肢大血管处(如腋窝、腹股沟部),酒精擦浴以促进散热,保持室内空气流通。

2. 药物解热

(1)化学药物:如水杨酸盐类,其解热机制可能是作用于 POAH 使中枢神经元的功能恢复;阻断 PGE 合成等环节。

(2)类固醇解热药:以糖皮质激素为代表,主要作用机制是:①抑制 EP 的合成和释放;②抑制免疫反应和炎症反应;③中枢效应。

(3)清热解毒中草药可适当的应用。

(郭军鹏)

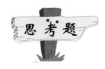

1. 发热激活物的种类有哪些?
2. 简述内生致热原的种类。
3. 致热信号进入中枢的途径有哪些?
4. 发热中枢调节介质有哪些?
5. 试述 G^- 细菌进入机体后引起发热的过程。
6. 体温升高和高峰期有哪些主要的临床特点? 为什么会出现这些表现?

本章课件

第24章 缺血与再灌注损伤

一、再灌注损伤的概念

近年来,随着休克治疗的进步与冠状动脉旁路术及溶栓疗法等的广泛应用、心脏外科体外循环方法的建立、断肢再植和器官移植的逐步推广等,缺血器官再灌注治疗技术日渐成熟,使临床对许多疾病的治疗提高到一个新水平。但是实验和临床的一些研究表明,有时在缺血器官组织恢复灌流后,不仅功能未得到恢复,反而加重该器官的结构损伤和功能障碍,如结扎犬冠状动脉 2～3 小时后再灌注,可出现长达几小时乃至几天的心脏功能紊乱加重阶段,表现为恶性心律失常、严重心肌出血和暴发性心肌水肿等。临床上一些死于冠状动脉旁路术后的患者,尸检证实病变的冠状动脉已再通,但该动脉供血区心肌仍出现梗死。这是一种反常(paradox)现象。这种器官组织经一定时间缺血后,再恢复血流供应时,器官组织的损伤进一步加重的现象,称为再灌注损伤(reperfusion injury)。

目前认为器官组织缺血后早期再灌注肯定是有益的。冠状动脉堵塞后 1 小时内行冠状动脉再通,未见再灌注损伤。而在缺血后 2～4 小时再灌注,则可导致再灌注损伤。即再灌注距冠状动脉阻塞的时间愈长,损伤愈明显,挽救缺血心肌的效果愈差。因此,再灌注损伤是否出现及其严重程度,关键在于缺血时间的长短、侧支循环的形成情况以及对氧的需求程度,这是再灌注损伤的基础。

二、缺血-再灌注损伤的机制

缺血-再灌注损伤的发生机制,目前认为主要与三个方面的因素有关。

(一) 氧反常和自由基的作用

1973 年,Hearse 以大鼠离体心脏为模型,用无氧灌流液灌注心脏一定时间后,再用富氧灌流液灌注时,心肌损伤不仅未能恢复,反而加重,这种现象称为"氧反常"(oxygen paradox)。完整机体心肌缺血后再灌注亦可出现类似现象。氧反常和再灌注损伤与氧自由基的作用有关。

当缺血与再灌注时氧自由基生成过多,其机制可能是:

1. 黄嘌呤氧化酶增多　在毛细血管内皮细胞中,黄嘌呤氧化酶(xanthine oxidase,XO)占 10%,黄嘌呤脱氢酶(xanthine dehydrogenase,XD)占 90%。缺血时,由于 ATP 减少,钙泵功能障碍,Ca^{2+} 进入细胞,激活钙依赖性蛋白水解酶,使 XD 大量转变为 XO;又因组织缺血、缺氧,ATP 依次降解为 ADP、AMP 和次黄嘌呤,致缺血组织内次黄嘌呤大量堆积。当血流再通时,组织获得大量氧,在黄嘌呤氧化酶的作用下,次黄嘌呤氧化为嘌呤,后者进一步氧化成为尿酸,在此过程中产生了大量氧自由基。

2. 中性粒细胞激活　当中性粒细胞进行吞噬活动时,耗氧量显著增加,所摄取的氧绝大部分经细胞内的还原型辅酶Ⅱ氧化酶(NADPH oxidase)或还原型辅酶Ⅰ氧化酶(NADH oxidase)的作用而形成氧自由基。

3. 线粒体功能受损　线粒体呼吸链中的细胞色素氧化酶因缺氧、ATP 减少而功能失调,也可形成氧自由基。

此外,机体在应激时,交感-肾上腺髓质系统兴奋,分泌大量儿茶酚胺,儿茶酚胺氧化能产生具有细胞毒性的氧自由基。

一方面在缺血和再灌注时,氧自由基生成增多;另一方面在缺血阶段,组织细胞内自由基清除物质生成减少,消耗增多。随着再灌注进行,内源性抗氧化酶(如 SOD 等)可从缺血区被洗掉,也进一步削弱了病区组织的抗氧化能力。

自由基性质非常活泼,它能与各种细胞成分发生反应。自由基作用于生物膜,可致膜脂质过氧化(lipid peroxidation)。由于脂质过氧化,细胞膜内多价不饱和脂肪酸减少,生物膜的不饱和脂肪酸/蛋白比例失常,膜的液态性及流动性改变、通透性增强。含双键的脂肪酸过氧化可生成丙二醛,丙二醛能使膜成分之间形成交联和聚合,使膜的基本特性如变构、离子传递、酶活性等发生改变。

在自由基作用下,胞质及膜蛋白和某些酶可交联成二聚体或更大的聚合物,从而使其结构改变,失去活性。自由基对核酸的作用,主要为核酸碱基改变或 DNA 断裂、染色体畸变。大多是·OH 与脱氧核糖及碱基反应的结果。上述这些变化不仅使细胞功能代谢损伤,甚至使细胞死亡。

(二) 钙反常和细胞内钙超载

1966 年,Zimmerman 以无钙生理溶液灌流离体大鼠心脏数分钟后,再以含钙生理溶液灌流时,心脏发生一系列严重的结构和功能变化,这种现象称为"钙反常"(calcium paradox)。钙反常的损伤性变化主要表现为:心肌兴奋活动和收缩功能丧失,心肌持续痉挛,心肌细胞中高能磷酸化合物严重耗竭,心肌蛋白和酶漏出,细胞超微结构损害,以及细胞内钙离子大量聚积进而形成"钙超载"(calcium overloading),导致细胞死亡。钙反常是由于在无钙灌流期出现的细胞膜外层与细胞外衣(糖萼)的分离(两者由 Ca^{2+} 连结在一起)引起的,细胞膜的这种损伤为再灌注时钙的大量内流提供了条件。在长期缺血缺氧后再给氧或再灌注时也可以引起细胞内钙超载。

钙超载将产生一些不利影响:①使对 Ca^{2+} 敏感的 ATP 酶过度激活而导致 ATP 过度消耗。②进入细胞内的 Ca^{2+} 主要蓄积在线粒体,因而损伤线粒体的氧化磷酸化作用,使 ATP 生成障碍。③细胞内 Ca^{2+} 与钙调蛋白形成复合物,激活磷脂酶与蛋白水解酶,从而破坏膜完整性,加重细胞的损伤和破坏。④血管内皮细胞内 Ca^{2+} 增多,可引起细胞收缩而分离,间隙增大,血管通透性增高。

缺血后再灌注时细胞内钙超载可能是由于:

1. 钠平衡障碍 缺氧时发生细胞酸中毒,细胞内 pH 降低,由于 Na^+-H^+ 交换,细胞内 Na^+ 增加,又依 Na^+-Ca^{2+} 交换机制使细胞外钙大量内流造成细胞内钙超载。

2. 生物膜损伤 缺氧时细胞内钙增加,可激活磷脂酶,使膜磷脂降解,细胞膜通透性增加,故再灌注时细胞外钙大量内流。同时,线粒体膜及内质网膜的损伤也是造成胞质内 Ca^{2+} 浓度升高的重要原因。

3. 线粒体受损 缺氧使线粒体功能结构损伤,ATP 生成减少,致肌浆网、内质网钙泵功能障碍,不能排出和摄取细胞质中过多的钙,因而细胞质中游离钙浓度增加而形成钙超载。

4. 儿茶酚胺增多 缺血再灌注时儿茶酚胺大量产生,通过 α 受体激活磷脂酶 C,产生三磷酸肌醇(IP3),导致内质网/肌浆网上钙通道开放,使细胞内钙库释放钙;还可经 β 受体,活化腺苷酸环化酶使 L 型钙通道开放,细胞外钙内流增加,加重钙超载。

(三) 无复流现象

阻断冠状动脉血流一定时间后,即使进行再灌注,也有一部分心肌无血流进入,这种现象称"无复流现象"(no-reflow phenomenon)。这种无复流现象不仅见于心肌,也见于脑、肾、骨骼肌缺血后再灌注时。即再灌注损伤实际是缺血的延续和叠加,缺血细胞并未得到血液重新灌注,因而损伤加重。

心肌缺血-再灌注损伤时的无复流区域常位于心肌梗死区的中心部位,大都在缺血区的心内膜下区域。电镜下可见该区有毛细血管受损,内皮细胞肿胀,管腔狭窄,有时见管腔内有纤维素血栓、血小板和白细胞聚集。其发生原因为:①心肌细胞水肿,导致微血管受压。②血管内皮细胞水肿,使管腔阻塞。③缺血心肌挛缩性收缩,压迫微血管。④白细胞和血小板聚集,微血栓形成堵塞微血管。

三、心、脑、肠的缺血-再灌注损伤

(一)心肌缺血-再灌注损伤

心肌缺血-再灌注损伤最为常见。从功能上看,再灌注损伤表现为心室顺应性、心肌收缩性和心输出量下降。

从代谢上看,缺血时心肌 ATP、磷酸肌酸(creatine phosphate,CP)含量迅速下降。由于 ATP 降解,使 ADP、AMP 含量升高,腺苷酸可进一步降解为核苷类。再灌注可使受损细胞内 ATP 和总核苷酸含量以及 ATP/ADP 的比值进一步下降,并因再灌注时血流的冲洗,核苷类物质也明显下降。

从结构上看,再灌注区的水、Na^+、Cl^- 和 Ca^{2+} 的含量明显增加,心肌细胞急剧肿胀,心肌挛缩加重,肌膜和肌原纤维发生断裂和节段性溶解。线粒体肿胀、嵴断裂,甚至线粒体破裂和消失,线粒体内 Ca^{2+} 大量聚积形成致密颗粒。

再灌注可使微血管内皮细胞肿胀加重和胞质形成突起物伸向管腔,这可引起血管腔狭窄甚至闭塞,又为血小板、白细胞聚集及纤维蛋白沉积提供条件,从而促进血栓形成和管腔阻塞。若再灌注前有严重血管损伤,再灌注可导致该部位出血,出血灶常小于梗死灶。

再灌注后常出现心律失常,主要表现为室性心律失常,包括室性心动过速和心室颤动,其发生的频率及程度比缺血后心律失常更严重,可导致猝死,且很难用抗心律失常药防治。

(二)脑缺血-再灌注损伤

脑是人体中对氧依赖性最大的器官。脑缺血后短时间内 ATP、CP、葡萄糖、糖原等均减少,乳酸明显增加,环腺苷酸(cAMP)在缺血后增加,而环鸟苷酸(cGMP)则减少。当血流再灌注后,cAMP 进一步急剧增加,cGMP 则进一步下降。这一情况提示缺血及再灌注时过氧化反应增强,由于 cAMP 上升导致磷脂酶激活,使磷脂降解,游离脂肪酸增多;缺血后再灌注时,自由基生成增加,与游离脂肪酸作用而使过氧化脂质生成增多。

脑缺血后游离脂肪酸特别是花生四烯酸及磷脂酸增加显著。再灌注后游离脂肪酸的增加则更显著,这是由于来源于游离脂肪酸的过氧化物进一步损伤膜的同时,由 cAMP 激活磷脂酶致膜磷脂继续降解的结果。

脑水肿是各种脑血管意外的常见病理过程,脑缺血时最明显的变化是脑水肿及神经细胞坏死,两者又互为因果关系。有人用砂鼠制作不完全缺血模型,证明缺血及再灌注过程中,脑含水量持续增加。缺血时水肿的产生是膜脂质降解、游离脂肪酸增加的结果;而细胞膜脂质过氧化使膜结构破坏是再灌注后水肿持续加重的原因之一。

(三)肠缺血-再灌注损伤

肠缺血时毛细血管通透性升高,肠壁间质水肿。缺血后再灌注,肠壁毛细血管通透性更加升高,水肿显著。严重肠缺血的主要改变是广泛的黏膜上皮与绒毛分离,上皮细胞坏死,出血及溃疡形成,因而导致广泛的肠吸收功能障碍,黏膜屏障受损,一些大分子物质得以通过。

四、缺血-再灌注损伤的防治原则

（1）对缺血-再灌注损伤应重在预防,尽早进行再灌注恢复血流,使缺血时间愈短愈好。

（2）再灌注时应注意低流、低压、低温。低流、低压灌注可预防大量氧自由基的生成。低温则可使缺血器官代谢降低,代谢产物聚积减少。

（3）采用细胞保护剂,以预防或减轻再灌注损伤。细胞保护剂有以下几类:

1）Na^+/Ca^{2+} 交换抑制剂,金属硫蛋白、654-2 等均有抑制 Na^+/Ca^{2+} 交换作用,可以减轻或抑制细胞内钙超载而起细胞保护作用。

2）自由基清除剂,如超氧化物歧化酶（SOD）、过氧化氢酶（catalase）、含-SH 的谷胱甘肽、维生素 E、维生素 C 等。

3）黄嘌呤氧化酶抑制剂,如别嘌醇（allopurinol）。

4）补充能量（1,6-FOP）及膜补充物磷脂等。

（高维娟）

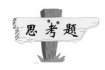

1. 缺血-再灌注时氧自由基生成增多的机制有哪些?
2. 细胞内钙超载的发生机制是什么?
3. 细胞钙超载引起再灌注损伤的机制是什么?
4. 试述氧自由基产生与钙超载相互促进的机制。
5. 血管内皮细胞和中性粒细胞在缺血-再灌注损伤中起什么作用?
6. 试述心肌发生无复流现象的可能机制。
7. 心脏缺血-再灌注损伤时心功能有哪些变化?
8. 脑再灌注损伤时有哪些病理变化?
9. 缺血-再灌注的防治原则有哪些?

本章课件

第25章 代谢综合征

第1节 概　　述

随着社会经济的发展和人们生活方式的改变,以肥胖、血压升高和多种代谢异常为特征的代谢综合征(metabolic syndrome)的发病率日益升高,成为临床和公共卫生共同面临的危机。代谢综合征也称为"X综合征"、"胰岛素抵抗综合征",是以多种心血管疾病危险因素在同一个体异常聚集的临床综合征。代谢综合征的定义和诊断标准:

一、国 际 标 准

2009年由国际糖尿病联盟(IDF)和美国心脏协会/美国国立卫生研究院/美国心肺血液研究所(AHA/NIH/NHLBI)联合发布的代谢综合征的诊断标准,使世界范围内对代谢综合征的定义达成共识,即具备以下5项危险因素中3项及以上者定义为代谢综合征。

(1)腹围增加:不同地区和种族人群具有不同标准,如北美和欧洲人群的男性腹围≥102cm,女性腹围≥88cm;中国人群男性≥85cm,女性≥80cm;日本人群男性≥85cm,女性≥90cm。

(2)三酰甘油(TG)升高:TG≥150mg/dl(1.7mmol/L),或已确诊并治疗者。

(3)高密度脂蛋白胆固醇(HDL-C)降低:HDL-C<40mg/dl(1.03mmol/L)(男),HDL-C<50mg/dl(1.3mmol/L)(女),或已确诊并治疗者。

(4)血压升高:收缩压≥130mmHg(1mmHg=0.133kPa)和(或)舒张压≥85mmHg,或已确诊并治疗者。

(5)空腹血糖(FPG)升高:FPG≥100mg/dl,或已确诊并治疗者。

二、国 内 标 准

我国卫生部心血管病防治研究中心在2007年中国成人血脂异常指南中建议具备以下3项者可诊断成人代谢综合征。腰围:男性≥90cm,女性≥85cm;BP≥130/85 mmHg;三酰甘油(TG)≥1.7mmol/L;高密度脂蛋白胆固醇(HDL-C)<1.04mmol/L;空腹血糖≥6.1mmol/L,糖负荷2小时血糖≥7.8mmol/L,或有糖尿病史。

第2节　代谢综合征的病因和发病机制

一、病　　因

代谢综合征的危险因素包括遗传因素和环境因素等。

(一)遗传因素

代谢综合征的发生具有一定的家族聚集性,同卵双生子及某些种族人群中代谢综合征的高发病率,提示遗传因素在其发病中起着重要作用。目前认为,代谢综合征是在多基因遗传基础上发生的多种代谢异常,属于多基因遗传病。代谢综合征的组分高血压、肥胖、胰岛素抵抗及糖脂代谢异常均具有遗传特异性,且随年龄的增加遗传作用逐渐显现。1、2、5、6、17 号染色体上的某些区域或位点与代谢综合征组分的聚集有关。现已发现许多基因及其变异与代谢综合征中两个或更多组分的遗传易感性有关,诸如脂联素基因、过氧化物酶增殖物激活受体(peroxisome proliferator activated receptor,PPARγ)基因、核纤层蛋白 A/C 基因、解耦联蛋白 2 基因、儿茶酚胺受体基因、脂肪酸结合蛋白 2 基因、脂肪酶相关基因、胰岛素受体底物 1 基因及一些炎性因子的基因等。

(二)不良生活方式

1. 高热量、高脂肪、高蛋白的饮食习惯 已知膳食脂肪摄入过多,总能量过高,可引起肥胖。而膳食脂肪摄入总量与胰岛素抵抗密切相关。当脂肪供能占总热量的 35%~40% 时,会降低胰岛素敏感性,导致与胰岛素敏感性相关的各种代谢异常。脂肪摄入过多促使血浆游离脂肪酸水平增高,抑制 B 细胞分泌胰岛素和诱导 B 细胞凋亡,抑制外周组织对葡萄糖的摄取,降低肝细胞胰岛素受体与胰岛素结合,加速胰岛素降解,减少肝糖利用,从而引起外周高胰岛素血症和胰岛素抵抗。

2. 缺乏运动 缺乏运动可引起肥胖及脂肪堆积,从而引起胰岛素抵抗和代谢综合征的发生。有研究表明适量增加运动可以明显减少代谢综合征发病率及其伴有的心血管疾病的病死率。

3. 精神因素 长期的工作压力是代谢综合征的重要危险因素之一。研究发现承受长期工作压力的人,代谢综合征发病率是没有长期工作压力的 2 倍,而超过 14 年的工作压力是代谢综合征的独立风险因子。精神分裂症患者的代谢综合征发病率是普通人群的 2 倍。抑郁症也能增加患代谢综合征的风险。

(三)宫内营养不良

宫内营养不良导致的胎儿生长受限,不仅影响胎儿期和儿童期的智力体格发育,而且低出生体重儿童具有较高的空腹血糖和胰岛素水平,其成年后肥胖、胰岛素抵抗、2 型糖尿病、高血压、高血脂、冠心病的发生率也明显增加。研究发现低出生体重是糖耐量异常的一个影响因素,且部分独立于成年期的肥胖。提示不良的宫内环境与出生后糖代谢异常及胰岛素抵抗有关。胎儿生长发育和物质代谢的紊乱对生后代谢综合征的发病起着重要的推动作用。其机制可能与妇女孕期的营养缺乏,引起胎儿宫内营养不良,导致胎儿胰岛 β 细胞的发育和功能障碍、干扰胎儿的糖脂代谢和激素水平的调节有关,胎儿生长缓慢启动了胎儿"节俭基因"(thrifty gene),而出生后环境的改变,使胎儿时期的营养不良和出生后的迅速成长错配(mismatch),增加了代谢综合征发生的风险。

二、发 病 机 制

代谢综合征是由多种病因共同作用的结果,目前关于代谢综合征及其各个组分复杂的发病机制尚未完全了解,但中心性肥胖与胰岛素抵抗是导致代谢综合征的关键因素(图 25-1)。

(一)中心性肥胖

肥胖是因体内脂肪组织积蓄过剩造成的,常表现为体重与腰围明显增加。肥胖包括全身性肥胖和中心性肥胖。中心性肥胖是代谢综合征的一个重要特征,与胰岛素抵抗、糖尿病、高血压、动脉粥样硬化等多种疾病密切有关。肥胖作为代谢综合征的主要始发因素,可诱导机体胰岛素抵抗的发生,继而诱导机体葡萄糖耐受不良、高血压、血脂紊乱等出现。

1. 内脏脂肪细胞数量增加和(或)体积过度增大是引起肥胖的主要原因 脂肪组织按其分布部位可分为内脏脂肪、皮下脂肪和肌间隙脂肪等。内脏脂肪细胞数量增加和(或)体积过度增大是

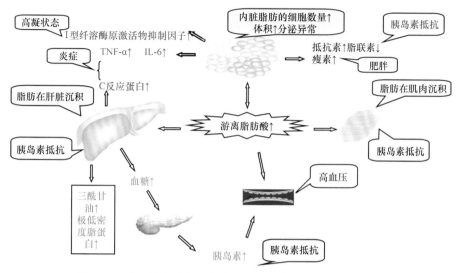

图 25-1　中心性肥胖与胰岛素抵抗是代谢综合征的关键因素

引起肥胖的主要原因。目前认为内脏脂肪含量受遗传背景的影响,亚裔人群具有脂肪容易堆积在内脏的特点。对于中心性肥胖患者来说,虽然腹部皮下脂肪可能比内脏脂肪量还多,但由于内脏脂肪与皮下脂肪在受体分布、分泌脂肪因子功能和细胞内酶的活性等方面的差异,使内脏脂肪细胞对三酰甘油的摄取能力和对脂肪的分解速率明显高于皮下脂肪细胞,当内脏脂肪积聚后,肥大的脂肪细胞产生的脂解产物——游离脂肪酸和三酰甘油大量溢出,直接由门静脉进入肝脏,部分则通过体循环进入胰腺、骨骼肌和心脏等器官,产生脂毒性,因此内脏脂肪积聚较皮下脂肪增多更容易发生代谢综合征。

2. 游离脂肪酸的增加及脂毒性可引起内脏脂肪细胞数量增加和(或)体积增大、胰岛素抵抗及代谢综合征　营养过剩时,脂肪细胞体积增大,当脂肪细胞贮存的脂肪含量超过其贮存阈值时,前脂肪细胞通过旁分泌被激活,开始增殖并向脂肪细胞分化,使脂肪细胞数量增加;若营养持续过剩,游离脂肪酸则溢出脂肪细胞。①游离脂肪酸作为过氧化物酶增殖物激活受体 γ 的内源性配体,促使前脂肪细胞向脂肪细胞分化,形成恶性循环。②游离脂肪酸直接由门静脉进入肝脏,肝脏内游离脂肪酸的氧化增加,抑制肝糖原利用;游离脂肪酸和三酰甘油进入肝脏,提供充分的糖异生原料,促进肝糖异生及肝糖输出,引起高血糖。③游离脂肪酸下调肝脏的胰岛素受体和抑制胰岛素受体酪氨酸激酶活性,导致胰岛素信号转导障碍,引起肝胰岛素抵抗。④游离脂肪酸作为三酰甘油合成的原料,促使肝内三酰甘油及其有关脂蛋白如极低密度脂蛋白及载脂蛋白 B 合成及分泌增加,表现为高三酰甘油血症伴低高密度脂蛋白血症,其总低密度脂蛋白胆固醇水平虽然仍可正常,但小而密的低密度脂蛋白胆固醇所占比例增高,构成了动脉粥样硬化的基础。⑤血循环中游离脂肪酸的升高,使肌肉中游离脂肪酸氧化增加,游离脂肪酸可抑制骨骼肌细胞中葡萄糖转运蛋白-4 的转位,使葡萄糖利用减少,形成骨骼肌胰岛素抵抗。⑥长期高游离脂肪酸可抑制胰岛 B 细胞分泌胰岛素的功能,导致胰岛素水平降低。⑦游离脂肪酸促进氧化应激和炎症反应,导致脂肪细胞分泌脂肪因子增加。⑧游离脂肪酸增加 5-磷酸核糖焦磷酸的合成系统活性,使尿酸产生增加,导致高尿酸血症。

3. 内脏脂肪组织分泌功能异常也可引起胰岛素抵抗及代谢综合征　尽管内脏肥胖是导致代谢综合征的关键因素,但是约 20% 肥胖患者的代谢是正常的,而有些人虽存在代谢异常却不肥胖。

遗传研究发现基因突变导致的胰岛素抵抗及代谢综合征,常发生于非肥胖甚至脂肪萎缩患者,提示内脏脂肪组织的分泌功能异常可能与代谢综合征有关。

脂肪组织包括脂肪细胞与非脂肪细胞两部分,脂肪细胞占 1/3,非脂肪细胞包括血管基质细胞、成纤维细胞、神经细胞和巨噬细胞。脂肪组织具有内分泌功能,可分泌多种脂肪细胞因子(adipocytokine):包括瘦素(leptin)、脂联素(adiponectin)、抵抗素(resistin)、肿瘤坏死因子-α(TNF-α)、白介素(IL-1、IL-6、IL-8、IL-10)、IGF-1、单核细胞诱导蛋白-1、巨噬细胞游走抑制因子、神经生长因子、血管内皮生长因子、血管紧张素原、内皮素、Ⅰ型纤溶酶原激活物抑制因子(PAI-1)、视黄醇结合蛋白和游离脂肪酸等,这些物质可以通过内分泌、旁分泌及自分泌的形式参与维持机体众多生理功能。

(1)脂肪组织分泌功能异常的主要表现:随着脂肪在肝脏、肌肉和胰岛等组织的沉积,内脏脂肪组织分泌功能紊乱和巨噬细胞活化,主要表现为游离脂肪酸和Ⅰ型纤溶酶原激活物抑制因子的增多、脂联素分泌减少、高瘦素血症和炎性脂肪因子分泌增加,从而引起胰岛素抵抗、糖脂代谢紊乱、高血压、凝血纤溶异常及炎症反应等病理过程。

1)脂联素减少:脂联素是由 apM1 基因编码、由脂肪细胞特异分泌的一种蛋白激素,其主要生理功能是调控机体的糖脂代谢和能量稳态。具有①调脂作用:脂联素通过激活腺苷酸环化酶促进骨骼肌游离脂肪酸的利用,减少游离脂肪酸进入血液和其他脂肪组织;②降糖作用:脂联素通过激活 AMPK 而刺激糖的利用,促进糖吸收和抑制肝糖的输出;③抗感染作用:脂联素通过抑制 TNF-α 诱导的 NFκB 的激活,抑制炎症因子和黏附分子表达;④胰岛素增敏作用:脂联素通过增强胰岛素受体底物 1、磷脂酰肌醇-3-激酶的活化而增加葡萄糖转运蛋白-4 对葡萄糖的转运;⑤拮抗脂毒性作用。中心性肥胖患者脂肪细胞合成分泌的脂联素减少,脂联素减少是心脑血管病变的风险因子。但是脂联素减少的机制尚不十分清楚。

2)脂肪因子分泌增加:中心性肥胖患者许多脂肪因子分泌增加,包括脂肪细胞分泌的脂肪因子如瘦素、抵抗素、游离脂肪酸、血管紧张素原等,巨噬细胞分泌的炎性因子如 TNF-α、IL-6、IL-8、IL-10、IL-12、C 反应蛋白等,血管内皮细胞分泌的 ICAM-1、VCAM、选择素及基质金属蛋白酶等。它们参与了炎症反应、凝血纤溶紊乱、能量代谢失衡等病理过程,参与高血糖、高血压、动脉粥样硬化的发生。例如,TNF-α 通过①抑制胰岛素信号传递通路,导致胰岛素抵抗;②促进脂肪分解,使游离脂肪酸增多;③上调 IL-6、C 反应蛋白、Ⅰ型纤溶酶原激活物抑制因子,促进炎症反应。

3)瘦素抵抗:瘦素是肥胖基因编码主要由脂肪细胞分泌的一种蛋白激素,瘦素受体广泛分布于中枢神经系统和周围组织器官。瘦素的主要生理功能是通过刺激下丘脑饱食中枢而抑制食欲和增加能量消耗,还可抑制胰岛素分泌,促进内脏脂肪分解,从而调节食欲和体重。

研究发现,大多数肥胖患者血液循环中瘦素水平升高,但其作用低下。这种对瘦素反应减弱或无反应现象称为"瘦素抵抗"。其机制并不十分清楚,可能与下列因素有关:①体内可能存在瘦素抗体和瘦素拮抗剂;②血脑屏障对瘦素通透性降低;③瘦素和受体结合障碍;④受体后信号转导障碍。

(2)脂肪细胞分泌功能异常的原因

1)肥大的脂肪细胞缺氧:由于脂肪细胞的体积增大,而血供相对稀少,使脂肪细胞缺氧并释放促炎因子等,以扩张血管和促进血管新生,改善脂肪细胞供氧。同时脂肪细胞缺氧抑制了脂肪细胞摄取游离脂肪酸,形成高游离脂肪酸血症。

2)肥大的脂肪细胞分泌趋化因子,从而募集了更多的巨噬细胞进入脂肪组织,导致更多的细胞因子,如 TNF-α、IL-6、ICAM-1 和瘦素等分泌增加。

3)高脂高糖的摄入,可引起广泛的炎症反应和氧化应激,使各种炎症因子和自由基的增加,导致游离脂肪酸和脂源性细胞因子分泌增加。

总之,肥胖时特别是中心性肥胖时脂肪组织表达的脂肪因子谱发生改变,表现为血游离脂肪酸上升,血管活性分子增多,高瘦素血症,脂联素分泌减少,而众多炎性细胞因子增加,激活炎症信号通路,使机体处于慢性炎症状态,共同导致胰岛素抵抗和代谢综合征的发生。

(二)胰岛素抵抗

胰岛素由机体胰岛 B 细胞合成并分泌,是体内唯一的降糖激素,具有促进糖原、脂肪和蛋白质合成、促进葡萄糖利用和能量生成、促进糖转化成脂肪和蛋白质、抑制脂肪分解、抑制游离脂肪酸生成、促进游离脂肪酸从血循环进入组织、促进细胞增殖和分化、抗炎和抗氧化等功能。胰岛素在细胞水平的生物作用是通过与靶细胞膜上的特异受体结合而启动的,胰岛素受体的分布非常广泛。胰岛素与靶细胞膜表面的受体结合后,细胞内信号转导的主要途径有两大类:一类是通过胰岛素受体底物家族的磷酸化和磷脂酰肌醇-3-激酶途径,介导胰岛素对其靶细胞(肝、骨骼肌和脂肪细胞)发挥代谢作用和抗炎抗氧化作用。另一类是通过磷酸化 Shc 蛋白,激活 RAS-MAPK 信号通路,调控基因转录和表达,影响细胞分化和生长。因此一旦胰岛素的分泌和合成功能、胰岛素受体数目及其功能和胰岛素信号转导途径等环节发生异常,都将影响胰岛素的生物学作用。

1. 什么是胰岛素抵抗　绝大多数代谢综合征均伴有胰岛素抵抗。胰岛素抵抗是代谢综合征被公认的病理生理机制之一。胰岛素抵抗是指机体组织或靶细胞对内源性或外源性胰岛素的敏感性和(或)反应性降低,因而产生低于正常的胰岛素生物效应。胰岛素促进葡萄糖摄取和利用能力的下降,可引起血糖水平升高,机体为了保持血糖的稳定,继而胰岛素代偿性增多,导致高胰岛素血症,这是胰岛素抵抗的直接表现。而机体胰岛素抵抗在肌肉和脂肪组织主要表现为胰岛素促进骨骼肌和脂肪组织摄取葡萄糖、并加以利用或贮存的能力减弱;在肝脏则表现为抑制肝糖原输出的能力减弱;在胰岛细胞则表现为胰岛素的分泌和合成障碍。

2. 胰岛素抵抗的发生机制　产生胰岛素抵抗的原因有遗传性(基因缺陷)和获得性(环境因素)两个方面。

(1)胰岛素受体数量减少和受体活性降低导致胰岛素抵抗:研究发现胰岛素受体基因的突变,会导致细胞表面受体减少和受体与胰岛素的亲和力下降。高脂饮食等不良生活方式及肥胖,促使胰岛素代偿性分泌增加,长时间的胰岛素水平过高会引起胰岛素受体数量减少和受体活性降低。

(2)胰岛素受体后信号转导异常导致胰岛素抵抗

1)胰岛素信号分子遗传缺陷:磷脂酰肌醇-3-激酶信号途径的信号分子的基因突变或基因多态性,致胰岛素信号传递异常,影响胰岛素功能,致糖脂代谢异常;而 MAPK 信号途径的过度激活,则可能促进平滑肌细胞增殖和生长,而影响心血管系统功能等。

2)受体后信号分子活化异常:肥胖时游离脂肪酸的溢出和脂源性细胞因子(如 TNF-α)分泌过多,可通过抑制受体后信号分子磷酸化和转位,或增加信号分子抑制物活性等方式影响信号转导。大多数胰岛素抵抗患者都表现为受体后信号分子磷酸化异常,导致葡萄糖转运蛋白-4 转位障碍,影响葡萄糖的利用。

(3)炎症因子可能通过激活细胞内通路促进胰岛素抵抗的发生和发展:肥胖时脂肪组织来源的 TNF-α 及游离脂肪酸,可激活 JNK 这一重要激酶,产生胰岛素抵抗。将 JNK 基因敲除后则可使 TNF-α 诱导的炎症反应缓解,胰岛素抵抗改善。而抗 TNF-α 制剂不仅有抗炎的作用,也可改善胰岛素敏感性。

(4)代谢性核受体的功能紊乱或缺失可直接引发胰岛素抵抗:过氧化物酶体增殖物激活受体、肝 X 受体和胆汁酸受体等代谢性核受体调控的靶基因主要参与胰岛素的敏感性、肥胖发生、胰岛素分泌及血脂稳态等调节。研究发现过氧化物酶体增殖物激活受体的异常可直接引发胰岛素抵抗。

3. 胰岛素抵抗致代谢综合征的机制

（1）导致血糖血脂异常：胰岛素抵抗发生时，通过多个环节影响糖代谢和脂代谢，如胰岛素抵抗使脂肪细胞膜上胰岛素受体敏感性下降，细胞内糖代谢的能力下降，引起血糖升高；脂肪分解代谢抑制减弱，游离脂肪酸进入肝脏增多，使三酰甘油合成增多，同时导致载脂蛋白 B 含量丰富的极低密度脂蛋白（VLDL）增多，引起高三酰甘油血症、高密度脂蛋白胆固醇降低、低密度脂蛋白胆固醇升高。

（2）增加高血压的危险性：胰岛素抵抗引起的代偿性高胰岛素血症可以：①刺激交感神经的活性，使去甲肾上腺素分泌增多，引起血压升高；②使平滑肌细胞钙离子运转失常，使血管张力增加；③增加肾小管钠的重吸收，致使血容量增加；④高游离脂肪酸直接损伤血管内皮细胞，影响血管舒缩功能；⑤刺激血管平滑肌细胞增殖，促进动脉粥样硬化的发生。

（3）增加肿瘤发生的危险性：不同组织和不同病理状态下所产生的胰岛素抵抗也有所差别，呈现出一定的异质性，如在胰岛素敏感组织存在胰岛素抵抗，而胰岛素非敏感组织的胰岛素信号通路仍正常，甚至作用增强，即存在胰岛素抵抗和胰岛素敏感共存现象。胰岛素抵抗及随之出现的高胰岛素血症可以刺激不同组织细胞上仍然敏感的胰岛素受体后信号途径，产生多种不良后果。如促进细胞异常增殖、损伤血管内皮细胞、促进脂质沉积和斑块形成、参与心血管疾病和肿瘤发生，造成全身性的影响。

（三）慢性炎症状态

炎症学说认为慢性炎症状态可能促进代谢综合征的发展，慢性轻度炎症反应可能是代谢综合征各组分之间相互联结的枢纽。肥胖能激活炎症基因网络，炎性反应以肥大的脂肪细胞分泌少量 TNF-α 和 IL-6 为契机，引起巨噬细胞在脂肪组织募集并进一步诱导炎性细胞因子分泌这一恶性循环，进而引起细胞功能的异常。肥胖患者的脂肪细胞增多和体积增大，达到一定极限时，脂肪组织就不能有效地贮存能量，脂类代谢物将被释放到血流中，产生非脂肪细胞脂质代谢物的堆积。这种异位堆积会引起巨噬细胞的激活和浸润，将进一步改变脂质的信号系统，激活 JUN 氨基末端激酶（JNK）和核转录调节因子（NF-κB）的促炎症通路，导致机体的慢性炎症状态。脂肪组织参与的亚临床炎症在代谢综合征的发生发展中起重要作用，甚至从某种意义上来说，代谢综合征也是一种低度全身性炎症状态（low-grade systemic inflammation condition），表现为炎症细胞因子产生异常和炎症信号通路的激活。

1. 炎性因子的来源　包括 TNF-α、IL-6、C 反应蛋白、血管紧张素原和纤溶酶原激活物抑制物等在内的炎性因子主要来源于脂肪细胞、肝细胞、巨噬细胞和血管内皮细胞等。

2. 炎性因子增加的机制　一方面可能与过多营养物质摄入诱导的氧化应激和炎症反应有关，当血液中游离脂肪酸增加时，通过与 Toll 样受体和细胞因子受体结合，激活 NF-κB，促进一系列炎症因子的表达。另一方面也可能与肥大的脂肪细胞缺氧促使炎症因子释放有关。

3. 炎性因子促进胰岛素抵抗，导致糖脂代谢紊乱　胰岛素抵抗患者其炎症因子标志物，如 C 反应蛋白和 IL-6 水平会明显升高。许多炎性因子都具有促进胰岛素抵抗的作用。如 TNF-α 和 IL-6 均具有抑制胰岛素分泌、干扰胰岛素的信号转导、降低胰岛素敏感性、诱导 B 细胞凋亡、导致胰岛素抵抗的作用。胰岛素受体后的信号通路与炎性因子的信号转导存在交叉作用，非特异性炎性因子干扰胰岛素受体底物（insulin receptor substrate，IRS）和磷脂酰肌醇-3-激酶（phosphoinositide 3-kinase，PI3K）信号通路，调节糖、脂肪、蛋白质等代谢是导致胰岛素抵抗的主要分子机制。纤溶酶原激活物抑制物不仅参与血栓形成,也具有降低胰岛素敏感性的作用。TNF-α表达增强可导致外周组织胰岛素抵抗,TNF-α基因敲除的小鼠,可缓解胰岛素抵抗。TNF-α可使胰岛素受体丝氨酸磷酸化增强,胰岛素受体酪氨酸磷酸化降低,抑制胰岛素生物学作用。多项研究证实 C 反应蛋白是代谢综合征的预测因子,C 反应蛋白与健康成年人的体重指数(BMI)、腰臀比、三酰甘油和胰岛素抵抗呈正相关,与高密度脂蛋白胆固醇呈负相关。胰岛素抵抗也会启动一系列炎症反应。

4. 慢性炎症与高血压　C 反应蛋白可以抑制血管内皮细胞 NO 的生成而促进血管收缩,引起血压的升高;高血压时血管内皮 NO 生成减少,而管壁 ROS 产生增多,单核细胞浸润增加,动脉壁本身的炎性反应又会释放大量炎性细胞因子,包括 C 反应蛋白,加剧了炎性反应。高血压和慢性炎症可互为因果、相互促进。

5. 慢性炎症与内质网应激　内质网应激(endoplasmic reticulum stress,ERS)是指由于某种原因使细胞内质网生理功能发生紊乱的一种亚细胞器的病理状态。氧化应激、高血糖、化学毒物等多种因素可使内质网内 Ca^{2+} 耗竭、蛋白质糖基化抑制、二硫键错配、蛋白质向高尔基体转运减少,导致未折叠或错误折叠蛋白质在内质网腔蓄积等,使其功能发生改变,而造成内质网应激。目前研究发现,内质网应激在 2 型糖尿病的胰岛 B 细胞功能受损及外周胰岛素抵抗中占据着重要的地位。胰岛 B 细胞具有高度发达的内质网,过度的内质网应激可通过 JNK 通路导致 B 细胞功能受损,甚至凋亡,进而使胰岛素分泌功能障碍。而肝细胞发生内质网应激时,则可通过促进 JNK 依赖性的胰岛素受体底物-1 丝氨酸磷酸化而影响胰岛素的受体信号通路,导致胰岛素抵抗。提示内质网应激在激活和整合炎症通路和胰岛素作用方面起着至关重要的作用。

(四)神经内分泌系统调节异常

研究发现由于基因的变异及环境因素造成的不良应激,使神经内分泌系统功能紊乱。表现为:

(1)下丘脑-垂体-肾上腺轴活动加强,皮质醇分泌增多。①皮质醇动员机体糖、蛋白质和脂肪贮备,以保证机体应激时所需的能量。②皮质醇抑制细胞对胰岛素的敏感性,减少糖的利用,促进糖原分解,加速蛋白质分解。③皮质醇抑制 B 细胞分泌胰岛素,抑制细胞内葡萄糖转运蛋白 4 转位到细胞表面,进而抑制细胞利用葡萄糖。④皮质醇对脂肪组织有很强的三酰甘油聚集作用,尤见内脏脂肪三酰甘油的沉积,进而促进胰岛素抵抗的发生。⑤胰岛素抵抗患者骨骼肌细胞表面的糖皮质激素受体表达增多,提示皮质醇可能通过抑制糖原合成促进胰岛素抵抗的发生。此外,肾上腺来源的雄激素分泌增多,抑制促性腺激素释放激素释放,性腺来源的性激素分泌减少(男性表现为雄激素水平降低,女性则雄激素水平增高)。睾酮对胰岛素敏感性也有重要调节作用。

(2)蓝斑-交感-肾上腺髓质系统激活,交感神经活性加强,儿茶酚胺分泌增多,促进糖异生,降低胰岛素敏感性。皮质醇与儿茶酚胺起相互促进作用,两者都可以引起胰岛素抵抗,进而引起代谢综合征。

第 3 节　代谢综合征的代谢与功能变化

代谢综合征主要组分包括肥胖症、2 型糖尿病或糖调节受损、血脂异常、高血压、高尿酸血症、非酒精性脂肪肝病、微量白蛋白尿、血管内皮功能异常、神经内分泌异常、凝血、抗凝及纤溶机制平衡失调、低度炎症反应及多囊卵巢综合征等病理状态,而且还可能不断有新的疾病状态加入,提示代谢综合征的本质是多方面的、复杂的,而且这些代谢异常的协同作用可能远大于各危险因素单独作用之和。

一、代 谢 变 化

(一) 糖代谢异常

表现为高胰岛素血症、高血糖或糖耐量异常。

早期的糖代谢变化是机体通过代偿性地增加胰岛素的分泌,使血糖维持在正常水平而出现的高胰岛素血症。胰岛素分泌增多后,其靶器官对胰岛素敏感性下降,血糖转化为肝糖原、肌糖原作用变弱。通常情况下高胰岛素血症会导致低血糖发生,若存在高胰岛素血症而没有低血糖的发生则提示机体存在胰岛素抵抗。当胰腺 B 细胞不足以完全代偿胰岛素抵抗就会出现血糖水平异常升高,糖调节受损,进入糖耐量异常期。由于刺激骨骼肌葡萄糖摄取所需要的胰岛素比抑制肝糖产生和输出所需的胰岛素多,因此更易出现餐后血糖水平增高,继而出现空腹血糖升高。当胰岛素抵抗进一步加重,胰腺 B 细胞因长期代偿过度而衰竭,则出现低胰岛素血症,血糖持续升高,导致 2 型糖尿病发生。

(二) 脂代谢紊乱

表现为高三酰甘油血症,高密度脂蛋白胆固醇降低,小颗粒致密的低密度脂蛋白胆固醇升高。

胰岛素抵抗促使内脏脂肪对糖皮质激素和儿茶酚胺等脂解激素的敏感性增强,致游离脂肪酸的释放增加。增多的游离脂肪酸可以使肝脏合成三酰甘油的作用加强;同时,胰岛素还能使与三酰甘油合成相关的基因转录和酶活性增强。

高三酰甘油血症时,高密度脂蛋白胆固醇内的三酰甘油的含量增多,胆固醇酯的含量下降产生小而密的颗粒,进而使高密度脂蛋白胆固醇在血循环中的清除率升高、含量降低。

胰岛素抵抗及游离脂肪酸增多使极低密度脂蛋白(VLDL)合成增加,脂蛋白脂肪酶(lipoprotein lipase)活性降低,乳糜微粒(chylomicron,CM)的分解减少,使 CM/VLDL 增加,富含三酰甘油的脂蛋白增加,在胆固醇酯转移蛋白(cholesterol ester transfer protein)、肝脂酶(hepatic lipase)作用下,小颗粒致密的 LDL(sLDL)增加。有研究发现,在三酰甘油> 210 mmol/L 的病人血中存在的主要为小而密的 LDL,与大而飘浮的 LDL 相比,小而密的 LDL 更具有多种潜在的致动脉粥样硬化的特性,包括降低受体介导的脂质清除、增加动脉壁的滞留作用及对氧化作用的敏感性。体内 sLDL 增加是发生冠心病和 2 型糖尿病的危险因素。sLDL 增加的个体,常常同时伴有高密度脂蛋白胆固醇降低、胰岛素抵抗、腹部肥胖、高胰岛素血症以及其他一些代谢性改变。

(三) 高尿酸血症

尿酸是嘌呤代谢产物,主要由肾脏排泄。代谢综合征中高尿酸血症的发生一方面与游离脂肪酸可增加 5-磷酸核糖焦磷酸合成系统的活性,使尿酸产生增加有关,另一方面与胰岛素抵抗、高胰岛素血症、高血压、高血脂、2 型糖尿病有关,这些疾病可以加速动脉粥样硬化,造成肾脏对尿酸的清除率下降,继发血尿酸水平升高,引起高尿酸血症甚至痛风的发生。由于高尿酸血症的发生,导致尿酸结晶在血管壁的沉积,直接损伤血管内膜,又进一步诱发和加重了动脉粥样硬化。因此高尿酸血症与冠心病的发病也存在一定关系。

二、功 能 变 化

(一) 冠状动脉粥样硬化性心脏病

代谢综合征病人的机体处于高炎症和高血栓形成状态,必然会增加心血管病和其并发症的风险。代谢综合征易合并冠心病,应用核素心肌灌注单光子发射计算机断层显像(SPECTMPI)方法的检测结果显示代谢综合征患者心肌缺血率明显增高,心脏负荷运动则进一步提高了心肌缺血的检出率。现在普遍认为,胰岛素抵抗与冠心病的高发有关,空腹高胰岛素血症是导致冠心病的一个显著独立的危险因素。而冠心病的其他危险因素,如高血压、高脂血症、糖耐量异常、肥胖、体力活动缺乏和吸烟等,也与胰岛素抵抗和高胰岛素血症有关。

胰岛素抵抗可通过对内皮功能的损伤,加速动脉粥样硬化的进程,参与心血管疾病的发生。胰岛素抵抗和高胰岛素血症可增加纤溶酶原激活物抑制因子 1 的浓度,影响纤溶功能而增加脂质沉积,刺激血管产生多种生长因子,诱导平滑肌细胞增殖,导致动脉狭窄,促进动脉粥样硬化的形成。胰岛素抵抗与原发性高血压的发病密切相关。胰岛素抵抗引起的代偿性高胰岛素血症可通过刺激交感活性、增加肾小管钠的重吸收及影响平滑肌细胞钙离子运转,使血管张力增加,引起血压升高。而 C 反应蛋白的增加也可以通过抑制血管内皮细胞 NO 的生成,促进血管收缩,引起血压的升高。

(二)2 型糖尿病

胰腺也是胰岛素抵抗受累的主要器官。为了代偿对胰岛素需求增加,胰岛素分泌相应增加。在这种应激状态下,存在糖尿病遗传易感因素的个体胰腺 B 细胞的凋亡速度就会加快,代偿失调的结果容易出现高血糖,进一步进展为临床糖尿病。

胰岛素抵抗同时启动了胰岛细胞的一系列炎症反应。高血糖导致的氧化应激则进一步加剧炎症反应。炎症反应则诱发胰岛 B 细胞本身的胰岛素抵抗而影响胰岛素的合成和分泌。表明慢性轻度炎症也直接参与了糖尿病的发生与发展。

2 型糖尿病最重要的慢性并发症是血管和神经病变。大血管病变包括冠心病、脑血管病和周围血管病变。微血管病变表现为视网膜病变和肾脏病变。长期高血糖是导致糖尿病慢性微血管病变并发症的主要原因,也是导致胰岛素分泌和敏感性降低,甚至胰腺 B 细胞凋亡的重要因素。其机制与葡萄糖毒性产物——糖基化终末产物和氧自由基生成有关。高糖毒性(即长期高血糖的有害作用)和脂毒性对 B 细胞的损伤是引起 2 型糖尿病的重要因素。

(三)非酒精性脂肪性肝病

非酒精性脂肪性肝病是一组包括从单纯性脂肪肝到非酒精性脂肪性肝炎,以致最终发展为肝硬化甚至肝细胞癌的慢性肝脏疾病。非酒精性脂肪性肝病是代谢综合征在肝脏的表现,其与代谢综合征的各组分密切相关,其致病机制涉及胰岛素抵抗、氧化应激、细胞凋亡和脂肪因子等多重打击过程。如中心性肥胖和胰岛素抵抗,引起内脏脂肪细胞的脂解作用增强,脂解产物——游离脂肪酸和三酰甘油大量进入肝脏,使肝脏成为首先受累的脏器。过多游离脂肪酸的沉积导致了非酒精性脂肪肝病的发生,甚至引起肝酶水平升高。

(四)早期肾功能损害

微量白蛋白尿(MA)既是肾脏受损的早期标志物之一,也可反映心血管系统损害。研究结果显示代谢综合征患者微量白蛋白尿显著高于单纯高血压和糖尿病患者,而其内生肌酐清除率低于单纯高血压和糖尿病患者,当存在血脂异常时,微量白蛋白尿和内生肌酐清除率改变更为明显。与高血压和糖尿病相比,在血压和血糖无显著差异的情况下,代谢综合征患者的总胆固醇、低密度脂蛋白胆固醇、载脂蛋白 B 与微量白蛋白尿和内生肌酐清除率有显著的相关性。提示代谢综合征早期肾脏损害较单纯高血压和糖尿病明显,血脂异常对代谢综合征早期肾脏损害有显著影响。

(五) 血液高凝状态

胰岛素抵抗还可引起凝血和纤溶状态的失衡。代谢综合征的患者血液凝固性增高,包括纤维蛋白溶解功能减退,内皮阻抗血栓形成的功能减低,血小板反应性增强。胰岛素抵抗,可导致血管内皮细胞功能紊乱,致使纤溶酶原激活物抑制因子 1 和纤维蛋白原水平明显增加,共同导致高凝状态,一旦体内发生血液凝固,患者不能正常启动纤溶过程,极易造成血栓的形成,促进心脑血管疾病的发生与发展。

(六) 多囊卵巢综合征

多囊卵巢综合征(polycystic ovary syndrome)以育龄妇女慢性无排卵(排卵功能紊乱或丧失)和高雄激素血症和(或)高胰岛素血症为特征,主要临床表现为月经周期不规律、不孕、肥胖、多毛和(或)痤疮,是最常见的女性内分泌疾病。由于胰岛素抵抗及高胰岛素血症可刺激卵巢分泌雄性激素,导致多囊卵巢。由于神经内分泌系统的紊乱,促使下丘脑-垂体-肾上腺轴活性增高,致使肾上腺来源的雄激素分泌增多,抑制促性腺激素释放激素释放,性腺来源的性激素分泌减少,女性则表现为雄激素水平增高,引起高雄激素血症。

(七) 睡眠呼吸暂停综合征

特指睡眠中因上呼吸道阻塞引起呼吸暂停,是一种累及多系统并造成多器官损害的睡眠呼吸疾病。代谢综合征若长期得不到纠正,有发生睡眠呼吸暂停综合征的风险。这是由于一方面肥胖造成胸壁和腹壁增厚,呼吸时胸部扩张受影响,膈肌运动受限,导致肺活量下降,呼吸变浅。另一方面由于咽喉部脂肪肥厚,使支气管内空气流动不畅,容易造成睡眠时上呼吸道的阻塞或狭窄,无法使二氧化碳充分排出,加之睡眠期间上呼吸道肌肉对低氧和二氧化碳的刺激反应性降低,结果导致全身乏力、疲倦与昏睡,甚至发生睡眠呼吸暂停综合征(图 25-2)。

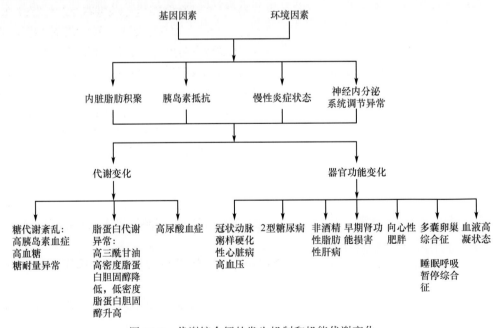

图 25-2 代谢综合征的发生机制和机能代谢变化

第4节 代谢综合征的防治原则

代谢综合征可明显增加糖尿病和心脑血管疾病的发病危险,代谢综合征能从多个环节促进糖尿病和心血管病及其并发症的发生发展,因此对该病的主要防治目标就是预防、阻止或延缓疾病进程。

一、健康生活方式和运动

合理膳食与适量运动是代谢综合征的基础干预,对于控制体重和增加胰岛素敏感性十分重要。运动对于代谢综合征的改善作用体现在:提高胰岛素敏感性,降低体内胰岛素水平以及增强血糖控制能力;增加能量消耗,降低体重,减少内脏脂肪;降低血三酰甘油及低密度脂蛋白胆固醇水平,提高高密度脂蛋白胆固醇水平;提高组织脂酶活性,减少组织脂质堆积;抗炎;提高心肺功能等方面。

二、合理的药物治疗

目前仍无国内外公认的代谢综合征药物治疗指南,药物治疗仍沿用现有的降压、调脂、降糖和控制肥胖等药物干预指南,在此基础上根据代谢综合征组分的构成、靶器官损害和临床并发症的情况进行合理组合,综合干预。

(江 瑛)

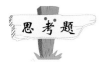

1. 什么是代谢综合征?简述代谢综合征的代谢紊乱特点。
2. 游离脂肪酸升高的常见原因和后果有哪些?
3. 简述脂肪组织分泌功能异常的主要表现。
4. 什么是胰岛素抵抗?简述胰岛素抵抗的发生机制。

本章课件

第26章 心力衰竭

心力衰竭(heart failure)或称泵衰竭(pump failure),是指由于心脏收缩和(或)舒张功能障碍,使心输出量绝对或相对减少,不能满足机体代谢需要的一种病理过程。心力衰竭属于心功能不全的失代偿阶段,心功能不全(cardiac insufficiency)包括心泵功能受损从完全代偿直至失代偿的全过程。从本质上讲,心功能不全和心力衰竭是一致的,只是程度上有所区别,在临床实践中二者往往通用。当心力衰竭呈慢性经过,并伴有血容量和组织间液增多及静脉系统淤血者,称为充血性心力衰竭(congestive heart failure)。

第1节 心力衰竭的原因、诱因和分类

一、心力衰竭的原因

(一)原发性心肌舒缩功能障碍

原发性心肌舒缩功能障碍是引起心力衰竭最常见的原因。常见于:

1. 心肌病变 如心肌炎(病毒性、风湿性、中毒性等)、心肌梗死、心肌病、心肌纤维化等,当其达到一定程度和范围时都可使心肌舒缩功能受损而导致心力衰竭。

2. 心肌代谢障碍 多见于冠状动脉粥样硬化、心肌缺血缺氧时,缺血缺氧可使心肌能量生成障碍、代谢产物蓄积和酸中毒,从而导致心肌的舒缩功能障碍。此外,严重贫血及维生素 B_1 缺乏,也可分别因心肌供氧不足和生物氧化过程障碍,从而导致心力衰竭。

(二)心脏负荷过重

分为压力负荷过重和容量负荷过重。

1. 压力负荷过重 又称后负荷过重,由于心脏射血时遇到的阻力增加,使收缩期心腔内压力过高而加重心脏负荷,导致心力衰竭。如高血压病及主动脉瓣狭窄所致的左心室压力负荷过重;肺动脉高压、肺栓塞和阻塞性肺疾患等所致的右心室压力负荷过重。

2. 容量负荷过重 又称前负荷过重,由于心脏舒张末期心室容量过多,加重了心脏负荷,可引起心力衰竭。例如,主动脉瓣或二尖瓣关闭不全所致的血液逆流,可致左心室容量负荷过重。

此外,在心包填塞、缩窄性心包炎时,由于心脏的舒张充盈受限制,既可出现心输出量减少,又可引起静脉血液淤积和压力升高,从而出现酷似心力衰竭的症状和体征。但此时心肌本身的舒缩性能正常,故不是真正的心力衰竭。但有人认为从泵衰竭的角度看,它符合心力衰竭的概念,而且长期的心脏舒张受限可引起心肌代谢变化,最终也会影响心肌的收缩性。

二、心力衰竭的诱因

(一)感染

各种感染尤其是呼吸道感染是最常见的诱因。感染可引起发热,促使心率加快,耗氧量加大,心室舒张期缩短,进而心室充盈和心肌供氧不足;毒素作用可抑制心肌舒缩功能而诱发心力衰竭;呼吸道感染还可因肺通气、换气障碍,使肺血管阻力增高,右室负荷加重以及缺氧而诱发心力衰竭。

(二)心律失常

尤其是快速型心律失常,心率加快一方面使心肌耗氧量增加,另一方面使舒张期缩短致冠脉血流减少及心室充盈不足,故易诱发心力衰竭。

(三)水、电解质代谢和酸碱平衡紊乱

过量、过快输液可使血容量增加,加重心脏前负荷而诱发心力衰竭;高钾血症和低钾血症可影响心肌的兴奋性、传导性、自律性和收缩性,容易造成心律失常,诱发心力衰竭。酸中毒时,H^+通过干扰心肌 Ca^{2+} 转运而使心肌收缩性减弱。

(四)其他

妊娠、分娩、过度劳累、情绪波动、气温变化、创伤及手术等均可诱发心力衰竭。

三、心力衰竭的分类

根据心力衰竭发生的速度、部位及心输出量的高低而分类。

(一)按心力衰竭发生的速度分类

1. 急性心力衰竭　发病急骤,心输出量急剧减少,机体来不及发挥代偿功能,易出现肺水肿、心源性休克、昏迷等。见于急性心肌梗死、严重的心肌炎等时。

2. 慢性心力衰竭　发病缓慢,病程较长,往往伴有心肌肥大、心腔扩大等代偿表现。心功能代偿失调的临床表现为心输出量减少、体内水钠潴留、水肿、淤血等。常见于高血压病、心瓣膜病和肺动脉高压等的后期。

(二)按心力衰竭发生的部位分类

1. 左心衰竭　为心力衰竭中最常见的类型。多见于冠心病、高血压病、主动脉瓣或二尖瓣关闭不全等,主要引起肺循环淤血,患者出现肺水肿、呼吸困难等症状。

2. 右心衰竭　常见于慢性阻塞性肺疾病、肺动脉高压等,也可继发于左心衰竭。主要引起体循环淤血,患者出现颈静脉怒张、肝肿大、下肢水肿等症状。

3. 全心衰竭　多数为左心衰竭发展到右心衰竭,少数一开始即表现为全心衰竭,如心肌炎、心肌病等引起的心力衰竭。左心和右心功能都衰竭,既有肺循环淤血,又有体循环淤血。

(三)按心力衰竭时的心输出量的高低分类

1. 低输出量性心力衰竭　是指心力衰竭时心输出量低于正常休息时的心输出量。如冠心病、高血压病、心瓣膜病等引起的心力衰竭。

2. 高输出量性心力衰竭　是指心力衰竭前心输出量高于正常;发生心力衰竭时,心输出量虽比心力衰竭前降低,但仍高于或接近于正常休息时的水平。多见于甲状腺功能亢进、贫血、妊娠、维生素 B_1 缺乏、动-静脉瘘等高动力循环状态。上述高动力循环状态的持久存在与发展,增加心脏负担,最终可发展为心力衰竭。

第 2 节　心力衰竭发生过程中机体的代偿反应

心脏负荷过重或心肌受损时,机体会激活一系列代偿机制以满足正常活动的需要。首先是神经-体液调节机制的激活,进而导致心脏本身以及心外组织器官的代偿适应性变化。

一、神经-体液调节机制的激活

1. 交感-肾上腺髓质系统激活 心力衰竭时心输出量减少,动脉血压降低,对颈动脉窦和主动脉弓的压力感受器刺激减弱,使交感神经兴奋;由于心排血量减少,心室舒张末期容积增大,刺激右心房和腔静脉的容量感受器,使交感神经兴奋。交感神经兴奋,血浆儿茶酚胺浓度明显升高。一方面通过刺激 β 受体促进 Ca^{2+} 内流,使心肌收缩性增强、心率加快、心输出量增加;另一方面通过刺激 α 受体引起外周血管选择性收缩,使血流重新分配,保证心、脑等重要器官的灌流。在短期内产生明显代偿作用。

但交感-肾上腺髓质系统长期过度激活,却是心力衰竭恶化的重要因素:①心率过快使心舒张期缩短,冠状动脉供血不足;②外周血管阻力持续增加,加重心脏的后负荷;③过量儿茶酚胺使心肌细胞膜离子转运异常,诱发心律失常;④内脏器官长期缺血致其代谢、功能和结构改变。

2. 肾素-血管紧张素-醛固酮系统的激活 心输出量减少导致的肾血流灌注减少,可激活肾素-血管紧张素-醛固酮系统(renin-angiotensin-aldosterone system,RAAS)。血管紧张素,尤其是 AngⅡ增加可直接通过缩血管作用,以及与去甲肾上腺素的协同作用,对血流动力学稳态产生明显影响。醛固酮增加可促进远曲小管和集合管上皮细胞对水、钠的重吸收,通过维持循环血量保持心输出量正常。

但 RAAS 的过度激活会对机体产生不利影响:①过度的血管收缩加重左心室后负荷;②AngⅡ可促进心肌和非心肌细胞(包括成纤维细胞、血管平滑肌细胞、内皮细胞等)肥大或增殖;③水、钠潴留引起的血容量增加可使已经升高的心室充盈压进一步升高;④醛固酮还可促进心的成纤维细胞合成胶原使心室纤维化。

此外,由心房分泌的心房钠尿肽(ANP),不但具有利钠排尿、舒张血管平滑肌和降血压作用,还可抑制肾素和醛固酮的产生并对抗其作用。ANP 与 RAAS 的平衡可决定心功能不全发展的严重程度。

二、心脏本身的代偿反应

(一)心率增快

心率增快是一种能迅速发挥作用的代偿形式。一定范围内的心率加快,可以增加每分输出量。但心率过快,每分钟超过 180 次时,由于心舒张期缩短,心室充盈不足,致使每搏输出量明显减少,每分输出量也随之减少;心舒张期缩短可使冠脉的灌流量减少,加重心肌缺血缺氧;心率加快,使心肌耗氧量增加。因此,心率过快反而失去代偿意义。

(二)心脏紧张源性扩张

这是心脏病尤其伴有容量负荷(前负荷)过度时,机体增加心搏出量的一种重要代偿方式。依据 Frank-Starling 定律(图 26-1),心肌收缩力和心输出量在一定范围内(肌节长度 $1.7 \sim 2.2\mu m$)随心脏前负荷的增加而增加。当心室舒张末期的容量和压力增加时,心肌纤维被拉长。已知当肌节初长度为 $2.2\mu m$ 时,粗、细肌丝处于最佳重叠状态,横桥有效数目最多,故产生的心肌收缩力最大。这种伴有心肌收缩力增强的心脏扩张称心脏紧张源性扩张。但当心室进一步扩大,心肌收缩力和心输出量反而会降低,如肌节长度超过 $3.65\mu m$ 时,因粗、细肌丝不能重叠而丧失收缩能力。这种伴有心肌收缩力减弱的心脏扩张称为心脏肌源性扩张。

(三)心肌收缩性增强

心力衰竭时,由于神经内分泌系统的激活,交感神经兴奋,儿茶酚胺、AngⅡ以及其他正性肌力作用

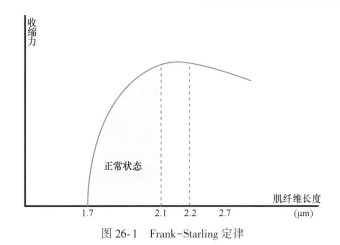

图 26-1　Frank-Starling 定律

的物质分泌增加,加强心肌的收缩能力,心排出量增加。但心肌收缩力的加强,必然会导致心肌耗氧量的增加,在缺血性心脏病所致的心力衰竭中,致使这种代偿机制受到限制。

(四)心室重构

心室重构(ventricular remodeling)是心室在长期容量和压力负荷增加时,通过改变心室结构、功能和表型而发生的慢性代偿适应性反应。包括心肌重量、心室容量和心室形状的改变。心室重构时,心肌细胞、非心肌细胞和细胞外基质均会发生明显变化。

1. 心肌肥大　心肌肥大是指心肌细胞体积增大(直径增宽或长度增加、肌节数量增多、线粒体数目增多),并伴有其他细胞的增生。它是心肌长期超负荷工作时发生的一种慢性代偿机制。主要表现为心脏重量增加,心室壁增厚。心肌肥大可分为向心性肥大和离心性肥大。心肌肥大不伴心腔扩大者称向心性肥大,多在长期后负荷(压力负荷)过重的基础上,心肌纤维肌节并联性增生,并伴有心肌间质增生,导致的心肌肥大。心肌肥大伴心腔扩大者称离心性肥大,多在长期前负荷(容量负荷)过重的基础上,心肌纤维肌节串联性增生和肌纤维长度增加而导致的心肌肥大。

肥大心肌具有比较持久的代偿作用。但是,过度肥大的心肌将丧失其代偿功能,并转化为促进心力衰竭发生发展的重要因素。这是因为肥大心肌具有不平衡性生长特性,即心肌体积的增长超过神经、血管和细胞器的生长,导致心肌交感神经末梢、毛细血管、线粒体分布密度相对下降,使心肌细胞处于相对缺血、缺氧和能量不足的状态,并且肥大心肌肌质网 Ca^{2+} 转运障碍,加上心肌间质胶原增生导致的心肌顺应性降低,从而促进心力衰竭的发生。

2. 非心肌细胞及细胞外基质的变化　非心肌细胞包括成纤维细胞、血管平滑肌细胞、内皮细胞等,参与细胞外基质变化的主要是成纤维细胞,它是细胞外基质的关键来源。细胞外基质中最主要的是 I 型和 III 型胶原纤维。胶原纤维的量和成分是影响心肌顺应性的重要因素。心室重构时,AngII、去甲肾上腺素和醛固酮等可促进非心肌细胞活化或增殖,分泌大量不同类型的胶原,导致心肌间质的增生与重构。但是过度的非心肌细胞增殖及基质重构可导致室壁顺应性降低,冠状动脉管壁增厚,心肌细胞供氧减少并促进心肌的凋亡和纤维化,甚至影响心肌细胞之间的信息传递。

三、心外代偿反应

(一)血容量增加

主要是由于钠、水潴留使血容量增加,导致回心血量增加和心室充盈压升高。血容量增加在一定范围内可提高心搏出量和组织的血液灌流量,故具有代偿意义。但钠、水潴留过多,不仅会出现水肿,反而加重心脏前负荷。

(二)外周血流重新分配

心输出量减少可通过交感-肾上腺髓质系统,使外周血管选择性收缩,引起全身血流重新分配,表现在皮肤、骨骼肌和腹腔脏器的血管收缩,供血减少,而心脏和脑的供血量增加。这样既能防止血压下降,又能保证心、脑等重要器官的血液供应,故具有代偿意义。但器官长期缺血缺氧,会出现功能障碍及因缺氧和氧化不全产物的蓄积可使局部出现缺血后充血,从而导致重要器官的血流减少。

(三)红细胞增多

心力衰竭造成循环性缺氧,刺激肾脏促红细胞生成素(EPO)生成、释放增加,EPO促进骨髓造血功能增强,使红细胞和血红蛋白增多,增加了携氧能力,具有一定的代偿意义。但红细胞过多,会造成血黏度增加。

(四)组织利用氧的能力增强

心力衰竭时,细胞内线粒体数目增加和线粒体氧化磷酸化酶系活性增强,增强组织利用氧的能力。

第3节 心力衰竭发生的基本机制

心力衰竭是各种心脏疾病最终的共同归宿,发生机制比较复杂,目前认为心室重构是心力衰竭发生发展的病理生理基础,在此基础上出现的心肌舒缩功能障碍是其基本机制。

一、心肌收缩功能降低

心肌收缩的基本单位是肌节。心肌收缩与舒张的实质是肌节的缩短与伸长。肌节由粗、细两种肌丝组成,粗肌丝主要成分是肌球蛋白(myosin),呈长杆状,形状像豆芽,其呈球形的头部,具有ATP酶活性,可分解ATP释放能量,供肌丝滑动利用。细肌丝由肌动蛋白(actin)、向肌球蛋白(tropomyosin)和肌钙蛋白(troponin)组成。肌动蛋白是细肌丝的主要成分,呈球状,互相串联成双螺旋结构,其上有特殊的"作用位点"与肌球蛋白头部形成横桥发生可逆性结合;向肌球蛋白呈杆状,头尾串联并形成螺旋状细长纤维嵌在肌动蛋白双螺旋的沟槽内;肌钙蛋白是由三个亚单位组成的复合体。肌动蛋白与肌球蛋白为收缩蛋白,向肌球蛋白与肌钙蛋白为调节蛋白。向肌球蛋白与肌钙蛋白可"封闭"肌动蛋白上的作用点,从而阻止粗细肌丝的相互结合。当心肌细胞兴奋时,细胞膜除极化可激活膜上的钙通道使其开放,细胞外液中的Ca^{2+}顺浓度梯度进入细胞,进一步激活肌质网向胞质释放Ca^{2+},使胞质中Ca^{2+}浓度迅速升高,当Ca^{2+}浓度从10^{-7}mol/L升至10^{-5}mol/L时,Ca^{2+}便与肌钙蛋白结合,形成Ca^{2+}-肌钙蛋白-向肌球蛋白复合物。这种复合物的形成,解除了肌钙蛋白和向肌球蛋白对肌球蛋白与肌动蛋白之间搭桥的抑制作用,使肌球蛋白得以与肌动蛋白结合形成横桥;与此同时,Ca^{2+}激活肌球蛋白头部的ATP酶,水解ATP释放能量,启动肌球蛋白头部定向偏转,使由肌动蛋白构成的细肌丝沿着肌球蛋白构成的粗肌丝向肌节中央滑行,肌节缩短,心肌收缩(图26-2)。

由于这一过程把心肌的兴奋与收缩紧连在一起,故称为兴奋-收缩耦联。在此过程中,胞质内Ca^{2+}浓度的迅猛增加起着关键作用。当心肌收缩后复极化时,肌质网通过钙泵(肌质网的ATP酶)

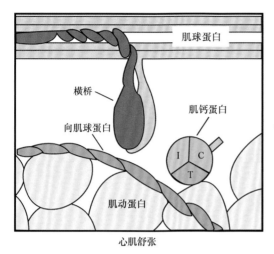 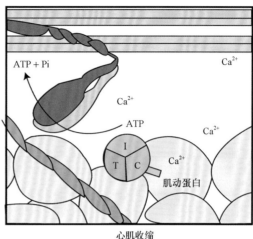

图 26-2　心肌舒缩的分子机制

作用摄取 Ca^{2+},同时,部分 Ca^{2+} 又转移至细胞外,使胞质内 Ca^{2+} 浓度迅速降低,当降至 $10^{-7}mol/L$ 时, Ca^{2+} 即与肌钙蛋白解离,细肌丝滑向原位,心肌舒张。

从上述心肌舒缩的分子基础看,决定心肌收缩过程的基本因素是心肌收缩蛋白、兴奋-收缩耦联和心肌的能量代谢,故当这些因素发生明显改变时,便可导致心力衰竭。

(一)心肌收缩相关蛋白改变

1. 心肌细胞数量减少　主要包含坏死和凋亡两种形式。心肌细胞受到严重缺血、缺氧、感染、中毒等损伤因素作用时,发生坏死。坏死的边缘往往存在凋亡细胞。凋亡不仅导致心肌细胞数量减少、促进心室重构,而且在肥大心肌由代偿转为失代偿的过程中也发挥重要作用。凋亡还是造成老年患者心肌细胞数量减少的主要原因。

2. 心肌细胞结构改变　①在分子水平上,引起心肌肥大的机械信号和化学信号的刺激,可使成年心肌中处于静止状态的胚胎基因再表达,包括与收缩功能有关的收缩蛋白和钙调节蛋白的基因改变。表型转变的心肌不仅收缩功能低下,而且生存时间缩短,从而促进心力衰竭的发生。②在细胞水平上,过度代偿肥大的心肌肌丝与线粒体不成比例增加,肌节不规则叠加,显著增大的细胞核挤压邻近肌节,导致肌原纤维排列紊乱,出现心肌收缩力下降。③在器官水平上,与代偿时的心腔扩大和心室肥厚不同,失代偿时的心室表现为心腔扩大室壁变薄,扩张的心室几何结构发生改变,横径增加使心由正常的椭圆形变成球状。心室扩张使主动脉瓣和肺动脉瓣环扩大,瓣膜相对关闭不全而导致血液反流,心泵功能进一步降低。

(二)心肌能量代谢障碍

心肌的能量代谢过程大致可分为能量的释放(生成)、贮存和利用三个阶段。其中任何环节发生障碍均可导致心肌收缩性减弱。

1. 能量生成障碍　严重的贫血、冠状动脉粥样硬化症等引起心肌缺氧,维生素 B_1 缺乏使丙酮酸不能通过氧化脱羧转变为乙酰辅酶 A 进入三羧酸循环,这些都可使 ATP 生成不足而导致心肌收缩性减弱。

2. 能量贮存障碍　心肌能量主要以磷酸肌酸的形式贮存。在肌酸激酶(CK)的作用下,肌酸与 ATP 之间发生高能磷酸键转移而生成磷酸肌酸并贮存。随着心肌肥大的发展,CK 活性降低,贮存形式的磷酸肌酸含量减少。

3. 能量利用障碍　心肌对能量的利用是把 ATP 贮存的化学能转化为心肌收缩的机械能的过程。此过程通过肌球蛋白头部的 ATP 酶水解 ATP 供能来实现。某些类型心力衰竭表现出能量利用障碍,如长期心负荷过重而引起的心肌过度肥大。过度肥大的心肌其肌球蛋白头部 ATP 酶活性下降,即使心肌 ATP 含量正常,但因 ATP 酶不能水解 ATP,化学能无法转化为粗、细肌丝滑动所需的机械能,导致心肌收缩力下降。

(三)心肌兴奋-收缩耦联障碍

引起心肌兴奋-收缩耦联障碍的主要环节是 Ca^{2+} 的运转失常。

1. Ca^{2+} 内流受阻　心肌收缩时胞质中的 Ca^{2+} 除大部分来自肌质网外,尚有少量从胞外经钙通道内流。Ca^{2+} 内流在心肌收缩活动中起重要作用,它不但可直接升高细胞内 Ca^{2+} 浓度,更主要的是触发肌质网释放 Ca^{2+}。生理情况下,当交感神经兴奋并释放去甲肾上腺素(NE)时,NE 与心肌细胞表面的 β 受体结合后,通过腺苷酸环化酶,使心肌细胞内 ATP 转变为 cAMP,后者使细胞膜上的钙通道开放,Ca^{2+} 内流。长期心肌负荷过重、心肌缺血缺氧时,由于儿茶酚胺合成减少或消耗过多,心肌内 NE 含量减少,使钙通道开放减少,Ca^{2+} 内流受阻。此外,细胞外液的 K^+ 与 Ca^{2+} 在心肌细胞膜上有竞争作用,故高钾血症时 K^+ 可阻止 Ca^{2+} 的内流,导致细胞内 Ca^{2+} 浓度降低。从而导致心肌兴奋-收缩耦联障碍。

2. 肌质网对 Ca^{2+} 的摄取、释放障碍　心力衰竭时,由于肌质网的 ATP 酶活性降低,使肌质网对 Ca^{2+} 的摄取贮存发生障碍,故当心肌兴奋时,向胞质释放的 Ca^{2+} 减少。一方面胞质内 Ca^{2+} 不能迅速降低,使心肌舒张延缓;另一方面造成肌质网 Ca^{2+} 贮存量减少,供给心肌收缩的 Ca^{2+} 不足,抑制心肌收缩性。此外,如伴有酸中毒时,H^+ 使肌质网中钙结合蛋白与 Ca^{2+} 亲和力增大,使肌质网在心肌兴奋时不能释放足量的 Ca^{2+}。

3. 肌钙蛋白与 Ca^{2+} 结合障碍　当酸中毒时,由于 H^+ 与肌钙蛋白的亲和力高于 Ca^{2+},H^+ 占据了肌钙蛋白上的 Ca^{2+} 结合位点,因而影响了 Ca^{2+} 与肌钙蛋白结合,从而导致兴奋-收缩耦联障碍。

二、心肌舒张功能障碍

心脏的射血功能不但取决于心脏的收缩性,还取决于心室的舒张功能。约有 30% 的心力衰竭是由于心脏舒张功能异常引起。一般认为导致心脏舒张功能异常的主要机制有:

(一)钙离子复位延缓

心肌收缩后,产生舒张的首要因素是细胞质内 Ca^{2+} 迅速降至舒张阈值(10^{-7} mol/L)以下,这样 Ca^{2+} 才能与肌钙蛋白解离,肌钙蛋白恢复原来的构型。当心肌缺血、缺氧时,ATP 供应不足、肌质网或细胞膜上 ATP 酶活性降低,不能及时将 Ca^{2+} 摄入肌质网或转运到细胞外,从而导致心肌舒张延缓或不全。

(二)肌球-肌动蛋白复合体解离障碍

心肌舒张首先需使肌球蛋白头部与肌动蛋白解离,即拆除横桥。这不但需要 Ca^{2+} 从肌钙蛋白结合处及时脱离,而且还需要 ATP 参与。当心肌缺血、缺氧等导致 ATP 缺乏及 Ca^{2+} 与肌钙蛋白亲和力增高时,肌球蛋白-肌动蛋白复合体不能分离,同时钙泵运转障碍,不能将 Ca^{2+} 从胞质中移至胞外和肌质网,心肌处于持续收缩状态,严重影响心脏的舒张充盈。

(三)心室舒张势能减少

心室舒张的势能主要来自心室的收缩,心室收缩力越强,舒张势能越大。凡能削弱心室收缩功能的因素都可通过减少舒张势能影响心室舒张。此外,心室舒张期冠状动脉的充盈不足也是引起心室舒张势能降低的重要因素。

(四)心室顺应性降低

心室顺应性(ventricular compliance)是指心室在单位压力变化下所引起的容积改变,其倒数为心室僵硬度。心肌肥大、心肌炎、心肌纤维化等时,因心室壁僵硬度增加,致心室顺应性降低。缩窄性心包炎、心包填塞等,心脏舒张受限,也可导致心室顺应性降低。心室顺应性降低时,妨碍了心室的充盈。

三、心室各部舒缩活动不协调

心房和心室有规律、协调的舒缩活动是保证心输出量正常的重要前提。一旦协调性被破坏,将会引起心的泵血功能紊乱,导致心输出量降低。心肌梗死、心肌炎等时,心室壁各部舒缩在空间和时间上不协调。表现为:①部分心肌收缩减弱;②部分心肌无收缩;③部分心肌收缩性膨出,即当心肌收缩时,病变区反向外膨出;④各部心肌收缩不同步(如心脏内传导障碍)。显然,心室各部舒缩活动的不协调,严重影响心脏射血功能,导致心输出量减少(图26-3)。

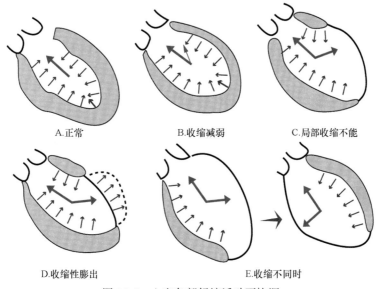

图 26-3　心室各部舒缩活动不协调

第4节　心力衰竭时机体的主要功能代谢的变化

一、心排血量减少

(一)心泵血功能降低

1. 心输出量减少　心输出量(cardiac output,CO)是反映心泵功能的综合指标。正常人的心输出量为3.5~5.5L/min,心力衰竭时可降低到2.5L/min以下。

2. 心脏指数降低　心脏指数(cardiac index,CI)是指单位体表面积的每分心输出量。正常人心脏指数为2.5~3.5L/(min·m²),心力衰竭时常减少到2.5L/(min·m²)以下。

3. 射血分数降低 射血分数(ejection fraction,EF)是每搏输出量与心室舒张末期容积的比值,正常为 0.56~0.65。心力衰竭时,心肌收缩性减弱,每搏输出量减少,心室收缩末期余血量增多,舒张末期容积增大,射血分数可降低到 0.5 以下。

4. 心房压和心室舒张末期压升高 这是心力衰竭时出现的较早变化,由于射血分数降低,心室射血后残余血量增多,使心室舒张末期容积增大,前负荷增加,导致心室充盈受限。常用肺动脉楔压和中心静脉压分别反映左心和右心功能。左心衰竭时肺动脉楔压(即肺小动脉末端毛细血管的压力,它接近于左房压和左室舒张末期压)升高;右心衰竭时中心静脉压(接近于右房压和右室舒张末期压)升高。

(二)器官血流量重新分配

器官血流量取决于灌注压及灌注阻力。心输出量减少引起的神经-体液调节系统的激活,血浆儿茶酚胺、Ang Ⅱ 和醛固酮含量增高,导致的各组织器官灌注压降低和阻力血管收缩的程度不一,各器官血流重新分配。在心力衰竭的早期阶段,皮肤、骨骼肌、肾及腹腔内脏血流量显著减少,可出现皮肤苍白、皮温降低、乏力、尿量减少等;心、脑血流量可维持在正常水平。当心力衰竭发展到严重阶段,心、脑血流量亦可减少。脑血流减少可致头晕、头痛、记忆力减退、烦躁不安,甚至晕厥等,严重者可出现阿斯综合征。急性严重心力衰竭时,心输出量急剧减少,机体来不及发挥代偿,可出现心源性休克。

二、静脉淤血

(一)体循环淤血

体循环淤血见于右心衰竭及全心衰竭,主要表现为体循环静脉系统过度充盈、静脉压升高、内脏充血和水肿等。

1. 静脉淤血和静脉压升高 右心衰竭时,上、下腔静脉回流受阻,可出现静脉淤血、静脉压升高,临床表现为颈静脉怒张、肝颈静脉回流征阳性等。

2. 水肿 是右心衰竭以及全心衰竭的主要临床表现之一。静脉淤血、静脉压升高导致的水、钠潴留及毛细血管内压升高可引起全身性水肿,也称心源性水肿。临床主要表现为下肢水肿、腹水及胸水等。

3. 肝肿大及肝功能异常 因下腔静脉回流障碍使肝静脉压升高,引起肝淤血、水肿,局部压痛。长期慢性肝淤血,可引起肝细胞萎缩、变性,甚至死亡,最终可出现淤血性肝硬化(心源性肝硬化)。因肝细胞变性、坏死,患者可出现转氨酶水平增高及黄疸。

4. 胃肠道功能改变 慢性心力衰竭时由于胃肠道淤血明显,患者可出现消化不良、食欲减退、恶心、呕吐、腹泻等消化系统功能障碍的表现。

(二)肺循环淤血

主要见于左心衰竭患者。肺淤血严重时,可出现肺水肿。肺淤血、肺水肿的共同临床表现是呼吸困难。呼吸困难为患者气短和呼吸费力的主观感觉,具有一定的限制体力活动的保护意义,也是判断左心衰竭程度的指标。

1. 呼吸困难的发生机制

(1)肺顺应性降低:肺淤血、水肿,使肺顺应性降低,肺僵硬度增加,肺泡通气量减少。

(2)肺的感受器受刺激:肺毛细血管压增高,肺间质水肿,可刺激肺泡毛细血管感受器;或因肺淤血、水肿刺激肺泡牵张感受器,反射性引起呼吸变快变浅。

（3）呼吸道阻力增加：肺淤血、水肿时，常伴有支气管黏膜充血、水肿，呼吸道阻力增加，肺泡通气量减少。

（4）血气异常：肺淤血、水肿时，导致肺通气换气功能障碍，可出现动脉血氧分压降低，或伴二氧化碳分压增高，反射性地兴奋呼吸中枢，使呼吸加深加快。

2. 呼吸困难的表现形式

（1）劳力性呼吸困难：轻度左心衰竭患者仅在体力活动时出现呼吸困难，休息后减轻或消失，是左心衰竭的最早表现。发生机制：①体力活动时机体需氧增加，但衰竭的左心不能提供与之相适应的心输出量，机体缺氧加剧，刺激呼吸中枢使呼吸加深加快。②体力活动时心率加快，舒张期缩短，一方面冠脉灌注不足，加剧心肌缺氧；另一方面，左心室充盈减少加重肺淤血。③体力活动时，右心回心血量增多，加重肺淤血，患者感到呼吸困难。

（2）夜间阵发性呼吸困难：是指病人夜间入睡后，突然感到胸闷憋气而惊醒，被迫立即坐起，咳嗽和喘气后有所缓解，伴有哮鸣音者又称心源性哮喘（cardiac asthma）。其发生机制为：①卧位时，体循环静脉血回流增加，肺淤血加重；②入睡后，迷走神经兴奋性相对升高，支气管收缩而口径变

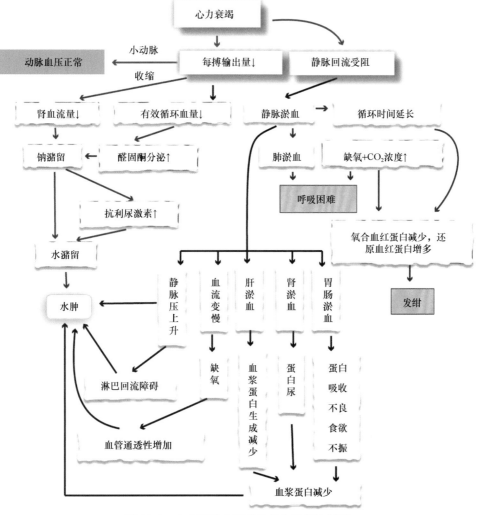

图 26-4 心力衰竭主要症状产生机制示意图

小,气道阻力加大。③熟睡后,中枢神经系统处于抑制状态,对外周传入刺激的敏感性降低,故只有在肺淤血比较严重,动脉血 PO_2 降到一定水平时,才能刺激呼吸中枢,使患者突感呼吸困难而惊醒。

(3)端坐呼吸:是指严重的心力衰竭患者因呼吸困难不能平卧,被迫采取高枕半卧位甚至坐位,才能减轻呼吸困难的状态。这是由于:①平卧时,腹腔内脏及下肢的静脉血液回流增多,加重肺淤血、肺水肿。②平卧时,膈肌上升,胸腔缩小,肺活量显著减少。③平卧时,肥大的心脏可压迫肺静脉而加重肺淤血。而坐位时,由于重力作用,下半身静脉血回流少,肺淤血减轻;膈肌下移使肺活量增加,流经肺部的高氧分压血易于回流至左心。因此,呼吸困难有所减轻。

(4)急性肺水肿:为急性左心衰竭的主要临床表现,患者出现发绀、气促、端坐呼吸、咳嗽、咳粉红色泡沫痰等症状和体征。发生机制:肺淤血使肺毛细血管内压升高、毛细血管壁通透性增大,液体渗出到肺间质和肺泡,引起急性肺水肿(图26-4)。

第5节 心力衰竭的防治原则

随着对心力衰竭发病机制的认识不断深入,心力衰竭的临床防治用药策略也发生了根本性变化,从过去增加心肌收缩力为主的治疗模式转变为目前以改善神经激素异常、阻止和延缓心肌重构为主的生物学治疗模式。这种防治策略的改变体现在临床用药上,就是治疗药物已从过去的强心、利尿和扩血管转变为以利尿剂、β受体阻滞剂和RAAS阻滞剂为主,辅以强心类制剂的综合治疗。慢性心衰的治疗目标不仅仅是控制患者的症状,更重要的是降低心力衰竭的死亡率和住院率,提高患者的生活质量和延长寿命。

一、防治原发病、消除诱因

积极采取有效措施防治可能导致心力衰竭发生的原发性疾病,消除诱发心力衰竭发生的可能诱因。

二、调整神经-体液系统失衡及干预心室重构

如前所述,心室重构是心力衰竭发展的基础。心功能障碍时血流动力学因素和神经-体液系统的变化是导致心室重构的主要原因。因此,改善血流动力学和阻断神经-体液系统的有害作用将有助于减轻或逆转心室重构。目前,β受体阻滞剂和RAAS阻滞剂(包括ACEI、血管紧张素受体拮抗剂和醛固酮受体拮抗剂)已成为临床抗心衰的常规药物。

三、减轻心脏前负荷和后负荷

(一)减轻心脏前负荷

对前负荷过高患者首要措施就是给予利尿剂,利尿剂通过抑制肾小管对水、钠的重吸收而降低血容量,不仅可减轻淤血及水肿症状,还可改善心的泵血功能。其次,应用扩张静脉血管的药物(如硝酸甘油等)和限制水钠摄入以减少回心血量。

(二)降低心脏后负荷

合理选用动脉血管扩张药如ACEI以降低外周阻力,不仅可降低心室后负荷,减少心肌耗氧量,而且可因射血时间延长及射血速度加快,在每搏做功不变的条件下使心搏出量增加。

四、改善心肌舒缩功能

对于收缩性心力衰竭且心腔扩大明显、心率过快的患者,可选择性应用正性肌力药物(如洋地黄类、钙增敏剂等)。对于心肌舒张功能障碍所致的心力衰竭,可合理选用钙通道阻滞剂,通过减少细胞质内 Ca^{2+} 浓度或者选用 β 受体阻滞剂、硝酸酯类等改善心肌的舒张功能。

五、中医中药治疗心力衰竭

心气虚证、气滞血瘀证为常见类型,根据辨证论治,常采用补气活血的方药治疗。

(李能莲)

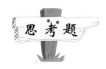

1. 举例说明心脏压力负荷过重与心肌肥大的关系。
2. 举例说明心脏容量负荷过重与心肌肥大的关系。
3. 举例说明高输出量性心力衰竭的发生机制。
4. 试比较心力衰竭时,心率加快和心肌肥大两种代偿形式的意义及优缺点。
5. 简述心肌能量代谢障碍在心力衰竭发生中的作用。
6. 试述肥大心肌由代偿转为失代偿的机制。
7. 左心衰竭时最早出现的症状是什么?简述其发生机制。
8. 简述夜间阵发性呼吸困难发生的机制。
9. 左心衰竭患者为什么会出现端坐呼吸?
10. 急性左心衰竭患者出现咳嗽、咳粉红色泡沫痰的机制是什么?

本章课件

第27章 呼吸衰竭

呼吸为机体与外界环境之间的气体交换过程,完整的呼吸过程包括外呼吸、气体运输和内呼吸三个环节。

呼吸衰竭(respiratory failure)是指由于外呼吸功能严重障碍,导致肺吸入氧气和(或)排出二氧化碳功能不足,出现动脉血氧分压(PaO_2)降低,伴有或不伴有二氧化碳分压($PaCO_2$)升高的病理过程。通常以 PaO_2 低于 60mmHg,伴有或不伴有 $PaCO_2$ 高于 50mmHg 作为判断呼吸衰竭标准。

正常人 PaO_2 随年龄、运动及所处海拔高度而异,成年人在海平面静息时 PaO_2 的正常范围为 $(100-0.32×年龄)±5mmHg$。$PaCO_2$ 极少受年龄影响,正常范围为 $(40±5)mmHg$。当吸入气的氧浓度(fraction of inspiration oxygen,FiO_2)不足 20% 时,用呼吸衰竭指数(respiratory failure index,RFI)作为诊断呼吸衰竭的指标。$RFI=PaO_2/FiO_2$,如 RFI≤300 可诊断为呼吸衰竭。

呼吸衰竭必定有 PaO_2 降低。根据 $PaCO_2$ 是否升高,将呼吸衰竭分为低氧血症型(hypoxemic respiratory failure,Ⅰ型)和高碳酸血症型(hypercapnic respiratory failure,Ⅱ型)呼吸衰竭;根据主要发病机制的不同,分为通气性和换气性呼吸衰竭;根据原发病变部位不同,分为中枢性和外周性呼吸衰竭;根据发病的缓急,分为慢性和急性呼吸衰竭。

第1节 原因和发病机制

外呼吸包括肺通气和肺换气两个基本过程。当各种病因通过肺通气障碍、弥散障碍和肺泡通气与血流比例失调等环节,使通气和(或)换气过程发生严重障碍,均可导致呼吸衰竭。

一、肺通气功能障碍

通气是肺泡气与外界气体进行交换的过程。正常成人静息时肺泡通气量约为 4L/min。当肺通气功能障碍使肺泡通气不足时可导致呼吸衰竭。肺通气障碍的类型和原因如下:

(一) 限制性通气不足

指吸气时肺泡的扩张受限制所引起的肺泡通气不足。通常吸气运动是吸气肌收缩引起的主动过程,呼气则是肺泡弹性回缩和肋骨与胸骨借重力作用复位的被动过程。主动过程容易发生障碍,导致肺泡扩张受限。其发生原因有:

1. 呼吸肌活动障碍 中枢或周围神经的器质性病变(如脑血管意外、脑外伤、脑炎、脊髓灰质炎、多发性神经炎等),过量安眠药、镇静药和麻醉药抑制呼吸中枢以及呼吸肌收缩功能障碍(如由长时间呼吸困难和呼吸运动增强引起的呼吸肌疲劳,由营养不良所致的呼吸肌萎缩,由低钾血症、缺氧等所致的呼吸肌无力等),均可使呼吸肌收缩减弱而发生限制性通气不足。

2. 胸廓顺应性降低 胸廓的顺应性和胸膜腔的完整性对维持肺的正常通气功能十分重要。胸膜纤维性增厚、胸廓畸形、胸壁外伤等可降低胸廓的顺应性,限制胸廓的扩张。

3. 肺顺应性降低 肺泡的弹性回缩力是由肺泡间隔中弹性纤维和胶原纤维以及肺泡内层的表面张力所形成的。严重的肺纤维化或肺表面活性物质减少可降低肺的顺应性,使肺泡扩张的弹性阻力增大而引起限制性通气不足。正常时,由肺泡Ⅱ型上皮细胞产生的表面活性物质,覆盖于肺泡、肺泡管和呼吸细支气管液层表面,能降低肺泡表面张力、减低肺泡回缩力,提高肺的顺应性,维持肺泡膨胀的稳定性和保持肺泡干燥。Ⅱ型上皮细胞受损(成人呼吸窘迫综合征)或发育不全(新生儿呼吸窘迫综合征)时,可使表面活性物质合成与分泌不足;肺过度通气或肺水肿时,可使表面活性物质大量消耗、稀释和破坏,从而导致表面活性物质减少。

4. 胸腔积液和气胸　　胸腔大量积液或张力性气胸压迫肺,使肺扩张受限。

(二) 阻塞性通气不足

由呼吸道狭窄或阻塞所引起的肺泡通气障碍称为阻塞性通气不足。呼吸道阻力是通气过程中主要的非弹性阻力,正常呼吸道总阻力约为 0.75~2.25mmHg/(L·s),呼气时略高于吸气时。其中 80% 以上发生于直径大于 2mm 的气管与支气管,直径小于 2mm 的外周小呼吸道仅占 20% 以下。影响呼吸道阻力的因素有呼吸道内径、长度和形态、气流速度和形式等,其中最主要的是呼吸道内径。管壁痉挛、肿胀或纤维化,管腔被黏液、渗出物、异物等阻塞,肺组织弹性降低以致对呼吸道管壁的牵引力减弱等,均可使呼吸道内径变窄或不规则而增加气流阻力,从而引起阻塞性通气不足。呼吸道阻塞可分为中央性和外周性两种。

1. 中央性呼吸道阻塞　　是指声门至气管分叉处的呼吸道阻塞。多见于气管内异物、肿瘤、白喉等。如阻塞位于胸外(如声带麻痹、炎症、水肿等),吸气时气体流经病灶引起的压力降低,可使呼吸道内压明显低于大气压,导致呼吸道狭窄加重;呼气时则相反,呼吸道内压高于大气压,呼吸道阻塞减轻,故患者表现为吸气性呼吸困难。如阻塞位于中央呼吸道的胸内部分,吸气时由于胸膜腔内压降低,使呼吸道内压大于胸膜腔内压,使阻塞减轻;用力呼气时胸膜腔内压升高而压迫呼吸道,使呼吸道狭窄加重,患者表现为呼气性呼吸困难(图 27-1)。

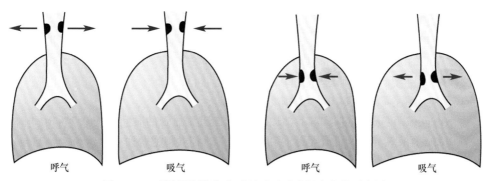

图 27-1　不同部位阻塞致呼吸时呼吸道阻力变化示意图

2. 外周呼吸道阻塞　　是指内径小于 2mm 以下的细支气管阻塞。见于慢性阻塞性肺疾患、支气管哮喘等。由于内径小于 2mm 的细支气管无软骨支撑,且管壁薄,又与管周围的肺泡结构紧密相连,可随着吸气与呼气时跨壁压的改变而扩大或缩小。吸气时胸膜腔内压降低,肺泡扩张,细支气管受周围弹性组织牵拉而口径变大和管道延长;呼气时则相反,小呼吸道口径变窄缩短。慢性阻塞性肺疾患时,小呼吸道管壁增厚或平滑肌紧张性升高,管壁顺应性降低,同时管腔也可因分泌物潴留而发生狭窄阻塞。此外,由于肺泡壁的损坏,可降低其对细支气管的牵引力,导致管腔狭窄而不规则,使小呼吸道阻力显著增加,患者表现为呼气性呼吸困难。在用力呼气时,小呼吸道阻塞更加严重甚至闭合,肺泡气难以呼出,这是由于等压点上移。气道内压与胸膜腔内压相等的部位为等压点。用力呼气时,胸膜腔内压和呼吸道内压大于大气压,推动肺泡气沿呼吸道呼出,在此过程中,呼吸道内压由小呼吸道至中央呼吸道逐渐下降,在呼出呼吸道上必然有一点的呼吸道内压与胸内压相等,即等压点。等压点下游端(通向鼻腔的一端)的呼吸道内压低于胸内压,呼吸道可能被压缩。但正常人的等压点位于软骨性呼吸道,呼吸道不会被压缩,而慢性支气管炎患者由于小呼吸道阻力异常增大,用力呼气时小呼吸道压下降更大,等压点因而上移(移向小呼吸道);或肺气肿患者由于肺弹性回缩力降低,使胸膜腔内压增高,致等压点上移,当等压点移至无软骨支撑的膜性呼吸道时,引起小呼吸道受压闭合。

(三) 肺泡通气不足时的血气变化

肺泡通气量不足会使肺泡气氧分压(alveolar PO_2,P_AO_2)下降和肺泡气二氧化碳分压(alveolar PCO_2,P_ACO_2)升高,因而流经肺泡毛细血管的血液不能充分动脉化,导致 PaO_2 降低和 $PaCO_2$ 升高,最终出现 II 型呼吸衰竭。$PaCO_2$ 的增加与 PaO_2 降低呈一定比例关系,其比值相当于呼吸商。

二、肺换气功能障碍

肺换气功能障碍包括弥散障碍、肺泡通气与血流比例失调以及解剖分流的增加。

(一) 弥散障碍

肺换气是肺泡气与肺泡毛细血管中血液之间进行气体交换的一个物理弥散过程。气体弥散量和速度受肺泡毛细血管膜(肺泡膜)两侧气体的分压差、肺泡膜面积、肺泡膜厚度和血液与肺泡膜接触的时间(弥散时间)等因素影响。弥散障碍(diffusion impairment)是指由于肺泡膜面积减少或肺泡膜异常增厚所引起的气体交换障碍。

1. 弥散障碍的机制

(1)肺泡膜面积减少:正常成人肺泡的面积约为 $80m^2$。静息时肺泡弥散面积为 $35\sim40m^2$,因其贮备量大,只有当它减少一半以上时才会引起换气功能障碍。肺泡膜面积减少可见于肺实变、肺不张和肺叶切除等。

(2)肺泡膜增厚:肺泡膜由毛细血管内皮细胞、基膜、毛细血管与肺泡上皮间网状间隙、肺泡上皮、肺泡上皮表面的液体层及表面活性物质等组成(图 27-2)。膜的厚度为 $0.35\sim1.0\mu m$,故气体易于弥散,交换很快。当肺水肿、肺透明膜形成、肺纤维化、间质性肺炎等时,可引起肺泡膜厚度增加,使弥散距离增宽而致弥散速度减慢,气体弥散障碍。

(3)弥散时间缩短:正常静息状态下,血液流经肺泡毛细血管的时间约为 $0.75s$,由于弥散距离很短,只需 $0.25s$ 血液氧分压就可升至肺泡氧分压水平。轻度肺泡膜面积减少和增厚的病人,虽然弥散速度减慢,一般在静息时气体交换仍可在正常的接触时间($0.75s$)内完成气体交换,而不致发生血气的异常。只有在机体活动量增加等使心输出量增加和肺血流加快,血液和肺泡接触时间过短的情况下,才会由于气体交换不充分而发生低氧血症。

2. 弥散障碍时的血气变化　肺泡膜的病变加上肺血流增快只会引起 PaO_2 降低,不会使 $PaCO_2$ 增高。因为 CO_2 虽然分子质量比 O_2 大,但在水中的溶解度却比 O_2 大 24 倍,故 CO_2 的弥散系数比 O_2 大 20 倍,而弥散速度=弥散系数×分压差,通常 CO_2 比 O_2 约大一倍,因而血液中的 CO_2 能较快地弥散入肺泡,使 $PaCO_2$ 与 P_ACO_2 取得平衡。如果患者肺泡通气量正常,则 $PaCO_2$ 与 P_ACO_2 正常。如果存在代偿性通气过度,则可使 $PaCO_2$ 与 P_ACO_2 低于正常。

(二) 肺泡通气与血流比例失调

流经肺脏的血液得以充分换气的一个重要因素是肺泡通气量与血流量的比例。正常成人在静息状态下,每分钟肺泡通气量(V)约为 4L,每分钟肺血流量(Q)约为 5L,V/Q 约为 0.8。肺部疾患时,由于肺内病变分布不均和各处病变程度不等,对各部分肺的通气与血流影响也不一,可造成严重的肺泡通气和血流比例失调(ventilation-perfusion imbalance),导致换气功能障碍。

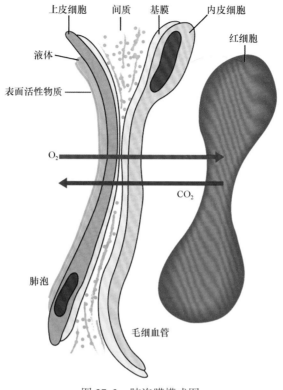

图 27-2　肺泡膜模式图

1. 肺通气与血流比例失调的类型和原因(图 27-3)

(1)部分肺泡通气不足,但血流量并不相应减少,使 V/Q 比率降低:慢性阻塞性肺疾患、肺炎的肺实变、肺纤维化和肺不张等引起的肺通气障碍分布常严重不均匀,病变严重的部位肺泡通气明显减少,但血流并无相应减少,甚至还可因炎性充血而有所增加,使 V/Q 显著降低,以致流经该处的静脉血未经充分氧合便掺入到动脉血内(称为静脉血掺杂)。这种情况类似肺动-静脉短路,故又称功能性分流(functional shunt)。正常人由于肺内通气分布不均形成的功能性分流,仅占肺血流量的 3%,但在严重阻塞性肺疾患时,功能性分流可明显增加至相当于肺血流量的 30%~50%,故可严重影响换气功能而导致呼吸衰竭。

(2)部分肺泡血流不足而通气良好,使 V/Q 比率增高:见于肺动脉分支栓塞、肺毛细血管床减少(如肺气肿)、肺动脉压降低(出血、脱水)等时。患部肺泡因血流量减少而失去换气功能或不能充分换气,因而肺泡内气体成分和呼吸道内气体成分相似,犹如增加了肺泡死腔量。因此,称为死腔样通气(dead space like ventilation)。正常人的生理死腔(dead space, V_D)约占潮气量(tidal volume, V_T)的 30%,疾病时功能性死腔(functional dead space, V_{Df})可显著增多,使 V_D/V_T 高达 60%~70%,从而导致呼吸衰竭。

2. 肺泡通气与血流比例失调时的血气变化　无论是部分肺泡通气不足引起的功能性分流增加,还是部分肺泡血流不足引起的功能性死腔增加,均可导致 PaO_2 降低,而 $PaCO_2$ 可正常或降低,极严重时也可升高。

部分肺泡通气不足时,病变部位肺的 V/Q 可低达 0.1 以下,流经此处的静脉血不能充分动脉化,其氧分压与氧含量降低而二氧化碳分压与含量则增高。这种血气变化可引起代偿性呼吸运动增强和总通气量增加,主要是使无通气障碍或通气障碍较轻的肺泡通气量增加,以致该部分肺泡

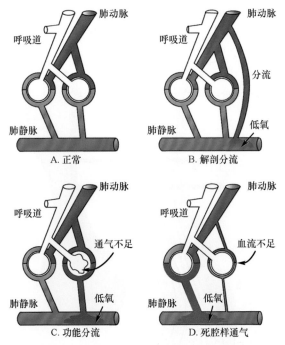

图 27-3 肺通气与血流比例失调模式图

的 V/Q 显著大于 0.8。流经这部分肺泡的血液 PaO_2 异常升高,但氧含量则增加很少(氧离曲线特性决定),而二氧化碳分压与含量均明显降低(二氧化碳解离曲线决定)。来自 V/Q 降低区与 V/Q 增高区的血液混合而成的动脉血的氧含量和氧分压都是降低的,二氧化碳分压和含量则可正常。如代偿性通气增强过度,尚可使 $PaCO_2$ 低于正常。如肺通气障碍的范围较大,加上代偿性通气增强不足,使总的肺泡通气量低于正常,则 $PaCO_2$ 高于正常。

部分肺泡血流不足时,病变区肺泡 V/Q 可高达 1.0 以上,流经的血液 PaO_2 显著升高,但其氧含量却增加很少;而健肺却因血流量增加而使其 V/Q 低于正常,这部分血液不能充分动脉化,其氧分压与氧含量均显著降低,二氧化碳分压与含量均明显增高。最终混合而成的动脉血 PaO_2 降低,$PaCO_2$ 的变化则取决于代偿性呼吸增高的程度,可降低、正常或升高。

(三)解剖分流增加

生理情况下,肺内也存在解剖分流,即一部分静脉血经支气管静脉和极少的肺内动-静脉交通支直接流入肺静脉。这些解剖分流的血流量约占心输出量的 2%~3%。使解剖分流增加的原因可见于:先天性肺动-静脉瘘;肺内动-静脉短路开放(如休克);支气管扩张症伴有支气管血管扩张和肺内动-静脉短路开放等,都可使静脉血掺杂异常增多而导致呼吸衰竭。

解剖分流的血液完全未经气体交换过程,故称为真性分流(true shunt)。肺的严重病变,如肺实变和肺不张等,使该部分肺泡完全失去通气功能,但仍有血流,流经的血液完全未进行气体交换而掺入动脉血,类似解剖分流。

由解剖分流增加引起的换气障碍,其血气变化也仅有 PaO_2 降低。吸入纯氧可有效地提高功能性分流的 PaO_2,而对真性分流的 PaO_2 则无明显作用,用这种方法可鉴别功能性分流与真性分流。

在临床呼吸衰竭的发病机制中,单纯的通气不足、弥散障碍、肺内分流增加或死腔增加的情况较少,往往是几个因素同时存在或相继发生作用。例如,急性呼吸窘迫综合征的发生机制,既有由肺水肿、肺不张、炎症引起肺实变导致的肺内分流,有微血栓形成和肺血管收缩引起的死腔样通气,还有由肺水肿等引起的气体弥散功能障碍。

第 2 节　呼吸衰竭时机体功能和代谢的变化

呼吸衰竭时,低氧血症和高碳酸血症可引起机体各系统代谢和功能的改变,首先是引起一系列代偿适应反应,以改善组织的供氧,调节酸碱平衡和改变组织器官的功能代谢,以适应新的内环境。在代偿不全时,则可出现各系统严重的代谢和功能障碍。

一、酸碱平衡及电解质紊乱

外呼吸功能障碍可引起呼吸性酸中毒、代谢性酸中毒、呼吸性碱中毒,也可合并代谢性碱中毒,但临床常见的多为混合性酸碱平衡紊乱。

(一) 呼吸性酸中毒

Ⅱ型呼吸衰竭时,由于 CO_2 排出受阻,可造成大量二氧化碳潴留,引起呼吸性酸中毒。此时血液电解质可发生以下变化:①高钾血症:呼吸衰竭时由于酸中毒可致细胞外 H^+ 进入细胞内,细胞内 K^+ 外移,引起血钾升高;酸中毒时肾小管上皮细胞分泌 H^+ 增多,排 K^+ 减少,造成血钾增高。②低氯血症:高碳酸血症使红细胞内生成 HCO_3^- 增多,HCO_3^- 移向细胞外与血浆中 Cl^- 交换,可导致低血 Cl^- 及 HCO_3^- 增多。同时,肾小管产生 NH_3 增多及 $NaHCO_3$ 重吸收增多,使尿中有更多 Cl^- 以 NH_4Cl 和 $NaCl$ 形式排出,故血清 Cl^- 降低。

(二) 代谢性酸中毒

由于严重缺氧使无氧酵解加强,乳酸等酸性代谢产物增多,可引起代谢性酸中毒。此外,呼吸衰竭时可能会发生功能性肾衰竭,致肾小球滤出固定酸减少,亦可导致代谢性酸中毒。在代谢性酸中毒时,由于 HCO_3^- 降低,可使肾排 Cl^- 减少,故血氯常增高。当呼吸性酸中毒合并代谢性酸中毒时,血 Cl^- 可正常。

(三) 呼吸性碱中毒

Ⅰ型呼吸衰竭的患者如有过度通气,血中 $PaCO_2$ 明显下降,可发生呼吸性碱中毒,此时可引起低钾血症和高氯血症。

二、呼吸系统变化

外呼吸功能障碍造成的低氧血症和高碳酸血症可进一步影响呼吸功能。当 PaO_2 在 $30 \sim 60mmHg$ 区间时,可刺激颈动脉体与主动脉体化学感受器,反射性增强呼吸运动。但缺氧对呼吸中枢的直接作用则主要为抑制,当 PaO_2 低于 $30mmHg$ 时,缺氧对中枢的抑制作用可大于反射性的兴奋作用而使呼吸抑制。$PaCO_2$ 升高主要作用于中枢化学感受器,使呼吸中枢兴奋,引起呼吸加深加快,以增加肺泡通气量。但当 $PaCO_2$ 高于 $80mmHg$ 时,反而会抑制呼吸中枢。$PaCO_2$ 升高对呼吸的兴奋作用强大而迅速,但却不持久。慢性Ⅱ型呼吸衰竭的病人由于长时间的高碳酸血症,中枢化学感受器对 $PaCO_2$ 升高的感受性将显著降低,此时呼吸运动主要靠动脉血低氧分压对血管化学感受器的刺激得以维持。因此,在这种情况下,病人的吸氧浓度通常不宜超过 30%,以免缺氧完全纠正后反而呼吸抑制,使高碳酸血症更加严重,病情进一步恶化。

引起呼吸衰竭的原发疾病本身也会导致呼吸运动的变化,如阻塞性通气不足,由于气流受阻,可表现为深慢呼吸。胸廓外的呼吸道阻塞时可出现吸气性呼吸困难;下呼吸道阻塞时可发生呼气性呼吸困难。肺顺应性降低的疾病,因牵张感受器或肺毛细血管旁感受器(J 感受器)兴奋而反射性地引起呼吸浅快。中枢性呼吸衰竭或严重缺氧时,呼吸中枢兴奋性降低,可出现呼吸浅而慢、潮式呼吸、间歇呼吸、抽泣样呼吸或叹气样呼吸等呼吸节律紊乱。其中最常见者为潮式呼吸,可能由于呼吸中枢兴奋过低而引起呼吸暂停,从而使血中 CO_2 逐渐增多,$PaCO_2$ 升高到一定程度使呼吸中枢兴奋,恢复呼吸运动,从而排出 CO_2,使 $PaCO_2$ 降低到一定程度又可导致呼吸暂停,如此形成周期性呼吸运动。

三、循环系统变化

低氧血症与高碳酸血症对心血管的作用相似,两者具协同作用。

一定程度的缺氧和二氧化碳潴留,可反射性地兴奋心血管中枢,使心率加快、心肌收缩力增强,心排血量增加。缺氧和二氧化碳潴留时,交感神经兴奋使皮肤、骨骼肌和腹腔脏器等血管收缩,而脑血管和冠状动脉却受局部代谢产物如腺苷等的调节而直接扩张,血流量增加,导致血流重分布,有利于保证心、脑的血液供应。严重缺氧和二氧化碳潴留可直接抑制心血管运动中枢,造成心脏活动抑制和扩张血管,导致血压下降、心肌收缩力减弱、心律失常甚至心搏骤停等严重后果。

呼吸衰竭对循环系统的严重影响是引起肺源性心脏病。肺源性心脏病是指呼吸衰竭累及心脏引起的右心室肥大和右心衰竭。其发病机制是:①肺泡缺氧和二氧化碳潴留所致血液 H^+ 浓度过高,可引起肺小动脉痉挛,使肺动脉压升高,致右心负荷增加,这是右心受累的主要原因;②肺小动脉长期收缩、缺氧可导致无肌型肺微动脉肌化,肺血管平滑肌细胞和成纤维细胞肥大增生,胶原蛋白与弹性蛋白合成增加,导致肺血管壁增厚和血管硬化,管腔变窄,由此形成持久稳定的慢性肺动脉高压;③肺部炎症或肺气肿等病变,使肺毛细血管床减少,肺小动脉壁炎性增厚或纤维化,增加肺循环阻力,导致肺动脉高压;④长期缺氧引起的代偿性红细胞增多症,使血液黏度增高,从而增加肺血流阻力和加重右心的负担;⑤呼气困难时用力呼气使胸膜腔内压升高,心脏受压,影响心脏舒张功能,或吸气困难时,用力吸气使胸膜腔内压降低,即心脏外面的负压增大,可增加右心收缩的负荷,促使右心衰竭;⑥缺氧、酸中毒和高钾血症,均可损害心肌,使心肌收缩力减弱,促使右心衰竭的发生。

四、中枢神经系统变化

中枢神经系统对缺氧最为敏感,随着缺氧程度的加重,可出现一系列中枢神经系统功能障碍。当 PaO_2 降至 60mmHg 时,可出现智力和视力轻度减退。在 PaO_2 迅速降至 $40\sim50$mmHg 以下时,就会引起一系列神经精神症状,如头痛、欣快感、烦躁不安,逐渐发展为定向和记忆障碍、精神错乱、嗜睡,甚至昏迷。PaO_2 低于 20mmHg 时,几分钟就可造成神经细胞的不可逆损害。二氧化碳潴留使 $PaCO_2$ 超过 80mmHg 时,可引起头痛、头晕、烦躁不安、言语不清、扑翼样震颤、精神错乱、嗜睡、昏迷、抽搐、呼吸抑制等"二氧化碳麻醉"症状。

由呼吸衰竭引起的以中枢神经系统功能障碍为主要表现的综合征,称为肺性脑病(pulmonary encephalopathy)。其发病机制为:①酸中毒和缺氧对脑血管作用:缺氧和酸中毒可使脑血管扩张。二氧化碳可直接扩张脑血管,$PaCO_2$ 升高 10mmHg,约可使脑血流量增加 50%。缺氧和酸中毒还能损伤血管内皮细胞使其通透性增高,引起脑间质水肿。缺氧还可致细胞 ATP 生成减少,影响 Na^+-K^+泵功能,使细胞内 Na^+ 及水增多,形成神经细胞水肿。脑血管扩张、充血、水肿,使颅内压升高,压迫脑血管,加重脑缺氧,由此形成恶性循环,严重时可导致脑疝形成。②酸中毒和缺氧对神经细胞作用:呼吸衰竭时脑脊液的 pH 降低,神经细胞发生酸中毒,一方面可增加脑谷氨酸脱羧酶活性,使 γ-氨基丁酸生成增多,导致中枢抑制;另一方面可增强磷脂酶活性,使溶酶体水解酶释放,引起神经细胞和组织的损伤。

五、肾功能变化

呼吸衰竭时肾可受累,轻者尿中出现蛋白、红细胞、白细胞及管型等,严重时可发生急性肾损伤,出现少尿、氮质血症和代谢性酸中毒。此时肾结构往往并无明显改变,为功能性肾衰竭。其发生是由于缺氧与高碳酸血症反射性地通过交感神经使肾血管收缩,肾血流量严重减少所致。

六、胃肠变化

严重缺氧可使胃、肠壁血管收缩,因而降低胃、肠黏膜的屏障作用;二氧化碳潴留可增强胃壁细胞碳酸酐酶活性,使胃酸分泌增多。故呼吸衰竭时出现胃、肠黏膜糜烂、坏死、出血及溃疡形成等病变。

第3节 呼吸衰竭的防治原则

一、防治原发病

做部分肺叶切除手术前,应检查病人心脏与肺的功能贮备。功能贮备不足者切除部分肺后可发生呼吸衰竭、肺动脉高压和肺心病。慢性阻塞性肺疾病患者,应预防感冒和急性感染,如一旦发生呼吸道感染,可诱导呼吸衰竭与右心衰竭。故应加强预防呼吸道感染并及时采取抗感染治疗。

二、给氧治疗及给氧原则

纠正低氧血症是治疗呼吸衰竭的重要措施,应尽快将 PaO_2 提高到 60mmHg 以上。Ⅱ型呼吸衰竭患者给氧的原则是持续低浓度低流量给氧,吸氧浓度不宜超过 30% 并控制流速。Ⅰ型呼吸衰竭只有缺氧而无二氧化碳潴留,患者可吸入较高浓度的氧(一般不超过 50%);若患者已出现呼吸调节障碍或二氧化碳潴留,则停用高浓度氧而改用持续低浓度、低流量给氧。

三、降低 $PaCO_2$

$PaCO_2$ 增高是由肺总通气量减少所致,故应通过增加肺泡通气量才能降低 $PaCO_2$。增加肺通气的方法有:

1. **解除呼吸道阻塞** 如用抗生素治疗呼吸道炎症,用平喘药扩张支气管,用体位引流、必要时用气管插管清除分泌物。

2. **增强呼吸动力** 如呼吸中枢兴奋剂尼可刹米等,对原发于呼吸中枢抑制所致限制性通气障碍是适用的,但对一般慢性呼衰病人用中枢兴奋剂,在增加肺通气的同时也增加呼吸肌耗氧量和加重呼吸肌疲劳,反而得不偿失。

3. **人工辅助通气** 以人工呼吸维持必需的肺通气量,同时也可使呼吸肌得到休息,有利于呼吸肌功能的恢复。呼吸肌疲劳是Ⅱ型呼衰的重要发病因素,是由呼吸肌过度负荷引起的呼吸肌(主要是膈肌)衰竭,表现为收缩力减弱和收缩与舒张速度减慢,往往出现在 $PaCO_2$ 升高以前。

4. 补充营养　慢性呼衰病人由于呼吸困难影响进食、胃肠消化及吸收功能,常有营养不良而致体重减轻、膈肌萎缩,后者可使收缩无力,更易发生呼吸肌疲劳,故除呼吸肌休息治疗外,还应补充营养以改善呼吸肌功能。

四、改善内环境及重要脏器功能

如纠正酸碱平衡与电解质紊乱,预防和治疗肺心病及肺性脑病等。

（杜月光）

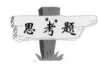

1. 试述限制性通气不足发生的原因和机制。
2. 试述肺泡通气/血流比例失调的表现及其病理生理意义。
3. 请说明肺源性心脏病的发生机制。
4. 请叙述肺性脑病的发生机制。
5. 呼吸衰竭该如何给氧? 为什么?
6. 请分析肺水肿引起呼吸衰竭的机制。

本章课件

第28章　肝功能衰竭

各种原因引起肝细胞、库普弗细胞(Kupffer cell)严重损害,肝(包括肝细胞和 Kupffer 细胞)功能发生严重障碍,机体出现一系列临床表现的综合征,称为肝功能不全(hepatic insufficiency)。肝功能不全晚期,机体不能清除血液中有毒的代谢产物,物质代谢平衡紊乱,发生肝性脑病时,称为肝功能衰竭(hepatic failure)。肝功能衰竭按病情经过可分为急性和慢性两种:

急性肝功能衰竭,起病急,进展快,死亡率高。发病 12~24 小时后出现黄疸,2~4 天后即由嗜睡进入昏迷状态,并有明显的出血倾向。因起病急骤故又称暴发性肝功能衰竭。其原因主要是严重而广泛的肝细胞变性或坏死。常见于急性重型肝炎、药物性肝损伤等。

慢性肝功能衰竭,病情进展缓慢,病程较长,多在某些诱因,如上消化道出血、感染、服用镇静剂、麻醉剂、电解质和酸碱平衡紊乱、氮质血症等作用下病情突然加剧,进而发生昏迷。多见于各种类型肝硬化的失代偿期和部分肝癌的晚期。

第1节　常见病因

1. 生物性因素　病毒性肝炎是引起肝损害的主要因素之一,现已证实 6 种病毒可导致病毒性肝炎,其中以 HBV 引起的乙型肝炎的发病率最高,危害最大。病毒性肝炎的发病与感染病毒的量、毒力以及途径有关。同时也与病毒侵入机体后机体产生的反应状态,即引起的细胞免疫和体液免疫等情况密切相关。一般认为 T 细胞介导的细胞免疫反应是引起病毒性肝损伤的主要因素。

2. 理化性因素　有些工业毒物可导致肝损害,其中四氯化碳常用于复制肝损害的动物模型。有 200 余种药物可引起程度不同的肝损害。进入体内的药物,一般均经肝脏代谢或解毒。因此,药物本身或其代谢产物可损害肝细胞。如果此防御功能失效,有毒产物也可与蛋白质等结合,引起脂质过氧化、蛋白质硫代氧化等,最终导致肝细胞受损、死亡。药物所致肝损害一般分为过敏性肝损害与中毒性肝损害。乙醇的代谢与分解主要在肝脏进行,乙醇可直接或通过其代谢物乙醛损害肝脏。此外,嗜酒所致的营养缺乏也起一定作用。慢性乙醇中毒可引起脂肪肝、酒精性肝炎和肝硬化。

3. 遗传性因素　遗传性肝病虽然少见,但很多肝病的发生、发展却与遗传因素有一定的关系。某些遗传性代谢缺陷及分子病可累及肝脏造成肝炎、脂肪肝、肝硬化等。如肝豆状核变性时,过量铜在肝脏沉积,可致肝硬化。原发性血色病时,含铁血黄素在肝内沉积也可导致肝损害。

4. 免疫性因素　肝脏细胞自分泌和(或)旁分泌很多炎性细胞因子可损害肝细胞,在肝功能障碍的发生发展中起重要作用。如原发性胆汁性肝硬化、慢性肝炎等,主要是由于激活了以 T 淋巴细胞为中介的细胞免疫功能,尤其是杀伤性 T 细胞是最重要的效应细胞。

5. 营养性因素　单纯营养缺乏导致的肝功能衰竭非常罕见,但营养缺乏可促进肝功能衰竭的发生、发展。如饥饿时,肝糖原、谷胱甘肽等的减少,可降低肝脏解毒功能或增强毒物对肝脏的伤害。而随食物摄入的黄曲霉素、亚硝酸盐和毒蕈等,也可促进肝功能衰竭的发生(表 28-1)。

表 28-1 肝功能衰竭常见的原因

致病因素	病因及疾病
生物性因素	甲型、乙型、丙型、丁型、戊型、庚型肝炎病毒及细菌、阿米巴原虫、肝吸虫、血吸虫等寄生虫
理化性因素	杀虫剂、磷、四氯化碳、三氯乙烯、硝基苯、三硝基甲苯等工业毒物;抗生素、中枢神经类药、麻醉剂等药物;慢性乙醇中毒
遗传性因素	肝豆状核变性、原发性血色病、半乳糖血症、Ⅰ~Ⅲ型高脂血症、酪氨酸血症(肝肾性)等
免疫性因素	原发性胆汁性肝硬化、慢性肝炎、原发性硬化性胆管炎等
营养性因素	饥饿、摄入黄曲霉素、亚硝酸盐、毒蕈等

第 2 节 肝功能衰竭时的功能代谢变化

一、物质代谢障碍

肝脏是人体的物质代谢中心,当肝功能障碍时,可使糖、蛋白质、脂肪、电解质、激素等的代谢发生不同程度的障碍。

1. 糖代谢障碍 肝功能障碍时,常出现低血糖(hypoglycemia),低血糖的发生机制主要有:

(1) 由于严重的肝细胞损害使糖原合成、贮存能力降低,糖原贮备显著减少。

(2) 肝细胞内质网中葡萄糖-6-磷酸酶破坏,致糖原分解能力降低,肝糖原转变为葡萄糖的过程障碍。

(3) 肝功能障碍时胰岛素灭活功能减低,出现高胰岛素血症(hyperinsulinemia)。

脑组织主要依靠葡萄糖氧化供给能量,血糖过低时,可发生低血糖性昏迷,也是诱发肝性脑病的机制之一。

有些肝功能障碍患者可出现糖耐量降低,摄入葡萄糖后可出现高血糖(hyperglycemia)。这可能是肝灭活功能降低,血中来自胰岛 A 细胞的胰高血糖素比胰岛素更多的缘故。

2. 蛋白质代谢障碍 肝脏是合成和分解蛋白质的重要脏器。肝细胞是合成白蛋白的唯一器官,肝实质损伤时白蛋白合成减少,血浆白蛋白量减少。当严重肝病时,血浆白蛋白明显减少,导致血浆胶体渗透压降低,是全身水肿和腹水发生的原因之一。

3. 脂类代谢障碍 肝脏在脂类的合成、转运和利用方面起着重要作用。肝功能障碍时可引起:

(1) 脂肪肝:肝脏能将肠道吸收或脂库中动员的脂肪酸,通过 β-氧化作用产生乙酰辅酶 A 及能量,或合成三酰甘油和脂蛋白。当肝功能障碍时,肝细胞对脂肪酸的氧化减少,脂蛋白合成减少,使脂肪酸在肝内大量积聚而导致脂肪肝。

(2) 血浆胆固醇含量变化

1) 血浆胆固醇降低:主要特点是游离胆固醇可能减少,但胆固醇酯下降更为明显,血浆中胆固醇酯百分比降低。这是因为肝脏只是合成胆固醇的重要器官之一,而胆固醇只能在肝内酯化,肝细胞受损时,胆固醇合成受到影响,而对胆固醇酯化的影响更为明显。

2) 血浆胆固醇总量升高:胆道阻塞同时伴有肝细胞损伤时(黄疸性肝炎伴小胆管阻塞),血浆胆固醇总量增高,而胆固醇酯则明显降低。如果单纯胆道阻塞,胆汁排泄不畅,血浆胆固醇总量升高,主要是游离胆固醇增加,胆固醇酯亦相应升高。

4. 血清酶含量改变

（1）血清酶升高：ALT、AST 等转氨酶、LDH 在肝细胞合成并存在于肝细胞内，由于肝细胞变性坏死、细胞膜通透性升高而大量释放入血，致血清中这些酶的含量升高。碱性磷酸酶（AKP）、γ-谷氨酸转肽酶（γ-GT）等由胆道排出，如因排出障碍或产生增多，可使其在血清中浓度升高。

（2）血清酶降低：如胆碱酯酶，因肝细胞受损，导致合成减少而降低。

上述酶的改变缺乏特异性，故临床上用多种酶组合成酶谱来分析不同疾病，以弥补测定单项酶活性改变的不足，这对早期诊断与鉴别诊断肝胆疾病有一定帮助。

5. 激素代谢障碍　雌激素、醛固酮、抗利尿激素、胰岛素、胰高血糖素等多种激素在肝脏内灭活。肝功能障碍时灭活功能减弱，这些激素在体内增多。

（1）雌激素增多：可引起女性卵巢功能紊乱，月经失调；男性则出现乳房发育、睾丸萎缩和不育。还可使皮肤小血管扩张而出现蜘蛛痣（皮肤小动脉及其分支呈蜘蛛网状扩张）、肝掌（手掌鱼际充血发红）。

（2）醛固酮增多：由于醛固酮增多，使肾小管排钾增多而导致低钾血症。低钾血症可引起代谢性碱中毒，这两者又参与肝性脑病的发生。醛固酮增多使肾小管对钠离子回吸收增多，引起钠水潴留，是肝性水肿的原因之一。

（3）抗利尿激素增多：可使肾小管对水回吸收增多，造成水潴留，使血液稀释而出现低钠血症。

（4）胰岛素增高：除可使血糖降低外，还使血浆支链氨基酸分解增多，造成血浆氨基酸平衡失调。

二、能量代谢障碍

乙酰乙酸/β-羟丁酸比值（AKBR）降低，AKBR 降低反映肝细胞线粒体受损，能量生成障碍。能量生成障碍又使肝细胞代谢、分泌、合成和解毒等功能不能维持。

三、凝血功能障碍

纤维蛋白原和大部分凝血因子（凝血因子 Ⅱ、Ⅴ、Ⅶ、Ⅷ、Ⅸ、Ⅹ等）都由肝细胞合成；重要的抗凝物质如蛋白 C、抗凝血酶Ⅲ等也由肝细胞合成；肝细胞还合成纤溶酶原、抗纤溶酶等。此外，很多激活的凝血因子和纤溶酶原激活物等也由肝细胞清除，这些足可说明肝细胞在凝血与抗凝过程中的重要性。肝功能障碍时这些凝血物质呈不同程度的下降，是出血倾向的重要原因，肝功能严重障碍可诱发 DIC。

四、补体、纤维连接蛋白严重不足或缺乏，免疫功能降低

补体、纤维连接蛋白（fibronectin）严重不足或缺乏，导致机体免疫功能降低，其结果表现为继发性感染和肠源性内毒素血症。

1. 继发感染和菌血症　Kupffer 细胞具有很强的吞噬能力，能吞噬血中的细菌、内毒素等许多物质，纤维连接蛋白可以加强其吞噬功能。Kupffer 细胞可以产生超氧阴离子杀灭细菌、产生 IFN、合成补体及其他细胞毒性物质，因此 Kupffer 细胞是抵御细菌和病毒感染的主要屏障。急、慢性严重肝细胞损伤（如急性重型肝炎、重度慢性肝炎、酒精性肝病等）时，补体严重不足或缺乏，造成吞噬细胞对细菌的调理吞噬作用有缺陷。纤维连接蛋白严重减少，使 Kupffer 细胞和中性粒细胞的吞噬功能严重受损，患者极易并发菌血症、细菌性心内膜炎、尿路感染及自发性细菌性腹膜炎等。

2. 肠源性内毒素血症　Kupffer 细胞能通过其强大的吞噬功能迅速清除间歇进入门静脉的内

毒素。严重肝病时,由于:①肝小叶结构破坏、门脉高压形成、侧支循环建立等原因,使来自肠道的部分内毒素随侧支循环绕过肝脏直接进入体循环。②伴有淤积性黄疸的肝病病人,胆汁内的胆汁酸和结合胆红素可抑制 Kupffer 细胞的吞噬功能,对内毒素的清除减少,使内毒素得以进入体循环。③肝硬化门脉高压或严重肝病等,内毒素通过结肠壁漏入腹腔过多或肠黏膜屏障功能受损,内毒素吸收增多。病人常出现肠源性内毒素血症(intestinal endotoxemia)。肠源性内毒素血症可引起肝细胞持续损伤和炎细胞浸润而发展为肝硬化以至肝癌,也可引起严重肝细胞坏死,甚至发生急性肝功能衰竭。

Kupffer 细胞是抵御细菌和病毒感染的主要屏障,但是在内毒素引起的肝损伤中也发挥着重要作用。内毒素可以激活 Kupffer 细胞释放 TNF-α、IL-1、白三烯、血小板活化因子、血栓素、自由基及蛋白酶类等(其中 TNF-a 的作用最重要),进一步加重肝细胞的损伤。

五、肝解毒功能降低

见肝性脑病。

第 3 节 肝 性 脑 病

肝性脑病(hepatic encephalopathy)是指继发于严重的肝脏疾病发生肝功能衰竭时出现的一系列神经精神综合征。早期表现为轻微的性格行为的改变,如有欣快感或沉默少言、淡漠、注意力不集中、易激惹、烦躁等;进一步发展出现行为失常、精神错乱,如哭笑无常、睡眠昼夜倒错、定向障碍,并出现腱反射亢进、运动不协调、两手扑翼样震颤等神经体征;晚期出现意识障碍甚至于昏迷。临床上一般分为四期,一期有轻微的性格和行为改变,轻微的扑翼样震颤;二期以精神错乱、睡眠障碍,行为失常为主,有明显的扑翼样震颤;三期以昏睡和精神错乱为主;四期病人完全丧失神志不能唤醒,即进入昏迷阶段。肝性脑病,按其发病机制可分为:①外源性肝性脑病,也称为门-体型脑病,见于门脉性肝硬化、晚期血吸虫病性肝硬化等疾病的患者。常有进食多量蛋白质或食管静脉曲张出血等诱因,一般有血氨增高。②内源性肝性脑病,常见于暴发型肝炎和药物中毒、肝细胞遭受广泛而严重破坏时。一般不需诱因即可发生,血氨常不升高。

中医认为肝性脑病似属"心窍蒙闭"或"肝风内动"。前者由湿热熏蒸,痰火内闭或热毒之邪燔灼营血,毒邪内陷,逆传心包所致,后者为肝肾阴亏或气随血脱,脾气败绝所致。

一、肝性脑病的发病机制

肝性脑病患者脑组织无明显的特异性形态学变化。目前认为其发生可能是由于肝功能衰竭所致代谢紊乱和代谢毒物的作用,致使脑组织代谢和功能障碍所引起。现将目前的主要学说介绍如下:

(一) 氨中毒学说

肝性脑病发作时,多数患者血氨及脑脊液中氨浓度可比正常人高 2~3 倍;给某些肝硬化或慢性肝病患者大量高蛋白饮食或含铵药物,可诱发肝性脑病;而限制蛋白质摄入和采取降低血氨措施后,病情可好转,对门-体型脑病效果更好。动物实验证明,喂食大剂量铵盐可使门静脉血氨浓度升高,当超过肝脏处理氨的能力时,体循环血氨升高,动物出现神经症状及昏迷。这表明肝性脑病的发生与血氨增高密切相关,氨中毒学说认为,增高的血氨可通过血脑屏障进入脑组织,从而引起脑功能障碍。

1. 血氨升高的原因

（1）产氨增多

1）肝硬化时，由于门静脉血流受阻致使肠黏膜淤血、水肿，或由于胆汁分泌减少，食物的消化、吸收和排空障碍，肠道内未消化的蛋白质成分增多或消化道出血使肠内积血所致蛋白增多，使肠道细菌大量繁殖，这些蛋白质消化后的产物——氨基酸被细菌产生的氨基酸氧化酶分解，致使产氨增加。

2）肝病患者常伴有肾功能下降，尿素由肾排出减少而弥散入肠腔增多，经细菌尿素酶分解后产氨增加。

3）肝性脑病患者因精神神经症状而致的肌肉活动增加，肌肉中腺苷酸分解加强，也使产氨增多（图 28-1）。

（2）氨清除不足

1）体内的氨主要在肝内经鸟氨酸循环合成尿素再由肾脏排出体外。肝功能严重受损时，由于鸟氨酸循环所需的 ATP 不足、酶系统受损导致尿素合成明显减少，氨清除不足而致血氨升高。

2）严重肝病患者常伴有呼吸性碱中毒或低钾性碱中毒，尿液 pH 偏高，氨以 NH_4^+ 的形式自尿中排出减少，而向血中弥散增加。

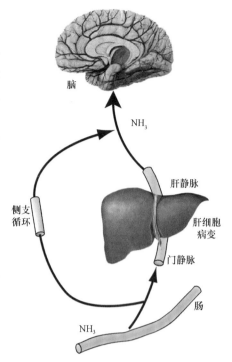

图 28-1　氨进入中枢神经系统的
途径示意图

3）肝硬化时，门静脉高压，门-体分流使部分肠道吸收的氨绕过肝脏而直接进入体循环（图 28-1）。

2. 血氨升高对脑的毒性作用　氨对中枢神经系统的毒性作用至今仍未完全阐明，目前认为主要有：

（1）干扰脑组织的能量代谢：由于血氨升高干扰了神经细胞葡萄糖生物氧化的正常进行，使脑中的 ATP 生成减少而消耗增多，使神经细胞完成各项生理功能所需的能量严重不足，不能维持中枢神经系统的兴奋活动，从而引起昏迷（图 28-2）。其机制为：

1）氨与脑内的 α-酮戊二酸结合，生成谷氨酸，使三羧酸循环中间产物 α-酮戊二酸减少，影响葡萄糖的有氧氧化；同时消耗大量还原型辅酶 I（NADH），妨碍呼吸链中的递氢过程，以致 ATP 产生不足。

2）氨与谷氨酸结合形成谷氨酰胺的过程中消耗大量 ATP。因此，神经细胞活动所需能量不足。

（2）使脑内兴奋性与抑制性神经递质平衡改变：脑氨增多可使脑内兴奋性神经递质（谷氨酸、乙酰胆碱）减少和抑制性神经递质（γ-氨基丁酸、谷氨酰胺）增多，致使神经递质之间的作用失去平衡，导致中枢神经系统功能发生紊乱（图 28-2）。其机制为：

1）脑内兴奋性神经递质减少：氨与脑中兴奋递质谷氨酸结合，形成谷氨酰胺，使谷氨酸减少。氨干扰三羧酸循环的进行，而致乙酰胆碱合成减少。

2）脑内抑制性神经递质增多：γ-氨基丁酸（γ-amino butyric，GABA）是最主要的抑制性神经递质。氨对 GABA 转氨酶有抑制作用，故 GABA 不能转变为琥珀酸而进入三羧酸循环，以致 GABA 蓄积。此外，氨与谷氨酸结合，形成谷氨酰胺增多。

（3）氨对神经细胞膜的抑制作用：氨可在神经细胞膜的 Na^+-K^+ 泵中与 K^+ 相竞争而进入细胞

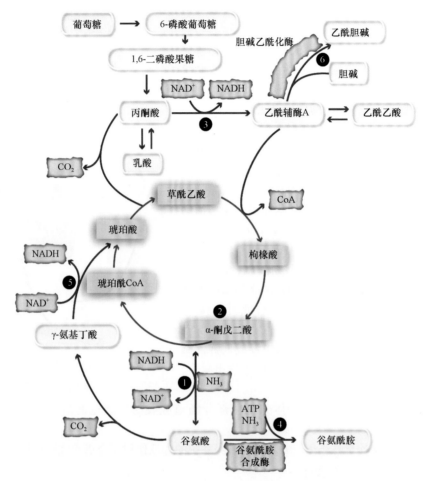

图 28-2　氨干扰脑组织代谢的可能环节示意图

①NADH 减少,使呼吸链递氢发生障碍,ATP 减少;②α-酮戊二酸减少,影响三羧酸循环;③丙酮酸脱氢酶系受抑制;④谷氨酰胺合成时消耗 ATP;⑤γ-氨基丁酸蓄积;⑥乙酰胆碱减少

内,造成细胞内缺钾,从而影响神经细胞的电位变化和兴奋过程,使神经细胞活动发生障碍。

上述资料说明血氨升高与肝性脑病的发生有密切关系。但是氨中毒不是肝性脑病的唯一发病机制。因为部分患者血氨并不增高,另一些血氨增高的肝病患者并不出现肝性脑病,昏迷程度也不与血氨升高呈平行关系,降低血氨措施并不对每个病例都有效。由此可见,还有其他因素在肝性脑病的发生中起着作用。

(二) 假性神经递质学说

正常时,食物蛋白质经消化后在胃肠道生成某些芳香族氨基酸,如苯丙氨酸和酪氨酸,在结肠经脱羧酶的作用,生成苯乙胺和酪胺,然后被吸收由门静脉入肝,经单胺氧化酶作用而解毒。肝功能严重障碍时这些胺不能有效分解而经血进入脑组织,并在脑内代谢生成苯乙醇胺和羟苯乙醇胺,竞争性抑制正常神经递质,使中枢神经系统功能障碍,而产生一系列精神神经症状。

1. 肝功能障碍时,血、脑组织中苯乙胺、酪胺增多的原因

(1)肠吸收的苯乙胺、酪胺量增多:肝功能障碍时,尤其是伴有门脉高压的患者,由于胃肠淤血、消化吸收不良,肠内蛋白质腐败分解过程增强,由肠道吸收的苯乙胺和酪胺量增多。

(2)肝解毒功能降低,对苯乙胺、酪胺的分解作用减弱。

(3)门-体静脉分流形成,苯乙胺和酪胺随门静脉血绕过肝脏直接进入腔静脉。

2. 假性神经递质的生成及作用 苯乙胺和酪胺在中枢神经细胞非特异性 β-羟化酶作用下被羟化生成苯乙醇胺和羟苯乙醇胺。这两种物质的化学结构与正常神经递质多巴胺和去甲肾上腺素非常相似,但其生物效应远不如正常神经递质(仅为正常递质的 1/50),故称此类胺为假性神经递质(false neurotransmitter)(图 28-3)。

假性神经递质能被脑内的神经元所摄取,并贮存于突触小体的囊泡中,竞争性地取代或部分取代正常神经递质多巴胺和去甲肾上腺素,使神经传导功能发生障碍。脑干网状结构中的去甲肾上腺素能神经元,其上行纤维投射到整个大脑皮质,使大脑保持觉醒状态。如果其正常神经递质被假性神经递质所替代,则上行激活投射活动减弱,机体不能保持觉醒状态,而出现神志异常,甚至发生昏迷。中脑黑质中的多巴胺能神经元,其神经纤维投射到纹状体,参与维持机体的协调运动。多巴胺为抑制性神经递质,当它被假性神经递质取代时,就会出现扑翼样震颤。

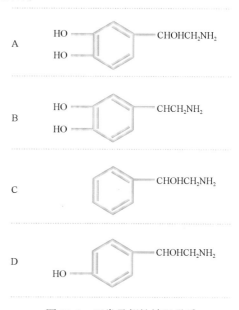

图 28-3 正常及假性神经递质
A. 去甲肾上腺素;B. 多巴胺;C. 苯乙醇胺;
D. 羟苯乙醇胺

综上所述,假性神经递质与肝性脑病存在着密切关系。

(三)氨基酸代谢失衡学说

严重肝病时,血浆支链氨基酸(BCAA)/芳香族氨基酸(AAA)比值变小,芳香氨基酸(苯丙氨酸、酪氨酸、色氨酸)增多并大量进入神经细胞,使脑内假性神经递质和抑制性递质生成增多,并抑制去甲肾上腺素的合成,造成中枢神经系统功能紊乱。

1. 氨基酸失衡的机制 造成两类氨基酸代谢异常的机制十分复杂。主要与肝功能障碍或门-体分流时肝脏对胰岛素和胰高血糖素的灭活减弱导致血中两种激素含量增高有关:①胰高血糖素升高,增强组织蛋白(肌肉和肝脏)分解使芳香族氨基酸生成增多;②肝功能障碍使芳香族氨基酸的降解减少;③胰岛素增多促进肌肉和脂肪组织摄取、利用支链氨基酸(缬氨酸、亮氨酸、异亮氨酸)使支链氨基酸减少。

2. 氨基酸失衡引起脑病的机制 AAA 和 BCAA 由同一载体转运通过血脑屏障进入神经细胞内。BCAA 含量减少,则 AAA 进入脑内增多。进入脑内的苯丙氨酸、酪氨酸在脑内生成苯乙醇胺和羟苯乙醇胺,使假性神经递质增多,从而干扰正常神经递质的功能。进入脑内的色氨酸生成的 5-羟色胺是中枢神经系统中重要的抑制性递质,肝性脑病的发生可能由于假性神经递质的蓄积取代了真性神经递质和抑制性递质的增多作用的结果。由此不难看出,血浆氨基酸失衡学说是假性神经递质学说的补充和发展。

(四) γ-氨基丁酸学说

严重肝病时,血中 γ-氨基丁酸(GABA)增多,通过血脑屏障进入脑内,导致神经细胞膜 GABA 受体数增多并与之结合,引起中枢神经系统功能抑制。

1. 神经中枢 GABA 增多的机制　GABA 是谷氨酸在肠道内经细菌分解的产物。正常时 GABA 被吸收后在肝内代谢。当肝功能衰竭或门-体分流时,GABA 被肝分解减少或绕过肝脏直接进入体循环,使外周血浆内的 GABA 水平升高;同时严重肝功能障碍所致的内环境紊乱使血脑屏障对 GABA 的通透性明显增高,使进入脑内的 GABA 增多。

2. GABA 的毒性作用　GABA 是哺乳动物最主要的抑制性神经递质。当脑内 GABA 增多时,与突轴后神经元的特异性 GABA 受体结合,引起氯离子通道开放,氯离子进入神经细胞内增多,使神经细胞膜的静息电位处于超极化状态,从而引起突轴后的抑制作用,产生肝性脑病。

二、肝性脑病的诱发因素

肝性脑病,特别是外源性(门-体型)肝性脑病,常有明显的诱发因素,常见的诱因主要有:

1. 氮负荷增加　是诱发肝性脑病的最常见原因。可见于:

(1) 消化道出血

1) 食管静脉曲张破裂出血,血液积聚在消化道内,经细菌分解产生氨及其他毒性物质吸收入血,而诱发肝性脑病。

2) 出血引起循环血量减少和血压下降,造成肝、肾、脑等脏器缺氧而发生功能障碍。

(2) 高蛋白饮食:摄入过量的蛋白质是诱发肝性脑病的常见原因。

(3) 输血:库存的陈旧血中氨含量增加。

2. 药物作用　镇静、麻醉等药物,使脑对毒物的敏感性增加,同时也可增加肝脏负担,加重肝损伤,诱发肝性脑病。利尿剂可使血容量降低和钾大量丢失,低血容量可引起肾前性氮质血症,使过多的尿素弥散入肠腔,经细菌尿素酶分解而产氨增多,使血氨增高。

3. 其他因素

(1) 感染:感染时,细菌及毒素可损伤肝脏,加重肝功能障碍。感染时引起的发热和组织坏死,使组织蛋白分解加强,导致内源性氨产生增加。

(2) 腹腔大量放液:腹腔大量放液可造成循环血量减少和缺钾,加重肝、脑功能障碍。

(3) 外科手术:外科手术时使用的麻醉药物的作用以及手术造成的组织破坏可增加内源性氮负荷。

(4) 酗酒:乙醇可损伤肝实质细胞,进一步加重肝功能障碍,可诱发肝性脑病。

三、肝性脑病的防治原则

由于肝性脑病发生机制复杂,缺乏特异性治疗方法,病死率高,因此,积极防治病毒性肝炎以及其他引起肝功能衰竭的疾病和防止诱因就显得十分重要。对已经发生肝性脑病的患者,目前多采用综合性措施。主要有:

1. 降低血氨

(1) 限制蛋白质摄入,控制氨的产生。

(2) 应用谷氨酸和精氨酸以降低血氨。

(3) 肠菌抑制药物,可抑制或改变肠道菌群,减少氨的产生,同时也使苯丙氨酸和 γ-氨基丁酸等的产生减少。

（4）口服乳果糖（lactulose），在结肠内可分解为乳酸、乙酸和甲酸，使肠道内容物酸化，抑制肠道细菌产氨，也抑制不易被肠道吸收的 NH_3 转变为易被吸收的 NH_4^+，减少肠道对氨的吸收，甚至可促进向肠道排氨（即酸透析），使可进入脑的氨减少。

2. 促使神经递质恢复正常　临床上常用左旋多巴（L-DOPA）。L-DOPA 容易透过血脑屏障，它在脑内可转变为多巴胺和去甲肾上腺素，使脑内正常神经递质增多，与假性神经递质相竞争，而恢复正常神经活动。实验证明 L-DOPA 还有增加肾排氨和排尿素的作用，使血氨和脑内的氨减少。

3. 应用高支链氨基酸、低芳香族氨基酸混合液治疗　可恢复血浆氨基酸平衡，抑制芳香族氨基酸进入脑内，使脑内假性神经递质和5-羟色胺减少。

4. 其他　如患者出现低血糖、脑水肿、碱中毒、氮质血症等时，均应采取相应措施，及时纠正。近年来，人工肝以及肝移植等也已应用于肝性脑病的治疗。

（张俊霞）

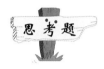

1. 以上消化道出血为例，简述肝性脑病诱因的作用机制。
2. 为什么说氨基酸失衡学说是假性神经递质学说的补充和发展？

本章课件

第29章 肾衰竭

肾脏是人体的重要器官,具有排泄体内的代谢废物和毒物,调节水、电解质和酸碱平衡,分泌促红细胞生成素、肾素、前列腺素及 $1,25\text{-}(OH)_2D_3$ 等功能,在维持人体内环境的稳定中具有重要作用。各种原因导致肾功能障碍时,出现体内代谢产物蓄积、水电解质平衡和酸碱平衡紊乱,肾脏内分泌功能障碍等一系列病理变化,称为肾衰竭(renal failure),包括急性肾损伤和慢性肾衰竭。

第1节 急性肾损伤

急性肾损伤(acute kidney injury,AKI)即急性肾衰竭(acute renal failure,ARF),是指各种原因引起的肾泌尿功能急剧障碍,并导致内环境发生严重紊乱的急性病理过程,主要表现为少尿或无尿、氮质血症、高钾血症、水中毒及代谢性酸中毒等。

一、原因和分类

根据病因将急性肾损伤分为肾前性、肾性和肾后性三类。根据尿量分为少尿型 AKI 和非少尿型 AKI。

1. 肾前性 AKI 由于肾血流量急剧减少,使肾小球滤过率显著下降所致。见于失血、失液、感染引起的休克及急性心力衰竭、血管床容量扩大等。因肾脏无器质性损害,如短期内肾血液灌注得到改善,肾功能可恢复正常。若肾缺血时间过长,会造成肾的器质性损害。

2. 肾性 AKI 肾脏本身的器质性病变导致的 AKI。多见于:

(1) 肾小球、肾间质和肾血管疾病:急性肾小球肾炎、狼疮性肾炎、恶性高血压病引起的弥漫性肾小球病变,急性肾盂肾炎引起的肾间质损害,以及两侧肾动脉血栓形成或栓塞时,均可引起 AKI。

(2) 急性肾小管坏死(acute tubular necrosis,ATN):为临床上引起 AKI 最常见的原因,由持续性肾缺血和肾毒物所致。见于严重休克、心力衰竭以及肾毒物中毒,如重金属(汞、铅、砷、锑等)、药物(头孢菌素、庆大霉素、卡那霉素、磺胺、关木通等)、生物性毒物(蛇毒、蕈毒等)、有机毒物(有机磷、甲醇等)。上述毒物以及挤压综合征时肌肉释放出的肌红蛋白,经肾脏排泄时均可损害肾小管上皮细胞。

3. 肾后性 AKI 从肾盏到尿道口任何部位的尿路梗阻皆可引起,如双侧输尿管结石、前列腺癌、盆腔肿瘤等。首先引起肾盂积水,使肾小囊内压增高,肾小球滤过率降低,导致氮质血症和代谢性酸中毒。继而可压迫肾实质,造成肾的器质性损害。

二、发病机制

不同类型的 AKI 的发病机制各不相同,肾小管坏死引起 AKI 的发病机制如下:

1. 原尿回漏 持续性肾缺血和肾中毒使肾小管上皮细胞坏死、基膜断裂,导致原尿从肾小管腔内扩散到肾间质,即原尿回漏。其结果不仅使尿量减少,而且造成肾间质水肿,压迫肾小管使肾小球囊内压升高导致肾小球滤过率降低。

2. 肾小管阻塞　溶血性贫血、挤压伤、使用大量磺胺药时,肾小管腔可被血红蛋白、肌红蛋白管型或磺胺结晶等阻塞,不但妨碍尿液排出,而且使囊内压升高导致肾小球滤过率下降,从而引起 AKI。

3. 肾缺血　肾血流灌注不足引起的肾缺血导致肾小球滤过率下降是其主要发病机制。

(1) 肾灌注压下降:当全身动脉血压显著下降时,肾灌注压显著下降,使肾脏缺血。动脉血压降低至 $50\sim70mmHg(6.7\sim9.3kPa)$ 时,肾血流量和肾小球滤过率降低 $1/2\sim2/3$,而动脉血压下降到 $40mmHg(5.3kPa)$ 时,肾血流和肾小球滤过率几乎为零。

(2) 肾血管收缩:主要是皮质肾单位入球小动脉收缩而影响肾小球滤过率。其机制为:①休克、创伤等因素使交感-肾上腺髓质系统兴奋,儿茶酚胺分泌增多,使肾小球入球动脉收缩,肾小球滤过率下降。②肾缺血刺激肾球旁细胞分泌肾素,通过肾素-血管紧张素系统引起入球小动脉痉挛而导致肾小球滤过率进一步降低。③肾缺血、中毒使肾间质细胞合成前列腺素减少,使后者的扩张血管作用减弱。④内皮素、血管加压素增多,一氧化氮、激肽减少等均引起肾血管收缩、肾皮质缺血。

(3) 血液流变学变化:表现为血黏度增高、白细胞黏附于血管壁并阻塞微血管、肾微血管口径缩小及其自动调节功能丧失等变化,均使肾缺血加重。

AKI 时引起少尿的机制如图 29-1 所示。

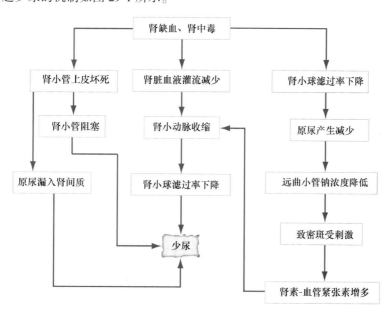

图 29-1　AKI 少尿发生的机制

三、发病过程和功能代谢变化

1. 少尿型 AKI　可分为三期。

(1) 少尿期(oliguric phase):此期最危险,其功能代谢变化有:①少尿或无尿:早期即迅速出现,24 小时尿量少于 400ml(少尿)或少于 100ml(无尿)。尿中可出现蛋白、红细胞、白细胞、上皮细胞及其管型。同时由于肾小管对钠的重吸收减少,而使尿钠含量升高。尿少而尿钠含量升高为

ATN 的临床特征之一。②高钾血症:是少尿期最严重的并发症,可引起心室颤动、心脏骤停而致死。产生原因包括:肾排钾减少;细胞受损或代谢性酸中毒时钾释放至细胞外增多;摄入过多的含钾食物、药物、保钾利尿剂的使用及输库存血等。③水中毒:组织分解代谢增强使内生水增多,输液过多而肾排尿减少,水在体内潴留导致细胞水肿,严重时发生肺水肿、脑水肿、心力衰竭及稀释性低钠血症。④氮质血症(azotemia):因肾脏不能充分排出蛋白质代谢产物,使血液中尿素、尿酸和肌酐等非蛋白含氮物质(non-protein nitrogen,NPN)增多,称为氮质血症。严重时可引起尿毒症而危及患者生命。⑤代谢性酸中毒:酸性代谢产物(硫酸、磷酸、氧化不全的有机酸)在体内蓄积而引起酸中毒,原因是肾小球滤过率降低、肾小管分泌 H^+ 及回收 HCO_3^- 的功能下降以致 H^+ 随尿排出减少所致。发热、组织破坏等可加重代谢性酸中毒。患者可有恶心、呕吐、疲乏、嗜睡、呼吸深而快,并可促进高钾血症发生。

少尿期可持续数日至数周,平均 8~12 天,随即进入多尿期。

(2)多尿期:尿量增加至每天 400ml 以上时,即进入多尿期,逐渐可增加至每天 3000ml 以上。其原因是:①肾小球滤过功能逐渐恢复。②肾间质水肿消退或肾小管阻塞消除。③新生的肾小管上皮细胞重吸收功能尚未恢复,原尿不能被充分浓缩。④潴留在血中的尿素大量滤出导致渗透性利尿。多尿期的早期肾功能尚未完全恢复,高钾血症、氮质血症、酸中毒等继续存在,后期因尿量过多可发生脱水、低钠和低钾血症。

(3)恢复期:一般从第 3 周开始,持续数月至 1 年。此期尿量逐渐恢复正常,氮质血症、水和电解质及酸碱平衡紊乱得到纠正,相应症状消失。少数患者由于肾小管上皮细胞和基膜破坏严重及修复不全,可出现肾组织纤维化而遗留不同程度的肾功能障碍。

2. 非少尿型 AKI 发病初期尿量正常或增多(每日 400~1000ml),却发生进行性氮质血症、代谢性酸中毒等。之后没有明显的多尿期,恢复期从血尿素氮、肌酐降低时开始,大约为数月时间。该型 AKI 的肾小球滤过率降低不严重。肾小管受损程度轻于少尿型 AKI,故肾小管部分功能还存在,但有尿浓缩功能障碍,因此尿量较多,尿钠含量较低。总之,此型 AKI 病程相对较短,严重并发症少,预后较好。若治疗不及时或措施不当而转为少尿型 AKI 时,预后更差。

第 2 节　慢性肾衰竭

慢性肾衰竭(chronic renal failure,CRF)是指各种肾脏疾病的晚期,由于肾实质的进行性破坏,肾单位逐渐减少,不能充分排出代谢废物和维持内环境的稳定,导致体内代谢产物蓄积,水、电解质和酸碱平衡紊乱以及肾脏内分泌功能障碍的综合病症。

一、病因及发病过程

凡能引起肾实质进行性损害的疾病均可导致 CRF。见于下列情况:①肾疾患:慢性肾小球肾炎、慢性肾盂肾炎、肾结核、多囊肾、系统性红斑狼疮等。②肾血管疾患:高血压性肾小动脉硬化、糖尿病性肾小动脉硬化、结节性动脉周围炎等。③尿路慢性阻塞:尿路结石、前列腺肥大、肿瘤等。

两侧肾脏共有约 200 万个肾单位,具有强大的代偿贮备能力,故 CRF 的发展过程是非常缓慢和渐进的过程。CRF 患者的肾功能变化与其肾小球滤过率(glomerular filtration rate,GFR)下降程度密切相关。一般情况下,当 GFR 下降至 45ml/(min·1.73m²)以下时,CRF 患者表现出相应的临床症状。

二、发病机制

目前以三个学说来解释：

1. "健存"肾单位(intact nephron)学说　当肾脏病变严重时，大部分肾单位毁损，残存少量的正常肾单位，称为"健存"肾单位，需加倍工作进行代偿，随着病变的进展，"健存"肾单位越来越少，则逐渐出现肾衰竭的症状。

2. 矫枉失衡(trade-off)学说　在肾脏疾病晚期，体内某些溶质增多，则引起某些体液因子分泌增多以促进这些溶质排泄。但矫枉过程又引起机体新的失衡现象，如肾小球滤过率下降，尿磷排出减少，发生高磷血症和低钙血症。低钙血症导致甲状旁腺激素(parathyroid hormone，PTH)分泌增多，长期PTH分泌增多在促进肾脏排磷的同时会动员骨钙入血，可产生肾性骨病、周围神经病变、皮肤瘙痒及迁徙性钙化等一系列失衡表现。这种矫枉失衡促使肾衰竭进一步加剧。

3. 肾小球超滤(hyperfiltration)学说　当少数健存肾单位代偿多数被毁坏了的肾单位功能时，肾小球血液灌注及滤过率增加，而发生肾小球"超滤"。如长期过度负荷，便可导致肾小球纤维化和硬化，促使CRF发生。

三、功能代谢变化

(一) 尿的变化

1. 尿量的变化　早期出现夜尿和多尿，晚期则出现少尿。①夜尿(nocturia)：正常人夜间尿量约为300ml。CRF早期，夜间尿量和白天尿量相近，甚至超过白天，其发生机制尚不清楚。②多尿(polyuria)：患者24小时尿量可超过2500ml，其发生机制为残留肾单位血流量增多，原尿生成增多、流速加快，肾小管来不及重吸收；原尿中溶质增加而引起渗透性利尿；以及肾髓质破坏使高渗环境不能形成，而致集合管重吸收水分减少。③少尿(oliguria)：当肾单位极度减少，则可发生少尿。

2. 尿比重的变化　CRF早期，由于肾小管的浓缩功能减退而稀释功能尚正常，患者出现低比重尿或低渗尿(hyposthenuria)。随着疾病的进展，肾小管浓缩和稀释功能均丧失，终尿的渗透压接近血浆渗透压(300mmol/L)，尿比重固定在1.008~1.012(正常人尿比重波动于1.003~1.035)，称为等渗尿(isosthenuria)。

(二) 水、电解质和酸碱平衡紊乱

1. 水代谢紊乱　CRF患者对水代谢的调节能力减退。当水摄入量增加时，可发生水潴留、水肿甚至心力衰竭。当严格限制水摄入量时，又因不能相应减少水的排泄而发生脱水及血容量减少，甚至血压降低。

2. 钠代谢紊乱　CRF患者尿钠排出量较高，系由于肾小管对钠的重吸收降低以及原尿流速快使肾小管来不及重吸收所致。当严格限制钠盐摄入时，钠的排泄量大于摄入量，可引起低钠血症，导致细胞外液和血容量减少，使血压下降，肾小球滤过率进一步下降。因此，对CRF患者应适当补充钠盐，以防止低钠血症的发生。反之，如摄入钠盐过多，则由于肾小球滤过率很低，易发生钠水潴留，从而导致血容量过多、水肿、高血压、心力衰竭等后果。

3. 钾代谢紊乱　CRF患者可在较长一段时间内维持血钾正常。但当出现厌食、呕吐、腹泻使钾摄入不足或丧失过多时，或长期多尿及应用利尿剂时，可发生低钾血症。当CRF晚期以及酸中毒、感染、发热和含钾饮食或药物摄入过多时，可发生高钾血症。高钾血症和低钾血症皆可影响神经肌肉的应激性，严重时可引起致命的心律失常。

4. 代谢性酸中毒 当肾小球滤过率降低到每分钟 20ml 以下时,硫酸根、磷酸根等酸性代谢产物排出减少而潴留体内;同时,肾小管的泌 H^+ 及排 NH_4^+ 作用降低,致使 Na^+ 和 HCO_3^- 大量丢失,而发生代谢性酸中毒。

5. 钙磷代谢紊乱 表现为血磷升高、血钙降低、继发性甲状旁腺功能亢进和肾性骨营养不良。CRF 时肾小球滤过率下降,使肾脏排磷减少而致血磷升高。由于血浆中钙、磷浓度之间有一定关系,即 $[Ca] \times [P] = 35 \sim 40$,当血磷升高时,血钙即降低,进一步可刺激甲状旁腺使 PTH 分泌增多。PTH 可抑制肾小管对磷酸盐的重吸收,使尿磷排出增多血磷可恢复正常。但在 CRF 晚期,肾小球滤过率严重下降,血磷明显升高,此时甲状旁腺分泌 PTH 增多,不但不能降低血磷水平,反而加强溶骨活性,骨磷释放增多,使血磷不断升高。此时的血钙降低除与血磷升高有关外,还与下列因素有关:①血磷升高时,磷酸根自肠道排出而与食物中的钙结合成难溶解的磷酸钙随粪排出,妨碍钙的吸收。②肾实质破坏,使 $1,25-(OH)_2D_3$ 生成减少,则小肠对钙的吸收减少。

肾性骨营养不良(renal osteodystrophy):包括儿童的肾性佝偻病、成人的骨软化症、纤维性骨炎和骨质疏松等,其发生机制与钙磷代谢障碍、继发性甲状旁腺功能亢进、维生素 D 代谢障碍和酸中毒有关,可归纳如图 29-2。

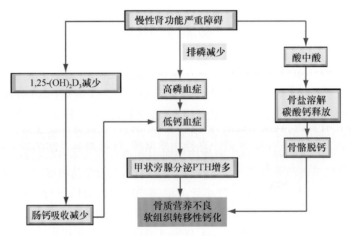

图 29-2 肾性骨质营养不良的发生机制示意图

CRF 时的低钙血症,仅是结合钙降低,游离钙并不减少,原因是 CRF 患者血浆蛋白减少,钙与血浆蛋白结合减少、游离钙增多;酸中毒时,结合钙易解离为游离钙。因此,患者无手足搐搦的表现。

6. 镁代谢紊乱 当肾小球滤过率每分钟低于 20ml 时,镁排出减少导致血镁升高,可引起恶心、呕吐、血管扩张和中枢神经抑制,甚至发生昏迷、呼吸麻痹和心跳停止。

(三) 氮质血症

正常人血中的非蛋白含氮物质包括尿素、尿酸、肌酐等。其中尿素、尿酸、肌酐必须通过肾脏才能排泄。当肾功能下降时其在血液中的浓度增加。CRF 时,由于肾小球滤过率下降,含氮的终末代谢产物尿素、尿酸、肌酐等在体内蓄积,称为氮质血症。

1. 血浆尿素氮(blood urea nitrogen,BUN) CRF 时氮质血症以尿素增多为主,BUN 浓度与肾小球滤过率的变化密切相关,故临床上常用 BUN 升高作为氮质血症的指标。但必须注意以下问题:①当肾小球滤过率下降至正常值的 40% 以前,BUN 仍可在正常范围。②BUN 与外源性(蛋白质摄入)和内源性(感染、消化道出血)因素有关,故用 BUN 判断肾功能时应考虑这些尿素负荷的影响。

2. 血浆肌酐(creatinine)　取决于肾脏排泄肌酐的功能和肌肉磷酸分解产生的肌酐量,而与外源性蛋白质摄入量无关,可较好地反映肾功能。但血浆肌酐对早期肾小球滤过率下降不够敏感。肌酐清除率反映肾小球滤过率,又能代表仍具有功能的肾单位数目,是评价肾功能的很好指标。

3. 血浆尿酸氮(uric acid nitrogen)　CRF 时血浆尿酸氮有一定程度的升高,但较尿素和肌酐为轻。

(四) 肾性高血压

为 CRF 的常见并发症,其发生机制为:

1. 肾素-血管紧张素系统被激活　CRF 时肾血流量减少,刺激肾球旁细胞分泌肾素,并激活肾素-血管紧张素系统,使血管收缩;外周血管阻力增加,引起高血压。

2. 水、钠潴留　CRF 时肾排钠排水减少,使体内水、钠潴留,引起血容量增加,心输出量增多,导致血压升高。

3. 肾分泌扩血管物质减少　CRF 时,肾实质破坏。肾髓质的间质细胞分泌降压物质前列腺素 E_2(PGE$_2$)、前列腺素 A_2(PGA$_2$)等减少,使其扩血管、排钠、降低交感神经活性的作用减弱,引起血压升高。

出现高血压后又使肾功能进一步减退,肾功能减退又使血压继续升高,造成恶性循环。

(五) 贫血和出血倾向

CRF 患者大多伴有贫血,其发生机制为肾实质破坏后,产生促红细胞生成素(EPO)减少,从而抑制骨髓干细胞生成红细胞。同时,血液中毒性物质潴留,既可抑制骨髓的造血功能,又可引起溶血及出血,造成红细胞的破坏与丢失。再者,CRF 患者常有出血倾向,表现为鼻衄、月经过多、胃肠道出血等。血小板总数正常或略减少,其出血原因主要是由于血液中毒性物质蓄积而使血小板功能异常所致,表现为血小板的黏附和聚集功能减弱及第 3 因子活力降低。

第 3 节　尿 毒 症

尿毒症(uremia)是肾衰竭发展的最严重阶段,由于大量终末代谢产物潴留,体内出现多种尿毒症毒素,从而引起全身各系统器官中毒的综合征。清代何廉臣《重订广温热论》云:"溺毒入血,血毒上脑之候。头痛而晕,视力朦胧,耳聋耳鸣,恶心呕吐,呼气带有溺臭。间或猝发癫痫状,甚或神昏痉厥,不省人事,循衣摸床撮空,舌苔起腐,间有黑点。"这是对尿毒症典型症状的详细描述。

一、病 理 变 化

1. 神经系统　可出现尿毒症脑病,表现为不安、记忆力减退、失眠,逐渐发展为嗜睡、惊厥及昏迷。这与血中尿毒症毒素蓄积、酸中毒以及肾性高血压引起的脑血管痉挛、神经细胞缺氧和脑水肿有关。如将脑组织浸入含黄嘌呤醇冰醋酸内数小时,再以纯乙醇固定,制片观察,可见脑组织内含有大量黄嘌呤醇尿素结晶。

2. 消化系统　早期出现食欲缺乏及消化不良,逐渐出现厌食、恶心、呕吐或腹泻。这是由于氮质血症时,尿素自肠道排出,被肠内细菌的尿素酶分解而生成氨,氨刺激胃肠道黏膜引起纤维素性炎或溃疡所致。

3. 心血管系统　尿毒症时,由于肾性高血压、钠水潴留、酸中毒、贫血及毒性物质的作用,可引起心力衰竭;高钾血症可引起心律失常。尿毒症毒素刺激心包可引起纤维素性心包炎,临床可听到心包摩擦音,称为尿毒症性心包炎。

4. 呼吸系统　尿毒症时,潴留在血液内的尿毒症毒素可经肺排出,刺激肺组织引起肺水肿和纤维素性肺炎而出现呼吸困难,患者呼气有尿味。此外,由于酸中毒,患者可出现 Kussmaul 呼吸。

5. 皮肤变化　由于尿毒症毒素自皮肤排出,或因继发性甲状旁腺功能亢进引起的钙在皮肤沉着,可致皮肤瘙痒。此外,尿素随汗液排出后,可使皮肤表面沉着一层白色尿素结晶,称为尿素霜。再者,由于贫血和眼睑肿胀,患者可出现尿毒症的特殊面容。

6. 免疫系统　免疫功能低下,尤其是细胞免疫功能受到明显抑制,中性粒细胞吞噬、杀菌能力减弱。因此,尿毒症患者易发生严重感染,甚至引起死亡。

二、发 病 机 制

尿毒症的发病机制除了与水、电解质、酸碱平衡紊乱及内分泌功能障碍等因素有关外,还与体内的尿毒症毒素引起的全身中毒有关。尿毒症毒素包括蓄积在体内的正常代谢产物、内源性毒物和浓度异常升高的生理活性物质。按照分子质量大小可分为三类:

1. 大分子毒性物质　分子质量大于5000,主要是在体内异常增多的激素,如 PTH、促胃液素、胰岛素、生长激素等。其中 PTH 的毒性作用最强,分泌过多时可导致肾性骨营养不良、皮肤瘙痒、软组织坏死、胃溃疡、贫血、心肌损害、周围神经受损等。

2. 中分子毒性物质　分子质量500~5000,包括正常代谢产物、细胞代谢紊乱产生的多肽、细胞或细菌崩解产物等。高浓度时可致嗜睡、运动失调、神经系统病变,并抑制白细胞吞噬和细胞免疫功能。

3. 小分子毒性物质　分子质量小于500,包括尿素、肌酐、胍类、胺类、酚等。

(1) 尿素:血中尿素浓度持续过高可引起头痛、恶心、呕吐、糖耐量降低、出血倾向;尿素刺激可引起纤维素性心包炎;尿素的代谢产物氰酸盐可影响中枢神经的整合功能。

(2) 胍类:正常情况下,精氨酸在肝内经鸟氨酸循环生成尿素等并由肾排出。肾衰竭时,尿素等排泄障碍,精氨酸经另外途径转变为甲基胍和胍基琥珀酸(图29-3)。动物实验表明,将胍类物质注射给动物可引起死亡;甲基胍和胍基琥珀酸等物质可引起厌食、呕吐、抽搐、出血、溶血、血小板功能降低等与尿毒症相似的表现。

(3) 胺类:多胺、芳香族胺、脂肪族胺等胺类物质浓度过高可引起恶心、呕吐、扑翼样震颤,促进脑水肿和肺水肿形成。

三、防 治 原 则

1. 积极治疗原发病　防止肾单位的进行性破坏,保护肾功能。

2. 加重肾损伤的因素　控制感染,治疗高血压,纠正水、电解质和酸碱平衡紊乱;防止肾功能继续恶化。

3. 饮食疗法　采用两低(低蛋白、低磷)、两高(高必需氨基酸、高热量)、两适当(适当矿物质、适当微量元素)的饮食。

4. 抢救尿毒症　常采用透析疗法(包括腹膜透析和血液透析),必要和可能时进行肾移植。

5. 中医中药　有一定疗效。

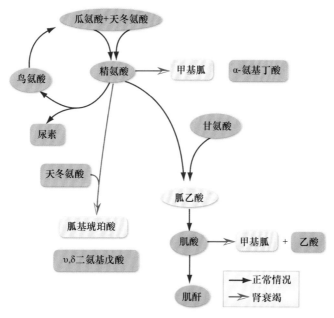

图 29-3 尿毒症时胍类物质生成增多的可能机制

（夏 雷）

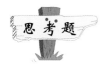

1. 试述急性肾损伤和慢性肾衰竭产生多尿的机制有何不同。
2. 试述慢性肾衰竭时尿渗透压有何改变。
3. 试以钙磷代谢为例阐述矫枉失衡学说。
4. 慢性肾衰竭患者，为什么纠正酸中毒可引起手足抽搐？
5. 试比较急性肾损伤和慢性肾衰竭时钾代谢的特点。
6. 试述慢性肾衰竭时钙磷代谢障碍及肾性骨营养不良的发生机制。
7. 慢性肾衰竭肾单位功能丧失的机制。

本章课件

主要参考文献

葛均波,徐永健,王辰.2018.内科学.北京:人民卫生出版社

黄宁,赵敬.2017.病理生理学.北京:科学出版社

黄启福,王谦.2013.病理学.第3版.北京:科学出版社

刘春英,高维娟.2021.病理学.北京:中国中医药出版社

王建枝,钱睿哲.2018.病理生理学.北京:人民卫生出版社

魏民.1995.病理学.上海:上海科学技术出版社

吴立玲.2005.病理生理学.第2版.北京:北京大学医学出版社

吴其夏.2002.新编病理生理学.北京:中国协和医科大学出版社